"十四五"医学高职高专规划教材

（全媒体教材）

儿科护理

ERKE HULI

主　编　曾丽娟

副主编　胡馨方　龙琼芳　童智敏　叶　伟

编　者　（按姓氏笔画排序）

龙琼芳（鄂州市中心医院）

叶　伟（鄂州市妇幼保健院）

汪　慧（鄂州市中心医院）

胡馨方（鄂州职业大学医学院）

郭　莉（鄂州市中心医院）

舒细珍（鄂州市优抚医院）

童智敏（鄂州职业大学医学院）

曾丽娟（鄂州职业大学医学院）

霍淑萍（鄂州市中心医院）

U0232620

长江出版传媒 Changjiang Publishing & Media　　湖北科学技术出版社 HUBEI SCIENCE & TECHNOLOGY PRESS

图书在版编目(CIP)数据

儿科护理 / 曾丽娟主编. —武汉:湖北科学技术出版社,2023.1
ISBN 978-7-5706-0773-0(2024.1重印)

Ⅰ.①儿… Ⅱ.①曾… Ⅲ.①儿科学－护理学 Ⅳ.①R473.72

中国版本图书馆 CIP 数据核字(2023)第 218750 号

责任编辑:冯友仁 　　　　　　　　　　　　　　　封面设计:胡　博

出版发行:湖北科学技术出版社 　　　　　　　　电话:027－87679447
地　　址:武汉市雄楚大街 268 号 　　　　　　　邮编:430070
　　　　　(湖北出版文化城 B 座 13－14 层)
网　　址:http://www.hbstp.com.cn

印　　刷:湖北云景数字印刷有限公司 　　　　　　邮编:430205

787×1092 　　　　　1/16 　　　　　30.5 印张 　　　　　780 千字
2023 年 1 月第 1 版 　　　　　　　　　　　　2024 年 1 月第 6 次印刷
　　　　　　　　　　　　　　　　　　　　　　　定价:58.80 元

前　言

《儿科护理》是高职高专护理专业的一门专业核心课程,是实现专业人才培养目标的重要临床课程。为适应当前高职护理教育新形势的需要,我们在教育部《关于推进高等职业教育改革创新引领职业教育科学发展的若干意见》提出的"以就业为导向,培养高端技能型专门人才"的精神指导下,结合国家护士执业资格标准和儿科护理课程标准的要求,编写了这本教材。

该教材是我们在多年教学改革的基础上,通过对临床儿科护理相关职业工作岗位进行充分调研和分析,借鉴先进的课程开发理念和基于工作过程的课程开发理论,以职业能力培养和职业素养养成为重点,根据技术领域和职业岗位(群)的任职要求,融合2017年国家护士执业资格标准,按照临床儿科护理典型工作过程,以来源于临床的真实病例为载体,对课程内容进行优化,重点编写的教材。

本教材编写过程中,我们组织了教学经验丰富的专业教师团队和行业技术人员,按照临床儿科护理工作特点,划分为5个工作情境,包括儿科保健、儿科护理技术、新生儿与新生儿疾病的护理、儿童疾病的护理、儿科急危重症的抢救护理。全书内容以儿科常见疾病的护理为主,在倡导整体护理的原则下,注重学生知识目标、技能目标、素质目标的培养。

本教材的编写贯穿"项目导向、任务驱动"的思路。全书按临床儿科护理工作特点分为20个学习项目,每个项目"引言"部分用生动贴切的语言描述完成本项目要学习的内容,提高护生的学习兴趣和职业认知感;每个项目又包含若干个工作任务,每个工作任务以"预习案例"导入,提出问题和任务要求,训练护生独立思考及临床评判性思维能力,提高学生学习的积极性和主动性;在阐述具体疾病时按照"病因、发病机制、临床表现、辅助检查、治疗原则、护理诊断、护理措施"的顺序编写,符合医护知识的完整性和逻辑思维顺序,同时根据儿科护理工作岗位的任职要求突出重点和难点。

本教材在编写时还增加了"学习贴士"的内容,帮助学生归纳总结相应知识点,"知识卡片"和"拓展学习"部分则可进一步开阔学生的专业视野,每个学习项目后还附有"复习导航"和"考点检测",帮助学生系统复习,以适应护士执业资格考试的要求。

本教材适合高职高专护理专业和助产专业学生使用,也可作为临床护理和助产人员培训教学用书及护理和助产工作者的参考书。

本教材在编写过程中,编者所在单位的领导和同事及出版社给予了大力支持、指导和帮助,在此表示衷心的感谢!由于编撰时间比较仓促,编者的水平有限,教材中可能存在有不当之处,敬请广大读者批评指正,并提出宝贵意见使之不断完善。

编　者

目 录

工作情境一　儿科保健

工作情境二　儿科护理技术

工作情境三　新生儿与新生儿疾病的护理

工作情境四　儿童疾病的护理

工作情境五　儿科急危重症的抢救护理

工作情境一 儿科保健

认识儿科护理

儿童是祖国的未来,是父母的希望,他们的健康成长对于社会的发展,对于一个家庭的幸福,都是至关重要的。健康的体魄能让孩子拥有积极的人生态度,拥有充沛的精神,拥有坚强的意志。小儿正处于生长发育的旺盛时期,同时这一时期也是他们免疫能力较弱、心理发育不成熟、容易受到各种生理和心理疾病影响的时期。作为儿科护士,促进小儿身心健康成长是我们的责任。我们要了解小儿这一群体的特殊性,学习儿科护理的相关知识,要以更科学、更客观的态度来帮助家长护理孩子。

 学习目标

知识目标:熟练掌握小儿年龄分期并掌握各期特点;熟悉儿科特点和儿科护理理念、儿科护士的角色与素质要求;了解儿科护理的任务和范围、儿科护理相关的伦理与法律、儿科护理的发展趋势。
技能目标:能准确区分小儿各年龄分期及各期特点。
素质目标:形成小儿特殊群体的意识。

思 考

儿科的年龄范围是多少?小儿按年龄分期可以分为几个阶段?如何划分?各期的特点是什么?

多媒体课件

工作任务一　儿科护理特点

✧学习主题

重点：儿科护理的任务和范围以及三种抗体 IgG、IgA、IgM 的作用。

难点：儿科特点和儿科护理理念。

儿科护理(pediatric nursing)是一门研究小儿生长发育规律、小儿保健、疾病防治和护理，以促进小儿身心健康的学科。

儿科护理的服务对象：从胎儿至青春期的小儿。

一、儿科护理的任务和范围

儿科护理的目的是避免或减少疾病对小儿的伤害，在关注小儿疾病的预防、促进转归过程的同时，也关注社会和环境因素对小儿及其家庭健康状况的影响，帮助小儿在疾病及康复过程中尽可能地达到最佳健康状态。

(一)儿科护理的任务

儿科护理的任务是从各年龄阶段小儿的体格、智能、心理行为和社会环境因素等各方面来研究和保护小儿，提供"以小儿家庭为中心"的全方位整体护理，以增强小儿体质，降低小儿发病率和死亡率，提高疾病的治愈率，保障和促进小儿的身心健康。

(二)儿科护理的范围

一切涉及小儿时期的健康和卫生保健的问题都属于儿科护理的范围。我国卫生部规定，从初生至 14 周岁为儿科范围。护理的内容包括小儿的生长发育、营养和喂养、儿童保健、疾病预防以及临床护理。

> **知识卡片：**　　　　　　　　　　**"儿童"的界定**
>
> 联合国《儿童权利公约》中将"儿童"界定为"18 岁以下的任何人"；中国的《未成年人保护法》称"未成年人"是指未满 18 周岁的公民。医学上，儿科的界定范围为 0～14 岁的儿童。

随着医学模式和护理模式的转变，儿科护理的范围已由单纯的疾病护理转变为"以小儿家庭为中心"的身心整体护理；由单纯的患儿护理扩展为对所有小儿提供有关生长发育、疾病防治和护理、保障和促进小儿身心健康的全方位服务；由单纯的医疗保健机构承担其任务发展为全社会共同参与小儿的保健、疾病预防和护理工作。因此，儿科护理要达到保障和促进小儿健康的目的，必须将科学育儿知识普及到每个家庭，并取得社会各方面的支持。

二、儿科特点和儿科护理理念

小儿不是成人的缩影。小儿与成人的根本差别在于小儿处在一个不断生长发育的过程中,在解剖、生理、病理、免疫、疾病诊治、社会心理等方面均与成人不同,且各年龄期的小儿之间也存在一定差异。因此,儿科护理有其独特之处。

(一)儿科特点

1.解剖特点　小儿的外观在连续发育过程中有着不断地变化,如体重、身高(长)、头围、胸围、上臂围等的增长,身体各部分比例的改变等;小儿各器官的发育亦遵循一定规律,如骨骼的发育、牙齿的萌出等。只有掌握小儿的正常发育规律,才能做好儿童的护理保健工作。如新生儿和小婴儿头部相对较大,颈部肌肉和颈椎发育相对滞后,抱婴儿时要注意保护其头部;小婴儿平卧时应在其肩下垫软垫抬高 2～3 cm,使颈部稍后伸以保持呼吸道通畅。又如小儿骨骼比较柔软并富有弹性,不易折断,但长期受外力影响易变形。再如小儿髋关节附近的韧带较松,臼窝较浅,护理时动作应轻柔,避免过度牵拉而导致损伤及脱臼。

2.生理特点　小儿生长发育快,代谢旺盛,年龄越小,生长越快,对营养物质特别是蛋白质、水和能量的需要量相对比成人多,但胃肠消化功能尚不成熟,且胃容量有限,宜少食多餐,若喂养不当,极易发生营养缺乏和消化紊乱;婴儿新陈代谢旺盛而肾功能较差,故比成人容易发生水和电解质紊乱。又如,小儿严重感染时,易出现肝脾肿大。不同年龄的小儿有不同的生理生化正常值,如呼吸、心率、血压、周围血象、体液成分等。只有熟悉这些生理生化特点才能做出正确的判断和护理。

3.免疫特点　小儿防御能力差,皮肤、黏膜娇嫩易破损,淋巴系统发育未成熟,体液免疫及细胞免疫功能均不健全,易患各种感染。新生儿可通过胎盘从母体获得 IgG(被动免疫),故生后 6 个月内患某些传染病的机会较少,但 6 个月后,来自母体的 IgG 浓度下降,而自行合成 IgG 的能力不足,一般要到 6～7 岁时才达到成人水平;母体 IgM 不能通过胎盘,故新生儿易患革兰阴性细菌感染;婴幼儿期 SIgA 也缺乏,易患呼吸道及胃肠道感染;其他体液因子的活性及白细胞吞噬能力也较低。故护理中应特别注意消毒隔离。

学习贴士:　　　　　　　**抗体知识知多少**

IgG:可通过胎盘,使新生儿不易感染一些传染性疾病。

IgA:婴幼儿体内分泌型 IgA(SIgA)低下,故易患呼吸道感染。

IgM:不能通过胎盘,故婴儿易患消化道疾病;还与类风湿关节炎的发生密切相关(自身抗体 IgM,也称为类风湿因子 RF)。

IgE:外源性哮喘产生的抗体。

4.病理特点　小儿发育不够成熟,对致病因素的反应往往与成人迥异,从而小儿疾病种类及临床表现与成人有很大不同。如肺炎球菌所致的肺部感染,婴幼儿常为支气管肺炎,而年长儿和成人则发生大叶性肺炎;维生素 D 缺乏时婴儿易患佝偻病,而成人则表现为骨软化症。不同年龄小儿的病理反应和疾病过程也会有相当大的差异。如婴幼儿患急性传染病或感染性疾病时往往起病急、来势凶、缺乏局限能力,易并发败血症,常伴有呼吸、循环衰竭以

及水、电解质紊乱;新生儿及体弱儿患严重感染性疾病时往往表现为反应低下,如体温不升、拒食、表情呆滞、外周血白细胞降低或不增等,并常无定位性症状和体征。此外,儿童病情发展过程易反复、波动,变化多端,故应密切观察才能及时发现问题、及时处理。

5. 预后特点　小儿患病时起病急、来势猛、变化多,病情转归有正反两方面倾向。如诊治及时、有效,护理恰当,好转恢复也快。由于小儿各脏器组织修复和再生能力较强,后遗症一般较成人少。但年幼、体弱、危重病儿病情变化迅速,可能在未见明显临床症状时即发生猝死。因此,小儿患病时应严密监护、积极抢救,使之渡过危急时期。

6. 预防特点　小儿的绝大多数疾病都是可以预防的,通过开展计划免疫和加强传染病管理,许多小儿传染病的发病率和病死率明显下降;重视儿童保健工作,也使营养不良、肺炎、腹泻等常见病、多发病的发病率和病死率大大下降。及早筛查和发现先天性、遗传性疾病以及视觉、听觉障碍和智力异常,并加以干预和矫治,可防止发展为严重伤残。

7. 心理行为发育　小儿身心发育未成熟,其思维不能与成人的思维相等同,缺乏适应及满足需要的能力,依赖性较强,合作性较差,需特别的保护和照顾。小儿的成长、发育过程从不成熟到成熟,从不定型到定型,是可塑性最大的时期,同时儿童心理发育过程受家庭、环境和教育的深刻影响。因此,在护理中应以儿童及其家庭为中心,与小儿父母、幼教工作者、学校教师等共同配合,根据不同年龄阶段小儿的心理发育特征和心理需求,采取相应的护理措施。

(二)儿科护理的理念

1. 以小儿及其家庭为中心　重视不同年龄阶段小儿的特点,关注小儿家庭成员的心理感受和服务需求,为小儿及其家庭提供预防保健、健康指导、疾病护理和家庭支持等服务,让他们将健康信念和健康行为的重点放在疾病预防和健康促进上。

2. 实施身心整体护理　护理工作不应仅限于满足小儿的生理需要或维持已有的发育状况,还应包括维护并促进小儿心理行为的发展和精神心理的健康;除关心小儿机体各系统或各器官功能的协调平衡,还应使小儿的生理、心理活动状态与社会环境相适应,并应重视环境带给小儿的影响。

3. 保证患儿的安全　儿科护理人员应根据患儿年龄、个性、疾病等特点进行预测,采取一些必要的预防措施,保证患儿的安全,如设床栏,防止坠床;管理好电源,防止触电;用热水袋时避免烫伤;注意药物的管理,防止误饮、误食。

4. 减少创伤和疼痛　对于小儿来说,有些治疗手段是有创的、致痛的,令他们害怕。儿科工作者应充分认识疾病本身及其治疗和护理过程对小儿及其家庭带来的影响,安全执行各项护理操作,防止或减少小儿的创伤和疼痛,并应采取有效措施防止或减少小儿与家庭的分离,帮助小儿及其家庭建立把握感和控制感。

> **知识卡片:**　　　　　　　　　　　　　**无创性照护**
>
> 　临床上有创性、有痛性的医疗措施可令小儿出现情绪波动,甚至恐惧。儿科护士必须认识到这些过程对小儿和家庭带来的压力,尽可能提供无创性照护。无创性照护包括3个主要原则:①防止或减少小儿与家庭分离;②防止和减少身体的伤害和疼痛;③帮助小儿建立把握感和控制感。无创性照护的具体措施:促进家长与患儿的亲密关系;允许小儿保留自己的私人空间,提供游戏活动让小儿解除恐惧、攻击性等不良情绪;在所有治疗操作之前进行解释和心理护理及疼痛控制。

5.遵守法律和伦理道德规范　儿科工作者应自觉遵守法律和伦理道德规范,尊重小儿的人格,保障小儿的权利,促进小儿身心两方面的健康成长。

工作任务二　小儿年龄分期

✧学习目标

重点:小儿各个年龄期的起点、止点和护理要点。

难点:小儿各个年龄期最突出的特点。

小儿处于不断生长发育的动态变化过程中,随着各系统组织器官的逐渐长大和功能的日趋完善,心理和社会行为方面也得到一定的发展。根据小儿生长发育不同阶段的特点,将小儿年龄划分为以下几个时期。

一、胎 儿 期

从受精卵的形成到小儿出生统称为胎儿期,约40周。其中,从形成受精卵至12周为妊娠早期,自13周至28周为妊娠中期,自29周至婴儿出生为妊娠晚期。此期胎儿完全依靠母体生存,孕母的健康、营养、情绪状况对胎儿的生长发育影响极大,如孕期母亲感染、服药或营养缺乏等均可导致胎儿发育障碍,尤其是妊娠早期。

胎儿期护理的重点是做好孕期保健和胎儿保健工作。

二、新 生 儿 期

从出生后脐带结扎起至生后28 d称新生儿期。胎龄满28周至出生后7 d又称围生期。此期是小儿生理功能进行调整以逐渐适应外界环境的阶段,此时小儿脱离母体开始独立生活,体内外环境发生巨大变化,由于其机体各系统生理调节和适应能力差,易发生窒息、出血、溶血、感染等疾病。因此,发病率高,死亡率也高(占婴儿死亡率的1/2～2/3),尤其以新生儿早期(生后第1周)死亡率最高。

新生儿期护理的重点是注意保暖,合理喂养,清洁卫生,消毒隔离等,使之尽快适应外界环境。

三、婴 儿 期

从出生至满1周岁之前为婴儿期,又称乳儿期。此期为小儿出生后生长发育最迅速的时期,因此,需要提供足够多的营养素及热量。但此期小儿的消化吸收功能尚不够完善,容易发生消化紊乱和营养不良。此外,由于从母体获得的免疫抗体逐渐消失,而自身免疫力尚未成熟,易患感染性疾病。

婴儿期护理的重点是进行科学的喂养指导,提倡母乳喂养,按时添加辅食;有计划地接受预防接种,完成基础免疫程序。

四、幼 儿 期

从1周岁后到满3周岁之前为幼儿期。此期小儿的生长发育速度较婴儿期减缓;由于活动范围加大,与外界事物接触增多,语言、思维和社会适应能力逐渐增强,故智能发育较快;此期小儿自主性和独立性不断发展,但对各种危险的识别能力不足,易发生意外创伤和中毒;由于接触外界逐渐增多,但机体免疫功能仍低,传染性疾病的发病率仍较高;饮食从乳类转换为饭菜食物,并逐渐过渡到成人饮食。

幼儿期护理的重点是注意断乳后的营养,加强体质锻炼,预防各种疾病的发生。

五、学 龄 前 期

3周岁以后到6～7岁(入小学前)为学龄前期。此期小儿的体格发育稳步增长,智能发育更趋完善,好奇、多问、求知欲强,知识范围不断扩大,有较大的可塑性,故应加强早期教育,培养其良好的道德品质和生活自理能力,为入学做好准备;由于活动范围进一步扩大,喜模仿而又无经验,各种意外的发生仍较多;免疫功能逐渐增强,感染性疾病发病率减低,而急性肾炎、风湿热等免疫性疾病增多。

学龄前期护理的重点是培养良好的生活习惯和道德品质,加强安全管理,防止意外事故的发生,做好学前期教育。

六、学 龄 期

从6～7岁(入小学)开始到进入青春期称为学龄期,相当于小学阶段。此期小儿体格生长仍稳步增长,除生殖系统外其他器官的发育到本期末已接近成人水平。智能发育较前更成熟,理解、分析、综合等能力增强,是接受科学文化教育的重要时期,应加强教育,促进其德、智、体、美、劳全面发展。感染性疾病的发病率较前降低,而近视、龋齿的发病率增高。

学龄期护理的重点是注意安排有规律的生活、学习及锻炼,保证充足的营养和休息,防治精神、情绪和行为等方面的问题。

七、青 春 期

女孩从11～12岁开始到17～18岁,男孩从13～14岁开始到18～20岁称为青春期,相当于中学阶段。此期体格发育突然加速,生殖系统迅速发育,第二性征逐渐明显,是小儿生长发育的第二次高峰。此期女孩出现月经,男孩出现遗精,但个体差异较大。此阶段由于神经内分泌的调节功能不够稳定,且与社会接触增多,受外界环境的影响不断加大,常可引起心理、行为、精神方面的问题。此期常见的健康问题有痤疮、贫血等。女孩还可出现月经不规则、痛经等。

> **知识卡片：**　　　　　　　　　　　　**青春期第一、第二性征发育**
>
> 　　女孩第一性征发育是月经初潮，男孩是睾丸增大。女孩第二性征发育是乳房、阴毛、腋毛的发育；男孩为阴毛、腋毛、胡须、变声及喉结的出现。

青春期护理的重点是供给充足的营养，加强体格锻炼，及时注意生理、心理卫生和性知识方面的教育，培养良好的思想道德品质。

> **学习贴士：**
>
> 　　注意儿科护理中的"青春期"与妇产科护理中的"青春期"含义有区别。妇产科护理中的"青春期"是指从月经初潮开始到生殖器官发育成熟的时期。

工作任务三　　了解儿科护理工作

◇学习目标

重点：儿科护士的角色与素质要求。

难点：儿科护理相关的伦理与法律。

一、儿科护士的角色与素质要求

（一）儿科护士的角色

随着护理学科的迅速发展，护士的角色有了更大范围的扩展，儿科护士作为一个有专门知识的独立的实践者，被赋予多元化角色。

1. 护理活动执行者　小儿机体各系统、器官的功能发育尚未完善，生活尚不能自理或不能完全自理。儿科护士最重要的角色是在帮助小儿促进、保持或恢复健康的过程中，为小儿及其家庭提供直接的照顾与护理，如营养的摄取、感染的预防、药物的给予、心理的支持、健康的指导等方面，以满足小儿身心两方面的需要。

2. 护理计划者　为促进小儿身心健康发展，护士必须运用专业的知识和技能，收集小儿的生理、心理、社会状况等方面资料，全面评估小儿的健康状况，找出健康问题，并根据小儿生长发育不同阶段的特点，制订系统全面的、切实可行的护理计划，采取有效的护理措施，以减轻小儿的痛苦，帮助适应医院、社区和家庭的生活。

3. 健康教育者　在护理小儿的过程中，护士应依据各年龄阶段小儿智力发展的水平，向他们有效地解释疾病治疗和护理过程，帮助他们建立自我保健意识，培养他们良好的生活习惯，尽可能地纠正其不良行为。同时，护士还应向家长宣传科学育儿的知识，使他们能够采取健康的态度和健康的行为，以达到预防疾病、促进健康的目的。

4.健康咨询者 护士通过倾听患儿及其家长的倾诉、关心小儿及其家长在医院环境中的感受、触摸和陪伴小儿、解答他们的问题、提供有关治疗的信息、给予健康指导等;澄清小儿及其家长对疾病和与健康有关问题的疑惑,使他们能够以积极有效的方法去应付压力,找到满足生理、心理、社会需要的最习惯和最适宜的方法。

5.健康协调者 护士需联系并协调与有关人员及机构的相互关系,维持一个有效的沟通网,使诊断、治疗、救助及有关的儿童保健工作得以互相协调、配合,以保证小儿获得最适宜的整体性医护照顾,如护士需与医生联络,讨论有关治疗和护理方案;护士需与营养师联系,讨论有关膳食的安排;护士还需与小儿及其家长进行有效的沟通,让家庭共同参与小儿护理过程,以保证护理计划的贯彻执行。

6.患儿代言人 护士是小儿及其家庭权益的维护者,在小儿不会表达或表达不清自己的要求和意愿时,护士有责任解释并维护小儿的权益不受侵犯或损害。护士还需评估有碍小儿健康的问题和事件,提供给医院行政部门改进,或提供给卫生行政单位作为拟定卫生政策和拟订卫生计划的参考。

7.护理研究者 护士应积极进行护理研究工作,通过研究来验证、扩展护理理论和知识,发展护理新技术,指导、改进护理工作,提高儿科护理质量,促进专业发展。同时,护士还需探讨隐藏在小儿症状及表面行为下的真正问题,以能更实际、更深入地帮助他们。

(二)儿科护士的素质要求

1.思想品德素质 热爱儿科护理工作,尊重儿童,具有为儿童健康服务的奉献精神;有强烈的责任感和同情心,具有诚实的品格、高尚的道德情操,以理解、友善、平等的心态,为儿童及其家庭提供帮助;能理解儿童,善于创造适合儿童特点的环境与气氛,具有言行一致、严于律己、以身作则的思想品格。

2.科学文化素质 具备一定的文化素养和自然科学、社会科学、人文科学等多学科知识;掌握一门外语及现代科学发展的新理论、新技术。

3.职业技能素质 具有丰富的专业理论知识和较强的临床实践技能,操作准确,技术精湛,动作轻柔、敏捷;熟悉相关临床学科的知识和技能,具有敏锐的观察力和综合分析判断能力,能用护理程序解决患儿的健康问题;掌握科学的思维方法,具有较强的组织管理能力,并具有开展护理教育和护理科研的能力。

4.身体心理素质 具有健康的身体素质,有较强的适应能力及自我控制力;具有良好的心理素质,乐观、开朗,同事间能相互尊重,团结协作;具有强烈的进取心,不断求取知识,丰富和完善自己;要善于与小儿和家长沟通,具有与小儿成为好朋友、与家长建立良好人际关系的能力;同仁间相互尊重,团结协作。

学习贴士:

南丁格尔曾说过:"护理工作的对象不是冷冰冰的石块、木片和纸张,而是具有热血和生命的人类。"面对每一个患儿,儿科护士的工作职责既包括解除患儿身体上的病痛,也包括帮助患儿心理上的康复和发展,承担一定教育小儿的使命,时时为患儿营造出有益于其身心健康的氛围,使患儿实现真正意义上的健康修复。因此,儿科护士除了应具备如温馨的职业微笑、得体的举止言谈、出色的人际沟通等一般护士的职业素养及业务技能外,还必须具备儿科护士特殊的素质要求。

二、儿科护理相关的伦理与法律

（一）儿科护理相关的伦理

在儿科护理工作中，护理的对象是尚未独立的小儿，只能由小儿的家长作出知情决定。护理人员常常会面临与小儿护理有关的伦理问题。例如对出生体重极低的新生儿是否应挽救其生命、临终患儿是否有权利拒绝治疗、为艾滋病患儿提供护理与他们的自身权利之间的冲突及在对患儿的关怀照顾中如何权衡利害得失，如何保护患儿及家长的自主权等问题。对这些问题的抉择，对小儿而言本质上有可能是不合理的。因此，儿科护士必须从伦理的角度为小儿考虑，当遇到伦理冲突时，可依据的首要原则是对小儿有益且无害，儿科护士应明确自己的责任首先是维护小儿的利益，其次是维护家庭的利益。

（二）儿科护理相关的法律

随着社会主义法制的不断健全和完善，许多保护小儿和促进小儿健康的相关法律和规定亦不断完善。儿科护士有法律上的责任，用应有的科学知识，使小儿得到最佳的生理和心理方面的照顾。法律责任是法律为医护人员规定的责任。儿科护士应了解小儿与成人一样具有生命权、身体权、健康权、医疗权、疾病认知权、知情同意权、保护隐私权，小儿具有受法律保护的权益，儿科护士也有义务维护小儿以上权益。

知识卡片：　　　　　　　　　**《儿童权利公约》**

《儿童权利公约》是第一部有关保障儿童权利且具有法律约束力的国际性约定，于 1989 年 11 月 20 日获得联合国大会通过。《儿童权利公约》共有 54 项条款。根据《公约》，凡 18 周岁以下者均为儿童，除非各国或地区法律有不同的定义。《公约》规定了世界各地所有儿童应该享有的数十种权利，其中包括最基本的生存权、全面发展权、受保护权和全面参与家庭、文化和社会生活的权利。《公约》还确立了 4 项基本原则：无歧视、儿童利益最大化、生存和发展权以及尊重儿童的想法。

儿科护士在为小儿做各项护理操作时，应向小儿及家长解释操作的目的和意义，取得小儿的同意和合作，必要时让小儿家长签知情同意书。从法律的角度考虑，护士在执业中应当正确执行医嘱，对小儿进行科学的护理。如果因工作的疏忽，发生护理差错、事故，给小儿及家庭造成严重伤害，儿科护士应对自己的行为负有法律责任。

三、儿科护理的发展趋势

祖国传统医学在小儿疾病的防治与护理方面有丰富的经验。从祖国传统医学发展史和丰富的医学典籍及历代名医传记中，经常可见到有关小儿保健、疾病预防等方面的记载，如我国现存最早的医学经典著作《黄帝内经》中对儿科病症已有记录；唐代杰出医学家孙思邈所著的《备急千金要方》中，比较系统地解释了小儿的发育过程，提出了小儿喂养和清洁等方面的护理原则。

19 世纪下半叶，西方医学传入并逐渐在我国发展。各国传教士在我国开办了教会医院并附设了护士学校，医院中设立了产科、儿科门诊及病房，护理工作重点放在对住院患儿的生活照顾和护理上,逐渐形成了我国的护理事业和儿科护理学。

新中国成立以后,党和政府对儿童健康十分重视,宪法和农业发展纲要都特别提出了保护母亲和儿童的条款。儿科护理工作不断发展,从推广新法接生、实行计划免疫、建立各级儿童医疗保健机构、提倡科学育儿,直至形成和发展了儿科监护中心等专科护理。儿科护理范围、护理水平也有了很大的扩展和提高。小儿传染病发病率大幅度下降,小儿常见病、多发病的发病率、病死率亦迅速降低,小儿体质普遍增强。20 世纪 80 年代初,我国恢复了中断30 余年的高等护理教育,90 年代初又发展了护理硕士研究生教育,培养了一大批高级儿科护理专业人才,使儿科护理队伍向高层次、高素质方向发展。

21 世纪是生命科学的时代,随着小儿疾病预防和治疗工作的开展,我国小儿的健康状况有了显著的改善。2001 年国务院颁布的"2001－2010 年中国小儿发展纲要"提出了改善小儿卫生保健服务,提高小儿身心健康水平的总目标。社会政策的变化使卫生保健领域得以扩展,儿科护理的重点已不再是"为小儿及家庭做什么",而是"和小儿及家庭一起做什么"。因此,以家庭为中心的照护和社区保健已成为一种必然趋势。卫生保健场所的扩展,要求护理人员的工作具备更多的艺术性。为此,儿科护理工作者要不断学习先进的科学技术和最新护理手段,弘扬求实创新精神、拼搏奉献精神、团结协作精神,为提高儿童健康水平和中华民族的整体素质作出更大贡献。

复习导航

1.认识儿科护理特点　儿科护理的任务和范围→儿科特点(解剖、生理、免疫、病理、预后、预防、心理行为发育)和儿科护理理念。

2.小儿年龄分期及各期特点　胎儿期→新生儿期→婴儿期→幼儿期→学龄前期→学龄期→青春期。

3.了解儿科护理工作的相关知识　儿科护士的角色与素质要求→儿科护理相关的伦理与法律→儿科护理的发展趋势。

考 点 检 测

一、选择题

(一)A1 型题

1.下列不属于儿科护理的范围是

　　A.临床护理　　　　　　　B.预防保健　　　　　　　C.护理科学研究

　　D.儿童心理及儿童教养　　E.儿童疾病的治疗

2.儿科护理的年龄范围是

　　A.妊娠 28 周至青少年时期　B.精卵细胞结合至青春期结束　C.出生后至 14 周岁

　　D.出生后至青少年时期　　　E.出生后至青春期

3.儿童躯体方面的特征主要是

　　A.体积小　　　　　　　　B.各器官功能不成熟　　　　C.体液免疫发育尚好

　　D.年龄越小代谢越慢　　　E.感染的发生率前半年高于后半年

4. 儿童心理社会特征主要是

    A. 心理发展主要受遗传影响   B. 心理发展与体格发育有关

    C. 儿童不会出现心理压力   D. 患病儿童心理发展不会停止

    E. 儿童心理活动复杂多变

5. 儿科护理的发展趋势是

    A. 健全儿童疾病防治中心   B. 提高残障儿童的康复技术   C. 提高医院的救治能力

    D. 强调以家庭为中心的护理   E. 护士向"照顾者"角色定位

6. 女孩青春期的一般年龄范围是

    A. 9～10 岁到 17～18 岁   B. 10～11 岁到 17～18 岁   C. 11～12 岁到 17～18 岁

    D. 12～13 岁到 18～19 岁   E. 13～14 岁到 19～20 岁

7. 男孩青春期的一般年龄范围是

    A. 10～11 岁到 18～20 岁   B. 11～12 岁到 18～20 岁   C. 12～13 岁到 20～22 岁

    D. 13～14 岁到 18～20 岁   E. 14～15 岁到 20～22 岁

8. 关于儿童患病的特点,正确的是

    A. 起病较慢   B. 预后较差   C. 表现较典型

    D. 预防效果差   E. 感染性疾病较多

9. 关于儿科护理的特点,正确的是

    A. 健康史可靠   B. 护理操作容易   C. 护理项目繁多

    D. 心理护理简单   E. 采集标本容易

10. 小儿出生后生长发育最快的时期是

    A. 新生儿期   B. 婴儿期   C. 幼儿期

    D. 学龄前期   E. 学龄期

11. 胎儿期是指

    A. 受精后的 28 周   B. 受精后的 32 周   C. 受精后的 40 周

    D. 从受精到分娩,约 38 周   E. 从受精到分娩,约 40 周

12. 新生儿可从母体获得,但 3～5 个月后逐渐消失的抗体是

    A. IgA   B. IgD   C. IgE

    D. IgG   E. IgM

13. 小儿年龄阶段的划分中,婴儿期是指

    A. 出生～28 d   B. 出生～12 个月   C. 生后 1～3 岁

    D. 生后 3～5 岁   E. 生后 5～7 岁

14. 关于新生儿期的特点,不正确的是

    A. 死亡率高   B. 发病率高   C. 适应能力较差

    D. 生活能力较差   E. 各器官功能发育完善

二、填空题

1. 根据小儿生长发育不同阶段的特点,将小儿年龄划分为七个时期,分别是胎儿期、_____、
_____、幼儿期、_____、学龄期、青春期。

三、名词解释

1.儿科护理　　2.新生儿期　　3.婴儿期　　4.幼儿期　　5.学龄前期

6.学龄期　　7.青春期

四、简答题

1.简述婴儿期保健的要点。

2.简述小儿心理行为发育方面的特点。

【参考答案】

一、选择题

1～5　CCBDD　　6～10　CDECB　　11～14　EDBE

二、填空题

1.新生儿期　婴儿期　学龄前期

（曾丽娟）

小儿生长发育与健康评估

　　人们都有这样的感觉,小孩子隔几天时间不见,就会发生很大的变化,尤其是小婴儿更为明显。新生的小宝贝在出生的头一个月里,几乎每天甚至数个小时都有让妈妈新鲜的感觉,身体的变化真可谓日新月异。小儿的生长发育会跨越一个个的里程碑,会给父母带来惊喜和疑问。年轻的父母经常会提出这样的问题:"孩子什么时候出牙呀?""我们孩子的身高、体重正常吗? 如何评估他们的生长发育情况呢?""我们的孩子和邻居家的孩子年龄一样大,但就是没有人家孩子长得高,这是怎么回事呢?"其实,小儿身体的生长发育是有一定规律的,倘若我们能够掌握这些规律,就能帮助家长解开这些疑问,使他们在养育小宝贝的过程中胸中有数,能及早发现不正常的情况,适时采取必要措施,做到家长和医护人员共同监护儿童的健康成长。

学习目标

知识目标:熟练掌握小儿生长发育的规律、体格生长常用指标及测量方法;掌握骨骼和牙齿的发育;熟悉小儿感觉、运动功能和语言发育;了解小儿心理活动的发展、小儿生长发育中的特殊问题及干预。

技能目标:能用有效的测量方法测量和评估小儿体格生长发育指标;能根据小儿发育过程中的感知觉、运动、语言表现评估小儿神经心理行为发育;能识别小儿生长发育中的特殊问题。

素质目标:热爱小儿诊疗与护理工作。

工作任务一 小儿生长发育规律及体格评估

✧**学习主题**

重点:小儿生长发育的规律,体格生长常用指标及意义、测量方法,骨骼和牙齿的发育。

难点:体重和身高的计算公式。

多媒体课件　　　导学视频

✧**预习案例**

一个 12 个月婴儿,出生时体重为 3 700 g,来儿保门诊检查生长发育状况,结果为:体重 7 kg,身长 60 cm。请推断:该小儿的生长发育是否良好?

生长(growth)一般是指小儿各器官、系统的长大和形态变化,可测出其量的改变;发育(development)指细胞、组织、器官的分化完善和功能上的成熟,为质的改变。生长和发育两者紧密相关,不能截然分开,生长是发育的物质基础,而发育成熟状况又反映在生长的量的变化上。

生长发育是小儿不同于成人的重要特点。生长发育过程非常复杂,并受许多因素影响,监测和促进儿童生长发育是儿科工作者的重要职责之一。

一、生长发育规律

(一)生长发育的连续性和阶段性

生长发育在整个小儿时期不断进行,呈一连续的过程,但各年龄阶段生长发育的速度不同。一般年龄越小,体格增长越快。出生后一年内以最初 6 个月生长最快,尤其是头 3 个月,出现生后第一个生长高峰;后半年生长速度逐渐减慢,至青春期又猛然加快,出现第二个生长高峰。

(二)系统器官发育的不平衡性

人体各系统的发育顺序遵循一定规律,有各自的生长特点。神经系统发育较早,生殖系统发育较晚,淋巴系统则先快而后回缩;皮下脂肪在年幼时较发达,而肌肉组织则须到学龄期才发育加速;其他如心、肝、肾等系统的增长基本与体格生长平行(图 2-1)。

(三)生长发育的顺序性

生长发育通常遵循由上到下、由近到远、由粗到细、由低级到高级、由简单到复杂的顺序或规律。如出生后运动发育的规律是:先抬头,后抬胸,再会坐、立、行(自上到下);先抬肩、伸臂,再双手握物;先会控制腿到再控制脚的活动(由近到远);先会用全手掌握持物品,以后发展到能以手指端摘取(从粗到细);先会画直线,进而能画图、画人(由简单到复杂);先会看、听和感觉事物、认识事物,再发展到记忆、思维、分析、判断(由低级到高级)。

15

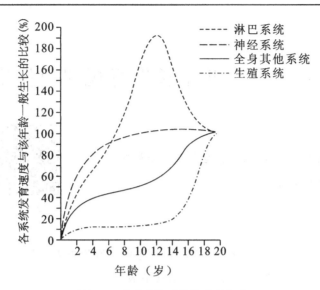

图 2-1　生后主要系统的生长规律

（四）生长发育的个体差异

小儿生长发育虽按上述一般规律发展,但在一定范围内由于受遗传、营养、环境、教养等因素的影响而存在着较大的个体差异。体格上的个体差异一般随年龄增长而越来越显著,青春期差异更大。因此所谓正常值不是绝对的,必须考虑各种因素对个体的影响,并应作连续动态的观察,才能作出正确的判断。

二、影响生长发育的因素

遗传因素和外界环境因素是影响小儿生长发育的两个最基本因素。遗传决定了生长发育的潜力,这种潜力又受到众多外界因素的作用和调节,两方面相互作用,决定了每个儿童的生长发育水平。

（一）遗传因素

小儿生长发育的特征、潜力、趋向、限度等都受父母双方遗传因素的影响。如皮肤和头发的颜色、面型特征、身材高矮、性成熟的早晚及对疾病的易感性等都与遗传有关;遗传性疾病无论是染色体畸变或代谢缺陷对生长发育均有显著影响。

性别也可造成生长发育的差异。女孩青春期开始较男孩约早 2 年,此期体格生长剧增,身高、体重超过男孩,但至青春期末,其平均身高、体重较同年龄男孩为小。男孩青春期虽开始较晚,但延续的时间比女孩长,故体格发育最后还是超过女孩。女孩骨化中心出现较早,骨骼较轻,骨盆较宽,肩距较窄,皮下脂肪丰满,而肌肉却不如男孩发达,因此在评价小儿生长发育时应分别按男、女标准进行。

（二）环境因素

1. 营养　合理的营养是小儿生长发育的物质基础,年龄越小受营养的影响越大。当各种营养素供给比例恰当,加上适宜的生活环境,可使小儿的生长潜力得到最好的发挥。

2. 孕母情况　胎儿在宫内的发育受孕母生活环境、营养、情绪、健康状况等各种因素的影响。如妊娠早期感染风疹、带状疱疹、巨细胞病毒等,可导致胎儿先天畸形;孕母患严重营养不良可引起流产、早产和胎儿体格生长以及脑的发育迟缓;孕母接受药物、放射线辐射、环境毒物污染和精神创伤等,均可使胎儿发育受阻。宫内发育阻滞可影响小儿出生后的生长发育。

3.生活环境　良好的居住环境、卫生条件如阳光充足、空气新鲜、水源清洁等能促进小儿生长发育,反之,则带来不良影响。健康的生活方式、科学的护理、正确的教养、适当的锻炼和完善的医疗保健服务都是保证小儿体格、神经心理发育达到最佳状态的重要因素。

4.疾病和药物　疾病对小儿生长发育的影响十分明显。急性感染常使体重减轻;长期慢性疾病则同时影响体重和身高的增长;内分泌疾病常引起骨骼生长和神经系统发育迟缓;先天性疾病如先天性心脏病、21-三体综合征等,对体格和神经心理发育的影响更为明显。

药物也可影响小儿的生长发育,如较大剂量或较长时期给予链霉素、庆大霉素可致听力减退,甚至耳聋;长期应用肾上腺皮质激素可致身高增长的速度减慢。

了解小儿生长发育规律及内外因素的影响,可使医护人员根据不同年龄小儿的发育特点,创造有利条件,预防不利因素,以促进小儿正常生长发育;同时又可较正确地判断和评价小儿生长发育情况,及时发现偏离和不足,追查原因予以纠正,以保证小儿正常生长发育。

三、体格生长发育评估

(一)体格生长常用指标及测量方法

体格生长应选用易于测量、有较好人群代表性的指标来表示。常用的指标有体重、身高(长)、坐高(顶臀长)、头围、胸围、上臂围、皮下脂肪厚度等。

1.体重　体重为各器官、组织及体液的总重量,是反映儿童体格生长,尤其是营养状况的最易取得的敏感指标,也是儿科临床计算药量、输液量等的重要依据。

新生儿出生体重与胎次、胎龄、性别(男较女重)及母亲健康状况有关。我国1995年九市城区调查结果显示男孩出生体重平均为(3.3 ± 0.4)kg,女孩为(3.2 ± 0.4)kg,与世界卫生组织的参考值相一致。出生后第1周内由于摄入不足、水分丧失及排出胎粪,体重可暂时性下降3%～9%,在生后3～4日达到最低点,以后逐渐回升,常于7～10日恢复到出生时的水平,这一过程称为生理性体重下降(physiological weight loss)。对10日后体重继续下降者应寻找原因。生后如及时喂哺可减轻或避免生理性体重下降的发生。

小儿年龄越小,体重增长越快:出生后头3个月每月增长700～800 g,其中第1个月可增长1 000 g;4～6个月每月平均增长500～600 g,故前半年每月平均增600～800 g,呈现第1个生长高峰。6个月后体重增长减慢,7～12个月每月增长300～400 g。一般生后3个月时体重约为出生时的2倍(6 kg),

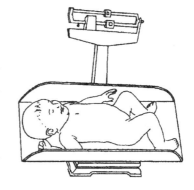

图2-2　盘式杠杆秤测量体重

1 岁时体重约为出生时的 3 倍(9 kg),2 岁时体重约为出生时的 4 倍(12 kg),2 岁后到青春前期体重每年稳步增长约 2 kg。进入青春期后体格生长复又加快,体重猛增,每年可达 4～5 kg,持续 2～3 年,呈现第 2 个生长高峰。

为便于日常应用,可按以下公式粗略估计小儿体重:

1～6 个月:体重(kg)＝出生时体重(kg)＋月龄×0.7(kg)

7～12 个月:体重(kg)＝6(kg)＋月龄×0.25(kg)

2～12 岁:体重(kg)＝年龄×2＋8(kg)

正常同年龄、同性别儿童的体重存在着个体差异,一般在 10% 左右,故大规模儿童生长发育指标测量所得的数据均值只能提供参考。评价某一儿童的生长发育状况时,应连续定期监测其体重,发现体重增长过多或不足,须追寻原因。

体重测量:晨起空腹排尿后或进食后 2 h 称量为佳,称量时应脱鞋,只穿内衣裤,衣服不能脱去时应除去衣服重量,以求准确测量值。小婴儿用载重 10～15 kg 盘式杠杆秤测量,准确读数至 10 g;1～3 岁的幼儿用载重 20～30 kg 坐式杠杆秤测量,准确读数至 50 g;3～7 岁的小儿用载重 50 kg,7 岁以上用载重 100 kg 站式杠杆秤测量,准确读数不超过 100 g。婴儿卧于秤盘中央测量(图 2-2);1～3 岁坐位测量(图 2-3);3 岁以上站立于站板中央,两手自然下垂测量(图 2-4)。称前必须校正杠杆秤。称量时小儿不可接触其他物体或摇动。

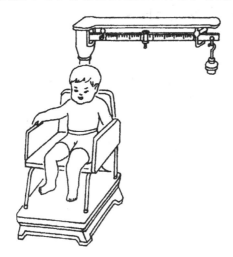

图 2-3　坐式杠杆秤测量体重

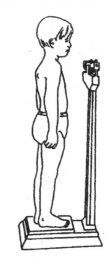

图 2-4　站式杠杆秤测量体重

2.身长(高)　身长(高)指从头顶到足底的全身长度。3 岁以下仰卧位测量身长,3 岁以后立位测量身高。卧位与立位测量值相差 1～2 cm。身长的增长规律与体重增长相似,年龄越小增长越快,也出现婴儿期和青春期 2 个生长高峰。新生儿出生时身长平均为 50 cm。生后第 1 年身长平均增长约 25 cm,上半年增长比下半年快,其中前 3 个月增长 11～12 cm。第 2 年增加速度减慢,平均为 10～12 cm,到 2 岁时身长约 87 cm。2 岁后身长(高)稳步增长,平均每年增加 5～7 cm,至进入青春早期出现第 2 个身高增长加速期,其增长速度可达儿童期的 2 倍,持续 2～3 年。女孩进入青春期较男孩约早 2 年,故 10～13 岁的女孩常较同龄男孩为高。但男孩到达青春期后身高加速增长,且持续时间较长,故最终身高大于女孩。

2～12 岁身长(高)的估算公式为:身高(cm)＝年龄(岁)×7＋75(cm)

身长(高)包括头、躯干(脊柱)和下肢的长度。这三部分的增长速度并不一致。生后第1年头部生长最快,躯干次之,而青春期身高增长则以下肢为主,故各年龄期头、躯干和下肢所占身长(高)的比例各有不同。某些疾病可使身体各部分比例失常,这就需要分别测量上部量(从头顶至耻骨联合上缘)及下部量(从耻骨联合上缘到足底)以进行比较,帮助判断。出生时上部量>下部量,中点在脐上;随着下肢长骨增长,中点下移,2岁时在脐下;6岁时在脐与耻骨联合上缘之间;12岁时恰位于耻骨联合上缘,此时上部量与下部量相等(图2-5)。

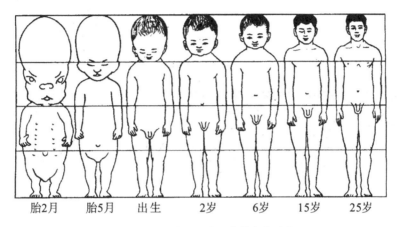

胎2月　　胎5月　　出生　　2岁　　6岁　　15岁　　25岁

图2-5　胎儿时期至成人身体各部比例

身长(高)的增长与遗传、种族、内分泌、营养、运动和疾病等因素有关。明显的身材异常往往由甲状腺功能减低、生长激素缺乏、营养不良、佝偻病等引起。短期的疾病与营养波动不会明显影响身长(高)。

身长(高)测量:3岁以下小儿用量板卧位测身长。小儿脱帽、鞋、袜及外衣,仰卧于量板中线上。助手将小儿头扶正,使其头顶接触头板,测量者一手按直小儿膝部,使两下肢伸直紧贴底板;一手移动足板使其紧贴小儿两侧足底并与底板相互垂直,当量板两侧数字相等时读数并记录,精确到0.1 cm(图2-6)。3岁以上小儿可用身高计或将皮尺钉在平直的墙上测量身高。要求小儿脱鞋、帽,直立,背靠身高计的立柱或墙壁,两眼正视前方,挺胸抬头,腹微收,两臂自然下垂,手指并拢,脚跟靠拢,脚尖分开约60°,使两足后跟、臀部及肩胛间同时接触立柱或墙壁。测量者移动身高计头顶板(或用一木板代替)与小儿头顶接触,板呈水平位时读立柱上数字并记录,精确到0.1 cm(图2-7)。

测上、下部量时小儿取卧位或立位。用软尺测自耻骨联合上缘至足底的直线距离为下部量,读数至小数点后一位数。身长(高)减去下部量即为上部量。

3.坐高　由头顶至坐骨结节的长度称坐高,3岁以下取仰卧位测量,称顶臀长。坐高代表头颅与脊柱的发育,其增长规律与上部量增长相同。由于下肢增长速度随年龄增加而加快,坐高占身高的百分数则随年龄增加而下降,由出生时的67%降至6岁时的55%。此百分数显示了身躯上、下部比例的改变,比坐高绝对值更有意义。

坐高测量:3岁以下小儿卧于量板上测顶臀长。测量者一手握住小儿小腿使其膝关节屈曲,骶骨紧贴底板,大腿与底板垂直;一手移动足板紧压臀部,量板两侧刻度相等时读数并记录,精确至0.1 cm(图2-8)。3岁以上小儿用坐高计测坐高。小儿坐于坐高计凳上,身躯先前倾使骶部紧靠量板,再挺身坐直,大腿靠拢紧贴凳面与躯干成直角,膝关节屈曲成直角,两脚平放于地面;测量者移下头板与头顶接触,读数精确至 0.1 cm(图 2-9)。

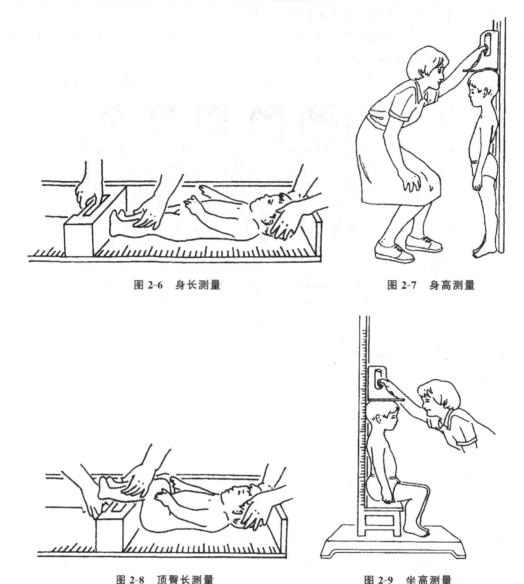

图 2-6 身长测量   图 2-7 身高测量

图 2-8 顶臀长测量   图 2-9 坐高测量

4.头围 经眉弓上方、枕后结节绕头一周的长度为头围,与脑的发育密切相关。胎儿时期脑发育最快,故出生时头围相对较大,33～34 cm。头围在 1 岁以内增长较快,前 3 个月和后 9 个月都约增长 6 cm,故 1 岁时为 46 cm。1 岁以后头围增长明显减慢,2 岁时为 48 cm,5 岁时为 50 cm,15 岁时为 54～58 cm(接近成人头围)。头围测量在 2 岁前最有价值。较小的头围常提示脑发育不良;头围增长过快则提示脑积水。

头围测量:小儿取立位或坐位,测量者用左手拇指将软尺 0 点固定于小儿头部右侧眉弓上缘,左手中、示指固定软尺与枕骨粗隆,手掌稳定小儿头部,右手使软尺紧贴头皮(头发过多或有小辫子者应将其拨开)绕枕骨结节最高点及左侧眉弓上缘回至 0 点,读数精确至 0.1 cm(图 2-10)。

5.**胸围** 沿乳头下缘水平绕胸一周的长度为胸围。胸围大小与肺、胸廓的发育密切相关。出生时胸围比头围小1～2 cm,约32 cm。1岁时头围、胸围相等,以后则胸围超过头围,头围和胸围的增长曲线形成交叉。头围、胸围增长曲线的交叉时间与儿童营养和胸廓发育有关,肥胖儿由于胸部皮下脂肪厚,胸围可于3～4个月时暂时超过头围;营养较差、佝偻病、锻炼不够的小儿胸围超过头围的时间可推迟到1.5岁以后。1岁至青春前期胸围超过头围的厘米数约等于小儿岁数减1。

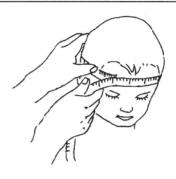

图 2-10 头围测量

胸围测量:小儿取卧位或立位(3岁以上不可取坐位),两手自然平放或下垂,测量者一手将软尺0点固定于小儿一侧乳头下缘(乳腺已发育的女孩,固定于胸骨中线第4肋间),一手将软尺紧贴皮肤,经背部两侧肩胛骨下缘回至0点,取平静呼吸时的中间读数,或吸、呼气时的平均数,记录至小数点后一位数。

6.**腹围** 平脐(小婴儿以剑突与脐之间的中点)水平绕腹一周的长度为腹围。2岁前腹围与胸围大约相等,2岁后腹围较胸围小。患腹部疾病如有腹水时需测腹围。

腹围测量:小婴儿取卧位,将软尺0点固定于剑突与脐连线中点,经同一水平绕腹一周,回到0点;儿童则为平脐绕腹一周,读数记录至0.1 cm。

7.**上臂围** 沿肩峰与尺骨鹰嘴连线中点的水平绕上臂一周的长度为上臂围,代表上臂骨骼、肌肉、皮下脂肪和皮肤的发育水平。常用以评估小儿营养状况。生后第1年内上臂围增长迅速,尤以前半年为快。1～5岁期间增长缓慢。在测量体重、身高不方便的地区,可测量上臂围以普查<5岁小儿的营养状况。评估标准为:>13.5 cm为营养良好;12.5～13.5 cm为营养中等;<12.5 cm为营养不良。

上臂围测量:小儿取立位、坐位或仰卧位,两手自然平放或下垂。一般测量左上臂,将软尺0点固定于小儿上臂外侧肩峰至鹰嘴连线中点,沿该点水平将软尺轻沿皮肤绕上臂一周,回至0点,读数记录至小数点后一位数。

(二)体格生长的评估

充分了解儿童各年龄期生长发育的规律和特点,正确评价其生长发育状况,给予适当的指导和干预,对促进儿童的健康成长十分重要。为客观和正确地评价个体或群体儿童生长发育现状及今后发展趋势,必须选择一个合适的正常儿童体格生长标准参照值作为比较,并采用适当的体格生长评价方法。卫生部确定1985年调查的中国九大城市儿童的体格发育数据为我国儿童参照值,用于制备我国儿童生长发育曲线和比较儿童的营养、生长状况。

1.**均值离差法** 最常见的统计学方法之一,适用于常态分布状况,以平均值加减标准差来表示。一般认为,被检小儿的测量值在平均值加减2个标准差(包含95.4%的受检总体)的范围内,则被视为正常。也可按年龄画成曲线进行评价。

2.**百分位法** 适用于正态和非正态分布状况。将一组变量值按从小到大的顺序排列成100份,每份代表一个百分数。被检小儿的测量数值如在第3～97个百分数(包含95%的受检总体)的范围内,则视为正常。

3.**生长曲线图评价法** 将同性别、各年龄组小儿的某项体格生长指标(如身高、体重等)

画成曲线(离差法的均值和标准差值或百分位数值),制成生长发育曲线图,将定期连续测量的数据每月或每年点于图上作比较,可了解该小儿目前所处发育水平,比较前后数次数据,可看出其发育趋势和生长速度为向下(下降)、向上(增长)、或平坦(不增),及时发现偏离,分析原因予以干预,这种连续动态测量较单次测量更能说明问题。

(三)与体格生长有关的其他发育

1.骨骼的发育

(1)颅骨发育:颅骨随脑的发育而增长,故其发育较面部骨骼(包括鼻骨、下颌骨)为早。

可根据头围大小、骨缝及前、后囟闭合迟早来评价颅骨的发育。颅骨缝出生时尚分离,于3~4个月时闭合。前囟为顶骨和额骨边缘形成的菱形间隙(图2-11),其对边中点连线长度在出生时1.5~2.0 cm,后随颅骨发育而增大,6个月后逐渐骨化而变小,1~1.5岁时闭合。前囟早闭或过小见于小头畸形;前囟迟闭、过大见于佝偻病、先天性甲状腺功能减低症等;前囟饱满常示颅内压增高,见于脑积水、脑炎、脑膜炎、脑肿瘤等疾病,而前囟凹陷

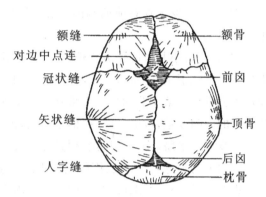

图 2-11　小儿的囟门

则见于极度消瘦或脱水者。后囟为顶骨与枕骨边缘形成的三角形间隙,出生时即已很小或已闭合,最迟于生后6~8周闭合。

> **学习贴士:**　　　　　　　　　　**小儿出生后多个"1"**
>
> 　1岁未出牙为乳牙萌出延迟;1~1.5岁时前囟应闭合;10~12个月(1岁)可断奶。

面骨、鼻骨、下颌骨等的发育稍晚,1~2岁时随牙齿的萌出面骨变长,下颌骨向前凸出,面部相对变长,整个头颅的垂直直径增加,使婴儿期的颅骨较大、面部较短、圆胖脸形逐渐向儿童期面部增长的脸形发展。

(2)脊柱的发育:脊柱的增长反映脊椎骨的发育。出生后第1年脊柱增长快于下肢,1岁以后则落后于下肢增长。新生儿时脊柱仅轻微后凸,3个月左右随抬头动作的发育出现颈椎前凸,此为脊柱第1个弯曲;6个月后会坐时出现胸椎后凸,为脊柱第2个弯曲;1岁左右开始行走时出现腰椎前凸,为脊柱第3个弯曲。至6~7岁时韧带发育后,这3个脊柱自然弯曲为韧带所固定。生理弯曲的形成与直立姿势有关,有加强脊柱弹性的作用,有利于身体平衡。坐、立、行姿势不正及骨骼病变可引起脊柱发育异常或造成畸形。

(3)长骨的发育:长骨的生长和成熟与体格生长有密切关系。长骨生长主要依靠其干骺端软骨骨化和骨膜下成骨作用使之增长、增粗。干骺端骨骼融合,标志长骨生长结束。

随着年龄的增长,长骨干骺端的骨化中心按一定的顺序和部位有规律地出现,通过X线检查长骨骨骺端骨化中心的出现时间、数目、形态变化和干骺端融合时间,可判断骨骼发育情况、测定骨龄。一般摄左手X线片,了解其腕骨、掌骨、指骨的发育。出生时腕部无骨化中心,出生后腕部骨化中心的出现次序为:头状骨、钩骨(3个月左右);下桡骨骺(约1岁);三角

骨(2~2.5岁);月骨(3岁左右);大、小多角骨(3.5~5岁);舟骨(5~6岁);下尺骨骺(6~7岁);豆状骨(9~10岁)。10岁时出齐,共10个,故1~9岁腕部骨化中心的数目约为其岁数加1。

2.牙齿的发育 人一生有两副牙齿,即乳牙(共20个)和恒牙(共32个)。出生时在颌骨中已有骨化的乳牙芽孢,但未萌出,生后4~10个月乳牙开始萌出,最晚2.5岁出齐,2岁以内乳牙的数目为月龄减4~6,但乳牙的萌出时间也存在较大的个体差异,12个月尚未出牙可视为异常。出牙顺序见图2-12。恒牙的骨化从新生儿时开始,6岁左右开始出第1颗恒牙即第1磨牙,长于第2乳磨牙之后;7~8岁开始乳牙按萌出先后逐个脱落代之以恒牙,其中第1、2前磨牙代替第1、2乳磨牙;12岁左右出第2磨牙;18岁以后出第3磨牙(智齿),但也有人终身不出此牙。恒牙一般20~30岁时出齐。

出牙为生理现象,但个别小儿可有低热、流涎、睡眠不安、烦躁等反应。较严重的营养不良、佝偻病、甲状腺功能减低症、21-三体综合征等患儿可有出牙迟缓、牙釉质差等。

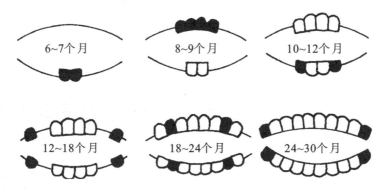

图2-12 乳牙出牙顺序

3.脂肪组织和肌肉的发育

(1)脂肪组织:脂肪组织的生长主要表现为脂肪细胞数目的增加和体积增大。脂肪细胞数目增加从胎儿中期开始到1岁末达高峰,以后呈减速增加。2~15岁时脂肪细胞数目增加约5倍。脂肪细胞体积的增大从胎儿后期至出生时增加1倍,以后逐渐减慢,学龄前期至青春前期脂肪细胞大小变化不大。青春期生长加速时,脂肪细胞体积又增加。全身脂肪组织占体重的百分比与生长速度一致:出生时占体重的16%,第一年增加至22%,以后逐渐下降,5岁为12%~15%。青春期第二生长高峰时,此百分比有明显性别差异,女孩为24.6%,2倍于男孩,故青春期女孩大多显得丰满。测量皮下脂肪厚度可反映全身脂肪量的多少、肥胖和营养不良的程度。

(2)肌肉组织:胎儿期肌肉组织生长较差,出生后随着活动增加逐渐生长,基本与体重增加平行。儿童肌肉纤维较细,间质组织较多。生后肌肉的生长主要是肌纤维增粗,5岁以后则肌肉增长明显,并有性别差异。男孩肌肉占体重比例明显大于女孩。出生时婴儿肌肉张力较高,以四肢屈肌为著。随大脑皮层的发育,1~2个月后肌张力逐渐减退,一般上肢到2~2.5个月龄,下肢3~4个月龄肌张力正常,肢体可自由伸屈活动。

肌肉的生长与营养状况、生活方式、运动量密切有关。从小让婴儿经常进行被动或主动性的运动,如俯卧、翻身、爬行、行走、体操、游戏等,可促进肌肉纤维增粗,肌肉活动能力和耐力增强。肌肉生长异常可见于重度营养不良、进行性肌萎缩等病症。

4.生殖系统的发育： 受内分泌系统下丘脑-垂体-甲状腺轴的控制,生殖系统迟至青春期前才开始发育。青春期持续6～7年,可划分为3个阶段。①青春前期:女孩9～11岁,男孩11～13岁,体格生长明显加速,出现第2性征。②青春中期:女孩13～16岁,男孩14～17岁,体格生长速度达高峰,第2性征全部出现,性器官在解剖和生理功能上均已成熟。③青春后期:女孩17～21岁,男孩18～24岁,体格生长停止,生殖系统发育完全成熟。青春期开始和持续时间受多种因素的影响,个体差异较大。

> **拓展学习**　　　　　　　　**追赶生长**
>
> 　通常2岁以内的小儿,疾病痊愈后,如营养充足,会出现"追赶生长"(catch up growth)现象,即小儿身高、体重等短期内加快增长,以弥补患病期间造成的损失。对这种现象尚无满意的解释,但可以明确的是,在这类情况下,小儿生长发育的时间机制并未受到影响,因此,当相应问题得到解决后,小儿将追赶其暂时搁置的生长发育任务,但持续的生长延迟或发生在关键时期的不良事件所造成的影响却是无法弥补的。

工作任务二　小儿神经心理行为发育评估

◇学习主题

重点:小儿关键龄感知觉的发育,小儿大运动、细动作及语言的发育规律。

难点:小儿心理活动的发展过程。

多媒体课件　　　导学视频

◇预习案例

小儿,男,母乳喂养,体重8 kg,身长70 cm,坐稳并能左右转身,能发简单的爸爸、妈妈的音节,刚开始爬行,其月龄可能是多大?

在成长的过程中,儿童神经心理的发育与体格生长具有同等重要的意义。神经心理发育大量反映为日常的行为,包括感知、运动、语言的发育,以及记忆、思维、情感、性格等心理活动的发展,故此期的发育也称为行为发育。儿童神经心理发育的基础是神经系统的发育,尤其是脑的发育。除先天遗传因素外,神经心理的发育与环境密切相关。

一、神经系统的发育

1.脑　胎儿时期神经系统发育最早,尤其是脑的发育最为迅速。出生时脑重约370 g,占其体重的1/9～1/8,达成人脑重(约1 500 g)的25%;6个月时脑重600～700 g;2岁时达900～1 000 g;7岁时接近成人脑重。出生时大脑的外观已与成人相似,有主要的沟回,但大脑皮质较薄,沟回较浅。出生时神经细胞数目已与成人相同,但其树突与轴突少而短。出生后脑重的增加主要由于神经细胞体积增大和树突的增多、加长,以及神经髓鞘的形成和发育。3岁时神经细胞已基本分化完成,8岁时接近成人。神经纤维髓鞘化到4岁时才完成。故婴儿时期由于髓鞘形成不完善,刺激引起的神经冲动传导慢,而且易于泛化,不易形成明显的兴奋灶。生长时期的脑组织耗氧较大,小儿脑耗氧在基础代谢状态下占总耗氧量的50%,而成人为20%。

2.脊髓　脊髓的发育在出生时相对较成熟,其发育与运动功能进展平行,随年龄而增重、加长。脊髓下端在胎儿时位于第2腰椎下缘,4岁时上移至第1腰椎,做腰椎穿刺时应注意。

3.神经反射　出生时小儿即具有觅食、吸吮、吞咽、拥抱、握持等一些先天性反射和对强光、寒冷、疼痛的反应。其中有些条件反射如吸吮、握持、拥抱等反射会随年龄增长而消失,否则将影响动作发育。如握持反射应于3~4个月时消失,如继续存在则将妨碍手指精细动作的发育。新生儿和婴儿肌腱反射不如成人灵敏,腹壁反射和提睾反射也不易引出,到1岁时才稳定。3~4个月前小儿肌张力较高,克氏征(Kernig)可为阳性,2岁以下小儿巴氏征(Babinski)阳性亦可为生理现象。

二、感知的发育

感知是通过各种感觉器官从环境中选择性地获取信息的能力。感知的发育对小儿运动、语言、社会适应能力的发育起着重要促进作用。

1.视觉发育　新生儿已有视觉感应功能,只有在15~20 cm范围内视觉才最清晰,第2个月起可协调地注视物体,并可使头跟随移动的物体在水平方向转动90°;3~4个月时喜看自己的手,头眼协调较好,头可随物体水平移动180°;5~7个月时目光可随上下移动的物体垂直方向转动,追随跌落的物体,开始认识母亲和常见物品如奶瓶,喜红色等鲜艳明亮的颜色;8~9个月时开始出现视深度的感觉,能看到小物体;18个月时能区别各种形状,喜看图画;2岁时两眼调节好,可区别垂直线和横线;5岁时能区别颜色;6岁时视深度充分发育,视力达1.0。

2.听觉发育　出生时因中耳鼓室无空气及有羊水潴留,听力较差;出生3~7 d后听力已相当好,声音可引起呼吸节律改变;1个月时能分辨"吧"和"啪"的声音;3~4个月时头可转向声源(定向反应),听到悦耳声时会微笑;6个月时能区别父母声音,唤其名有应答表示;7~9个月时能确定声源,区别语言的意义;1岁时听懂自己名字;2岁时能区别不同高低的声音,听懂简单吩咐;4岁时听觉发育完善。

3.味觉和嗅觉的发育　出生时味觉和嗅觉已发育完善。新生儿对不同味道如甜、酸、苦等可产生不同反应,闻到乳香会寻找乳头;3~4个月时能区别好闻和难闻的气味;4~5个月的婴儿对食物的微小改变已很敏感。

4.皮肤感觉的发育　皮肤感觉包括触觉、痛觉、温度觉和深感觉。触觉是引起某些反射的基础,新生儿触觉已很灵敏,尤以眼、口周、手掌、足底等部位最为敏感,而前臂、大腿、躯干部触觉则较迟缓。新生儿已有痛觉,但较迟缓,疼痛刺激后出现泛化的现象,第2个月起才逐渐改善。新生儿温度觉很灵敏,冷刺激比热刺激更能引起明显的反应,如出生时离开母体环境、温度骤降就啼哭。2~3岁时小儿通过接触能区分物体的软、硬、冷、热等属性;5岁时能分辨体积相同而重量不同的物体。

5.知觉发育 知觉为人对事物各种属性的综合反映。知觉的发育与听、视、触等感觉的发育密切相关。生后5~6个月时小儿已有手眼协调动作,通过看、摸、闻、咬、敲击等逐步了解物体各方面的属性,其后随着语言的发展,小儿的知觉开始在语言的调节下进行。1岁末开始有空间和时间知觉的萌芽;3岁能辨上下;4岁辨前后;5岁开始辨别以自身为中心的左右。4~5岁时已有时间的概念,能区别早上、晚上、今天、明天、昨天;5~6岁时能区别前天、后天、大后天。

三、运动功能的发育

运动的发育可分为粗运动(包括平衡)和细运动两大类(图2-13)。

(一)平衡和大运动

1.抬头 因为颈后肌发育先于颈前肌,所以新生儿俯卧位时能抬头1~2 s;3个月时抬头较稳;4个月时抬头很稳并能自由转动。

2.翻身 5个月能仰卧位翻至俯卧位;7个月能有意识地从仰卧位翻至俯卧位或从俯卧位翻至仰卧位。

3.坐 新生儿腰肌无力,至3个月扶坐时腰仍呈弧形;5个月靠着坐时腰能伸直;6个月时能双手向前撑住独坐;8个月时能坐稳并能左右转身。

4.匍匐、爬 新生儿俯卧位时已有反射性的匍匐动作;2个月时俯卧能交替踢腿;3~4个月时可用手撑起上身数分钟;7~8个月时已能用手支撑胸腹,使上身离开床面或桌面,有时能在原地转动身体;8~9个月时可用上肢向前爬;12个月左右爬时手膝并用;18个月时可爬上台阶。学习爬的动作有助于胸部及智力的发育,并能提早接触周围环境(如手拿不到的东西,通过爬可以拿到),促进神经系统的发育。

5.站、走、跳 新生儿直立时双下肢稍能负重,出现踏步反射和立足反射;5~6个月扶立时双下肢可负重,并能上下跳动;8个月时可扶站片刻,背、腰、臀部能伸直;10个月左右能扶走;11个月时能独站片刻;15个月时可独自走稳;18个月时已能跑及倒退走;2岁时能并足跳;2岁半时能单足跳1~2次;3岁时双足交替走下楼梯;5岁时能跳绳。

学习贴士: **大运动发育口诀**

二抬四翻六会坐,七滚八爬周会走。(数字代表月龄)

(二)精细动作

新生儿两手握拳很紧,2个月时握拳姿势逐渐松开,3~4个月时握持反射消失,开始有意识地取物;6~7个月时能独自摇摆或玩弄小物体,出现换手与捏、敲等探索性动作;9~10

个月时可用拇、示指取物;12～15 个月时学会用匙,乱涂画,能几页、几页地翻书;18 个月时能叠 2～3 块方积木;2 岁时可叠 6～7 块方积木,能握杯喝水;3 岁时在别人的帮助下会穿衣服;4 岁时基本上能自己脱、穿简单衣服。动作的发育见表 2-1。

学习贴士:　　　　　　　　　　　　细动作发育口诀

一握三抓六会敲,九用两指周会勺　(数字代表月龄)

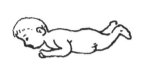
1个月俯卧位时试抬头

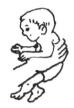
2个月垂直位时能抬头

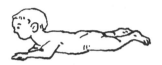
3个月俯卧时抬胸

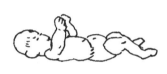
4个月两手在眼前玩耍

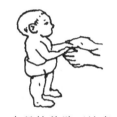
5个月扶前臂可站直

6个月试独坐

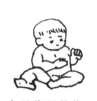
7个月将玩具从一只手换到另一只手

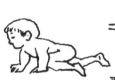
8个月会爬

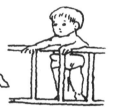
9个月扶栏杆能站立

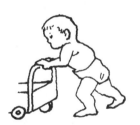
10个月推车能走几步

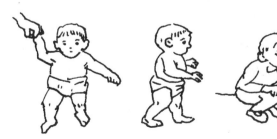
11个月牵一只手能走　12~14个月独自走　15月会蹲着玩

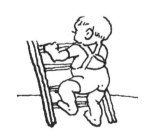
18个月会爬上小梯子

图 2-13　婴幼儿动作发育

表 2-1　小儿动作、语言和适应性能力的发育过程

年龄	粗细动作	语言	适应周围人物的能力与行为
新生儿	无规律,不协调动作,紧握拳	能哭叫	铃声使全身活动减少
2 个月	直立位及俯卧位时能抬头	发出和谐的喉音	能微笑,有面部表情,眼随物转动
3 个月	仰卧位变为侧卧位,用手摸东西	发"咿呀"元音	头可随看到的物品或听到的声音转动180°,注意自己的手
4 个月	扶着髋部能坐,可以在俯卧位时用两手支持抬起胸部,手能握持玩具	笑出声	抓面前物体,自己弄手玩,见食物表示喜悦,较有意识的表示哭和笑
5 个月	扶腋下能站得直,两手能各握玩具	能喃喃的发出单调音节	伸手取物,能辨别人声音,望镜中人笑
6 个月	能独坐一会儿,用手摇玩具	发"不""呐"等辅音	能辨别熟人和陌生人,自拉衣服,自捏玩具玩
7 个月	会翻身,自己独坐很久,将玩具从一手换到另一手	能发出"爸爸""妈妈"复音,但无意识	能听懂自己的名字,自捏饼干吃
8 个月	会爬,会自己坐起来和躺下去,会扶栏杆站起来,会拍手	能重复大人所发简单音节	注意观察大人的行为,开始认识物体,两手会传递玩具
9 个月	试着独站,会从抽屉中取出玩具	能懂几个较复杂的词句,如"再见"等	看到熟人会手伸出来要人抱,能与人合作游戏
10～11 个月	能独站片刻,扶椅或推车能走几步,能用拇指,示指对指拿东西	开始用单词,能用一个单词表示很多意义	能模仿成人的动作,招手说"再见",抱奶瓶自食
12 个月	能独走,弯腰拾东西,会将圆圈套在木棍上	能说出物品的名字,如灯、碗等,指出自己的手、眼	对人和事物有喜憎之分,穿衣能合作,自己用杯喝水
15 个月	走得好,能蹲着玩,能叠一块方木	能说出几个词和自己的名字	能表示同意或不同意
18 个月	能爬台阶,有目标的扔皮球	能认识并指出自己身体的各个部位	会表示大、小便,懂命令,会自己进食
2 岁	能双脚跳,手的动作更准确,会用勺子吃饭	能说出2～3个字构成的句子	能完成简单的动作,如拾起地上的物品,能表达懂、喜、怒、怕
3 岁	能跑,会骑三轮车,会洗手、洗脸,穿、脱简单衣服	能说短歌谣,数几个数	能认识画上的东西,认识男女,自称"我",表现自尊心,同情心,怕羞
4 岁	能爬梯子,会穿鞋	能唱歌	能画人像,初步思考问题,记忆力强,好问
5 岁	能单腿跳,会系鞋带	开始识字	能分辨颜色,数10个数,知道物品用途及性能
6～7 岁	参加简单劳动,如扫地、擦桌子、剪纸、泥塑、结绳等	能讲故事,开始写字	能数几十个数,可简单加、减运算,喜欢独立自主,形成性格

四、语言的发育

语言为人类特有的高级神经活动,用以表达思维、观念等心理过程,与智能关系密切。正常儿童天生具备发展语言技能的机制和潜能,但是环境必须提供适当的条件,如与周围人群进行语言交往,其语言能力才能得以发展。语言发育必须听觉、发音器官和大脑功能正常,并须经过发音、理解和表达3个阶段。

1.发音阶段　新生儿已经会哭叫,并且饥饿、疼痛等不同刺激所反映出来的哭叫声在音响度、音调上有所区别。婴儿1～2个月开始发喉音,2个月发"啊""咿""呜"等元音,6个月时出现辅音,7～8个月能发"爸爸""妈妈"等复音,8～9个月时喜欢模仿成人的口唇动作练习发音。

2.理解语言阶段　婴儿在发音的过程中逐渐理解语言。小儿通过视觉、触觉、体位觉等与听觉的联系,逐步理解一些日常用品,如奶瓶、电灯等的名称;9个月左右的婴儿已能听懂简单的词意,如"再见""把手给我"等。亲人对婴儿自发的"爸爸""妈妈"等语言的及时应答,可促进小儿逐渐理解这些音的特定含义。10个月左右的婴儿已能有意识地叫"爸爸""妈妈"。

3.表达语言阶段　在理解的基础上,小儿学会表达语言。一般1岁开始会说单词,后可组成句子;先会用名词,然后才会用代名词、动词、形容词、介词等;从讲简单句发展为复杂句。

> **学习贴士:**　　　　　　　　　　**语言发育口诀**
> 一哭二喉三咿呀,四笑六单八 bama,周岁理解会叫人(物)　(数字代表月龄)

儿童语言的发育与父母的教育和生活环境是分不开的,应着重于为儿童提供适合于语言发展的环境,鼓励家长与儿童进行交流,多向儿童提供听、说的机会。同时评价语言发育应同时评价听觉、发音器官及大脑功能的发育情况,综合考虑以确定可能存在的发音异常或迟缓。

五、心理活动的发展

了解不同年龄小儿的心理特征,对保证小儿心理活动的健康发展十分重要。

(一)注意的发展

注意为人对某一部分或某一方面环境的选择性警觉,或对某一刺激的选择性反应。注意可分无意注意和有意注意。前者为自然发生的,不需要任何努力;后者为自觉的、有目的的行为。新生儿已有非条件的定向反射,如大声说话可使其停止活动。婴儿时期以无意注意为主,3个月开始能短暂地集中注意人脸和声音,强烈的刺激如鲜艳的色彩、较大的声音或需要的物品(奶瓶等)都能成为小儿无意注意的对象。随年龄的增长、活动范围的扩大、生活内容的丰富、动作语言的发育,小儿逐渐出现有意注意,但幼儿时期注意的稳定性差,易分散、转移;5～6岁后,小儿才能较好地控制自己的注意力。

注意是一切认知过程的开始。自婴幼儿起即应及时培养注意力,加强注意的目的性,去除外来干扰,引起小儿兴趣。

(二)记忆的发展

记忆是将所获得的信息"贮存"和"读出"的神经活动过程,包括识记(事物在大脑中形成暂时联系)、保持(事物在大脑中留下痕迹)和回忆(大脑中痕迹恢复)。回忆又可分为再认和重现。再认是以前感知的事物在眼前重现时能认识;重现则是以前感知的事物虽不在眼前出现,但可在脑中重现,即被想起。5～6个月婴儿虽能再认母亲,但直到1岁以后才有重现。婴幼儿时期的记忆特点是时间短、内容少,易记忆带有欢乐、愤怒、恐惧等情绪的事情,且以机械记忆为主,精确性差。随着年龄的增长和思维、理解、分析能力的发展,小儿有意识的逻辑记忆逐渐发展,记忆内容也越来越广泛、复杂,记忆的时间也越来越长。

(三)思维的发展

思维是人应用理解、记忆和综合分析能力来认识事物的本质和掌握其发展规律的一种精神活动,是心理活动的高级形式。婴幼儿的思维为直觉行动思维,即思维与客观物体及行动分不开,不能脱离人物和行动来主动思考,如拿着玩具汽车边推边说"汽车来了",如果将汽车拿走,活动则停止。学龄前期儿童则以具体形象思维为主,即凭具体形象引起的联想来进行思维,尚不能考虑事物间的逻辑关系和进行演绎推理,如在计算活动中,小儿知道3个苹果加3个苹果是6个苹果,但对3+3=6的计算感到困难,必须经过实物的图形等多次计算后才能掌握。随着年龄增大,小儿逐渐学会综合、分析、分类、比较等抽象思维方法,使思维具有目的性、灵活性和判断性,在此基础上进一步发展独立思考的能力。

(四)想象的发展

想象也是一种思维活动,是在客观事物影响下,在大脑中创造出以往未遇到过的或将来可能实现的事物形象的思维活动,常常通过讲述、画图、写作、唱歌等表达出来。新生儿没有想象能力;1～2岁时由于生活经验少,语言尚未充分发育,小儿仅有想象的萌芽,局限于模拟成人生活中的某些个别的动作,如模拟妈妈的动作给布娃娃喂饭;3岁后儿童想象内容稍多,但仍为片断、零星的;学龄前期儿童想象力有所发展,但以无意想象和再造想象为主,想象的主题易变;学龄期儿童有意想象和创造性想象迅速发展。

(五)情绪、情感的发展

情绪是活动时的兴奋心理状态,是人们对事物情景或观念所产生的主观体验和表达。情感则是在情绪的基础上产生的对人、物关系的体验,属较高级复杂的情绪。外界环境对情绪的影响甚大。新生儿因不适应宫外环境,常表现出不安、啼哭等消极情绪,哺乳、抚摸、抱、摇等则可使其情绪愉快。6个月后小儿辨认陌生人时逐渐产生对母亲的依恋及分离性焦虑,9～12个月时依恋达高峰,以后随着与别人交往的增多,逐渐产生比较复杂的情绪,如喜、怒和初步的爱、憎等,也会产生一些不良的情绪,如见人怕羞、怕黑、嫉妒、爱发脾气等。婴幼儿情绪表现特点为时间短暂,反应强烈,容易变化,外显而真实,易冲动,但反应不一致。随年龄增长和与周围人交往的增加,小儿对客观事物的认识逐步深化,对不愉快因素的耐受性逐渐增强,逐渐能有意识地控制自己的情绪,情绪反应渐趋稳定,情感也日益分化,产生信任感、安全感、荣誉感、责任感、道德感等。

有规律的生活,融洽的家庭气氛,适度的社交活动和避免精神紧张与创伤,能使小儿维持良好、稳定的情绪和情感,有益于智能发展和优良品德的养成。

(六)意志的发展

意志为自觉地、主动地调节自己的行为,克服困难以达到预期目标或完成任务的心理过程。新生儿无意志,随着语言、思维的发展,婴幼儿开始有意行动或抑制自己某些行动时即为意志的萌芽。随着年龄增长,语言思维不断发展,社会交往也越来越多,加上成人教育的影响,小儿意志逐步形成和发展。积极的意志主要表现为自觉、坚持、果断和自制;消极的意志则表现为依赖、顽固和易冲动等。成人可通过日常生活、游戏和学习等来培养孩子积极的意志,增强其自制力、独立性和责任感。

(七)性格的发展

性格为重要的个性心理特征。并非先天决定的,而是在后天的生活环境中形成。每个人都有特定的生活环境和自己的心理特点,因此表现在兴趣、能力、气质等方面的个性各不相同。婴儿期由于一切生理需要均依赖成人,逐渐建立对亲人的依赖性和信赖感。幼儿时期小儿已能独立行走,说出自己的需要,自我控制大小便,故有一定自主感,但又未脱离对亲人的依赖,常出现违拗言行与依赖行为相交替现象。学龄前期小儿生活基本能自理,主动性增强,但主动行为失败时易出现失望和内疚。学龄期儿童开始正规学习生活,重视自己勤奋学习的成就,如不能发现自己的学习潜力将产生自卑。青春期少年体格生长和性发育开始成熟,社交增多,心理适应能力加强但容易波动,在感情问题、伙伴问题、职业选择、道德评价和人生观等问题上处理不当时易发生性格变化。

在小儿性格的发展中,外界环境和父母教育有着十分重要的影响。民主的父母可培养出独立性强、大胆机灵、社交能力强、有分析思考能力的儿童;严厉的父母经常打骂孩子,会使儿童冷酷、顽固,缺乏自信及自尊;溺爱孩子的父母则使其骄傲、自私、任性、缺乏独立性和主动性,依赖性强;父母教育方式不一致则使儿童养成两面讨好、投机取巧、会说谎的性格。

(八)社会行为的发展

儿童的社会行为是各年龄阶段心理行为发展的综合表现,其发展受外界环境的影响,也与家庭、学校、社会对小儿的教育有密切关系,并受神经系统发育程度的制约。新生儿醒觉时间短,对周围环境反应少,但不舒服时会哭叫,抱起来即安静;2个月时注视母亲脸,逗引会微笑;4个月认出母亲与熟悉的东西,能发现和玩弄自己的手、脚等,开始与别人玩,高兴时笑出声;6个月能辨出陌生人,玩具被拿走时会表示反对;8个月时注意周围人的行动,寻找落下或被当面遮挡的东西;9~12个月是认生的高峰,对熟悉和不熟悉的人和物有喜或憎的表现,会模仿别人的动作,呼其全名会转头;1岁后独立性增强,能较正确地表示喜怒、爱憎、害怕、同情、妒忌等感情;2岁左右不再认生,爱表现自己,吸引别人注意,喜听故事、看画片,能执行简单命令;3岁时人际交往更熟练,与人同玩游戏,能遵守游戏规则;此后,随着接触面的不断扩大,对周围人和环境的反应能力更趋完善。

六、儿童神经心理发育的评价

儿童神经心理发育的水平表现在儿童在感知、运动、语言和心理等过程中的各种能力,对这些能力的评价称为心理测试。

（一）能力测验

1.筛查性测验

（1）丹佛发育筛查法（DDST）：主要用于6岁以下儿童的发育筛查，实际应用时对＜4.5岁的儿童较为适用。该测验共103个项目，分为个人-社会、细运动与适应性行为、语言和大运动四个能区。结果为正常、异常、可疑或不可测。

（2）绘人测试（HFD）：适用于5～9.5岁儿童。要求被测儿童依据自己的想象绘一全身正面人像，以身体部位、各部比例和表达方式的合理性计分。测试结果与其他智能测试的相关系数在0.5以上，与推理、空间概念、感知能力的相关性更显著。

（3）图片词汇测试（PPVT）：适用于4～9岁儿童的一般智能筛查。该法可测试儿童听、视觉、知识、推理、综合分析、语言词汇、注意力、记忆力等。PPVT的工具是120张图片，每张有黑白线条画4幅，测试者说一个词汇，要求儿童指出其中相应的一幅画。

2.诊断测验

（1）Gesell发育量表：适用于4周至3岁的婴幼儿，从大运动、细动作、个人-社会、语言和适应性行为5个方面测试，结果以发育商（DQ）表示。

（2）Bayley婴儿发育量表：适用于2～30个月婴幼儿，包括精神发育量表、运动量表和婴儿行为记录。

（3）Standford—Binet智能量表：适用2～18岁儿童。测试内容包括幼儿的具体智能（感知、认知、记忆）和年长儿的抽象智能（思维、逻辑、数量、词汇），用以评价儿童学习能力以及对智能发育迟缓者进行诊断及程度分类，结果以智商（IQ）表示。

（4）Wechsler学前及初小儿童智能量表（WPPSl）：适用于4～6.5岁儿童。通过编制一整套不同测试题，分别衡量不同性质的能力，将得分综合后可获得儿童多方面能力的信息，较客观地反映学前儿童的智能水平。

（5）Wechsler儿童智能量表修订版（WISC—R）：适用于6～16岁儿童，内容与评分方法同WPPSI。

（二）适应性行为测试

适用于6个月～15岁儿童社会生活能力的评定。包括独立生活能力、运动能力、作业、交往、参加集体活动、自我管理等行为能力。可用于临床智力低下的诊断与分级。

拓展学习

乱语、口吃、自言自语

小儿说话的早晚与父母的教育、关注是分不开的。语言发育的过程中，须注意下列现象。①乱语：1～2岁的小儿，很想用语言表达自己的需求，但由于词汇有限，常常说出一些成人听不懂的话语，即乱语。遇到此种情况要耐心分析，不要加以训斥，否则会影响说话及表达思维的积极性。②口吃：3～4岁的小儿，词汇增多，但常常发音不准或句法不妥，如把老师发音为"老希"。愈是急于纠正愈容易出现口吃。遇此情况不必急于纠正，一般情况下会逐渐转为发音正常。③自言自语：自言自语是小儿从出声的外部语言向不出声的内部语言（沉默思考时的语言）转化过程中的一种过渡形式，是幼儿语言发展过程中的必经阶段，为小儿进入小学，快速发展内部语言打下基础。一般7岁以后，小儿不会再出现自言自语，如继续存在，则应引起注意。

工作任务三 小儿生长发育中的特殊问题及干预

◆学习主题

重点:小儿体格生长偏离及干预原则。

难点:小儿心理行为异常及干预。

在良好适宜的环境下大多数儿童按遗传所赋予的潜力,遵循一定的规律正常生长发育,但由于受体内外各种因素的影响,有些儿童在发展过程中可能出现偏离正常规律的现象,因此必须定期监测,以及早发现问题,找寻原因加以干预。

一、体格生长偏离

体格生长偏离是指儿童体格生长偏离正常的轨道,是儿童生长发育过程中最常见的问题。导致体格生长偏离的原因复杂,有些可起始于胎儿期,部分为遗传、代谢、内分泌疾病所致,还有少数与神经心理因素有关,但多数仍为后天营养和疾病的影响。

(一)低体重

小儿体重低于同年龄、同性别正常儿童体重平均数减 2 个标准差(或第 3 百分位)。凡在生长监测过程中发现小儿年龄性别体重曲线上升幅度不如前阶段,即体重增长速度减慢呈低平或下降趋势时,就应注意追索原因,积极处理。低体重常见原因为喂养不当、摄食过少、挑食偏食、神经心理压抑等所致的热能和蛋白质摄入不足;急慢性疾病所致的消化吸收障碍和代谢消耗增加。干预原则为补充营养物质,积极治疗原发病,去除有关心理因素,培养良好的饮食习惯。

(二)消瘦

小儿体重低于同性别、同身高儿童体重平均数减 2 个标准差(或第 3 百分位)。消瘦原因和干预原则与低体重大致相同。

(三)矮身材

小儿身高(长)低于同龄正常儿童身高平均数减 2 个标准差(或第 3 百分位)。矮身材的原因较复杂,可受父母身材矮小的影响,或由于宫内营养不良所致;某些内分泌疾病如生长激素缺乏症、甲状腺功能减低症等以及遗传性疾病如 21-三体综合征、Turner 综合征、粘多糖病、糖原累积症等也都可导致矮身材;但常见原因仍是长期喂养不当、慢性疾病,以及严重畸形所致的重症营养不良。在纵向生长监测中必须随访身高,尽早发现矮身材,分析原因早期干预。

(四)体重过重

小儿体重超出同年龄、同性别正常儿童体重平均数加 2 个标准差(或第 97 百分位)。体重过重的常见原因为营养素摄入过多,活动量过少。干预原则为减少热能性食物的摄入和增加机体对热能的消耗。

(五)身材过高

小儿身高(长)高于同年龄、同性别儿童身高(长)平均数加 2 个标准差(或第 97 百分位)。见于正常的家族性高身材、真性性早熟、某些内分泌疾病(如垂体性肢端肥大症)、结缔组织性疾病(如马方综合征)。

二、心理行为异常

(一)儿童行为问题

心理行为问题在儿童生长发育过程中较常见,对儿童身心健康的影响较大。近年调查资料显示,我国少年儿童的行为问题检出率为 8.3%～12.9%。儿童行为问题多表现在儿童日常生活中,容易被家长忽视,或被过分估计。因此,区别正常或异常的儿童行为非常必要。

1.屏气发作 屏气发作为呼吸运动暂停的一种异常行为,多见于 6～18 个月的婴幼儿,常在发怒、恐惧、悲伤、剧痛、剧烈叫喊等情绪急剧变化时出现。表现为过度换气,哭喊时屏气;出现晕厥、意识丧失、口唇发绀、躯干及四肢挺直,甚至四肢抽动持续 0.5～1 min 后呼吸恢复,症状缓解,口唇返红,全身肌肉松弛而入睡。一日可发作数次。这种婴幼儿性格多暴躁、任性、好发脾气。因此,尽量不让孩子有哭闹、发脾气的机会,耐心说服解释,避免粗暴打骂。

2.吮手指、咬指甲癖 3～4 个月后的婴儿有生理上有吸吮要求,尤其是吸吮拇指,以安定自己。这种行为多在寂寞、饥饿、疲乏和睡前出现,多随年龄增长而消失。有时在小儿心理需要得不到满足如精神紧张、恐惧、焦虑,或未得到父母充分的爱,又缺少玩具、音乐、图片等视听觉刺激时,便吮指或咬指甲自娱,渐成习惯,直到年长时尚不能戒除。因此,要多关心和爱护这类孩子,消除其抑郁、孤单心理,鼓励小儿建立改正坏习惯的信心,大多数小儿入学后会自然放弃此不良习惯。

3.小儿擦腿综合征 这是小儿通过摩擦动作引起兴奋的一种运动行为障碍。发作时小儿两腿伸直交叉夹紧,手握拳头或抓住东西使劲,多在入睡前、睡醒后或独自玩耍时发生,大多因外阴局部受刺激反复发作渐成习惯。因此注意会阴部的卫生,尽早穿封裆裤。随着年龄的增长此习惯动作逐渐自行缓解。

4.遗尿症 正常小儿在 2～3 岁时已能控制排尿,若 5 岁后仍发生不随意排尿即为遗尿症。大多数遗尿发生在夜间熟睡时称夜间遗尿症。遗尿症可分为原发性和继发性;原发性遗尿症多因控制排尿的能力迟滞所致,无器质性病变。继发性遗尿症大多由于全身性疾病或泌尿系统疾病所引起的,处理原发疾病后症状即可消失。因此,应帮助小儿树立信心,避免加重小儿心理负担,合理安排小儿的生活并坚持排尿训练,避免过度兴奋等。

5.违拗、发脾气 当愿望与环境发生冲突而受到挫折时,儿童常常发生违拗或发脾气以释放他们的情绪,通常是躺在地板上、踢腿、并大声叫喊,有时会摇头,父母如以惩罚的方式对待则会加重其对立情绪。应理解儿童的情绪失控是对挫折的合乎情理的反应,应给予其恢复情绪的时间和空间,发过脾气后给予玩具或以活动转移其注意力。如果儿童不能恢复而表现继续对立,家长可先不去理睬,但应注意防止其受伤,事后进行语言上的规劝。家长应成为控制情绪的榜样,同时帮助儿童认识到控制情绪是最简单的、父母可接受的选择。

6.攻击性行为 有些小儿在玩耍时会表现出攻击性行为,他们屡次咬、抓或打伤别人。出现攻击性行为的原因很复杂,可受成人行为的影响;或遭受挫折,通过伤害兄弟姐妹或其他小朋友以获得家长和老师的关注。因此,应引导并教育孩子学会控制自己,要尊重、理解孩子,帮助孩子使用适当的社会能接受的方式发泄情绪,同时帮助他们获得团体的认同。

7.破坏性行为 小儿因好奇、取乐、显示自己的能力或精力旺盛,无意中破坏东西;有的小儿则由于无法控制自己的愤怒、嫉妒或无助的情绪而采取破坏行动。对此类孩子应仔细分析原因,给予正确引导,避免斥责和体罚。

(二)学习困难

学习困难亦称学习障碍,是指在获得和运用听、说、读、写、运算、推理等特殊技能上有明显困难,并表现出相应的多种障碍综合征。小学 2～3 年级为发病高峰,男孩多于女孩。其原因有先天遗传因素、产伤、窒息、大脑发育不全和周围环境缺乏有利刺激或心理问题等造成,但小儿不一定智力低下。因此,应仔细了解情况,分析其原因,加强教育训练,进行重点矫治,同时须取得家长的理解和密切配合。

复习导航

1.小儿生长发育规律及体格评估 生长发育规律→影响生长发育的因素→体格生长发育评估[体重、身长(高)、坐高、头围、胸围、腹围、上臂围,颅骨发育、脊柱、长骨、牙齿的发育,脂肪组织和肌肉的发育,生殖系统的发育]。

2.小儿神经心理行为发育评估 神经系统的发育(脑、脊髓、神经反射)→感知的发育(视觉、听觉发育、味觉和嗅觉、皮肤感觉、知觉发育)→运动功能的发育(平衡和大运动、精细动作)→语言的发育→心理活动的发展→儿童神经心理发育的评价。

3.小儿生长发育中的特殊问题及干预 体格生长偏离→心理行为异常。

考 点 检 测

一、选择题

(一)A1 型题

1.小儿乳牙全部出齐的时间为
 A.4～6 个月　　　B.6～8 个月　　　C.1～1.5 岁　　　D.2～2.5 岁　　　E.3～4 岁

2.正常 2 周岁小儿,其体重约为出生体重的
 A.1 倍　　　B.2 倍　　　C.3 倍　　　D.4 倍　　　E.5 倍

3.2 岁内小儿乳牙数目的推算公式是
 A.月龄减 1～2　　　B.月龄减 2～4　　　C.月龄减 4～6　　　D.月龄减 6～8　　　E.月龄减 8～10

4.5 岁小儿的体重依公式计算应为
 A.10 kg　　　B.14 kg　　　C.18 kg　　　D.20 kg　　　E.24 kg

5.6 岁小儿的身高依公式计算应为
 A.110 cm　　　B.112 cm　　　C.114 cm　　　D.116 cm　　　E.117 cm

6. 正常 4 个月婴儿按体重公式计算,标准体重应是

A. 5 kg   B. 5.5 kg   C. 5.8 kg   D. 7.5 kg   E. 8.5 kg

7. 3 岁以下儿童测量身长时应采取的体位是

A. 坐位   B. 立位   C. 俯卧位   D. 仰卧位   E. 侧卧位

8. 新生儿出生时平均身长为

A. 40 cm   B. 45 cm   C. 50 cm   D. 55 cm   E. 60 cm

9. 儿童上部量与下部量相等的年龄是

A. 11 岁   B. 12 岁   C. 13 岁   D. 14 岁   E. 15 岁

10. 儿童 2 岁时头围约为

A. 42 cm   B. 44 cm   C. 46 cm   D. 48 cm   E. 50 cm

11. 新生儿出生时胸围平均为

A. 30 cm   B. 31 cm   C. 32 cm   D. 33 cm   E. 34 cm

12. 儿童胸围与头围相等的年龄为

A. 1 岁   B. 2 岁   C. 3 岁   D. 4 岁   E. 5 岁

13. 小儿前囟闭合的时间为

A. 4～6 个月   B. 7～9 个月   C. 10～12 个月   D. 1 岁～1.5 岁   E. 2 岁～3 岁

14. 小儿乳牙萌出的时间最常见为

A. 1～2 个月   B. 4～10 个月   C. 11～15 个月   D. 2 岁～3 岁   E. 1 岁～1.5 岁

15. 儿童开始出恒牙的年龄为

A. 2 岁左右   B. 4 岁左右   C. 6 岁左右   D. 8 岁左右   E. 10 岁左右

16. 儿童乳牙出齐共有

A. 15 颗   B. 18 颗   C. 20 颗   D. 28 颗   E. 32 颗

17. 1 岁～5 岁儿童上臂围小于 12.5 cm,提示

A. 肥胖症   B. 营养不良   C. 营养中等   D. 营养良好   E. 营养过剩

18. 婴儿出现颈椎前凸的时间约为

A. 1 个月左右 B. 2 个月左右   C. 3 个月左右   D. 4 个月左右   E. 5 个月左右

19. 出生时上部量占身高的比例为

A. 10%   B. 20%   C. 40%   D. 60%   E. 80%

20. 出生时坐高占身高的比例为

A. 10%   B. 28%   C. 34%   D. 66%   E. 78%

(二)A2 型题

21. 某小儿,会翻身,能伸臂向前撑身躯稍坐,能听懂自己名字,发"ma""ba"等音,脊柱出现两个生理弯曲,乳牙未萌出。该小儿的年龄最可能是

A. 4 个月   B. 5 个月   C. 7 个月   D. 9 个月   E. 12 个月

22. 男婴,营养发育中等,体重 7.5 kg,身长 65 cm,能伸臂向前撑身躯稍坐,头围 41 cm,两个下中切牙正在萌出,该男婴最可能的年龄是

A. 2 个月   B. 3 个月   C. 6 个月   D. 10 个月   E. 12 个月

23.男孩,体格检查:身长 88 cm,体重 12 kg,胸围大于头围,前囟已闭,乳牙 18 颗,下列哪项动作该儿尚不能进行

　　A.坐　　　　　　　　　　　B.爬　　　　　　　　　　　C.翻身

　　D.走　　　　　　　　　　　E.独脚向前蹦跳

24.一健康男孩,体重 10.5 kg,身长 80 cm,出牙 12 枚,前囟已闭,胸围大于头围,其月龄最可能是

　　A.9 个月　　　　B.12 个月　　　　C.18 个月　　　　D.24 个月　　　　E.20 个月

(三)A3 **型题**

　　某小儿,营养发育中等,身长 75 cm,头围与胸围相等,能听懂自己的名字,能说简单的单词,两足贴地能独站数秒钟,不能独立行走。

25.该小儿的年龄可能是

　　A.4 个月　　　　B.6 个月　　　　C.8 个月　　　　D.12 个月　　　　E.18 个月

26.按标准体重公式计算,该小儿的体重应是

　　A.6.5 kg　　　　B.9.0 kg　　　　C.10.5 kg　　　　D.12.5 kg　　　　E.15.0 kg

27.该小儿的头围可能是

　　A.34 cm　　　　B.36 cm　　　　C.40 cm　　　　D.44 cm　　　　E.46 cm

二、填空题

1.出生时前囟约_____ cm,_____个月开始逐渐变小,_____岁闭合。

2.身高(长)包括_____、_____、_____等三部分的长度。

3.影响生长发育的因素有_____、_____、_____、生活环境、疾病和药物等。

三、名词解释

1.发育　　2.上部量　　3.体重　　4.头围

四、简答题

1.简述前囟的临床意义。

2.简述胸围的测量方法。

(曾丽娟)

小 儿 保 健

儿童占我国人口的1/3,是祖国的未来和希望。儿童保健工作是培养德智体全面发展的新一代的一个重要方面,也是人民卫生事业的一个重要组成部分。为了进一步推动儿童保健工作的开展,实现每个儿童都享有卫生保健、婴儿死亡率下降的奋斗目标,作为白衣天使的我们,应如何把握儿童最佳年龄,做好从胎儿期到青春期的保健工作,来保证"祖国的未来"健康、快乐、幸福地成长呢?

◣ 学习目标

知识目标:掌握儿童计划免疫的程序及注意事项、预防接种的反应及处理;熟悉各年龄期小儿的保健重点;了解体格锻炼、儿童游戏和儿童伤害预防。

技能目标:能对各年龄小儿进行保健和健康指导,能对小儿进行预防接种、识别接种的反应及作出正确的处理,能指导家长对小儿进行体格锻炼、选择合适的游戏,能与小儿及家长有效沟通,预防意外事故。

素质目标:热爱小儿诊疗与护理工作。

多媒体课件

工作任务一　各年龄期小儿的健康指导

✧学习主题

重点:各年龄期小儿的营养喂养、日常护理和疾病预防。

难点:各年龄期小儿的教育教养和心理行为问题预防。

✧预习案例

患儿,女,早产,母乳喂养,经过 10 d 观察,身体状况良好,医生通知家长接其出院。护士应给予的正确指导是什么?

儿童保健(child health care)是研究儿童各年龄期生长发育的规律及其影响因素,根据各年龄期小儿具有的解剖生理和生长发育特点,有重点的采取保健措施,加强有利条件,防止不利因素,促进和保证儿童健康成长。

一、各年龄期儿童的保健重点

(一)胎儿期及围生期

胎儿期特点:胎儿的发育与孕母的躯体健康、心理卫生、营养状况和生活环境等密切相关。胎儿期保健重点:主要通过对孕母的保健来实现。

(1)预防遗传性疾病与先天畸形:应大力提倡和普及婚前遗传咨询,禁止近亲结婚以减少遗传性疾病的可能性;孕母应增强抵抗力,以降低孕期病毒感染的机会;应避免接触放射线和铅、苯、汞、有机磷农药等化学毒物;应避免吸烟、酗酒;患有心肾疾病、糖尿病、甲状腺功能亢进、结核病等慢性疾病的孕母应在医生指导下用药;对高危产妇除定期产前检查外,应加强观察,一旦出现异常情况,应及时就诊,必要时可终止妊娠。

(2)保证充足营养:妊娠后期应加强铁、锌、钙、维生素 D 等重要营养素的补充。但也应防止营养摄入过多而导致胎儿体重过重,影响分娩。

(3)给予良好的生活环境,注意劳逸结合,减少精神负担和心理压力。

(4)尽可能避免妊娠期并发症,预防流产、早产、异常产的发生。对高危孕妇应加强随访。

(5)预防产时感染,对早产儿、低体重儿、新生儿窒息、低体温、低血糖、低血钙和颅内出血等疾病等高危新生儿应予以特殊监护和积极处理。

(二)新生儿期保健

新生儿期特点:各脏器功能发育不完善,生活能力低下;发病率高,死亡率高。尤其是生后一周内的新生儿发病与死亡率极高,故新生儿保健是儿童保健的重点。

新生儿期保健重点:注意保暖;细心喂哺;预防感染;做好新生儿访视工作。

1.合理喂养　母乳是新生儿的最佳食品,应鼓励和支持母亲母乳喂养,教授哺乳的方法和技巧,并指导母亲观察乳汁分泌是否充足,新生儿吸吮是否有力。低出生体重儿吸吮力强者可按正常新生儿的喂养方法进行,按需授乳;吸吮力弱者可将母乳挤出,用滴管哺喂,一次量不宜过大,以免吸入气管。食后右侧卧位,床头略抬高,避免溢奶引起窒息。如确系无母乳或母乳不足者,则指导采取科学的人工喂养方法。

2.保暖 新生儿房间应阳光充足,通风良好,温湿度适宜。室内温度保持在 22～24 ℃,湿度55%～65%。冬季环境温度过低可使新生儿(特别是低出生体重儿)体温不升,影响代谢和血液循环,甚至发生新生儿寒冷损伤综合征,所以新生儿在寒冷季节要特别注意保暖。访视时应指导家长正确使用热水袋或代用品保暖,防止烫伤。夏季若环境温度过高、衣被过厚或包裹过严,可引起新生儿体温上升。因此,要随着气温的变化,调节环境温度,增减衣被、包裹。

知识卡片: **捂热综合征**

捂热综合征,又称"婴儿蒙被缺氧综合征"或"婴儿闷热综合征",是由于过度保暖、捂闷过久引起婴儿缺氧、高热、大汗、脱水、抽搐昏迷,乃至呼吸、循环衰竭的一种冬季常见急症,每年11月至次年4月为发病高峰期。1岁以内的婴儿,特别是新生儿,若不注意科学护理,最易诱发此症。

婴儿体温调节中枢尚未发育完善,且排汗散热功能弱,反应能力较差,包裹过暖时又无力挣扎摆脱不利环境,其结果常导致婴儿身体高热、大汗淋漓,严重者会造成脱水和电解质紊乱,甚至循环衰竭。此时室内若通风不良或空气污浊,还将会造成婴儿呼吸困难,出现呼吸急促或不规则、脸色发灰、口唇及指甲发青等呼吸衰竭症状,严重时可导致机体缺氧而发生惊厥、抽搐或昏迷。若抢救不及时,可很快休克乃至死亡。倘幸存活的患儿,也会遗留有智力低下、运动障碍、呆傻、聋哑、癫痫等严重的脑损伤后遗症。

3.日常护理 指导家长观察新生儿的精神状态、面色、呼吸、体温和大小便等情况,了解新生儿的生活方式。新生儿皮肤娇嫩,且新陈代谢旺盛,应每日沐浴。新生儿脐带未脱落前要注意保持清洁干燥。用柔软、浅色、吸水性强的棉布制作衣服、被褥和尿布,尿布以白色为宜,便于观察大小便的颜色;且应勤换勤洗,保持臀部皮肤清洁干燥,以防红臀。新生儿包裹不宜过紧,更不宜用带子捆绑,应保持双下肢屈曲以利于髋关节发育。

4.预防疾病和意外 定时开窗通风,保持室内空气清新。新生儿有专用用具,食具用后要消毒,保持衣服、被褥和尿布清洁干燥。母亲在哺乳和护理前应洗手。凡患有皮肤病、呼吸道和消化道感染及其他传染病者,不能接触新生儿。按时接种卡介苗和乙肝疫苗。新生儿出生两周后应口服维生素 D,预防佝偻病的发生。注意防止因包被蒙头过严、哺乳姿势不当,乳房堵塞新生儿口鼻等造成新生儿窒息。

5.早期教养 新生儿的视、听、触觉已初步发展,在此基础上,可通过反复的视觉和听觉训练,建立各种条件反射,培养新生儿对周围环境的定向力以及反应能力。家长在教养中起着重要作用,应鼓励家长拥抱和抚摸新生儿,对新生儿说话和唱歌等。

6.新生儿访视 在新生儿期内,医务人员应根据新生儿的生理特点进行家庭访视 3～4次。即生后 1～2 d 的初访,生后 5～7 d 的周访,生后 10～14 d 半月访和生后 27～28 d 的月访。每次访视应有重点,根据新生儿和家庭、家长的具体情况进行有针对性的指导。对于有异常情况的新生儿要及时、正确诊断,作出决策(转院或家庭处理),并作详细记录。

（三）婴儿期保健

婴儿期特点:生长发育最快;营养需求高;消化道功能发育不成熟,易患各种营养障碍性疾病和消化紊乱性疾病;同时,婴儿从母体获得的免疫力逐渐消失,而自身后天的免疫力尚未产生,故易患肺炎等感染性疾病和传染病,所以此期小儿的发病率和死亡率仍高。

婴儿期保健重点:合理喂养,预防营养障碍与消化紊乱性疾病;增强体质,预防感染;促进情感、感知觉、语言、运动发育;定期健康检查,做好生长发育监测。

1.合理喂养　4~6个月以内婴儿提倡母乳喂养。4个月以上婴儿要及时添加辅食,使其适应多种食物,减少以后挑食、偏食的发生;介绍辅食添加的顺序和原则,食物的选择和制作方法等。在添加辅食的过程中,家长要注意观察婴儿的粪便,及时判断辅食添加是否恰当。根据具体情况指导断奶。断奶应采用渐进的方式,以春、秋季节较为适宜。断奶时,婴儿可能出现焦躁不安、易怒、失眠,或大声啼哭等,家长应特别给予关心和爱抚。

自添加辅食起,即应训练用勺进食;7~8个月后学习用杯喝奶和水,以促进咀嚼、吞咽及口腔协调动作的发育;9~10个月的婴儿开始有主动进食的要求,可先训练其自己抓取食物的能力,尽早让婴儿学习自己用勺进食,促进眼、手协调动作的发展,并有益于手部肌肉发育,同时也使儿童的独立性、自主性得到发展。

2.日常护理

(1)清洁卫生:每日早晚应给婴儿部分部位擦洗,如洗脸、洗脚和臀部,勤换衣裤,用尿布保护会阴皮肤清洁。有条件者每日沐浴,天气炎热、出汗多时应酌情增加沐浴次数。

(2)衣着:婴儿衣着应简单、宽松、少接缝,以避免摩擦皮肤和便于穿脱及四肢活动。衣服上不宜用纽扣,宜用带子代替,以免婴儿误食或误吸,造成意外伤害。婴儿颈短,上衣不宜有领,可用圆领。不用松紧腰裤,最好穿连衣裤或背带裤,以利胸廓发育。婴儿臀下不宜使用塑料布或橡胶单,以免发生尿布性皮炎。

(3)睡眠:充足的睡眠是保证婴儿健康的先决条件之一。婴儿所需的睡眠时间个体差异较大。随年龄增长睡眠时间逐渐减少,且两次睡眠的间隔时间延长。各种卧位均可,但通常侧卧是最安全和舒适的。侧卧时要注意两侧经常更换,以免面部或头部变形。

(4)牙齿:4~10个月乳牙开始萌出,婴儿会有一些不舒服的表现,如吸手指,咬东西,严重的会表现烦躁不安、无法入睡和拒食等。可指导家长用软布帮助婴儿清洁齿龈和萌出的乳牙,并给较大婴儿提供一些较硬的饼干、烤面包片或馒头片等食物咀嚼,使其感到舒适。注意检查婴儿周围的物品是否能吃或安全,以防婴儿将所有能拿到的东西放入口中。

(5)户外活动:家长应每日带婴儿进行户外活动,呼吸新鲜空气和晒太阳;有条件者可进行空气浴和日光浴,以增强体质和预防佝偻病的发生。

3.早期教育

(1)大小便训练:婴儿3个月后可以把尿,会坐后可以练习大小便坐盆,每次3~5 min。婴儿坐盆时不要分散其注意力。随食物性质的改变和消化功能的成熟,婴儿大便次数逐渐减少,至每日1~2次时,即可开始训练定时大便。小便训练可从6个月开始。先训练白天不用尿布,然后是夜间按时叫醒坐盆小便,最后晚上也不用尿布。在此期间,婴儿应穿易脱的裤子,以利培养排便习惯。

(2)视、听能力训练:对3个月内的婴儿,可以在婴儿床上悬吊颜色鲜艳、能发声及转动的玩具,逗引婴儿注意;每天定时放悦耳的音乐;家人经常面对婴儿说话、唱歌。3~6个月婴儿需进一步完善视、听觉,可选择各种颜色、形状、发声的玩具,逗引婴儿看、摸和听。培养分辨声调和好坏的能力,用温柔的声音表示赞许、鼓励,用严厉的声音表示禁止、批评。对6~12个月的婴儿应培养其稍长时间的注意力,引导其观察周围事物,促使其逐渐认识和熟悉常见的事物;以询问方式让其看、指、找,从而使其视觉、听觉与心理活动紧密联系起来。

(3)动作的发展:家长应为婴儿提供运动的空间和机会。2个月时,婴儿可开始练习空腹俯卧,并逐渐延长俯卧的时间,培养俯卧抬头,扩大婴儿的视野。3~6个月,婴儿喜欢注视和玩弄自己的小手,能够抓握细小的玩具,应用玩具练习婴儿的抓握能力;训练翻身。7~9个月,用能够滚动的、颜色鲜艳的软球等玩具逗引婴儿爬行,同时练习婴儿站立、坐下和迈步,以增强婴儿的活动能力和扩大其活动范围。10~12个月,婴儿会玩"躲猫猫"的游戏,鼓励婴儿学走路。

(4)语言的培养:语言的发展是一个连续的有序过程。最先是练习发音,然后是感受语言或理解语言,最后才是用语言表达,也就是会说话。婴儿出生后,家长就要利用一切机会和婴儿说话或逗引婴儿"咿呀"学语,利用日常接触的人和物,引导婴儿把语言同人和物及动作联系起来。5、6个月开始培养婴儿对简单语言做出动作反应,如用眼睛找询问的物品,用动作回答简单的要求,以发展理解语言的能力。9个月开始注意培养有意识地模仿发音,如"爸爸""妈妈"等。

4.防止意外 此期常见的意外事故有异物吸入、窒息、中毒、跌伤、触电、溺水和烫伤等。应向家长特别强调意外的预防。

5.预防疾病和促进健康 婴儿对传染性疾病普遍易感,为保证婴儿的健康成长,必须切实按照计划免疫程序,为婴儿完成预防接种的基础免疫,预防急性传染病的发生。同时,要定期为婴儿做健康检查和体格测量,进行生长发育监测,及时纠正,以预防佝偻病、营养不良、肥胖症和营养性缺铁性贫血等疾病的发生。婴儿期常见的健康问题还包括婴儿腹泻、营养物(如牛奶)过敏、湿疹、尿布疹和脂溢性皮炎等。

6.定期健康检查,做好生长发育监测

(1)生长发育监测:定期测量体重,一般是生后6个月内每个月1次,6~12个月每2个月测1次,1~2岁每3个月测1次。早期发现儿童的营养状况的异常,早期采取干预措施,达到预防营养不良,增强儿童体质的目的。

(2)定期健康检查:1岁以内的婴儿在3、6、9、12个月时各检查1次,共4次;1~2岁小儿每半年检查1次,每年2次;3~6岁小儿每年检查1次。这种定期检查简称"四二一"体检。

(四)幼儿期保健

幼儿期特点:中枢神经系统发育加快;体格发育减慢;饮食发生改变(断奶);易感染。

幼儿期保健重点:适合该年龄的早期教育(生活习惯与能力、语言、性格、社交);注意断奶后的合理喂养;继续做好定期健康检查,预防感染性疾病。

此期小儿的神经系统发育迅速,体格发育相对第一年减慢。是个性形成、语言表达的关键时期,尤其是自我意识的形成,出现第一个心理违拗期。由于感知能力与自我意识的发展,使幼儿能主动观察、认知、进行社交活动,对周围环境产生好奇,乐于模仿,但也易被成人过分呵护而抑制其独立能力的发展,故需要在良好的教育环境下才能得到发展。

1. 合理安排膳食　幼儿正处在断奶之后、生长发育仍较快的时期,应注意供给足够的能量和优质蛋白,保证各种营养素充足且均衡。在2~2.5岁以前,乳牙未出齐,咀嚼和胃肠消化能力较弱,食物应细、软、烂,食物的种类和制作方法需经常变换,做到多样化,菜色美观,以增进幼儿食欲。由于幼儿期生长速度较婴儿期减缓,需要量相对下降,以及受外界环境的吸引,18个月左右可能出现生理性厌食,幼儿明显表现出对食物缺乏兴趣和偏食。

注意培养良好的进食习惯。就餐前15 min使幼儿作好心理和生理上的就餐准备,避免过度兴奋或疲劳。进食时不玩耍,专心进食,鼓励和培养自用餐具,保持愉快、宽松的就餐环境,不要惩罚儿童,以免影响食欲。养成不吃零食、不挑食、不偏食、不撒饭菜等良好习惯。此期还要注意培养就餐礼仪,如吃饭时不讲话,不将自己喜欢的菜拿到自己面前等。

2. 日常护理　由于幼儿的自理能力不断增加,家长既要促进儿童的独立性,又要保证安全和卫生。

(1)衣着:幼儿衣着应颜色鲜艳便于识别,宽松、保暖、轻便易于活动,穿脱简便便于自理。

(2)睡眠:幼儿的睡眠时间随年龄的增长而减少。一般每晚可睡10~12 h,白天小睡1~2次。幼儿睡前常需有人陪伴,或带一个喜欢的玩具上床,以使他们有安全感。

(3)口腔保健:幼儿不能自理时,家长可用软布轻轻清洁幼儿牙齿表面,逐渐改用软毛牙刷。3岁后,幼儿应能在父母的指导下自己刷牙,早、晚各一次,并做到饭后漱口。为保护牙齿应少吃易致龋齿的食物,如糖果等,并去除不良习惯,如抱着奶瓶、喝着牛奶或果汁入睡。家长还应带幼儿定期进行口腔检查。

3. 早期教育

(1)大、小便训练:18~24个月时,幼儿开始能够自主控制肛门和尿道括约肌,而且认知的发展使他们能够表示便意,为大小便训练做好了生理和心理的准备。在训练过程中,家长应注意多采用赞赏和鼓励的方式,训练失败时不要表示失望或责备幼儿。

(2)动作的发展:1~2岁幼儿要选择发展走、跳、投掷、攀登和发展肌肉活动的玩具,如球类、拖拉车、积木、滑梯等。2岁后的幼儿开始模仿成人的活动,玩水、沙土、橡皮泥,在纸上随意涂画,喜欢奔跑、蹦跳等激烈、刺激性的运动,故2~3岁幼儿要选择能发展动作、注意、想象、思维等能力的玩具,如形象玩具(积木、娃娃等)、能拆能装的玩具、三轮车、攀登架等。

(3)语言的发展:幼儿有强烈的好奇心、求知欲和表现欲,喜欢问问题、唱简单的歌谣、翻看故事书或看动画片等。成人应满足其欲望,经常与其交谈,鼓励其多说话,通过游戏、讲故事、唱歌等促进幼儿语言发育,并借助于动画片等电视节目扩大其词汇量,纠正其发音。

(4)卫生习惯的培养:培养幼儿养成饭前便后洗手,不喝生水和不吃未洗净的瓜果,不食掉在地上的食物,不随地吐痰和大小便,不乱扔瓜果纸屑,等习惯。

(5)品德教育:幼儿应学习与他人分享,互助友爱,尊敬长辈,使用礼貌用语等。

(6)安全教育:此期小儿已经具备独立的活动能力,且凡事都喜欢探究竟,故易发生意外的事故,应注意异物的吸入、烫伤、跌伤的预防与教育,同时给小儿营造舒适、安全的活动环境、消除安全隐患。

4. 预防疾病和意外　继续加强预防接种和防病工作,每3~6个月为幼儿做健康检查一次,预防龋齿,筛查听、视力异常,进行生长发育系统监测。指导家长防止意外发生,如异物吸入、烫伤、跌伤、中毒、电击伤等。

5.防治常见的心理行为问题　幼儿常见的心理行为问题包括违拗、发脾气和破坏性行为等，家长应针对原因采取有效措施。

(五)学龄前儿童的保健

学龄前期儿童特点：智力发育加快，是性格形成的关键时期；抗病能力增强，但变态反应性疾病增加。

学龄前期儿童保健重点：加强学前教育；预防意外事故的发生。

1.合理营养　学龄前儿童饮食接近成人，食品制作要多样化，并做到粗、细、荤、素食品搭配，保证热能和蛋白质的摄入。学龄前儿童喜欢参与食品制作和餐桌的布置，家长可利用此机会进行营养知识、食品卫生和防止烫伤等健康教育。

2.日常护理

(1)自理能力：学龄前儿童已有部分自理能力，如进食、洗脸、刷牙、穿衣、如厕等，但其动作缓慢、不协调，常需他人帮助，可能要花费成人更多的时间和精力，此时仍应鼓励儿童自理，不能包办。

(2)睡眠：因学龄前期儿童想象力极其丰富，可导致儿童怕黑、做噩梦等，儿童不敢一个人在卧室睡觉，常需要成人的陪伴。成人可在儿童入睡前与其进行一些轻松、愉快的活动，以减轻紧张情绪，还可在卧室内开一盏小灯。

3.早期教育

(1)品德教育：在游戏中培养儿童关心集体、遵守纪律、团结协作、热爱劳动等好品质。安排儿童学习手工制作、唱歌和跳舞、参观博物馆等活动，培养他们多方面的兴趣和想象，陶冶情操。

(2)智力发展：学龄前儿童绘画、搭积木、剪贴和做模型的复杂性和技巧性明显增加。成人应有意识地引导儿童进行较复杂的智力游戏，增强其思维能力和动手能力。

4.预防疾病和意外　儿童应每年进行1～2次健康检查和体格测量，筛查与矫治近视、龋齿、缺铁性贫血、寄生虫病等常见病，继续监测生长发育，预防接种可在此期进行加强。

对学龄前儿童开展安全教育，采取相应的安全措施，以预防外伤、溺水、中毒、交通事故等意外发生。

5.防治常见的心理行为问题　学龄前期常见的心理行为问题包括吮拇指和咬指甲、遗尿、手淫、攻击性或破坏性行为等，家长应针对原因采取有效措施。

(六)学龄期儿童的保健

学龄期儿童的特点：除生殖系统外其发育接近成人；乳牙开始换成恒牙。

学龄期儿童的保健重点：注意营养、保护视力、预防龋齿；促进德、智、体全面发展。

1.合理营养　学龄期膳食要求营养充分而均衡，以满足儿童体格生长、心理和智力发展、紧张学习和体力活动等需求。要重视早餐和课间加餐，同时，要特别重视补充强化铁食品，以减低贫血发病率。家长在安排饮食时，可让儿童参与制定菜谱和准备食物，以增加食欲。吃饭应定时定量，不喝生水。不吃腐烂变质和不洁的食物，不用别人的餐具。

2.体格锻炼　学龄儿童应每天进行户外活动和体格锻炼。体格锻炼时，内容要适当，要循序渐进，不能操之过急。

3. **预防疾病** 保证充分的睡眠和休息,定期进行健康检查,继续按时进行预防接种,宣传常见传染病的知识,预防传染病,并对传染病做到早发现、早报告、早隔离、早治疗。此期学校和家庭还应注意培养儿童正确的姿势。具体措施如下。

(1)培养良好的睡眠习惯:养成按时睡眠、起床和夏季午睡的习惯。

(2)注意口腔卫生:培养儿童每天早、晚刷牙,饭后漱口的习惯,预防龋齿。

(3)预防近视眼:学龄期儿童应特别注意保护视力,教育儿童写字、读书时书本和眼睛应保持 0.33 m 左右的距离,保持正确姿势。避免儿童在太弱的光线下看书、写字。读书、写字的时间不宜太长,课间要到户外活动,进行远眺以缓解视力疲劳。积极开展眼保健操活动,预防近视眼的发生。如果发生近视,要到医院检查和治疗。

(4)培养正确的坐、立、行等姿势。

4. **防止意外事故** 学龄期常发生的意外伤害包括车祸、溺水,以及在活动时发生擦伤、割伤、挫伤、扭伤或骨折等。对儿童进行法制教育,学习交通规则和意外事故的防范知识,减少伤残的发生。

5. **培养良好习惯** 培养不吸烟、不饮酒、不随地吐痰等良好习惯。注意培养良好的学习习惯和性情,加强素质教育,通过体育锻炼培养儿童的毅力和奋斗精神,通过兴趣的培养陶冶高尚情操。

6. **防治常见的心理行为问题** 学龄儿童不适应上学是此期常见问题,表现为焦虑、恐惧或拒绝上学。家长一定要查明原因,采取相应措施。同时,需要学校和家长的相互配合,帮助儿童适应学校生活。

(七)青春期保健

青春期特点:生殖系统迅速发育;体格生长快,出现第二性征。

青春期保健重点:注意青春期的营养;正确的性教育。

青春期是从童年过渡到成人的阶段,又是生长发育的第二个高峰时期。特征表现为一系列的形态、生理、生化、内分泌及心理、智力、行为上的突变。身体各系统也经历着一个巨大的变化,尤其是生殖系统,出现了第二性征。此期体格发育迅速,运动量大,脑力劳动和体力运动消耗大。

1. **供给充足营养** 青春期为生长发育的第二个高峰期,体格生长迅速,脑力劳动和体力运动消耗大,必须增加热能、蛋白质、维生素及矿物质(如铁、钙、碘等)等营养素的摄入。

2. **健康教育** 良好的个人卫生、充足的睡眠、适当的体格锻炼对促进青少年的健康成长十分重要。

(1)培养青少年良好的卫生习惯:重点加强少女的经期卫生指导,如保持生活规律、避免受凉、剧烈运动及重体力劳动,注意会阴部卫生,避免坐浴等。

(2)保证充足睡眠:青少年需要充足的睡眠和休息以满足此期迅速生长的需求,应养成早睡早起的睡眠习惯。家长和其他成人应起到榜样和监督作用。

(3)养成健康的生活方式:在社会不良因素的影响下,青少年会染上吸烟、饮酒等不良习惯,甚至有的青少年染上酗酒、吸毒及滥用药物的恶习,应加强正面教育,利用多种方法大力宣传吸烟、酗酒、吸毒及滥用药物的危害作用,帮助其养成健康的生活方式。

(4)进行正确性教育:性教育是青春期健康教育的一个重要内容,家长、学校和保健人员可通过交谈、宣传手册、上卫生课等方式对青少年进行性教育。提倡正常的男女学生之间的交往,劝导学生不谈恋爱,并自觉抵制黄色书刊、录像等不良影响。

3.法制和品德教育 青少年思想尚未稳定,易受外界一些错误的和不健康的因素影响。因此,青少年需要接受系统的法制教育,学习助人为乐、勇于上进的道德风尚,自觉抵制腐化堕落思想的影响。

4.预防疾病和意外 青春期应重点防治结核病、风湿病、沙眼、屈光不正、龋齿、肥胖、神经性厌食、月经不调和脊柱侧弯等,可通过定期检查早期发现、早期治疗。意外创伤和事故是青少年,尤其是男性青少年常见的问题,应继续进行安全教育。自杀在女性青少年中多见,必要时可对其进行心理治疗。

5.防治常见的心理行为问题 此期最常见的心理行为问题为多种原因引起的出走、自杀及对自我形象不满而出现的心理问题。家庭及社会应给予重视,并采取积极的措施解决此类问题。

二、体 格 锻 炼

体格锻炼是促进儿童生长发育、增进健康、增强体质的积极措施。通过体格锻炼能提高机体对外界环境的耐受力和抵抗力,培养儿童坚强的意志和性格,促进儿童德、智、体、美全面发展。

> **知识卡片:** 儿童体力活动时间
>
> 按照国家运动和体育教学协会的有关儿童活动指南要求,学步幼儿每天至少有 30 min 的正式体力活动,学龄前及以上儿童有 60 min 的有组织的体力活动,久坐每次不超过 60 min。

儿童体格锻炼的形式多种多样,必须根据其生理解剖特点安排适宜的锻炼内容、运动量、环境及用具。应充分利用自然因素,如阳光、空气和水进行锻炼。

(一)户外活动

一年四季均可进行户外活动。户外活动可增加儿童对冷空气的适应能力,提高机体免疫力;接受日光直接照射还能预防佝偻病。婴儿出生后应尽早户外活动,到人少、空气新鲜的地方,开始户外活动时间由每日 1～2 次,每次 10～15 min,逐渐延长到 1～2 h;冬季户外活动时仅暴露面、手部,注意身体保暖。年长儿除恶劣气候外,鼓励多在户外玩耍。

(二)婴儿皮肤按摩

按摩时可用少量婴儿润肤霜使之润滑,在婴儿面部、胸部、腹部、背部及四肢有规律的轻柔与捏握,每日早晚进行,每次 15 min 以上。按摩可刺激皮肤,有益于循环、呼吸、消化、肢体肌肉的放松与活动。皮肤按摩不仅给婴儿以愉快的刺激,同时也是父母与婴儿之间最好的情感交流方式之一。

(三)三浴锻炼

1.空气浴 空气浴锻炼主要是利用空气与人体皮肤之间的温差刺激机体,通过神经系统的反射作用,促进机体新陈代谢,增强小儿对外冷热环境的适应、调节的能力,减少呼吸道疾病的发生。

进行空气浴锻炼应从夏季开始,逐渐过渡到冬季。这样气温由热到冷逐渐下降,使机体有个逐步适应的过程。空气浴锻炼先自室内开始,适应后可转到室外进行。开始气温一般为 20 ℃,4～5 d 下降 1 ℃,渐下降直至最低温度为婴幼儿 14～16 ℃,学龄前期小儿 12～14 ℃,体弱儿不能低于 15 ℃。锻炼的时间自 2～3 min 开始,逐渐延长到 30 min。空气浴可与其他锻炼方法结合进行,如夏季结合冲洗和淋浴,冬季结合游戏及体操。

利用空气进行锻炼,开始时产生冷的感觉属正常反应,锻炼过程中要仔细观察小儿的反应,一旦发现有面色苍白、寒战反应时应停止进行。

2.日光浴　日光中的紫外线可使皮肤中的 7-脱氢胆固醇转变为维生素 D,可预防佝偻病的发生。适当的日光照射可扩张血管,加速血液循环刺激骨髓的造血功能,增强机体的新陈代谢,促进儿童的生长发育。

1 岁以上的小儿即可进行日光浴。日光浴最好是选择在清洁、平坦、干燥、空气流畅又避开强风的地方。一般朝南或朝东南方向。日光浴在夏季应在裸体状态下进行,春秋季可根据气温来决定,尽量暴露四肢,防止受凉。头部可带上宽边凉帽和有色的护目镜,应该避免日光直射。日光浴的时间在夏季可安排在上午 8～9 时,春、秋季在上午 11～12 时,日光浴不宜在空腹或饭后 1 h 内进行。日光照射时间开始每次持续时间为 3～5 min,逐渐延长至15～20 min。日光浴每天 1 次,连续 6 d 后休息 1 d,一般锻炼满 4 周为一阶段。日光浴锻炼后应及时补充水分,不要立即进餐。

3.水浴　主要是利用水的温度和水的机械作用给人以刺激,促进血液循环和新陈代谢,提高体温的调节功能。水浴锻炼的方法比其他利用自然因素锻炼的方法容易控制强度,便于照顾个体的特点,一年四季均可进行。

(1)温水浴:由于水的传热能力比空气强,温水浴可提高皮肤适应冷热变化的能力,故不仅可保持皮肤清洁,还可促进新陈代谢,增加食欲,有利于睡眠和生长发育。冬季应注意室温、水温,作好温水浴前的准备工作,减少体表热能散发。

(2)擦浴:7～8 个月以后的婴儿可进行身体擦浴。擦浴时室温不低于 16～18 ℃,开始水温可为 32～33 ℃,待婴儿适应后,每隔 2～3 日降 1 ℃,水温可逐渐降至 26 ℃,幼儿可降至24 ℃,学龄前儿童可降至 20～22 ℃。先用毛巾浸入温水,拧至半干,然后在婴儿四肢做向心性擦浴,擦毕再用干毛巾擦至皮肤微红。此法刺激作用较温和,操作简单。

(3)淋浴:适用于 2～3 岁以上儿童,效果比擦浴更好。每日一次,每次冲淋身体 20～40 s。室温保持在 18～20 ℃,水温 35～36 ℃。淋浴时,儿童立于有少量温水的盆中,冲淋顺序为上肢、背部、胸腹、下肢,不可冲淋头部。浴后用干毛巾擦至全身皮肤微红。待儿童适应后,可逐渐将水温降至 26～28 ℃,年长儿可降至 24～26 ℃。

(四)体育运动

1.体操　体操可促进肌肉、骨骼的生长,增强呼吸、循环功能,从而达到增强体质、预防疾病的目的。

(1)婴儿被动操:被动操是指由成人给婴儿做四肢伸屈运动。一般认为,被动操可促进婴儿大运动的发育、改善全身血液循环,适用于 2～6 个月的婴儿,每日 1～2 次为宜。

(2)婴儿主动操:6～12 个月婴儿大运动开始发育,可训练婴儿爬、坐、仰卧起身、扶站、扶走、双手取物等动作。

（3）幼儿体操：12～18个月幼儿学走尚不稳时，在成人的扶持下，帮助婴儿进行有节奏的活动。18个月～3岁幼儿可配合音乐，做模仿操。

（4）儿童体操：如广播体操、健美操，以增进动作协调性，有益于肌肉骨骼的发育。

2.游戏、田径与球类　年长儿可利用器械进行锻炼，如木马、滑梯，还可进行各种田径、球类、舞蹈、跳绳等活动。

三、儿 童 游 戏

游戏是儿童生活中的一个重要组成部分。通过游戏，儿童能够识别自我及外界环境，发展智力及动作的协调性，初步建立社会交往模式，学会解决简单的人际关系问题等。游戏是儿童的全球性语言，是儿童与他人沟通的一种重要方式。

（一）游戏的功能

1.促进儿童感觉运动功能的发展　通过捉迷藏、骑车、踢足球等游戏，儿童的视、听、触、走、跑、跳等感觉功能及运动能力得到大力发展，动作的协调性越来越好，复杂性越来越高。

2.促进儿童智力的发展　通过游戏，儿童可以学习识别物品的颜色、形状、大小、质地及用途，理解数字的含义，了解空间及时间等抽象概念，增进语言表达能力及技巧，获得解决简单问题的能力。

3.促进儿童的社会化及自我认同　通过一些集体游戏，儿童学会与他人分享，关心集体，认识自己在集体中所处的地位，并能适应自己的社会角色；同时，儿童在游戏中能够测试自己的能力并逐渐调整自己的行为举止，遵守社会所接受的各种行为准则，如公平、诚实、自制、关心他人等，建立一定的社会关系，并学习解决相应的人际关系问题。婴幼儿还通过游戏探索自己的身体，并把自己与外界环境分开。

4.促进儿童的创造性　游戏为儿童的创造性提供了机会。在游戏中，儿童可以充分发挥自己的想象，发明新的游戏方法，塑造新的模型，绘制新的图案，等。不管结果如何，成人如对他们的想法或试验经常给予鼓励，将有助于其创造力的发展。

5.治疗性价值　对于住院患儿来说，游戏还具有一定的辅助治疗作用。一方面，它为患儿提供了发泄不良情绪，缓解其紧张或压力的机会；另一方面，它为护理人员提供了观察患儿病情变化，了解患儿对疾病的认识程度，对住院、治疗及护理等经历的感受机会。同时，它还为护理人员向患儿解释治疗和护理过程、进行健康教育等提供机会。

（二）不同年龄阶段游戏的特点

1.婴儿期　多为单独性游戏。婴儿自己的身体往往就是他们游戏的主要内容，玩手脚、翻身、爬行和学步等身体动作带给他们极大的乐趣，喉部发出的各种声响也使他们无比兴奋，他们喜欢用眼、口、手来探索陌生事物，对一些颜色鲜艳、能发出声响的玩具感兴趣，

2.幼儿期　多为平行性游戏，即幼儿与其他小朋友一起玩耍，但没有联合或合作性行动，玩伴之间偶有语言的沟通和玩具的交换，主要是自己独自玩耍，如看书、搭积木、奔跑等。

3.学龄前期　多为联合性或合作性游戏。许多儿童共同参加一个游戏，彼此能够交换意见并相互影响，但游戏团体没有严谨的组织、明确的领袖和共同的目标，每个儿童可以按

照自己的意愿去表现。这期儿童的想象力非常丰富,模仿性强,绘画、搭积木、剪贴和做模型的复杂性、技巧性明显增加。

4. 学龄期 多为竞赛性游戏。儿童在游戏中制定一些规则,彼此遵守,并进行角色分工,以完成某个目标,如制造某个东西、完成一项比赛或表演等。游戏的竞争和合作性高度发展,并出现游戏的中心人物。此期儿童希望有更多的时间与同伴一起玩耍。

5. 青春期 青少年的游戏内容因性别而有很大的差异。女孩一般对社交性活动感兴趣,喜欢参加聚会,爱看爱情小说、电影及电视节目,并与朋友讨论自己的感受。男孩则喜欢运动中的竞争及胜利感,对机械和电影装置感兴趣。青少年对父母的依赖进一步减少,愿意花更多的时间与朋友在一起。他们主要从朋友处获得自我认同感。

工作任务二　意外伤害的预防

◈学习主题

重点:窒息和溺水的预防。
难点:各种意外的预见。

意外伤害(unintentional injury),又称意外事故,是指因各种意外而引起的人体损伤。它已成为威胁儿童健康和生命的主要问题,是儿童青少年的第一位死因。各种意外中意外窒息和溺水死亡人数占5岁以下儿童意外死亡人数的半数以上。意外伤害是可以预防的。

一、窒息与异物进入

1. 窒息的原因 窒息是初生1~3个月内婴儿较常见的意外事故,多发生于严冬季节。如婴儿包裹过严,床上的大毛巾等物品不慎盖在婴儿脸上,或因母亲与婴儿同床,熟睡后误将身体或被子捂住婴儿的面部而导致婴儿窒息等。另外,婴儿易发生溢奶,如家长未能及时发现,婴儿可将奶液或奶块呛入气管引起窒息。

2. 异物进入机体的可能 由于婴儿的好奇心重,在玩耍时,他们可能会将小物品如豆类、塑料小玩具、硬币、纽扣等塞入鼻腔、外耳道或放入口中,从而引起鼻腔、外耳道或消化道异物,多见于1~5岁婴幼儿。呼吸道异物则多见于学龄前儿童,儿童在进食或口含异物玩耍时,因受惊吓、跌倒、哭、笑等原因常误将口内异物吸入呼吸道内,吮食果冻类食品时也可造成误吸。

3. 预防措施

(1)看护婴幼儿时,必须做到放手不放眼,放眼不放心。对易发生意外事故的情况应有预见性。

(2)婴儿与母亲分床睡,婴儿床上无杂物。

（3）进食时不让儿童打闹、说话，以防食物呛入气管，也不要在儿童进食时对其责备、挑逗等，防止因哭、笑而误吸。

（4）不要让儿童躺在床上吃东西，或含着食物睡觉。

（5）谨慎让3岁以下的小孩接触到花生、瓜子和其他小颗粒性物品。

（6）教育儿童不要随意把硬币、纽扣、小玩具等物含在口中玩耍，以免误吸入气管。

（7）虽然果冻引起气管异物的发生率不高，但一旦发生往往后果严重，家长需引起注意。

二、中　毒

引起儿童中毒的物品很多，常见的急性中毒包括食物、有毒动植物、药物、化学药品中毒等。儿童中毒的预防措施如下。

（1）保证儿童食物的清洁卫生和新鲜，防止食物在制作、储备、运输、出售过程中处理不当所致的细菌性食物中毒；腐败变质及过期的食品不能使用；生吃蔬菜瓜果要洗净。

（2）教育儿童勿随便采集植物及野果，避免食用有毒的食物，如毒蘑菇、含氰果仁（苦杏仁、桃仁、李仁等）、白果仁（白果二酸）、河豚、鱼苦胆等。

（3）药物及日常使用的灭蚊、虫、鼠等剧毒物品应放置儿童拿不到的地方，使用时应充分考虑儿童的安全；儿童内、外用药应分开放置，防止误服外用药造成的伤害。家长喂药前要认真核对药瓶标签、用法及服法，对变质、标签不清的药物切勿服用。

（4）冬季室内使用煤炉或烤火炉应注意室内通风，并定期清扫管道，避免管道阻塞或经常检查煤气是否漏气，以免一氧化碳中毒。

知识卡片：　　　　　　　　　　　**铅中毒及预防**

目前国际上将儿童铅中毒分为五级。

Ⅰ级：血铅<10 μg/dL，相对安全（已有胚胎发育毒性，孕妇易流产）。

Ⅱ级：血铅10～19 μg/dL，积压红素代谢受影响，神经传导速度下降。

Ⅲ级：血铅20～44 μg/dL，铁、锌、钙代谢受影响，出现缺钙、缺锌、血红蛋白合成障碍，可有免疫力低下、学习困难、注意力不集中、智商水平下降或体格生长迟缓等症状。

Ⅳ级：血铅45～69 μg/dL，可出现性格多变、易激怒、多动症、攻击性行为、运动失调、视力下降、不明原因腹痛、贫血和心律失常等中毒症状。

Ⅴ级：血铅≥70 μg/dL，可导致肾功能损害、铅性脑病（头痛、惊厥、昏迷等）甚至死亡。

预防措施：

女性怀孕前3个月应检查血铅，鼓励女性孕前检查，防止因铅含量过高而造成婴儿畸形。怀孕后若发现体内铅含量过高，可通过食物排铅，多吃海带、紫菜等海产品及新鲜水果。

培养儿童良好的卫生和饮食习惯，如饭前洗手，不用嘴啃咬学习用具，吃水果要削皮，多吃牛奶、鸡蛋、肉类、海产品、水果等富含维生素C、B₁及含钙、铁高的食品，不吃含铅食物，少饮含色素的饮料，不要随便服用私人自制的药品；不要带儿童在汽车尾气和铅尘浓度高的马路边玩耍、逗留，发现小儿血铅高要即刻治疗。

家长要学会预防儿童铅中毒知识。家长在为婴儿购置奶瓶、水杯时，不宜选择靓丽的水晶制品；避免使用瓶内绘有彩色花纹的陶瓷容器盛装食品，特别是盛放饮料；早晨用自来水前先放水一分钟左右做其他用途；保持儿童生活环境的洁净；少吸烟；家庭室内装修选用无铅油漆；父母若从事接触铅的职业，如交警、环卫工、电焊工等，回家后应沐浴更衣。

三、外　　伤

常见的外伤有骨折、关节脱位、灼伤及电击伤等。儿童外伤的预防措施如下。

(1)婴幼儿居室的窗户、楼梯、阳台、睡床等都应置有栏杆,防止从高处跌落。家具边缘最好是圆角,以减少碰伤。

(2)儿童最好远离厨房,妥善放置开水、油、汤等,以免造成儿童烫伤。热水瓶、热锅应放在儿童不能触及的地方;给儿童洗脸、洗脚及洗澡时,要先倒冷水后加热水;暖气片应加罩;指导家长正确使用热水袋以免烫伤儿童。

(3)妥善存放易燃、易爆、易损品,如鞭炮、焰火、玻璃器皿等。教育儿童不可随意玩火柴、煤气等危险物品。

(4)室内电器、电源应有防止触电的安全装置;雷雨时,勿在大树下、电线杆旁或高层的墙檐下避雨,以防触电。

(5)大型玩具如滑梯、跷跷板、攀登架等,应定期检查,及时维修;儿童玩耍时,应有成人在旁照顾。

(6)户外活动场地应平整无碎石、泥沙,最好有草坪;室内地面宜用地板或铺有地毯。

四、溺水与交通事故

溺水是水网地区儿童常见的意外伤害,包括失足落井或掉入水缸、粪缸,也是游泳中最严重的意外伤害。交通事故也很常见。儿童溺水与交通事故的预防措施如下。

(1)托幼机构应远离公路、河塘等,以免发生车祸及溺水。在农村房前屋后的水缸、粪缸均应加盖,以免儿童失足跌入。

(2)教育儿童不可独自或与小朋友去无安全措施的江河、池塘玩水。绝不可将婴幼儿单独留在澡盆中。

(3)教育儿童遵守交通规则,识别红绿灯;勿在马路上玩耍;做好学龄前儿童接送工作。

(4)教育儿童骑车时佩戴头盔。坐汽车时,系上安全带,不可坐在第一排。

(5)在校园、居住区和游戏场所周围强制车辆减速。建议机动车安装昼间行驶灯及不同车辆和行人分道行驶。

工作任务三　计划免疫

◇学习主题

重点:儿童计划免疫程序。

难点:预防接种的注意事项、反应及处理。

我宝宝快2个月了,这段时间一直腹泻,正在吃药,明天按规定要吃糖丸了,能吃吗?还是推迟吃?

计划免疫(planned immunization)根据小儿的免疫特点和传染病发生的情况制定的免疫程序。通过有计划的使用生物制品进行预防接种,以提高人群的免疫水平、达到控制和消灭传染病的目的。

一、免疫方式及常用制剂

(一)主动免疫及常用制剂

主动免疫是指给易感者接种特异性抗原,刺激机体产生特异性抗体,从而产生免疫力。这是预防接种的主要内容。主动免疫制剂在接种后经过一定期限产生的抗体,在持续1～5年后逐渐减少,故还要适时地安排加强免疫,巩固免疫效果。

主动免疫常用制剂包括如下3类。

1.菌苗 用细菌菌体或细菌多糖体制成,包括死菌苗和活菌苗。

(1)死菌苗:死菌苗进入体内不能生长繁殖,对人体刺激时间短,产生免疫力不高,因此,需多次重复注射,且接种量大。如霍乱、百日咳、伤寒菌苗等。

(2)减毒活菌苗:活菌苗接种到人体后,可生长繁殖,但不引起疾病,产生免疫力持久且效果好,因此,接种量小,次数少。如卡介苗、鼠疫、布鲁氏菌菌苗等。

2.疫苗 用病毒或立克次体接种于动物、鸡胚或组织中培养,经处理后形成,包括灭活疫苗如乙型脑炎和狂犬病疫苗等和减毒活疫苗如脊髓灰质炎和麻疹疫苗等。活疫苗不可在注射丙种球蛋白或胎盘球蛋白后的3周内应用,以免发生免疫抑制作用。

3.类毒素 用细菌所产生的外毒素加入甲醛变成无毒性而仍有抗原性的制剂,如破伤风和白喉类毒素等。

(二)被动免疫及常用制剂

未接受主动免疫的易感者在接触传染病后,被给予相应的抗体,而立即获得免疫力,称之为被动免疫。由于抗体留在机体中的时间短暂(一般约3周),故主要用于应急预防和治疗。例如,给未注射麻疹疫苗的麻疹易感儿注射丙种球蛋白以预防麻疹;受伤时注射破伤风抗毒素以预防破伤风。

用于人工被动免疫的生物制品称被动免疫制剂,包括特异性免疫血清、丙种球蛋白、胎盘球蛋白等,其中特异性免疫血清来自于动物血清,对人体是一种异性蛋白,注射后容易引起过敏反应或血清病,特别是重复使用时,更应慎重。

二、计划免疫的程序

我国卫计委规定:1岁内婴儿完成卡介苗,脊髓灰质炎,三型混合疫苗百日咳、白喉、破伤风类毒素混合制剂,麻疹减毒疫苗和乙型肝炎病毒疫苗五种疫苗的接种(表3-1)。

根据流行地区和季节,或根据家长自己的意愿,也进行乙型脑炎疫苗、流行性脑脊髓膜炎疫苗、风疹疫苗、流感疫苗、腮腺炎疫苗、甲型肝炎病毒疫苗等的接种。

表 3-1　小儿计划免疫程序表

预防病名	结核病	乙型肝炎	脊髓灰质炎	百白破	麻疹
免疫原	卡介苗(减毒活结核菌混悬液)	乙肝疫苗	脊髓灰质炎减毒活疫苗糖丸	为百日咳菌液、白喉类毒素、破伤风类毒素的混合制剂	麻疹减毒活疫苗
接种方法	皮内注射	肌肉注射	口服	皮下注射	皮下注射
接种部位	左上臂三角肌上缘	上臂三角肌		上臂外侧	上臂外侧
初种次数	1 次	3 次	3 次(间隔一个月)	3 次(间隔 4~6 周)	1 次
每次剂量	0.1 mL	5 μg	每次 1 丸三型混合糖丸疫苗	0.2~0.5 mL	0.2 mL
初种年龄	生后一 2 个月内	第一次出生后 24 时内 第二次 1 个月 第三次 6 个月	2 个月以上: 第一次 2 个月 第二次 3 个月 第三次 4 个月	3 个月以上: 第一次 3 个月 第二次 4 个月 第三次 5 个月	8 个月以上易感儿
复种	接种后于 7 岁、12 岁进行复查,结核菌素阴性时加种	周岁时复查免疫成功者:3~5 年加强免疫失败者:重复基础免疫	4 岁时加强口服三型混合糖丸疫苗	1.5~2 岁、7 岁各加强一次,用吸附白破二联类毒素	7 岁时加强一次
反映情况及处理	接种后 4~6 周局部有小溃疡,应保护创口不受感染,个别腋下或锁骨上淋巴结肿大或化脓时的处理:肿大用热敷;化脓用干针筒抽出脓液;溃破涂 5%异烟肼软膏或 20%PAS 软膏	一般无反应,个别局部轻度红肿、疼痛,很快消退	一般无特殊反应,有时可有低热或轻泻	一般无反应,个别轻度发热,局部红肿、疼痛、发痒处理:多饮开水,有硬块时可逐渐吸收	部分婴儿接种后 9~12 d,有发热及卡他症状,一般持续 2~3 d,也有个别婴儿出现散在皮疹或麻疹黏膜斑
注意点	2 个月以上婴儿接种前应做结核菌试验(1:2 000),阴性才能接种		冷开水送服或含服,服后 1 h 内禁用热开水	掌握间隔期,避免无效注射	接种前 1 个月及接种后 2 周避免用胎盘球蛋白、丙种球蛋白

> **学习贴士:**
>
> **儿童免疫接种口诀**
>
> 　出生乙肝卡介苗,二月脊灰炎正好,三四五月百白破,八月麻疹岁乙脑。

三、预防接种的注意事项

(一)准备工作

1. 环境准备　光线明亮,空气清新,温、湿度适宜。

2. 物品准备　物品齐全、消毒严格、摆放合理。

3. 受种者准备　做好解释,积极合作、部位清洁、饭后接种,以免晕针。

(二)禁忌证

1. 一般禁忌证　急性传染病、慢性疾病急性发作、严重皮肤病、有癫痫和惊厥病史、急性心、肺、肾、肝疾病、孕妇和哺乳期妇女等。

2. 特殊禁忌证　有过敏史者慎用动物血清制品;发烧、腹泻禁服脊髓灰质炎糖丸;进行免疫抑制剂治疗者;1 个月内用过丙种球蛋白者。

(三)操作要点

1. 严格核对　受种者:仔细核对小儿姓名、性别和年龄,严格按规定的剂量接种,注意接种的部位及次数,按各种制品要的间隔时间接种。

生物制品:检查制品标签(名称、批号、有效期、生产单位),安瓿有无裂痕,药液有无异物及变质。

2. 严格操作　无菌操作:局部用 2% 碘酊及 75% 乙醇(活菌苗、菌苗)消毒皮肤,待干后注射。按规定稀释、溶解、摇匀后使用,抽吸后用干纱布盖好瓶口,空气中不能超过 2 h,余液废弃、活菌苗烧毁。

四、预防接种的反应及处理

作为异物的免疫制剂进入人体后,在诱导人体免疫系统产生对特定疾病的保护力的同时,疫苗本身的生物学特性和人体的个体差异,可能会引起不同程度的不适,可分为一般反应和异常反应,其临床表现及处理措施如下:

(一)一般反应

1. 局部反应　接种后数小时至 24 h 左右,注射部位会出现红、肿、热、痛,有时还伴有局部淋巴结肿大或淋巴管炎。红晕直径在 2.5 cm 以下为弱反应,2.6～5 cm 为中等反应,5 cm 以上为强反应。局部反应一般持续 2～3 d。如接种活菌(疫)苗,则局部反应出现较晚、持续时间较长。

2. 全身反应　一般于接种后 24 h 内出现不同程度的体温升高,多为中低度发热,持续 1～2天。体温 37.5 ℃ 左右为弱反应,37.5～38.5 ℃ 为中等反应,38.6 ℃ 以上为强反应。但接种活疫苗需经过一定潜伏期(5～7 d)才有体温上升。此外,还常伴有头晕、恶心、呕吐、腹泻、全身不适等反应。个别儿童接种麻疹疫苗后 5～7 d 出现散在皮疹。

多数儿童的局部和(或)全身反应是轻微的,无需特殊处理,注意适当休息、多饮水即可。局部反应较重时,用干净毛巾热敷;全身反应可对症处理。如局部红肿继续扩大,高热持续不退,应到医院诊治。

(二)异常反应

1.**过敏性休克**　于注射免疫制剂后数秒钟或数分钟内发生。表现为烦躁不安、面色苍白、口周青紫、四肢湿冷、呼吸困难、脉细速、恶心、呕吐、惊厥、大小便失禁以至昏迷。如不及时抢救,可在短期内危及生命。此时应使患儿平卧,头稍低,注意保暖,给予氧气吸入,并立即皮下或静脉注射1∶1 000肾上腺素0.5～1 mL,必要时可重复注射。

2.**晕针**　是由于各种刺激引起反射性周围血管扩张所致的一过性脑缺血。儿童在空腹、疲劳、室内闷热、紧张或恐惧等情况下,在接种时或几分钟内,出现头晕、心慌、面色苍白、出冷汗、手足冰凉、心跳加快等症状,重者呼吸减慢,血压下降,知觉丧失。此时应立即使患儿平卧,头稍低,保持安静,饮少量热开水或糖水,必要时可针刺人中、合谷穴,一般即可恢复正常。数分钟后不恢复正常者,皮下注射1∶1 000肾上腺素,每次0.5～1 mL。

3.**过敏性皮疹**　荨麻疹最为多见,一般于接种后几小时至几天内出现,经服用抗组胺药物后即可痊愈。

4.**全身感染**　有严重原发性免疫缺陷或继发性免疫功能遭受破坏者,接种活(疫)苗后可扩散为全身感染。应对症治疗。

复习导航

1.**各年龄期小儿的健康指导**　各年龄期儿童的保健重点(胎儿期及围生期、新生儿期、婴儿期、幼儿期、学龄前期、学龄期、青春期)→体格锻炼→儿童游戏。

2.**儿童伤害及预防**　窒息与异物进入→中毒→外伤→溺水与交通事故。

3.**计划免疫**　免疫方式及常用制剂(主动免疫及常用制剂、被动免疫及常用制剂)→计划免疫的程序→预防接种的注意事项(准备工作、禁忌证、操作要点)→预防接种的反应及处理(一般反应、异常反应)

考 点 检 测

一、选择题

(一)A1 型题

1.新生儿保健下列哪一项为重点

　A.注意保暖　　　　　　　　　B.生长发育监测　　　　　　　　C.培养良好的卫生习惯

　D.加强品德教育,培养良好的心理素质　　　　　　　　E.供足营养,加强体格锻炼

2.在小儿计划免疫中,以下哪项不属基础免疫制品

　A.卡介苗　　　　　　　　　B.百白破联合制剂　　　　　　　　C.脊髓灰质炎疫苗

　D.麻疹疫苗　　　　　　　　E.流感疫苗

3.卡介苗初种的时间是在小儿出生后

　A.1 d　　　　　B.2～3 d　　　　　C.4～5 d　　　　　D.6～7 d　　　　　E.8～9 d

4.我国卫生部规定基础免疫接种的疫苗不包括

　A.卡介苗　　　　　　　　　　B.麻疹疫苗　　　　　　　　　　C.乙脑疫苗

　D.乙肝疫苗　　　　　　　　　E.脊髓灰质炎疫苗

5.下列预防接种的做法正确的是

    A.接种时每人只需换注射器上的针头

    B.严重心脏病及哮喘患儿应及时预防接种

    C.有传染病接触史未过检疫期者可接种

    D.使用免疫抑制剂期间应加大剂量接种

    E.注射丙种球蛋白一个月内不能接种活疫苗

6.儿童培养习惯开始的时间最好是

    A.婴儿期   B.幼儿期   C.学龄前期   D.学龄期   E.青春期

7.小儿最易发生意外事故的年龄期是

    A.新生儿期   B.婴儿期   C.幼儿期   D.学龄前期   E.学龄期

8.日光浴开始时,每次持续时间一般不超过

    A.10～15 min   B.20～25 min   C.30～35 min   D.40～45 min   E.50～55 min

9.幼儿每日睡眠时间为

    A.6～7 h   B.8～9 h   C.10～11 h   D.12～14 h   E.15～16 h

10.新生儿居室最理想的室温是

    A.14～16 ℃   B.18～20 ℃   C.22～24 ℃   D.26～28 ℃   E.30～32 ℃

（二）A2 型题

11.男儿,4 岁,2 d 前注射了丙种球蛋白,该儿童不能预防接种的疫苗是

    A.乙脑疫苗   B.流脑疫苗   C.麻疹疫苗

    D.百白破疫苗   E.脊髓灰质炎疫苗

12.女婴,1 岁,母乳喂养,发育良好,已会走,秋季为其进行日光浴的最佳时间是

    A.8～10 时   B.10～12 时   C.12～14 时   D.14～16 时   E.16～18 时

13.患儿,女,8 岁,在社区卫生服务中心接种流感疫苗。接种过程中,小儿出现头晕、心悸、面色苍白,出冷汗;查体:体温 37.2 ℃,脉搏 120 次/分,呼吸 24 次/分,诊断为晕针,此时,患儿宜取

    A.头低脚高位   B.半卧位   C.侧卧位   D.俯卧位   E.平卧位,头稍低

14.女婴,3 个月龄,接种百白破三联疫苗后,当天下午体温 38.5 ℃,并伴有烦躁哭闹等表现。此时,护士应采取的措施是

    A.清洁毛巾冷敷   B.给予氧气吸入

    C.适当休息、多饮水   D.立即注射 1∶1 000 肾上腺素

    E.服用抗组胺药物

二、填空题

1.学龄期儿童看书时,书本和眼睛的合适距离_____。

2.新生儿期应接种的疫苗是_____。

3.初种麻疹疫苗的年龄是_____。

4.第二次乙肝疫苗接种的时间是_____。

5.小儿第一次口服脊髓灰质炎疫苗的时间_____。

6.初种百白破联合制剂的年龄是_____。

三、问答题：

1.预防接种的禁忌证是什么？

2.预防接种发生过敏性休克和晕针时如何处理。

3.新生儿访视的主要内容是什么？

4.幼儿期的日常生活护理措施有哪些？

5.青春期的健康教育。

6.小儿接受温水浴、空气浴、日光浴的目的及方法。

【参考答案】

一、选择题

1～5　AEBCE　6～10　BCADC　11～14　CBEC

二、填空题

1.1尺　2.乙肝疫苗　卡介苗　3.8个月　4.1个月　5.2个月　6.3个月

（龙琼芳）

小儿营养与喂养

小儿正处于生长发育的关键时期,这个时期的营养和喂养,不仅关系到他们现阶段的身体和智力发育,而且会影响他们一生的健康成长。营养状况好的婴儿往往身体健康、精力充沛、积极向上,为学习动作技能做好了积极的准备,在动作发育上有可能优于那些营养差、体弱多病的婴儿。

学习和掌握科学喂养的知识和技能,以爱心和耐心哺育好可爱的宝宝,可以为孩子的未来奠定一个良好的基础,本任务针对小儿在不同生长阶段的生理和心理特点,向大家介绍不同年龄小儿的科学喂养方法。

学习目标

知识目标:掌握母乳喂养的优点和护理、人工喂养的奶方计算和护理、辅食添加的原则;熟悉小儿能量与营养素的需要;了解儿童、少年膳食安排。

技能目标:能根据小儿能量与营养需求的特点指导家庭合理喂养小儿,能根据婴儿三种喂养的特点指导产妇及家庭正确喂养婴儿。

素质目标:具有热爱生命的优良品质及细心、严谨的工作态度。

思 考

小儿每日需要哪些营养素?为何要大力提倡母乳喂养?人工喂养的注意事项有哪些?

工作任务一　认识小儿能量与营养的需求

✧学习主题

重点：小儿能量的特殊需要，婴儿每日总能量和水的需要量。
难点：矿物质的分类和作用。

多媒体课件　　　导学视频

营养(nutrition)是指人体获得和利用食物维持生命活动的整个过程。食物中经过消化、吸收和代谢能够维持生命活动的物质称为营养素(nutritions)。儿童由于生长发育快对营养需求高，而自身消化吸收功能尚不完善，正确的膳食行为有待建立，处理好这些矛盾对儿童健康成长十分重要。

一、能量的需要

适宜的能量供应，是维持小儿健康的必要前提，能够供给人体能量的三大营养素是蛋白质、脂肪、糖类。蛋白∶脂肪∶碳水化合物供能比为(10%～15%)∶(25%～30%)∶(50%～60%)。小儿对能量的需求包括以下 5 个方面。

1.**基础代谢**　小儿对基础代谢的能量需要依年龄不同而发生变化。如以小儿的单位体重或体表面积计算基础代谢的需要较成人高。婴幼儿时期，基础代谢的能量需要占总能量的50%～60%。以后随年龄增长而逐渐减少，到 12 岁时接近成人。此外，由于年龄不同，各器官代谢在基础代谢中所占比例也存在差异，如脑代谢在婴幼儿时期占全部基础代谢的30%左右，而成人则只占 25%；婴儿期肌肉消耗的能量较少，仅占 8%，成人则增加至 30%。

2.**食物的特殊动力作用**　食物的特殊动力作用是指食物经胃肠道消化、吸收及代谢过程中要消耗能量。与食物成分有关，蛋白质的特殊动力作用最大。婴儿因摄取的蛋白质较多，故此项能量消耗约占总能量的 7%～8%，采用混合膳食的儿童约占 5%。

3.**活动**　用于肌肉活动的能量与活动量的大小及活动的时间有关，个体差异较大。爱哭闹爱活动的小儿与同年龄安静小儿相比，活动所需的能量可多 3～4 倍。初生婴儿睡眠时间较多，活动量较小，能量消耗较少，随年龄增长，活动量逐渐加大，需要量也增加。

4.**生长发育**　生长发育所需的能量是小儿时期的特殊需要，与小儿的生长速度成正比。1 岁以内婴儿体格发育速度最快，此项能量的需要量相对较多。6 个月以内的婴儿，每日需要的能量可达 40～50 kcal/kg(167～209 kJ/kg)；6 个月～1 岁每日需 15～20 kcal/kg(63～84 kJ/kg)；1 岁以后小儿生长速度趋于平稳，能量需要随之减少，每日需 5 kcal/kg (20 kJ/kg)。至青春期体格发育再次加速，亦增加了能量的需要量。

5.**排泄**　指每日摄入的供能食物中不能被吸收而排出体外的部分。通过排泄消耗的能量不超过总能量的 10%。

以上五方面的总和是小儿每日需要的总能量。根据儿童年龄、体重及生长速度估计每天所需的能量,日龄1周的新生儿约为60 kcal/kg(250 kJ/kg),第2~3周约100 kcal/kg(418 kJ/kg),1岁以内婴儿平均每日所需总能量为110 kcal/kg(460 kJ/kg),以后每增加3岁约减去10 kcal/kg(42 kJ/kg),15岁时为60 kcal/kg(250 kJ/kg)。总能量的需求存在个体差异,如体重相同的健康儿,瘦长体型者因体内代谢活跃组织较肥胖儿多,对能量的需要量更大。

二、营养素的需要

(一)产能营养素

1.蛋白质 小儿对蛋白质的需要量相对较多,因小儿不仅需要蛋白质补充损耗,还需蛋白质构成和增长新的组织,维持正常的生长发育。蛋白质来源于动、植物食品,其中奶、蛋、肉、鱼和豆类中含有的必需氨基酸高,其生物学价值比谷类食物中蛋白质高。蛋白质提供的能量占每日总量的15%。

2.脂肪 脂肪所提供的能量占每天总能量的比例依年龄不同略有变化,如婴儿期的饮食以乳类为主,脂肪所提供的能量占每日总能量的45%(35%~50%),随年龄增长,其比例逐渐下降,但仍应占总能量的25%~30%。脂肪来源于食物中的乳类、肉类、植物油或由体内糖类和蛋白质转化而来,必需脂肪酸(如亚麻油酸)必须由食物供给。

3.糖类 是食物的重要成分之一,为人体最主要的供能物质。由糖类所产生的能量应占总能量的50%~60%。婴儿对糖类的需要量相对较多,每天需12 g/kg。食物中乳类、谷类、水果、蔬菜中均富含糖类。

(二)非产能营养素

1.维生素 虽不能供给能量,但是维持正常生长及生理功能所必需的营养素,参与和调节代谢过程,并可构成某些辅酶成分。人体对维生素的需要量有限,但因体内不能合成或合成的数量不足,而必须由食物供给。维生素的种类很多,按其溶解性可分为脂溶性(A、D、E、K)与水溶性(B族和C)两大类。其中脂溶性维生素可储存于体内,无需每天供应,但因排泄较慢,缺乏时症状出现较迟,过量易中毒。水溶性维生素易溶于水,其多余部分可迅速从尿中排泄,不易在体内储存,必须每天供给,若体内缺乏可迅速出现相应症状,但过量常不易发生中毒现象。

2.矿物质 不供给能量,但参与机体的构成,具有维持体液渗透压、调节酸碱平衡的作用。包括常量元素和微量元素。每日膳食需要量在100 mg以上的元素为常量元素,又称宏量元素,体内除氢、氧、氮、碳四种基本元素外,钙、磷、镁、钠、钾、氯、硫亦为常量元素。铁、铜、锌及碘、氟等均为微量元素,虽体内含量很少,但与小儿营养关系密切,如碘与人体的新陈代谢、体格生长和智能发育关系密切,一旦缺乏可引起甲状腺肿。

(三)其他膳食成分

1.水 机体内新陈代谢和能量的需要量决定水的需要量,小儿新陈代谢旺盛,能量需要量大,因此对水的需要量大。婴儿每日需水150 mL/kg,以后每增3岁减少25 mL/kg,9岁时每日约为75 mL/kg,至成人则每日需45~50 mL/kg。

2.膳食纤维 纤维素可吸收水分,使粪便体积增加,促进排便;半纤维素可结合铁、锌、钙、磷而使其吸收减少;果胶在吸水后可形成凝胶,有降低食物中糖密度、减少食饵性胰岛素分泌之功用。

工作任务二 小儿喂养与膳食

✿学习主题

重点:母乳喂养的优点和护理要点,人工喂养的护理要点,辅食添加的原则。

难点:人工喂养的奶方计算和配置。

✿预习案例

一个4个月男婴,为了保证其正常生长发育,请指导家长合理地喂养该小儿。

小儿出生后以乳类食品喂养。随年龄增长,固体食物逐渐代替乳类,成为小儿的主要饮食。

一、婴儿喂养

婴儿喂养的方式有母乳喂养、混合喂养及人工喂养3种。

(一)母乳喂养

母乳是婴儿最理想的食品。婴儿在出生后2h内可开始按需哺喂母乳。一般健康母亲的乳汁分泌量可满足4~6个月内婴儿营养的需要。

1.乳汁的成分 乳汁的成分有近百种,且在一定程度上有个体差异。

(1)蛋白质:母乳中含有较多的白蛋白和球蛋白,遇胃酸时凝块较小,而凝块较大的酪蛋白含量较少,有利于婴儿消化。含有较多的必需氨基酸,能促进婴儿神经系统和视网膜的发育。

(2)脂肪:母乳脂肪颗粒小,含有脂肪酶,易于消化、吸收。

(3)糖类:母乳中糖类的主要成分是乙型乳糖,占糖类总量的90%,其可促进双歧杆菌和乳酸杆菌的生长,抑制大肠杆菌繁殖,使婴儿很少发生腹泻。

(4)矿物质:含量较低,减轻了婴儿的肾脏负担,且吸收率远高于牛乳。母乳中铁含量与牛乳相同,但其吸收率却是牛乳的5倍,故母乳喂养时较少发生缺铁性贫血。

(5)酶:母乳中含有较多的淀粉酶、乳脂酶等消化酶,有助消化。

(6)免疫因子:母乳中含有较多的免疫因子。如母乳尤其是初乳中含SIgA,能有效抵抗病原微生物的侵袭;初乳中的乳铁蛋白是重要的非特异性防御因子,可通过夺走大肠杆菌、多数厌氧菌及白色念珠菌赖以生存的铁,抑制它们的生长。

此外,母乳的成分受产后的不同时间及每次哺乳时泌乳先后的影响。世界卫生组织规定,产后4d以内的乳汁称为初乳;5~14d的乳汁为过渡乳;14d~9个月的乳汁为成熟乳;10个月以后的乳汁为晚乳。初乳量少,内含脂肪较少而以免疫球蛋白为主的蛋白质多,故加热后易发生凝固;维生素、牛磺酸和矿物质含量较丰富,有利于新生婴儿的生长及抗感染。过渡乳的总量增多,脂肪含量高,蛋白质及矿物质逐渐减少。成熟乳的总量达高峰,泌乳总量每天可达700~1 000 mL,但所含蛋白质更少。晚乳在量和成分方面都不能满足小儿的需要。在每次哺乳时,先分泌的乳汁蛋白质高于脂肪,以后则脂肪越来越高于蛋白质。

2.母乳喂养的优点

(1)满足婴儿的营养需求:母乳中不仅含有适合婴儿消化吸收的各种营养物质,且比例合适。母乳中所含蛋白质、脂肪、糖的比例为1∶3∶6,钙、磷比例为2∶1。随着婴儿生长发育和需要的变化,母乳的质和量能有相应的改变,减少了发生营养不良的可能性。

(2)增强免疫:通过母乳,婴儿能获得免疫因子,增加自身抵御能力,减少疾病。

(3)喂哺简便:母乳的温度适宜,不易污染,省时、方便、经济。

(4)增加母婴的情感交流:由母乳喂养,使婴儿能频繁地与母亲皮肤接触,母亲的抚摸,温柔的话语,都使婴儿获得安全感;母婴目光的对视,有利于促进婴儿心理与社会适应性的发育。

(5)母亲哺乳时可产生催乳激素,促进子宫收缩,加速子宫复原;可抑制排卵,有利于计划生育;减少乳腺癌和卵巢癌的发病率。

知识卡片:　　　　　　　　　　**世界卫生组织婴幼儿喂养建议**

　　　正如《婴幼儿喂养全球战略》(第五十五届世卫大会,A55/15,第10段)中所述:母乳喂养是为婴儿健康生长和发育提供理想的食品和营养的无与伦比的方式;同时也是繁育过程的基本组成部分和母亲健康的重要指标。作为全球公共卫生建议,婴儿应当在生命最初的六个月内接受纯母乳喂养以实现最佳的成长、发育和健康。此后,为满足其不断发展的营养需求,婴儿应当在接受母乳喂养的同时摄入营养充足、安全的补充食物直到2岁或以上。

3.母乳喂养的护理

(1)鼓励母乳喂养:积极宣传母乳喂养的优点,排除各种干扰因素,从妊娠期开始直至整个哺乳期,都应不断地鼓励母亲,增加哺乳的信心。

(2)增进乳母健康。

(3)指导正确哺乳。

1)正常新生儿生后即可哺乳。产后母婴同室,将婴儿裸体置于母亲胸前进行皮肤接触(不能少于30 min),同时吸吮乳头,以促使产妇乳汁早分泌、多分泌。

2)喂哺前,先做好清洁准备,包括给婴儿更换尿布,母亲洗手,清洁乳头。一般宜采取坐位,怀抱婴儿,使其头、肩部枕于母亲哺乳侧肘弯部,使婴儿口含住乳头及大部分乳晕而不致堵鼻,母亲另一手拇指和四指分别放在乳房上、下方,喂哺时将整个乳房托起,并注意小儿吸吮及吞咽情况。每次尽量使一侧乳房排空后,再喂另一侧,下次哺乳时则先吃未排空的一侧。喂后将婴儿抱直,头部靠在母亲肩上,轻拍背部,使空气排出,然后保持右侧卧位,以防呕吐。

3)在婴儿满月前,提倡按需哺乳,以促进乳汁分泌。随婴儿的成长,吸奶量逐渐增多,可开始采取定时喂养,一般2个月以内每3 h喂一次,昼夜7~8次;3~4月大约6次。每次哺乳时间为15~20 min。

4)乳母患急慢性传染病如肝炎、结核等,或重症心、肝、肾疾病时均不宜喂哺新生儿。

(4)指导断奶:断奶期是一个从完全依靠乳类喂养逐渐过渡到多元化食物的过程。一般生后4~6个月开始添加辅食,为完全断奶作准备。断奶时间一般可在生后10~12个月,逐渐减少哺乳次数、增加辅助食品。如遇夏季炎热或婴儿疾病时宜延迟断奶。世界卫生组织建议母乳喂养应至2岁。

(二)混合喂养

指母乳与牛乳或其他代乳品混合使用的一种喂养方法,分补授法和代授法两种。

1.补授法 当母乳分泌量确实不足而无法改善,或其他原因不能完全由母乳喂养时,先喂母乳,将乳房吸空,再补充代乳品,以帮助刺激母乳分泌,称为补授法。

2.代授法 乳汁足够,但因特殊原因不能完全承担哺喂,不得不实行部分母乳喂养时,可用代乳品1次或数次代替母乳,称为代授法。

(三)人工喂养

婴儿以其他代乳品完全代替母乳喂养,称为人工喂养。由于代乳品所含营养与母乳差异较大,且操作程序繁杂,易被污染,因此人工喂养是万不得已才采用的方法。牛乳、羊乳、马乳等均为代乳品,因所含营养成分与人乳接近程度看,牛乳是最常用的代乳品。

1.鲜牛乳 牛乳中蛋白质含量高,其中酪蛋白占总蛋白的80%(而人乳中仅占20%),酪蛋白中胱氨酸含量少,且在胃中形成的凝块较大;脂肪含量与人乳相似,但所含的不饱和脂肪酸较低,仅为2%(人乳含8%);含乳糖较少,其中主要为甲型乳糖,易造成大肠杆菌生长;矿物质较多,可降低胃酸浓度,不利于消化,并可增加肾脏的溶质负荷;缺乏各种免疫因子,且容易被细菌污染。

(1)鲜牛乳的配制:鲜牛乳经过稀释、加糖、煮沸而改变性质,适宜于婴儿。

稀释:为避免蛋白质大凝块的形成,应根据婴儿月龄给予不同程度的稀释。生后不满2周者在2份牛奶中加入一份水,制成2∶1奶。以后随年龄增长,婴儿消化能力的不断增加,逐渐在3份奶或4份奶中加入一份水,制成3∶1或4∶1奶,直至婴儿满月,可用全奶。

加糖:牛乳中糖含量较低,通过另外加糖,使三大供能物质达到正常比例,易于吸收。一般每100 mL牛乳中加5~8 g糖。

煮沸:煮沸后的牛乳既达到灭菌目的,又使蛋白质变性,在胃中的凝块变小。将牛乳置于奶瓶中隔水蒸,煮沸不超过5 min后立即冷却,对奶质的破坏较少,称为水浴法。

(2)婴儿奶量的计算:以每日所需总能量和总液量计算。婴儿每日需总能量110 kcal/kg,需水量150 mL/kg。每100 mL纯牛乳中所含能量为66 kcal,1 g糖(100 mL糖牛奶中1%的糖)供能4 kal。

例如:某婴儿体重7 kg,给5%的糖牛奶,牛乳量和水量的计算方法为:

每日需要总能量:110 kcal/kg×7 kg=770 kcal

每日需水量:150×7=1 050 mL

100 mL牛奶加5 g糖后共得能量:66+4×5=86 kcal

每日需用牛乳总量(X):100∶86=X∶770

$$X=100×770/86≈900 \text{ mL}$$

牛乳以外需水量:1 050−900=150 mL

将全日牛乳(及水)量平均分次哺喂,两次喂奶间加水。

2.牛乳制品

(1)全脂奶粉:由鲜牛奶经加工处理后,制成干粉,较鲜牛乳易消化并减少过敏的可能性,且便于贮存。按重量1∶8(1份奶粉加8份水)或按容量1∶4(1勺奶粉加4勺水)配成牛奶,其成分与鲜牛奶相似。

(2)蒸发乳:鲜牛乳加热蒸发浓缩50%容量。常用于胃容量小而营养素需要量大的低体重新生儿。

(3)酸牛乳:酸牛乳的凝块细小,使胃酸消耗减少,易于消化,并有一定的抑菌功能,不仅适用于健康小儿,更有利于消化不良者。每100 mL灭菌鲜牛乳加入5%~8%乳酸0.5~0.8 mL即可。配制方法为:用滴管吸入适量乳酸后缓缓滴入乳液中,边滴入边缓慢均匀搅拌,凝块可逐渐形成。

(4)婴儿配方奶粉:全脂奶粉经加工处理,调整白蛋白与酪蛋白的比例,除去大量饱和脂肪酸及矿物质,使之适于婴儿消化能力和肾功能;加入不饱和脂肪酸和乳糖、强化婴儿生长时所需的微量营养素,使成分更接近母乳,可直接加水使用。根据配方不同,可供应不同月龄的婴儿使用。

(5)其他代乳品:羊乳,其成分与牛乳相仿,但维生素B_{12}含量较少,叶酸含量极低,长期哺羊乳易致巨幼细胞性贫血。豆浆、豆浆粉等,适用于奶类制品获得困难的地区或对牛乳蛋白过敏的婴儿。

3.人工喂养的注意事项

(1)选择适宜的奶瓶和奶头,奶头的软硬度与奶头孔的大小应适宜,奶头孔的大小应以奶瓶盛水倒置时液体呈滴状连续滴出为宜。奶温应与体温相似。哺喂前先将乳汁滴在成人手腕腹面测试温度,若无过热感,则表明温度适宜。

(2)若无冷藏条件,应分次配制,确保安全。每次配乳所用食具、用具等均应洗净、消毒。

(3)喂奶时应将婴儿抱起,斜卧于喂食者怀中,将适宜温度的乳液置于奶瓶中,奶瓶于斜位,使奶头充满乳汁,以避免小儿在吸奶同时吸入空气。哺喂完毕竖抱轻拍小儿后背,促使其将吞咽的空气排出。

(4)人工喂养应定时、定量喂养。一般牛奶喂养3.5~4 h 1次,每日喂6~7次,随月龄增加,增加牛奶量,减少喂奶次数。

(5)婴儿的食量个体差异很大,初次配乳后,要观察小儿食欲、体重以及粪便的性状,随时调整乳量。正确的喂养应该是小儿发育良好,大便正常,喂奶后安静或入睡。

(四)辅助食品的添加

4个月以上的婴儿,单纯母乳喂养已不能满足其生长发育需要。一般在每天乳量达1 000 mL或每次哺乳量超过200 mL时,应添加辅助食品,以保障婴儿的健康。

1.添加目的

(1)补充乳类营养素的不足:随着消化系统酶分泌的逐渐成熟、胃容量的增加、牙齿的萌出,小儿对食物质和量的需求不断增加。母乳中所含的铁、维生素等均不能满足小儿生长发育的需要。

(2)改变食物的性质,为断奶做好准备:食物从流质、半流质逐渐到固体食物的过渡,有利于训练小儿的咀嚼功能,满足小儿摄入量增加的需要。

（3）逐步培养婴儿良好的饮食习惯:食具由奶瓶改为匙、碗,锻炼了小儿进食的自理能力。

2．添加原则

（1）添加方式:根据小儿营养需要及消化能力循序渐进,适应一种食品后再增加一种,从少到多,从稀到稠,从细到粗。逐步过渡到固体食物。

（2）添加时机:天气炎热或患病期间,应减少辅食量或暂停辅食,以免造成消化不良。

（3）食物质量:添加的食品应单独制作,不要以成人食物代替辅食,以保证质量。

3．添加顺序　见表4-1。

表 4-1　辅食添加顺序

月龄	食物状态	添加辅食	供给的营养素
1～3个月	汁状食物	水果、菜汤 鱼肝油制剂	维生素 A、C 和矿物质 维生素 A、D
4～6个月	泥状食物	米汤、米糊、稀粥等 蛋黄、鱼泥、豆腐、动物血	补充热能 动物、植物蛋白质、铁、维生素 维生素、纤维素、矿物质
7～9个月	末状食物	粥、烂面、饼干 蛋、鱼、肝泥、肉末	补充热能 动物蛋白质、铁、锌、维生素
10～12个月	碎状食物	稠粥、软饭、挂面、馒头、面包豆制品、碎肉、油	供给热能、维生素 维生素、蛋白质、矿物质、纤维素

学习贴士:

小儿辅食的添加遵循由稀到稠的原则,可简单地记为"1汁4泥7末10稠粥"。

二、儿童、少年膳食安排

儿童、少年的膳食安排应符合下列原则:满足生理需要,合理烹调制作,适合消化功能,保持良好食欲。

1．幼儿膳食　食物制作要细、软、碎,易于咀嚼、便于消化,逐渐增加食物品种及花色,并注意养成孩子良好的习惯,定时进餐、不挑食、不吃零食等。饮食次数以每日3餐＋2～3次点心和(或)乳品为宜。

2．学龄前小儿膳食　与成人饮食接近。

3．学龄儿童膳食　食物种类同成人,早餐要保证高营养价值,以满足上午学习集中、脑力消耗多及体力活动量大的需求;提倡课间加餐。

4．青春期少年膳食　青春期少年体格发育进入高峰时期,尤其肌肉、骨骼的增长突出;各种营养素如蛋白质、维生素及总能量的需要量增加。女孩因月经来潮,在饮食中应供给足够的铁剂。

复习导航
　　1.认识小儿能量与营养的需求　能量的需要→营养素的需要(产能营养素、非产能营养素)。
　　2.小儿喂养与膳食　婴儿喂养(母乳喂养、混合喂养、人工喂养、辅助食品的添加)→儿童、少年膳食安排。

考 点 检 测

一、选择题

(一)A1 型题

1.小儿机体需要的总能量中,为小儿所特有的是

　　A.活动　　　　　　　　　　B.基础代谢　　　　　　　　　C.生长发育

　　D.排泄消耗　　　　　　　　E.食物的特殊动力作用

2.机体能量最主要来源于

　　A.脂肪　　　　　B.蛋白质　　　　C.维生素　　　　D.矿物质　　　　E.碳水化合物

3.婴儿期总的能量需要量为

　　A.100 kJ/(kg・d)　　　　　　　B.110 kJ/(kg・d)　　　　　　C.100 kcal/(kg・d)

　　D.110 kcal/(kg・d)　　　　　　E.460 kcal/(kg・d)

4.关于牛乳的成分,下列哪项正确

　　A.矿物质含量少　　　　　　　　B.甲型乳糖含量多

　　C.富含各种免疫因子　　　　　　D.含不饱和脂肪酸较多

　　E.蛋白质含量高,以清蛋白为主

5.全脂奶粉配成全牛奶按重量计算,奶粉与水的比例为

　　A.1∶2　　　　　B.1∶4　　　　　C.1∶6　　　　　D.1∶8　　　　　E.1∶10

6.全脂奶粉配成全牛奶按容量计算,奶粉与水的比例为

　　A.1∶2　　　　　B.1∶4　　　　　C.1∶6　　　　　D.1∶8　　　　　E.1∶10

7.母乳喂养儿佝偻病的发病率较牛乳喂养儿低的主要原因是母乳中

　　A.含钙低　　　　　　　　　　B.含磷低　　　　　　　　　　C.含酪蛋白多

　　D.含维生素 D 少　　　　　　　E.钙磷比例适当

8.关于母乳喂养的方法,不正确的是

　　A.母亲取坐位哺乳　　　　　　　B.吸空一侧乳房再吸另一侧

　　C.哺乳时只将母亲乳头送入婴儿口中即可

　　D.先给小儿换尿布,然后清洗母亲双手和乳头

　　E.哺乳完毕后将小儿竖抱起并轻拍背让吸入空气排出

9.乳母患何种疾病时不能进行母乳喂养

　　A.上感　　　　　　　　　　　B.腹泻病　　　　　　　　　　C.支气管炎

　　D.活动性肺结核　　　　　　　E.轻度缺铁性贫血

10.正常婴儿开始添加辅食及完全断奶的时间为

　　A.1～2 个月添加辅食,10～12 个月断奶

B. 1~2 个月添加辅食,18 个月断奶

C. 3~4 个月添加辅食,2 岁断奶

D. 4~6 个月添加辅食,1 岁断奶

E. 6 个月添加辅食,2.5 岁断奶

11. 关于母乳成分正确的是

A. 含丰富的维生素,尤其是维生素 K

B. 乳糖含量较高,且主要以乙型乳糖为主

C. 含蛋白质多,尤其是酪蛋白明显高于牛乳

D. 含丰富的矿物质,钙、铁、锌含量明显高于牛乳

E. 虽不含脂肪酶,但因其脂肪颗粒细小,所以易消化吸收

12. 6 个月小儿添加哪种食物最合适

A. 软饭　　　　　　　　　　B. 馒头片　　　　　　　　　　C. 烂面、肉末

D. 水果汁、鱼肝油　　　　　E. 蛋黄、鱼泥、米糊

13. 关于小儿水的需要量,正确的是

A. 年龄越小需水量相对越少　　　　B. 年龄越小需水量相对越多

C. 婴儿需水量约 200 mL/(kg/d)　　D. 幼儿需水量约 150 mL/(kg/d)

E. 成人需水量约 100 mL/(kg/d)

14. 婴儿满月之前母乳喂养应

A. 按需哺乳　　　　　　　　B. 每 1 h 喂一次　　　　　　C. 每 2 h 喂一次

D. 每 3 h 喂一次　　　　　　E. 每 4 h 喂一次

15. 蛋白质、脂肪、碳水化合物在体内供能的比例为

A. 10% : 20% : 70%　　　　　　B. 15% : 35% : 50%

C. 20% : 30% : 50%　　　　　　D. 50% : 35% : 15%

E. 20% : 20% : 60%

16. 3 个月婴儿,体重 5 kg,人工喂养儿,最佳奶方为

A. 鲜牛奶 450 mL,糖 50 g,水 100 mL

B. 鲜牛奶 550 mL,糖 44 g,水 200 mL

C. 鲜牛奶 550 mL,糖 30 g,水 200 mL

D. 鲜牛奶 600 mL,糖 48 g,水 300 mL

E. 鲜牛奶 600 mL,糖 44 g,水 100 mL

17. 羊乳喂养的婴儿,为保证健康成长还应给添加

A. 钙和锌　　　　　　　　　　B. 维生素 B_1 及铁剂

C. 维生素 B_{12} 及叶酸　　　　D. 维生素 B_{12} 及铁剂

E. 维生素 C 及维生素 B_1

18. 牛奶中钙磷比例为

A. 1 : 2　　　　B. 1.2 : 1　　　　C. 2 : 1　　　　D. 3 : 1　　　　E. 4 : 1

19. 关于人工喂养,下列正确的是

A. 人工喂养儿免疫力较母乳喂养儿差

B.人工喂养儿免疫力较母乳喂养儿强

C.人工喂养儿大便中细菌主要为乳酸杆菌

D.人工喂养儿大便中细菌主要为双歧杆菌

E.与母乳喂养儿相比,人工喂养儿不易发生缺钙现象

20.8%糖牛奶 100 mL 能产热

  A.100 kJ   B.200 kJ   C.100 kcal   D.200 kcal   E.300 kcal

(二)A2 型题

21.5 个月母乳喂养儿,生长发育良好。现母乳量略有不足,正确的做法是

  A.改为混合喂养   B.改为人工喂养

  C.改为部分母乳喂养   D.继续母乳喂养,并开始添加辅食

  E.改为人工喂养,并开始添加辅食

22.4 个月人工喂养儿,体重 6 kg,每日需总液体量及能量分别是

  A.总液体量 660 mL,能量 660 kcal B.总液体量 900 mL,能量 660 kcal

  C.总液体量 900 mL,能量 880 kcal D.总液体量 1200 mL,能量 660 kcal

  E.总液体量 1200 mL,能量 880 kcal

23.3 个月人工喂养儿,体重 5 kg,每日需 8%糖牛乳

  A.550 mL   B.660 mL   C.800 mL   D.900 mL   E.1 000 mL

二、填空题

1.母乳中蛋白质、脂肪、糖的比例为_____,钙磷比例为_____。

2.小儿能量的需要包括基础代谢、_____、_____、_____、排泄等五个方面。

3.婴儿每日需要能量为_____,需要水量为_____。

三、名词解释

1.基础代谢   2.人工喂养 3.补授法 4.代授法

四、简答题

1.试述母乳喂养的优点。

2.简述添加辅食的原则。

【参考答案】

一、选择题

1~5 CEDBD 6~10 BECDD 11~15 BEBAB 16~20 BCBAC 21~23 DBA

二、填空题

1.1:3:6 2:1 2.食物的特殊动力 活动 生长发育 3.110 kcal/(kg·d) 150 mL/(kg·d)

(曾丽娟 郭 莉)

工作情境二　儿科护理技术

住院患儿的护理

小儿住院时除身体不适外,心理上还面临着很大压力,如必须与亲人分离、陌生的环境、有限的活动空间、对医院内有疼痛的检查治疗所产生的恐惧等,均会使患儿对外界缺乏信任感及安全感。医院是他们最害怕去的地方,给他们打针喂药的"白大褂"也使他们感到恐慌。这就需要护理人员的及时介入,采用恰当的策略和技巧与小儿进行沟通,使住院患儿获得生理、心理、社会整体的护理照顾,减轻住院患儿的心理压力,使患儿尽快适应疾病与住院所带来的变化,渡过疾病危机。

 学习目标

知识目标:掌握住院患儿的健康评估;熟悉住院儿童的心理反应与沟通技巧;了解儿科医疗机构的设置和护理管理。

技能目标:能对住院患儿进行健康评估,能运用一定的沟通技巧与住院患儿进行有效地交流,取得患儿的合作。

素质目标:对住院患儿的护理要细心、耐心,善于关注患儿的心理变化。

思 考

儿童住院后的心理反应是怎样的? 如何针对儿童的心理特点进行有效的护理?

工作任务一　认识儿科医疗机构的设置和护理管理

◈学习主题

重点：儿科门诊、急诊、病房的设置。

难点：儿科门诊、急诊、病房的护理管理。

我国儿童医疗机构可分为三类：儿童医院、妇幼保健院及综合医院中的儿科。不同的医疗机构，建筑设计的布局有所不同，其中以儿童医院的设置最为全面，包括：小儿门诊、小儿急诊和小儿病房。

一、小 儿 门 诊

（一）设置

1.预诊处

（1）目的与设置：通过预诊可早期检出传染病，及时隔离，减少交叉感染的机会；协助患儿家长选择就诊科别，节省就诊时间；赢得抢救危重患儿的时机。预诊处应设在医院内距大门最近处，或儿科门诊的入口处。预诊处应设两个出口，一个通向门诊候诊室，另一个通向传染病隔离室。

（2）预诊方式：主要采取简单扼要的问诊、望诊及体检，在较短的时间内根据患儿关键的病史、症状及体征，迅速作出判断，以避免因患儿停留过久而发生交叉感染。当遇有急需抢救的危重患儿时，预诊护士要立即护送至抢救地点；如遇有较重的传染病患儿，应立即收入传染病房或转至传染病医院，必要时由医护人员护送并上报相关部门及时处理。

2.挂号处　小儿经过预诊后，方可挂号就诊。

3.测体温处　发热小儿在就诊前需到体温测量处测试体温，测温室内设有候诊椅。

4.候诊室　应宽敞、明亮、空气流通，有足够的候诊椅，并设1～2张床供患儿换布、包裹之用。此处可设宣传栏或通过电视进行儿科健康教育。

5.诊查室　应设多个，以减少就诊患儿之间的相互干扰。室内设诊查桌、椅，洗手设备等。

6.治疗室　备有各种治疗所需的设备、器械和药品，可进行必要的治疗，如各种注射穿刺等。

7.化验室　应设在诊查室附近，便于患儿化验检查。

8.其他　根据医院规模及设置，还可设有专门的儿科配液中心、输液中心及采血中心等，提高工作效率。

（二）护理管理

小儿门诊的特点之一是陪伴就诊人员多，门诊人员的流动量大，而且患儿家长的焦急程度往往大于其他科别的就诊人员。根据这一特点,门诊在护理管理上应做好以下几方面的工作。

1.保证就诊秩序有条不紊 安排专门人员根据初步判断进行分诊,做好家长及患儿的沟通协调工作,必要时陪同他们到相应的诊查室。同时,做好就诊前的准备、诊查中的协助及诊后的解释工作。合理安排、组织及管理,提高就诊质量。

2.密切观察病情 小儿病情变化快,在预诊及门诊整个诊治过程中,护士应经常巡视小儿,一旦发生紧急情况,应及时进行抢救。

3.预防院内感染 制订并执行消毒隔离制度,严格遵守无菌技术操作规程,及时发现传染病的可疑征象,并予以处理。

4.杜绝差错事故 严格执行核对制度,进行给药、注射等各项操作时均应认真、仔细,避免差错事故的发生。

5.提供健康教育 为就诊小儿和家长进行健康指导是门诊护士的重要职责,包括提供促进小儿生长发育、合理喂养以及常见病的预防和早期发现等知识。对慢性病患儿要了解其平时用药、营养、生长发育等情况,给予正确的自我保健指导,减少或避免影响小儿健康的不利因素。

二、小儿急诊

(一)小儿急诊的特点

(1)小儿疾病表现常不典型,医护人员应通过询问、仔细观察尽快明确诊断,进行处置。

(2)小儿病情变化快,突发情况多,应及时发现,随时做好紧急抢救的准备。

(3)小儿疾病的种类和特点有一定的季节规律性,应根据规律做好充足准备。

(4)危重小儿的就诊顺序应特殊安排,由导诊护士引导,及时准确地进行抢救。

(二)设置

小儿急诊是抢救患儿生命的第一线,因此急诊部的各室应必备抢救器械、用具及药物等,及时准确地为小儿进行诊治。

1.抢救室 内设病床,配有人工呼吸机、心电监护仪、气管插管用具、供氧设备、吸引装置、雾化吸入器、洗胃用具等必要的设备,以及各种穿刺包、切开包、导尿包等治疗用具。室内放置抢救车一台,备有常用急救药品、物品(手电筒、备用电池、体温计、注射器、压舌板等)、记录本及笔,以满足抢救危重症患儿的需要。还应配置应急灯、简易呼吸器等以备停电、停水时使用。设备必须符合小儿的特点。

2.观察室 设有病床及一般抢救设备,如供氧和吸引装置等,如有条件可装备监护仪、远红外线辐射抢救台等,并应按病房要求备有各种医疗文件。

3.治疗室 设有治疗床、药品柜,备有注射用具,各种治疗、穿刺用物及各种导管等。

4.小手术室 除一般手术室的基本设备外,应准备清创缝合小手术、大面积烧伤的初步处理、骨折固定等器械用具及抢救药品。

(三)护理管理

1.重视急诊抢救的五要素 人、医疗技术、药品、仪器设备及时间是急诊抢救的五要素,其中人起主要作用。急诊护士应有高度的责任心,熟练掌握小儿各种急诊抢救的理论与技术,具备敏锐的观察力,出现紧急情况时,有较强的组织能力和处理能力。此外,药品种类齐全,仪器设备先进,时间争分夺秒都是保证抢救成功缺一不可的重要环节。

2.执行急诊岗位责任制度　分工明确,各司其职,坚守岗位,随时做好抢救患儿的准备。经常巡视,观察病情变化并及时处理。对抢救药品和设备的使用、保管、补充、维护等应有明确的分工及交接班制度,保证抢救工作的连续性。

3.建立并执行各科常见急诊的抢救护理常规　组织护理人员学习、掌握各科常见疾病的抢救程序、护理要点,建立急救卡片,不断提高抢救效率。

4.加强急诊文件管理　应有完整的病历材料,记录患儿就诊时间、一般情况、诊治过程等。紧急抢救中遇有口头医嘱,须当面复述确保无误后执行,再及时补记于病历上,方便日后核对并且为进一步治疗和护理提供依据。

三、小 儿 病 房

(一)设置

1.病室　小儿病房最适宜的床位数是30～40张。设有大、小两种病室,大病室容纳4～6张床;小病室为1～2张床。一张床单位占地$2m^2$,床与床之间距离为1m,床头设有呼叫器,床与窗台的距离为1m,窗外设有护栏。病室墙壁可粉刷柔和的颜色并装饰小儿喜爱的卡通图案,减少患儿的恐惧感和陌生感。每间病室均应设有洗手池、夜间照明装置等,方便照顾患儿。

2.重症监护室　收治病情危重、需要观察及抢救者,室内各种抢救设备齐全,重症监护室与医护人员办公室之间由玻璃隔断,方便观察患儿。病室可以播放轻音乐来减少患儿的孤独感。待患儿病情平稳后可转入一般病室。

3.护士站及医护人员办公室　设在病房中间,靠近重症监护室,以便观察和抢救。

4.治疗室　备有各种治疗所需的设备、器械和药品,可进行各种注射和必要的治疗,如各种穿刺、换药等。

5.配膳(奶)室　将营养部门备好的患儿食品在配膳室分发。室内配备消毒锅、冰箱、配膳桌、碗柜及分发膳食用的餐车,如为营养部门集中配奶,另备有加热奶的用具。

6.游戏室　供住院患儿游戏、活动时使用。室内阳光充足,通风条件好;地面采用木板或塑料材料等,桌椅边缘用软材料包裹,防止患儿磕碰跌伤;提供可清洁的玩具及图书等,有条件可备电视机。

7.厕所与浴室　各种设置要适合患儿年龄特点。浴室要宽敞,便于护理人员协助小儿沐浴,厕所可有门,但不加锁,以防意外发生。

(二)护理管理

1.环境管理　病房环境要适合小儿心理、生理特点,可张贴或悬挂卡通画,以动物形象作为病房标记。病房窗帘及患儿被服采用颜色鲜艳、图案活泼的布料制作。小儿病室夜间灯光应较暗,以免影响睡眠。室内温、湿度依患儿年龄大小而定,见表5-1。

表 5-1　不同年龄小儿适宜的温、湿度

年龄	室温（℃）	相对湿度（%）
早产儿	24～26	55～65
足月新生儿	22～24	55～65
婴幼儿	20～22	55～65
年长儿	18～20	50～60

2.生活管理　患儿的饮食不仅要符合疾病治疗的需要，也要满足其生长发育的要求。食具由医院供给，每次用餐后进行消毒。医院负责提供式样简单、布料柔软的患儿衣裤，经常换洗，保持整洁。根据患儿的疾病种类与病情决定其活动与休息的时间。

3.安全管理　小儿病房安全管理的范围广泛，内容繁杂。无论设施、设备还是日常护理的操作，都要考虑患儿的安全问题，防止跌伤、烫伤，防止误饮误服。病房中的消防、照明器材应专人管理，安全出口要保持通畅。

4.感染控制　严格执行清洁、消毒、隔离、探视和陪伴制度。病室定时通风，按时进行空气、地面的消毒，操作前后认真洗手。加强健康教育，提高患儿自我保护意识。

工作任务二　住院患儿的健康评估

◈学习主题

重点：住院患儿的身体评估。

难点：患儿的家庭评估。

导学视频

小儿时期是不断生长发育的动态变化时期，无论在心理，还是在生理方面均不成熟，特别容易受环境影响，使自身功能发生改变。因此，在评估小儿健康状况时，要掌握小儿身心特点，运用多方面知识，以获得全面、正确的主客观资料，为制订护理方案打下良好的基础。

一、健　康　史

健康史由患儿、家长、其他照顾者及有关医护人员的叙述获得，对护理计划的正确制订起着重要的作用。

1.一般情况　包括姓名(乳名)、性别、年龄(采用实际年龄，新生儿记录到天数，婴儿记录到月数，1 岁以上记录到几岁几个月)、民族、入院日期、父母(抚养人)的姓名、年龄、职业、文化程度、通讯地址、联系电话等。注意年龄记录要准确，必要时注明出生年月。

2.主诉　用小儿或其父母的语言简要概括主要症状或体征及其持续的时间。如"持续发热 3 d"。

3.现病史　即来院诊治的主要原因及发病经过。包括发病时间、起病过程、主要症状、病情发展、严重程度,以及接受过何种处理等。还有其他系统和全身的伴随症状,以及同时存在的疾病等。

4.既往史　以往小儿健康状况。包括出生史、喂养史、生长发育史、免疫接种史、既往健康史、过敏史、日常活动等情况。询问时根据不同年龄及不同健康问题各有侧重。

(1)出生史:第几胎第几产,是否足月顺产,母孕期情况,分娩时情况,出生时体重、身长,出生时有无窒息、产伤、Apgar评分等。对新生儿及小婴儿尤应详细了解。

(2)喂养史:婴幼儿及患营养性疾病和消化系统疾病的患儿要详细询问喂养史。问清是母乳还是人工喂养,人工喂养以何种乳品为主、如何配制,喂哺次数及量,添加辅食及断奶情况,近期进食食品的种类、餐次、食欲、大小便情况等。年长儿应了解有无挑食、偏食、吃零食等不良饮食习惯。

(3)生长发育史:了解小儿体格生长指标如体重、身高、头围增长情况;前囟门闭合及乳牙萌出时间、数目;会抬头、翻身、坐、爬、站、走的时间;语言的发展;对新环境的适应性;学龄儿还应询问在校学习情况及与同伴间的关系等。

(4)免疫接种史:接种过何种疫苗,接种次数,接种年龄,接种后有何不良反应。

(5)日常活动:主要活动环境,卫生习惯,睡眠、休息、排泄习惯,是否有特殊行为问题,如吮拇指、咬指甲等。

(6)既往健康史:既往患过何种疾病、患病时间及治疗效果,既往住院史。尤其应了解传染病的患病情况。

(7)过敏史:是否有过敏性疾病,有无对药物、食物或某种特殊物质(如植物、动物或纤维)的过敏史,特别应注意药物过敏反应。

(8)家族史:家族是否有遗传性疾病;如有遗传性疾病,应了解父母是否近亲结婚,同胞的健康情况等。

5.心理社会状况　了解患儿性格特征:是否开朗、活泼、好动或喜静、合群或孤僻、独立或依赖;小儿及其家庭对住院的反应:是否了解住院的原因、对医院环境能否适应、对治疗护理能否配合、对医护人员是否信任。了解患儿父母的年龄、职业、文化程度、健康状况;父母对小儿的互动方式;家庭经济状况,居住环境,有无宗教信仰。学龄儿还应询问在校学习情况及与同伴间的关系等。

二、身　体　评　估

护理体格检查的目的是通过对身体进行全面检查,对患儿在身心、社会方面的功能进行评估,为制订护理计划提供依据。

(一)小儿体格检查的原则

1.环境舒适　体格检查所用的房间应光线充足,温度适中,周围安静。检查用品齐全、适用,根据需要提供玩具、书籍。检查时体位不强求一律,婴幼儿可由父母抱着检查,怕生的孩子可从背部查起。尽量让孩子与亲人在一起,以增加其安全感。

2.态度和蔼　开始检查前要与小儿交谈或逗引片刻,用鼓励表扬的语言获得其信任与合作。同时,也可借此观察小儿的精神状态,对外界的反应及智力情况。对年长儿,可说明要检查的部位,有何感觉,使小儿能自觉配合。

3.顺序灵活 体格检查的顺序可根据患儿当时的情况灵活掌握。一般趁小儿安静时先进行心肺听诊、腹部触诊、数呼吸脉搏,因这些检查易受小儿哭闹的影响;皮肤、四肢躯干、骨骼、全身淋巴结等容易观察到的部位则随时检查;口腔、咽部和眼结合膜、角膜等对小儿刺激大的检查应放在最后进行;在急诊情况下,首先检查重要生命体征和疾病损伤有关的部位。

4.技术熟练 检查尽可能迅速,动作轻柔。检查过程中既要全面仔细,又要注意饱暖,冬天检查者双手及听诊器胸件等应先温暖。

5.保护和尊重小儿 小儿免疫力弱,易感染疾病,要注意防止院内感染。对于学龄期小儿和青少年要注意保护隐私。

(二)体格检查的内容和方法

1.一般状况 在询问健康史的过程中,趁小儿不注意时就开始观察,以便取得可靠资料。观察小儿发育与营养状况、精神状态、面部表情、对周围事物反应、皮肤颜色、哭声、语言应答、活动能力、体位、行走姿势等,根据这些观察,可初步判断小儿的神志状况、发育营养、病情轻重、亲子关系等。

2.一般测量 除体温、呼吸、脉搏、血压外,还应测量体重、身高、头围、胸围等生长发育指标。

(1)体温:测量方法视小儿年龄和病情而定。能配合的年长儿可测口温,37 ℃为正常;小婴儿可测腋温,36~37 ℃为正常;肛温最准确,但对小儿刺激大,36.5~37.5 ℃为正常;用半导体体温计在颈动脉处测试半分钟即可显示体温,但太灵敏,波动太大。

(2)呼吸、脉搏:应在小儿安静时测量。年幼儿以腹式呼吸为主,故可按小腹起伏计数。呼吸过快不易看清者可用听诊器听呼吸音计数,还可用少量棉花纤维贴近鼻孔边缘,观察棉花纤维扇动计数。除呼吸频率外,还应注意呼吸节律及深浅。年幼儿腕部脉搏不易扣及,可计数颈动脉或股动脉搏动,也可通过心脏听诊测得。各年龄小儿呼吸、脉搏正常值见表5-2。

表5-2 小儿呼吸、脉搏范围(次/分)

年龄	呼吸	脉搏	呼吸∶脉搏
新生儿	40~45	120~140	1∶3
1岁以下	30~40	110~130	1∶3~1∶4
2~3岁	25~30	100~120	1∶3~1∶4
4~7岁	20~25	80~100	1∶4
8~14岁	18~20	70~90	1∶4

(3)血压:根据小儿不同年龄选择不同宽度的袖带,宽度应为上臂长度的2/3。袖带过宽测出的血压较实际值为低,太窄则测得值较实际值为高。年幼儿血压不易测准确。新生儿及小婴儿可用简易潮红法或多普勒超声诊断仪或心电监护仪测定。不同年龄小儿血压正常值可用公式推算:收缩压(mmHg)=80+(年龄×2),舒张压为收缩压的2/3。

3.皮肤和皮下组织 最好在明亮的光线下观察。健康小儿的皮肤红润饱满,营养不良及脱水的小儿皮肤松弛无光泽。此外,应注意皮肤颜色、弹性、紫癜、皮疹、色素沉淀、水肿等,以及毛发分布、指甲状态、皮下脂肪厚度。

4.淋巴结　全身浅淋巴结分布在耳前、耳后、枕部、颈部、腋窝、肘部、腹股沟等处。检查时,要注意大小、硬度、有无压痛,与周围组织有无粘连。是否融合,正常小儿的颈部、腹股沟淋巴结有时可触及。

5.头面部

(1)头颅:注意头颅大小,形态、颅骨缝是否闭合。囟门大小,有无凹陷和隆起,颅骨是否软化,枕部有无枕突;新生儿有无产瘤、血肿等。

(2)面部:观察有无特殊面容。

(3)眼:检查眼睑有无水肿、下垂,结膜有无充血、疱疹、乳头滤泡、瘢痕、分泌物,角膜是否透明,眼球运动是否灵活。有无斜视(婴儿在生后3个月内若有轻度斜视,以后可自行恢复正常)。

(4)耳:主要看外耳道有无渗出物(性质、颜色、气味),有无发炎症状及红肿、异物等。测试听力是否正常,必须注意检查鼓膜(有无穿孔、内陷等)。

(5)鼻:注意呼吸是否通畅,鼻腔有无分泌物,要注意有无息肉、鼻中隔偏歪等,大年龄儿童检查鼻旁边窦有无触痛。

(6)口腔及咽部:检查口腔要注意有无特殊气味、口唇颜色,有无唇裂及疱疹,口腔黏膜有无溃疡,腮腺管口有无红肿及渗出物,出牙数目,有无龋齿。齿龈有无红肿、出血、溢脓、注意舌质、舌苔、舌系带有无溃疡,是否过短。

咽部要注意有无疱疹、扁桃体大小、有无渗出物,咽后壁有无脓肿及分泌物等。

6.颈部　检查颈部要注意运动状况,有无斜颈、甲状腺有无肿大以及颈总淋巴结情况。

7.胸部

(1)胸廓:检查胸部首先看胸廓外形,两侧是否对称,有无鸡胸,漏斗胸、肋串珠、郝氏沟及"三凹"现象。

(2)肺:注意呼吸频率、节律,有无呼吸困难;触诊语颤有无改变;叩诊有无浊音、鼓音等;听诊呼吸音是否正常,有无啰音等。

(3)心:注意心前区有无隆起,心尖搏动是否移位;触诊有无震颤;叩诊心界大小;听诊心率、节律、心音,注意有无杂音等。

8.腹部　正常儿童的腹部平坦,站立时稍膨出。仰卧时稍凹陷,左右对称。因此检查时要注意腹部大小、形状、腹壁有无静脉曲张,有无压痛、肿块、腹水及肝脾肿大等,新生儿要特别注意脐部。正常婴幼儿肝脏可在肋缘下1～2 cm处触及,6～7岁后不应再摸到。

9.脊柱和四肢　小儿应特别注意有无"O"型或"X"形腿,手镯、足镯征等佝偻病体征。

10.会阴、肛门及外生殖器　观察有无畸形、肛裂,女孩阴道有无分泌物,男孩有无包皮过长、阴囊鞘膜积液、隐睾、腹股沟疝等。

11.神经系统　新生儿检查某些特有反射是否存在,如吸吮反射、握持反射、拥抱反射等;有些神经反射有其年龄特点,如新生儿和小婴儿腹壁反射、提睾反射较弱或不能引出,但跟腱反射亢进。

三、家庭评估

家庭评估包括家庭结构评估和家庭功能评估,是小儿健康评估的重要组成部分,因为小儿与其家庭成员的关系是影响其身心健康的重要因素。

(一)家庭结构评估

1. 家庭组成　应包括整个家庭支持系统。评估中应涉及父母目前的婚姻状况,是否有分居、离异及死亡情况,同时应了解患儿对家庭危机事件的反应。

2. 家庭成员的职业及教育情况　父母的职业包括目前所从事的工作、工作强度、工作地离居住地的距离、工作满意度以及是否暴露于危险环境等。父母的教育状况是指教育经历、所掌握的技能等。

3. 文化及宗教特色　此方面的评估应注重在家庭育儿观念、保健态度、饮食习惯等。

4. 家庭及社区环境　包括住房类型、居住面积、房间布局、安全性等。

(二)家庭功能评估

1. 家庭成员的关系及角色　评估有无偏爱、溺爱、冲突、紧张状态等。

2. 家庭中的权威及决策方式　评估父母的权力分工对家庭的影响。

3. 家庭中的沟通交流　评估孩子是否耐心倾听父母的意见,家庭是否具有促进小儿生理、心理和社会性成熟的条件。

4. 家庭卫生保健功能　评估家庭成员有无科学育儿的一般知识、家庭用药情况、对患儿疾病的认识、提供疾病期间护理照顾的能力等。

工作任务三　住院患儿的心理护理

◈学习主题

重点:各年龄阶段患儿对住院的反应。

难点:与住院患儿及其家长的沟通技巧。

住院会引发患儿的各种心理问题,患儿会沉默、哭泣,抵触各种治疗和护理程序,甚至剧烈反抗,拒绝配合治疗等。而曾有负性住院经历的患儿,再次入院后其心理问题往往表现得更为严重,表现为对治疗和护理难以配合,依从性差。不同年龄段的患儿对疾病的成因和后果、住院和各种治疗的理解有很大差异,了解各年龄段的患儿对疾病和住院的心理反应,有助于帮助患儿尽快适应疾病和和住院导致的变化,尽量避免患儿产生负性的心理反应。

一、住院患儿的心理反应与护理

(一)小儿对疾病的认识

1. 幼儿与学龄前期　此期小儿只注重疾病的现象,认为疾病是外在的事物,仅仅是使其身体感到不适,而不能从疾病的现象中找出原因,常将疼痛等感觉与惩罚相联系,对疾病的发展及预后缺乏认识。

2.学龄期　此期小儿具有一定的抽象思维能力,对疾病的病因有一定的认识。认为道德行为与病因有关,并能注意疾病的程度,开始恐惧身体的伤残和死亡,并往往与惩罚相联想。

3.青春期　此期小儿的抽象思维能力进一步发展,能够认识到疾病的病因,明确疾病与器官功能不良有关,对疾病的发生及治疗有一定的理解,并具有一定的自我控制能力。患儿往往焦虑、恐惧,并且常常夸大疾病的程度,产生对死亡的恐惧。甚至因不当的幻想而失眠,无法得到充分的休息。

(二)各年龄阶段患儿对住院的反应及心理护理

1.婴儿期

(1)对住院的反应:婴儿期是小儿身心发育最快的时期,对住院的反应随月龄增加而有所不同。

6个月以内的婴儿,如生理需要获得满足,一般比较平静,较少哭闹。婴儿出生2个月后,开始注视母亲的脸并微笑,母婴感情不断加深,而住院常使这一过程中断,同时,婴儿所需的外界刺激减少,感觉及运动的发育将受到一定影响。

6个月后婴儿开始认生,对母亲或抚育者的依恋性越来越强。对住院的主要反应是分离性焦虑(separation anxiety),即婴儿与其父母或最亲密的人分开所表现出来的行为特征,可有哭闹不止、寻找父母、避开和拒绝陌生人,亦可有抑郁、退缩等表现。

(2)护理要点:尽量减少患儿与父母的分离,多与患儿接触,呼唤其乳名,使之对护士从逐渐熟悉到产生好感,满足患儿的生理需要。对小婴儿特别要多给予抚摸、怀抱、微笑,提供适当的颜色、声音等感知觉刺激,协助进行全身或局部的动作训练,维持患儿正常的发育。向家长了解并在护理中尽量保存患儿住院前的生活习惯,可把患儿喜爱的玩具或物品放在床旁。通过耐心、细致的护理,使患儿感到护士像亲人一样爱自己,从而建立和发展信任感。

知识卡片:　　　　　　　　　　　　　**非营养性吸吮**

非营养性吸吮(non-nutrition sucking,NNS)是指婴儿口中仅放置安抚奶嘴让患儿进行吸吮动作,但并无母乳或者配方奶吸入。国内外多项研究证明非营养性吸吮能够减轻新生儿的疼痛反应。研究还发现,使用NNS不但可以使疼痛减轻,还能增加新生儿的体重,降低心率,使呼吸和胃肠功能改善,减轻烦躁,减少能量的消耗,提高氧饱和度,缩短住院时间。

NNS缓解疼痛的原因,目前认为是分散了婴儿的注意力,因为新生儿的口唇敏感,新生儿通过吸吮促进5-羟色胺释放而产生镇痛效果。NNS操作简便,无副作用,效果好,已被部分医院采纳作为操作常规来执行。

实施NNS时,一般于疼痛性操作前2~5 min将安抚奶嘴放入患儿口中,增加吸吮动作,操作过程保持安抚奶嘴在患儿口中,操作结束后5 min左右将安抚奶嘴取下。

2.幼儿期

(1)对住院的反应:幼儿对母亲的依恋变得十分强烈,对住院误认为是惩罚,因对医院环境不熟悉、生活不习惯,而缺乏安全感,并且害怕被父母抛弃,由此产生分离性焦虑。由于语言表达能力及理解力有限,使他们易被误解和忽视,从而感到苦恼。幼儿自主性开始发展,但住院往往使他们受到约束,因而产生孤独感和反抗情绪。各种心理反应,使患儿拒绝接触医护人员。具体表现为3个阶段。

1)反抗:哭闹,采用打、踢、跑等行为,寻找父母,拒绝他人的劝阻、照顾。

2)失望:因不能找到父母而悲哀、沮丧,对周围事物不感兴趣。部分小儿出现退化现象,即小儿倒退出现过去发展阶段的行为,如尿床、吸吮奶嘴和过度依赖等,这是小儿逃避压力常用的一种行为方式。

3)否认:长期与父母分离者可进入此阶段。即把对父母的思念压抑下来,克制自己的情感,能与周围人交往,以满不在乎的态度对待父母来院探望或离去。

(2)护理要点:鼓励父母陪伴及照顾患儿,尽量固定护士对患儿进行连续的、全面的护理。以患儿能够理解的语言讲解医院的环境、生活安排。了解患儿表达需要和要求的特殊方式,尽可能保持患儿住院前的生活习惯,尤其是睡眠、进食等。允许患儿表达自己的情绪,接受其退化行为,并向其父母作适当的解释。允许患儿留下心爱的玩具、物品和一些能引起回忆的东西如照片、家人讲的故事、唱歌的录音带等。运用语言与非语言沟通技巧,多与患儿交谈,以保持患儿语言能力的发展,达到互相理解。提供与患儿发育相适宜的活动机会,创造条件鼓励其表达自主性。

3.学龄前期

(1)对住院的反应:学龄前期小儿住院期间,迫切希望得到父母的照顾和安慰,如与父母分离,同幼儿一样会出现分离性焦虑,但因智能进一步发展,表现较温和,如悄悄哭泣、难以入睡,能把感情和注意更多地转移到游戏、绘画等活动中。此阶段患儿可有恐惧心理,缘于对陌生环境的不习惯,对疾病与住院的不理解,尤其惧怕因疾病或治疗而破坏了身体的完整性。

(2)护理要点:鼓励家长参与治疗和护理计划,关心、爱护、尊重患儿,尽快熟悉患儿。介绍病房环境及其他患儿,帮助其减轻陌生感。根据患儿病情组织适当游戏、绘画、看电视、讲故事等活动,通过活动,以患儿容易理解的语言,讲解所患的疾病、治疗的必要性,使患儿清楚疾病和住院治疗不会对自己的身体构成威胁;通过参与愉快的活动,帮助患儿克服恐惧心理,促进其正常的生长和发育。在病情允许时,给患儿自我选择的机会,鼓励他们参与自我照顾,以帮助树立自信心。

4.学龄儿对住院的反应及护理

(1)对住院的反应:学龄期小儿已进入学校学习,学校生活在他们心目中占有相当的位置,因住院而与学校及同学分离,会感到孤独,并担心学业落后。因对疾病缺乏了解,患儿忧虑自己会残疾或死亡;因怕羞而不愿配合体格检查;也有的患儿唯恐因自己住院给家庭造成严重的经济负担而感到内疚。由于此阶段患儿自尊心较强、独立性增加,所以,尽管他们的心理活动很多,但表现比较隐匿,可能努力做出若无其事的样子来掩盖内心的恐慌。

(2)护理要点:根据患儿的需要,并以患儿能理解的语言,提供有关疾病及住院的知识,解除患儿的疑虑,取得患儿的信任,密切护患间的关系。与患儿及其家长共同计划一日生活安排,只要情况允许,鼓励患儿尽快恢复学习,协助患儿与同学保持联系,交流学校及学习情况。进行体格检查及各项操作时,采取必要的措施维护患儿的自尊。提供自我护理的机会,发挥他们独立能力,引导他们安心、情绪稳定地接受治疗。

5.青春期

(1)对住院的反应:青春期少年的个性基本形成,住院后常常不愿受医护过多的干涉,心理适应能力加强但情绪容易波动,也易出现日常生活被打乱的问题。

(2)护理要点:运用沟通交流技巧建立良好的护患关系,增加患儿的安全感,亦使患儿充分表达其情绪反应。与患儿及其家长共同制定时间表,根据病情,安排治疗、学习、锻炼、娱乐活动等。对于长期住院的患儿,可在日历上标注特殊事件的日期和时间,如喜爱的电视节目、朋友或亲戚探视、节日及生日等,特别是治疗方面的变化。在执行治疗护理措施时,提供给患儿部分选择权,通过强调患儿的个人能力,否定不合作或消极行为,来强化患儿的自我管理能力。

二、家庭对患儿住院的反应及心理护理

(一)家庭对患儿住院的心理反应

1.父母对患儿住院的心理反应　小儿患病和住院打破了家庭的正常生活,尤其是当诊断不明确或病情比较严重时,家庭成员尤其是母亲受的刺激最大,她会将小儿患病归罪于自己的过失。目睹患儿遭受困扰对家长而言是极其痛苦的,并且由于对患儿的预后顾虑重重,家长可能会焦虑、担心,严重时会产生心理障碍,以至于影响生理功能。部分患儿病程长、预后不良、家庭缺少经济或社会的支持等,都增加了家长适应的难度。

2.兄弟姐妹对患儿住院的心理反应　对于有多个孩子的家庭,一个孩子的住院打破了其余孩子的生活娱乐习惯,家长们常全神贯注于患儿而忽视了他的兄弟姐妹。兄弟姐妹们可能会为过去与患儿打架或对其刻薄而感到内疚,并认为他们在引起患儿的疾病中起到了不好的作用。随着患儿住院时间的延长,家庭角色和日常生活的改变,兄弟姐妹可能会感到焦虑和不安,并可能妒忌患儿独占了父母的注意力。此时,恰当的心理支持,可帮助他们很好地应对这种改变。

(二)减轻家庭心理反应的护理措施

在住院过程中,医护人员与患儿家长的关系会影响家庭的氛围,进而影响患儿的康复。医护人员如果以热情、客观、理解、关心的态度与患儿家长传递各种信息,家长就会不同程度的减轻紧张、焦虑的心理,与医护人员建立信任的关系,减少家庭对患儿住院的不良反应,有利于医护工作的进行,更好的促进患儿的康复。因此,儿科护理应该是以家庭为中心的护理,通过优先考虑家庭的价值和需要、促进家庭合作、强化家庭整体的力量来为家庭提供支持。

1.对患儿父母的情感支持　对患儿父母的情感支持包括经常陪伴并与之沟通,接受父母语言和非语言信息。护士可通过陪伴患儿,让其父母有独处时间;或安排其他家庭成员探视,与家庭其他成员讨论,使患儿父母得到休息。护士也可以通过指导父母如何照顾患儿、照顾家庭等来减轻父母的责任;组织家长共同讨论孩子住院后的感受、体会和顾虑,为家长提供支持。护士还应提供机会让患儿父母表达悲伤、内疚、愤怒等情感。

2.对患儿兄弟姐妹的情感支持　对患儿兄弟姐妹提供恰当的心理支持,能使他们很好地应对因患儿住院而带来的家庭改变。直接措施包括:非传染性疾病允许兄弟姐妹或伙伴探视,并参与对患儿的护理;鼓励兄弟姐妹或伙伴和父母共同参与患儿的活动,如家庭聚餐或集体游戏等;通过集体讨论兄弟姐妹的感觉来评估他们的适应能力,并制定相应护理措施。间接护理包括:帮助父母理解、应对患儿兄弟姐妹所经历的反应。

3.对患儿家庭的信息支持　应为家庭提供信息支持,让家庭成员清楚的了解病情将会怎样、他们应该怎么做。护士还可通过回答家长的问题,帮助其了解患儿的情况。提供信息时,要注意因人而异,选择适当的时间和方法。

三、与住院患儿及其家长的沟通

沟通是儿科护理中的重要技能,通过沟通不仅能使护理人员完成有效的护理评估,而且可以帮助建立良好的护患关系。众多因素影响沟通过程,因而需要儿科护理人员掌握一定的沟通技巧,注意小儿年龄特征和发育特点,同时还应注意与家长的交流。

(一)小儿沟通特点

(1)语言表达能力差。不同年龄段的小儿,语言表达能力不同。

(2)缺乏认识、分析问题的能力。随年龄的增长,小儿对事物的认识逐渐从直觉活动思维和具体形象思维过渡到抽象逻辑思维。

(3)模仿能力强,具有很强的可塑性。

(二)与患儿的沟通

1.沟通途径　按照沟通的方式不同分为语言沟通和非语言沟通。前者是使用语言、文字或符号进行的沟通;后者是一种不使用言语,而在沟通中借助动作、手势、眼神、表情等来帮助表达思想、感情、兴趣、观点、目标及用意的方式。

2.沟通的原则　与小儿沟通的最根本原则是尊重,护士在与小儿交往过程中应一直坚持这一原则,并促使家长遵守。

(1)诚信:诚信使患儿感到安全,不可随意向患儿许诺,承诺的事情一定要实现。

(2)保护隐私:与患儿沟通需要保护其隐私,即使年龄小,也有其个人世界,他们需要宁静的自我空间进行想象。

(3)尊重情绪和情感变化:尊重患儿的情绪和情感变化对建立护患关系十分重要。小儿的情绪变化快,有时喜怒无常,应容许小儿在受伤时哭泣、在受挫时表达愤怒、尊重他们的情感并不意味着允许小儿的破坏性行为,而是要给予正确的引导,将攻击性行为转化为建设性游戏,或通过积极的语言沟通解决问题,以帮助他们学会控制情绪。

(4)循序渐进:患儿惧怕人际关系的突然变化,他们需要一个过程逐渐熟悉环境和其中的人。陌生人如果直接接近婴幼儿并交谈,常使他们感到恐惧,可通过游戏介导与他们逐渐熟悉。

3.沟通技巧

(1)语言沟通

1)主动介绍:初次接触患儿及家长时的自我介绍对进一步沟通具有重要意义。护士主动介绍自己的姓名、职责,了解患儿的姓名、年龄等信息可缩短彼此距离,增加亲切感。鼓励患儿主动自我介绍,调动患儿的积极性,更好地配合治疗和护理。

2)耐心倾听:沟通中护士应注意倾听,并与患儿交谈,小儿是"独特的群体",他们有自己的思想,成人应该关注他们的观点,了解小儿的真实意图和想法,不要轻易打断或过早作出判断。

3)合适的方式:护士应按照不同年龄阶段小儿语言表达能力的不同,采用其能理解的方式,适当的使用幽默感,帮助患儿缓解紧张情绪,掌握谈话时语言的质量如语气、音量大小、频率、顿挫等,以促进沟通交流的顺利进行。

（2）非语言沟通

1）亲切和蔼的态度:适当的触摸、亲切的情感、温和的表情可使患儿减轻伤痛,建立信任,增加主动交流。护士应有良好的情绪,经常微笑,利用怀抱、触摸等方式使患儿得到情绪上的满足。

2）平等尊重的体态:患儿年龄小、体格小,但仍要平等对待。患儿对非语言性交流高度敏感,谈话时应与其保持同一水平,并保持目光接触,促进交流。

3）游戏:护士应对游戏的内容、规则有所了解。要合理安排游戏,在组织游戏中,要考虑患儿的不同年龄与心理发展阶段,安排适当的、患儿感兴趣的游戏,加快沟通交流的过程。

4）绘画:绘画可以反映小儿复杂的心理状态。分析绘画技巧也是很重要的,注意分析画面中有无多处涂擦、重叠,画面中人物的位置及出现的顺序等。

（三）与患儿家长的沟通

健康评估不仅需要小儿的参与,还需要家长的配合。通过与家长的沟通可获得有关小儿的大部分信息,相关的健康指导也需要家长直接实施,或协助实施。在与家长的沟通中,护士可采用鼓励交谈、适当的沉默、倾听、集中主题、观察,并配合尊重、移情（感受他人的内心所想）、避免阻碍沟通等方法有效进行,充分理解家长。

拓展学习

小儿临终关怀

小儿临终关怀(hospice care)是指一种照护方案,为濒死的患儿及其家长提供缓和性和支持性照顾,以及患儿死亡后对家长的心理辅导。

医护人员应为临终患儿创造一个安静、舒适的良好环境,以耐心、细致的护理服务支持患儿,尽量减少患儿的痛苦,及时满足其心理、生理需要。允许其家长守护在旁边,参与适当的照顾,帮助患儿减轻死亡恐惧和焦虑等心理。结合10岁以后患儿对死亡的理解程度,认真面对患儿提出的死亡问题并给予回答,但避免给予预期死亡时间。随时观察患儿情绪的变化,提供必要的支持与鼓励。鼓励患儿交谈,使患儿建立起对护理人员的信赖,主动说出内心的感受和想法。护理人员应与家长一起努力,尽量满足患儿的要求,帮助患儿在最后的生命阶段建立最佳的心理状态。

复习导航

1.儿科医疗机构的设置和护理管理　小儿门诊→小儿急诊→小儿病房。

2.住院患儿的健康评估　健康史（一般情况、主诉、现病史、既往史、心理社会状况）→身体评估→家庭评估。

3.住院对患儿及其家庭的影响　住院患儿的心理反应与护理→家庭对患儿住院的反应及心理护理→与住院患儿及其家长的沟通。

考 点 检 测

一、选择题

（一）A1 型题

1. 儿科门诊的设置不包括

    A. 候诊室   B. 诊查室   C. 化验室   D. 治疗室   E. 配膳室

2. 儿科门诊预诊的主要目的是

    A. 提供包裹患儿及更换尿布的场所   B. 测量体温为就诊做准备

    C. 及时检出传染病   D. 使患儿尽快熟悉医院环境

    E. 预诊挂号,管理门诊的候诊秩序

3. 下列哪项是儿科病房特有的设置

    A. 盥洗室、厕所   B. 治疗室   C. 配膳室与配乳室

    D. 医护人员办公室   E. 病室之间采用玻璃隔壁

4. 儿科病房设置正确的是

    A. 医护人员办公室应设在病区入口处   B. 配膳室最好设在病房的中部

    C. 病房内设有儿童游戏室   D. 大病室设病床 8 张

    E. 病床间距为 1.5m

5. 下列哪项不是儿科抢救室的设置

    A. 人工呼吸机   B. 心电监护仪   C. 气管插管用具

    D. 供氧设施   E. 婴儿玩具箱

6. 住院患儿常见的心理反应不包括

    A. 恐惧   B. 兴奋   C. 抑郁

    D. 攻击性行为   E. 退行性行为

7. 入院护理常规的内容不包括

    A. 根据病情安排好床位   B. 按护理程序进行入院评估

    C. 告诫患儿不许将玩具带入病房   D. 介绍病区规章制度

    E. 24 小时内完成患儿的卫生处置工作

8. 室内需每日紫外线照射 2 次的是

    A. 普通病室   B. 危重病室   C. 新生儿病室   D. 配膳室   E. 治疗室

9. 3 个月以下住院患儿测体重应

    A. 每天 1 次   B. 隔天 1 次   C. 每周 1 次   D. 每周 2 次   E. 两周 1 次

10. 住院患儿剪指甲应

    A. 每周 2 次   B. 每周 1 次   C. 两周 1 次   D. 每月 1 次   E. 两个月 1 次

二、填空题

1. 小儿的病情观察,3 岁的小儿呼吸频律为_____次/分,脉搏_____次/分。

2. 2 岁以后小儿收缩压可按公式计算,收缩压 = _____ mmHg。舒张压为_____ mmHg。

3. 急诊抢救的五要素是人、医疗技术、_____、_____、_____。

三、问答题

1.儿科门诊、急诊、病房的设置有别于其他科室的要点是什么?

2.儿科病房管理中不容忽视的重要内容是什么?

3.小儿健康史采集应注意收集哪些方面的资料?

4.对住院婴儿应采取哪些护理措施?

5.住院幼儿有哪些心理反应及相应的护理措施?

6.住院学龄前患儿及学龄患儿的心理反应分别有哪些?

7.与小儿沟通的目的、途径及技巧有哪些?

(龙琼芳)

儿科护理技术操作

　　儿科护理呈现出和成人护理不同的专科特点,临床相关技术操作亦是如此,主要表现为年龄相关性、操作精确性等特点,因而对实施儿科护理临床技术操作的护理人员提出了更高的专业要求。秉承年龄相适应照护的儿科护理理念,本任务关于儿科护理技术操作的介绍,旨在为儿科临床实践提供最佳标准。

🛩 学习目标

知识目标:熟练掌握儿科护理技术的操作方法和注意事项;熟悉儿科护理技术操作的原理。

技能目标:能为小儿提供专业护理,有效完成儿科护理技术操作。

素质目标:具备儿科护理职业素养。

导学视频

工作任务一　小儿用药护理

❖学习主题

　　重点：小儿药量的计算，口服给药法、注射法的操作步骤。

　　难点：给药法、注射法的注意事项。

　　药物治疗是小儿综合治疗的重要组成部分，合理、正确的用药在治疗中起到关键作用。但由于小儿和成人不相同的解剖生理特点，且小儿病情多变，因此，对小儿用药必须慎重、准确、针对性强，能根据患儿年龄、疾病及病情选择合适的给药途径和药物剂型，做到合理用药。

一、小儿用药特点

　　1.对药物的代谢及解毒功能较差　　小儿肝肾功能及某些酶系发育不完善，延长了药物的半衰期，加大了药物的血药浓度及毒性作用。如氯霉素在体内可与肝内葡萄糖醛酸结合后排除，但新生儿和未成熟儿肝内葡萄糖醛酸含量小，使体内呈游离态的氯霉素较多而导致氯霉素中毒，产生"灰婴综合征"。

　　2.药物容易通过血脑屏障到达神经中枢　　药物进入小儿体内后，与血浆蛋白结合少，游离药物浓度高，通过血脑屏障容易引起中枢神经系统症状，使用中枢神经系统药物要谨慎，如小儿对吗啡类药物特别敏感，易产生呼吸中枢抑制。

　　3.药物的毒副作用有所差别　　小儿年龄不同，对药物的反应不同，3个月以内的婴儿谨慎使用退烧药，可使婴儿出现虚脱。8岁以内的小儿，特别是小婴儿用四环素容易引起黄斑牙。

　　4.受母亲用药的影响　　孕妇用药时，药物通过胎盘屏障，进入胎儿体内循环，对胎儿产生影响。乳母用药后，乳汁中的药物浓度不太高，但有些药物的浓度相当高可引起乳儿发生毒性反应，如苯巴比妥、地西泮等，要谨慎使用。抗癌药、抗甲状腺激素药等哺乳期要禁用。

　　5.易发生电解质紊乱　　小儿体液占体重的比例较大，对水、电解质的调节功能较差，对影响水、盐代谢和酸碱代谢特别敏感，比成人容易中毒，所以小儿运用利尿剂后易发生低钠或低钾血症。

二、小儿药物选用及护理

　　小儿用药应慎重选择，不可滥用。应根据小儿的年龄、病种、病情以及儿童对药物的特殊反应和药物的远期影响，有针对性地选择药物。

1. **抗生素的应用及护理** 严格掌握适应证,有针对性的使用。通常使用一种抗生素为宜,一旦滥用可引起二重感染,或细菌耐药性的发生,如小儿运用大量或多种抗生素,尤其是口服广谱抗生素时,容易发生鹅口疮。

2. **镇静药的应用及护理** 小儿有高热、过度兴奋、烦躁不安、频繁呕吐等情况,使用镇静药物可以使患儿得到休息,利于病情恢复。常用药物有苯巴比妥、水合氯醛等,使用时要观察小儿呼吸情况,防止发生呼吸抑制。

3. **镇咳、化痰、平喘药的应用及护理** 小儿呼吸道比较狭窄,发生炎症时黏膜肿胀,分泌物比较多,咳嗽反射较弱,容易出现呼吸困难。所以在呼吸道感染时一般不用镇咳药物,而是运用祛痰药或雾化吸入稀释分泌物,配合体位排痰,使之易于咳出。运用平喘药物要注意有无精神兴奋,惊厥等。

4. **泻药与止泻药的应用及护理** 小儿便秘应先调整饮食,可吃些蜂蜜、水果、蔬菜等,在十分必要时才使用缓泻剂。小儿腹泻时也应先调整饮食,补充液体。一般不主张使用止泻药,因为使用止泻药后虽然腹泻可以得到缓解,但是加重肠道毒素的吸收甚至发生全身中毒现象。

5. **退热药的应用及护理** 小儿疾病中发热多用对乙酰氨基酚退热,但剂量不可过大,用药时间不可过长,用药后注意观察患儿的体温和汗出情况,及时补充液体。复方解热止痛片对胃有一定的刺激,可引起白细胞的减少、再生障碍性贫血、过敏等不良反应,大量服用时会因出汗过多、体温骤降而导致虚脱,婴幼儿应禁用此类药物。

6. **肾上腺皮质激素的应用及护理** 严格掌握适应证,在诊断未明确时一般不用,以免掩盖病情,不可随意减量或停药,防止出现反弹现象。长期使用可抑制骨骼生长,影响水、电解质、蛋白质、脂肪代谢,降低机体免疫力,还可引起血压增高和库欣综合征。此外,水痘患儿禁用糖皮质激素,以免加重病情。

三、小儿药物剂量计算

儿童用药剂量较成人更应精确,可按下列方法计算。

1. **按体重计算** 多数药物已经给出每千克体重,每日或每次需要量,按体重计算量运用

每日(次)计量＝患儿体重(kg)×每日(次)每千克体重所需药量

患儿体重应按实际测的值为准。如计算结果超出成人剂量,则以成人量为限。

2. **按体表面积计算**(麻醉药、抗癌药常用)

每日(次)剂量＝患儿体表面积(m²)×每日(次)每平方米体表面积所需药量

小儿体表面积可按下列公式计算,也可按"小儿体表面积图或表"求得:

<30 kg 小儿体表面积(㎡)＝体重(kg)×0.035＋0.1

>30 kg 小儿体表面积(㎡)＝〔体重(kg)－30〕×0.02＋1.05

3. **按年龄计算** 方法简单易行,用于剂量幅度大,不需十分精确的药物,如营养类药物,如咳嗽糖浆。

4. **从成人剂量折算** 小儿剂量＝成人剂量×小儿体重(kg)/50

四、小儿给药方法

小儿给药的方法应以保证用药效果为原则,综合考虑小儿的年龄、疾病、病情,决定适当的剂型、给药途径,以排除各种不利因素,减少患儿的痛苦。

(一)口服法

是最常用的给药方法(图 6-1)。

【目的】

满足病儿治疗的需要,解除疾病所致的疼痛及不适。

【准备】

(1)护士准备:了解病情及患儿状况,了解药物的性能,服药方法和时间,操作前洗手。

(2)用物准备:治疗车、药杯、小勺、药品、药盘、治疗巾、药卡、研钵、搅棒(放于清洁冷开水瓶中)、小毛巾、小水壶内盛温开水、糖浆。

(3)环境准备:选择安静、整洁、光线适宜、温暖的环境。

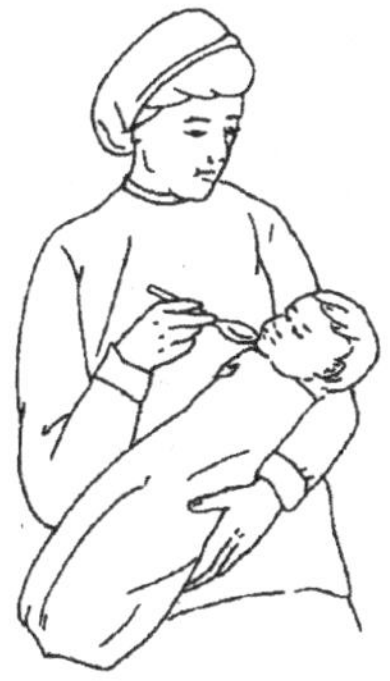

图 6-1　小儿口服给药法

【操作步骤】

(1)检查:配药时检查药物,保证药物未变质及过期。

(2)核对:将药车推入病房,核对床号、姓名、药名、剂量、浓度、用法、时间。

(3)取合适体位:将患儿抱起,围上饭巾。以左臂固定患儿的双臂及头部,不宜抱起者,抬高头部,面部稍偏向一侧。

(4)喂药:用小勺盛药液,从口角顺口颊慢慢倒入,小勺仍留在口中,待药液咽下后才取出小勺,以免将药吐出。若患儿不咽,可轻轻捏起双颊,使之吞咽,切勿捏鼻孔,以防呛咳。喂药后喂服少许温开水或糖浆水。

(5)整理:为患儿擦净口周,撤去饭巾。患儿体位舒适,观察服药后反应。

(6)清理用物:药杯清洗消毒,必要时作记录。

【注意事项】

(1)喂药时若同时服几种药物,苦药放最后,服后再喂少量糖水。

(2)不能吞咽药片、药丸的患儿,应将物研碎,用水浸泡。

(3)喂药时若出现恶心、呕吐应暂停喂药,轻拍后背或转移注意力,好转后再喂,以防呛咳、误吸。不能避免呕吐时,头偏向一侧。

(4)任何药物不能混于乳汁及食物中哺喂,喂药应在喂奶前或两次喂奶间进行,以免服药时呕吐将奶吐出。

(5)训练和鼓励幼儿及学龄儿童自愿服药。

(6)油剂如鱼肝油可直接地放在小儿舌上或口中。

(二)注射法

注射法奏效快,但对小儿刺激大。

【准备】

用物准备:治疗盘、注射器、药品、0.5%碘伏、棉签。

【操作步骤】

(1)定位:注射需要在能够容纳药物的有一定面积的肌肉组织中进行,一般选择臀大肌外上方,必须避开大的神经和血管。

(2)碘伏消毒皮肤。

(3)绷紧皮肤,快速进针。

(4)固定,抽回血,推药。

(5)拔针,干棉签按压针眼。

【注意事项】

年长儿注射时采用"两快一慢",即进针快、拔针快、注射慢;对不合作、哭闹挣扎的婴幼儿,可采取"三快"的特殊注射技术,即进针、注药及拔针快,以缩短时间,防止发生意外。静脉推注多用于抢救,在推注时速度要慢,并密切观察,勿使药液外渗。

(三)外用法

以软膏为多,也可用水剂、混悬剂、粉剂、膏剂等。根据不同的用药部位,可对患儿手进行适当的约束,以免因患儿抓、摸使药物误入眼、口而发生意外。

工作任务二　更 换 尿 布

◈学习主题

重点:操作过程中注意保护小儿的髋关节。

难点:更换尿布时的动作应轻快,尿布包扎应松紧合适。

【目的】

保持小儿臀部皮肤清洁、舒适,预防臀红。

【准备】

(1)护士准备:评估患儿,操作前剪指甲、洗手。

(2)用物准备:尿布、尿布桶,必要时备软毛巾、盆、爽身粉或消毒植物油。

(3)环境准备:温湿度适宜,避免对流风。

【操作步骤】

(1)携用物至床旁,拉下一侧床档,将尿布折成合适的长条形,放床旁备用。

(2)揭开小儿盖被,将污湿的尿布打开,观察大便性质,必要时留取标本送检。

(3)一手握住患儿的两脚轻轻提起,露出臀部;另一手用尿布洁净的上端将会阴部及臀部擦净,并以此角盖上污湿部分。

(4)取出污湿尿布,卷折污湿部分于内面,放入尿布桶内。

(5)如有大便,用温水清洗臀部,毛巾吸干水分。

(6)再一手握住并提起患儿双脚,使臀部略抬高,另一手将清洁尿布的一端垫于小儿腰骶部,用爽身粉或消毒植物油涂于臀下,放下双脚,由两腿间拉出尿布另一端并覆盖于下腹部,系上尿布带(图6-2)。

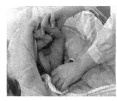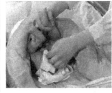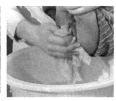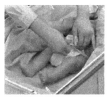

图6-2　更换尿布法

(7)整理衣服,盖好被子,拉好床档。

(8)洗手、记录。

【注意事项】

(1)选择质地柔软、透气性好、吸水性强的棉织品做尿布,或采用一次性尿布,以减少对臀部的刺激。

(2)更换尿布时的动作应轻快,避免暴露患儿上半身。

(3)尿布包扎应松紧合适,防止因过紧而影响患儿活动或过松造成大便外溢。

(4)若患儿较胖或尿量较多,可在尿布上再垫一长方形尿布增加厚度,女婴将加厚层垫于臀下,男婴则将加厚层放于会阴部。

工作任务三　婴儿沐浴

✧学习主题

重点:入盆时握持婴儿的方法,沐浴的整体顺序和局部顺序。

难点:沐浴过程中始终扶持好小儿,洗背部时左右手的转换。

【目的】

(1)使小儿舒适、皮肤清洁。

(2)促进小儿血液循环,协助皮肤的排泄和散热,活动肌肉和肢体。

(3)观察全身皮肤表现。

【准备】

(1)护士准备:了解小儿意识状态,测量体温,检查全身皮肤情况;操作前洗手。

(2)用物准备:大毛巾、小毛巾、婴儿衣服、纸尿裤、沐浴露、婴儿爽身粉、75%乙醇、鞣酸软膏、沐浴盆、水温计、温水(2/3满,水温在冬季为38~39 ℃,夏季为37~38 ℃,备水时水温稍高2~3 ℃)、婴儿磅秤。

(3)患儿准备:沐浴于喂奶前或喂奶后1 h进行,以免呕吐和溢奶。

(4)环境准备:关闭门窗,调节室温在27 ℃左右。

【操作步骤】

(1)物品按需摆放,将小儿抱置沐浴台上:解开包被、核对小儿床号、姓名、性别。

（2）脱衣：脱去衣服，保留尿布，检查皮肤、脐部有无污染、破损，用大毛巾包裹小儿全身，测量体重并记录。

（3）擦洗面部：抱起小儿，左手托住小儿枕部，左臂夹住小儿身体。先洗净脸部，用单层面巾由内眦向外眦擦拭眼睛，更换面巾部位以同法擦另一眼、耳、脸部（额头→鼻翼→面部→下颏），根据情况用棉签清洁鼻孔。

（4）清洗头部：用拇指和中指压住外耳道口，以防水流入耳内。用浴液少许搓成泡沫涂于新生儿头部，洗头、颈、耳后，以清水冲净并用毛巾擦干（图6-3）。

（5）入盆，清洗身体：移开大毛巾及尿布，左手握住小儿左肩及腋窝，使头枕于护士前臂，右手握住左腿靠近腹股沟处使其臀部位于手掌上，右前臂托住双腿，轻放婴儿于盆内（图6-4）。松开右手，用毛巾淋湿婴儿全身，将沐浴露涂于小儿身上，先涂颈、胸、腹、腋下、上肢，后涂抹腹股沟、臀部和下肢，注意皮肤皱褶处。在清洗过程中，护士左手始终握牢小儿，只在洗背部时，左右手交接小儿，使小儿头靠在护士右手臂上（图6-5）。

（6）出盆：洗毕，将小儿抱至沐浴台上，用大毛巾包裹全身并吸干水分，用棉签蘸水擦净女婴大阴唇及男婴包皮处污垢。有红臀可在臀部涂鞣酸软膏。在颈部、腋下和腹股沟等处，扑婴儿爽身粉。穿好衣服，兜好尿布，裹好包被，送回病床，再次核对。

（7）整理：清理用物，洗手、记录。

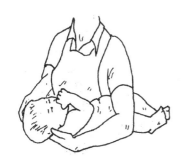 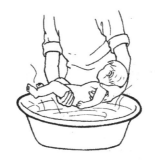 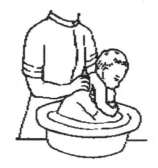

图6-3　婴儿洗头法　　　图6-4　入盆时握持婴儿方法　　图6-5　洗背部时扶持婴儿方法

【注意事项】

（1）盆浴时尽量减少小儿身体暴露，注意保暖，动作轻快，操作途中不可离开小儿。

（2）擦洗面部时禁用肥皂。耳、眼内不得有水或肥皂沫进入。

（3）对头顶部的皮质结痂不可用力清洗，可涂液状石蜡浸润，待次日轻轻梳去痂皮后再予清洗。脐部有分泌物可涂75%乙醇。

（4）注意观察全身皮肤情况，如发现异常及时报告医生。

工作任务四　婴儿游泳

◆学习主题

重点：婴儿头部始终在水面之上，勿损伤婴儿关节、皮肤、韧带。

难点:游泳操操作部位、手法、力度、方向准确。

【目的】

(1)促进婴儿生长发育,增加对食物的吸收。

(2)能加快婴儿免疫系统的完善,提高免疫力。

(3)能促进婴儿神经系统的发育,增加应激力。

【准备】

(1)护士准备:洗手、剪指甲。

(2)用物准备:水池(水温适宜 37～38 ℃)、一次性水袋、泳圈、脐带防水贴、水温表、基础治疗盘。

(3)环境准备:房间温暖安静,调节室温至 28 ℃左右,播放音乐。

【操作步骤】

(1)核对婴儿姓名,向家属解释游泳的目的,以取得配合。

(2)放一次性水袋于池中,加温水测量水温。

(3)测量婴儿颈围,选择适当的泳圈,检查泳圈有无破损,气囊充气。

(4)若为新生儿,则脐部贴好脐带防水贴。将泳圈从前到后套入婴儿颈部,扣好双重保险粘贴。

(5)将婴儿逐渐缓慢放入水中,做游泳操协助婴儿肢体伸展活动,每个动作做 4 个 8 拍。

1)肩关节:操作者双手握住婴儿的上臂,按节拍前后摆动上臂,小角度地做圆周和外展、内收运动(约 30°,注意不要牵拉)(图 6-6)。

2)肘关节:操作者双手握着婴儿的前臂,按节拍使肘关节屈、伸(大于 90°),操作者双手拇指放于肘关节窝中部,其余四指包绕肘关节,进行轻柔按摩(图 6-7)。

3)腕关节:操作者双手握住婴儿的腕关节,拇指放在婴幼儿手掌根部(大小鱼际肌处),示指及中指放在手背腕关节处,使其腕关节有节拍地屈、伸(50°～60°)(图 6-8)。之后,操作者双手拇指与其他四指前后握住上臂、前臂,上下左右进行轻柔按摩。

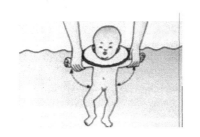
图 6-6　摆动上臂

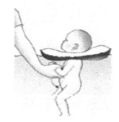
图 6-7　屈伸肘关节

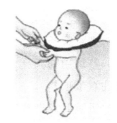
图 6-8　屈伸腕关节

4)髋关节:操作者双手握住婴儿大腿,按节拍上下摆动大腿约 40°角,之后做外展、内收运动,约 40°(图 6-9)。

5)膝关节:操作者双手握住婴儿小腿,有节拍地使膝关节屈、伸(70°～90°)(图 6-10)。

6)踝关节:操作者示指及中指放在婴幼儿足跟部前后,拇指放在对侧,使其踝关节有节拍地屈、伸(约 40°),之后操作者双手拇指与其他四指前后握住大腿、小腿,上下左右进行轻柔按摩(图 6-11)。

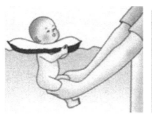
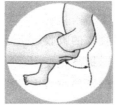
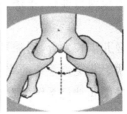

图 6-9　运动髋关节

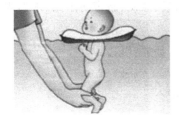
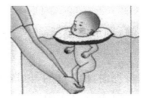
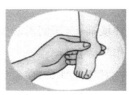

图 6-10　运动膝关节　　　　　　　　　　　图 6-11　运动踝关节

7)放松运动:操作者双手在水里摆动,让水产生波浪,孩子在监护人的保护下自由活动(图 6-12)。

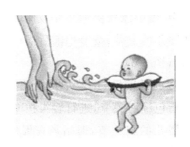

图 6-12　放松运动

(6)游泳毕,一手托住婴儿颈部,一手抓住婴儿双腿离开水池,在工作台上取下泳圈,擦干身体。若为新生儿,取下护脐贴,消毒脐部。穿衣。

(7)查对腕条、床头卡、放回婴儿床。

(8)整理用物。

【注意事项】

(1)饥饿时或进食后 1 h 不宜进行婴儿游泳。

(2)气囊充气不宜过饱(90%);动作轻柔,防水贴无皱褶,泳圈进行安全监测,保险粘贴牢固。

(3)注意保暖,防止受凉;医护人员应始终在旁呵护,婴儿头部在水面之上。

(4)根据婴儿在水中自主活动的程度、力度、范围,决定是否给婴儿做游泳操。操作应规范,注意操作部位、手法、力度、方向,勿损伤婴儿关节、皮肤、韧带。

工作任务五　婴儿抚触

◇学习主题

重点:抚触的态度亲切、力度适中,抚触的整体顺序和局部顺序。

难点:抚触时不断与婴儿交流。

【目的】

(1)促进婴儿的生长发育,增强免疫力,增进食物的消化和吸收,增加睡眠,减少婴儿哭闹。

(2)增强婴儿肌肉力量和关节灵活度。

(3)增强母婴情感交流,帮助婴儿获得安全感,发展对父母的信任感。

【准备】

(1)护士准备:衣帽整齐,洗手、戴口罩,修剪指甲,双手相互揉搓使双手温暖。

(2)用物准备:按摩油或爽身粉1瓶、浴巾1张、纸尿裤1张、鞣酸软膏或护臀霜1盒、婴儿衣物1套。

(3)婴儿准备:不宜太饱或太饿,最好在餐后半小时进行。

(4)环境准备:室内温暖、安静,可播放柔和的音乐。

【操作步骤】

(1)操作者洗净双手,将用物放置在床旁。

(2)选择合适的姿势,可以采取坐姿、跪姿、盘膝坐姿,最常用的是站立姿势。操作者双肩放松,背部挺直。

(3)倒少量婴儿润肤油于操作者手掌内,涂抹均匀,按头、胸、腹、四肢、手足及背部等依次进行抚触

(4)头部抚触(舒缓面部紧绷)——永远的微笑(图6-13)。

①两拇指指腹从眉间向两侧推止于两侧发际,自眉弓逐次向头部移动,直至抚触全额部皮肤。②双手拇指从婴儿下颌中央向面部两上侧滑动,呈"微笑"状。③两手掌面从前额发际抚触向脑后,并停止于两耳后乳突处,轻轻按压。

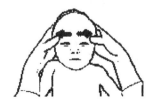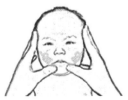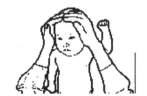

图6-13　头部抚触

(5)胸部抚触(顺畅呼吸循环)——交叉循环(图6-14)。

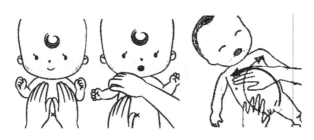

图 6-14　胸部抚触

两手分别从胸部的外下方(两侧肋下缘)向对侧的外上方交叉推进滑动,至两侧肩部,在胸部划一个大的交叉,避开乳腺。

(6)腹部抚触(有助于肠胃活动)(图 6-15)。

按顺时针方向按摩腹部,但是在脐痂未脱落前不要按摩该区域。

I:用右手在婴儿的右腹由上往下划一个英文字母"I"

L:再依操作者的方向由左至右划一个倒写的"L"

U:最后由左至右划一个倒写的"U"

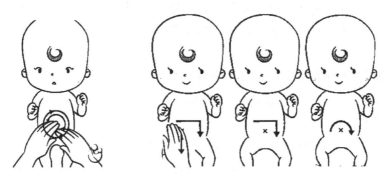

图 6-15　腹部抚触

(7)上肢(增加灵活反应)——挤挤捏捏反反复复(图 6-16)。

两手成半圆形交替捏住一只婴儿胳膊,从上臂到手腕轻轻挤捏。双手夹住小手臂,上下搓滚。在确保手部不受伤的前提下,用拇指从手掌心按摩至手指。

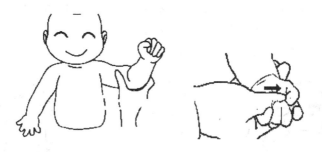

图 6-16　上肢抚触

(8)下肢(增加运动协调功能)(图 6-17)。

双手从一侧大腿至踝部轻轻挤捏。接下来双手夹住婴儿的小腿,上下搓滚。在确保脚踝不受伤害的前提下,用拇指从脚后跟按摩至脚趾。

(9)背部、臀部抚触(舒缓背部肌肉)(图6-18)。

婴儿呈俯卧位,双手轮流从婴儿头部开始沿颈顺着脊柱向下按摩。双手平行放在婴儿脊柱两侧,向外侧滑触,从上至下依次进行;双手示指与中指并拢从背部上端开始逐步向下渐至臀部滑动。两手示、中、无名指腹在婴儿臀部做环行抚触。

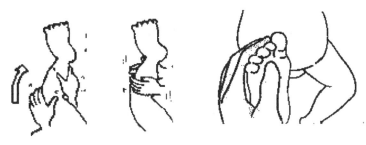

图 6-17 下肢抚触

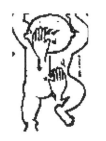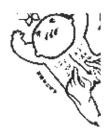

图 6-18 背部、臀部抚触

(10)活动四肢:在做完全身抚触、婴儿肌肉已完全放松时,可帮助婴儿活动各关节。伸展婴儿的四肢。主要动作为上肢的伸展和交叉,下肢的伸展和交叉。

> **学习贴士:** 婴儿抚触口诀
>
> 头部:展展眉;笑一笑;摸摸头。胸腹部:交叉胸;顺时针,旋转肚。
>
> 四肢:捏捏手;捏捏脚。背部:横摸背;竖摸背。
>
> 边按边数数,宝宝快长大。

【注意事项】

(1)注意保暖,以防着凉。

(2)抚触后抱婴儿时,防止手上的润滑油打滑而使婴儿滑脱。

(3)不宜在刚喂乳后或婴儿饥饿的情况下抚触。每次抚触不一定要做整套动作,根据婴儿情况选择进行抚触的部位。

(4)抚触时间一般为每次5～20 min。

(5)进行抚触时不断与婴儿交流。

(6)发热时,未明确原因之前暂不进行抚触。

工作任务六 配乳与喂乳

◈学习主题

重点:配乳法的顺序、奶和水的比例,喂乳时抱握小儿的方法、奶瓶放入小儿口中的方向,拍背排出咽下的空气。

难点:全日所需的牛乳、糖及水量的计算,鼻饲喂乳的操作。

一、配 乳 法

【目的】

为非母乳喂养的婴儿提供适宜的乳汁,满足营养需要,促进生长发育。

【准备】

(1)护士准备:换鞋、穿工作服、戴帽子、戴口罩、洗手。

(2)用物准备:乳筐、乳瓶、天平秤、大量杯、漏斗、搅拌棒、汤匙、消毒纱布、鲜牛乳或全脂乳粉或婴儿配方乳粉、白糖、温开水、广口容器等。

(3)环境准备:配乳室应光线充足、空气新鲜、整齐、清洁无菌,有防蝇防尘设备。

【操作步骤】

(1)核对:配乳卡日期、病室、床号、姓名、乳液种类、每次喂乳量及时间。

(2)计算:全日所需的牛乳、糖及水量。

(3)称量:秤出所需全日糖量,用量杯量出所需水量及牛乳量。

(4)配乳:将糖、水及牛乳分别倾注于广口容器内,并混合均匀。

(5)分装乳液:按婴儿一日哺乳的次数排列乳瓶,挂好床号牌,用量杯量出每次的乳量,通过漏斗置于乳瓶内,盖好瓶盖,置于瓶筐内。

(6)消毒:将装有乳汁的乳瓶及乳筐一起置于消毒锅内,加冷水入锅,加热煮沸不超过5 min。

(7)备用:将乳瓶从锅中取出,待凉后放入冰箱内备用。

(8)整理:配乳用具消毒后存放于橱柜中备用。

【注意事项】

(1)若为全脂奶粉,则按重量比1∶8(1 g 奶粉加8 g 水);或按容量比1∶4(1 匙奶粉加4匙水),加开水后调成乳汁,其成分与鲜牛乳相似。

(2)床号牌应注明床号、姓名、每次乳量及时间。

(3)锅内的水位至乳瓶高的1/3处。

(4)喂哺时用热水温热,不可再煮沸。

二、乳瓶喂乳法

【目的】

满足有吸吮能力及吞咽能力小儿的进食需要。

【方法】

(1)护士准备:穿戴整齐、戴口罩、洗手。

(2)用物准备:已装牛乳的乳瓶、无菌奶嘴、饭巾、托盘、镊子、记录单等。

(3)患儿准备:婴儿应是非母乳喂养者,且具有吸吮和吞咽能力。

(4)环境准备:室内应光线充足、安静,保持适宜温、湿度。

【操作步骤】

(1)取出温好的乳液,备齐用物,放于托盘内携至床旁。

(2)核对床号、姓名、乳液的种类、乳量及时间。

(3)操作者为小儿更换尿布,然后洗手、戴口罩。

(4)用镊子选择大小适宜的无菌乳头,按无菌操作的原则把乳头套在瓶口上。

(5)操作者右手将乳瓶倒转,先试乳液温度。滴1～2滴乳液于手背或手臂内侧以温热不烫手为宜。

(6)将小儿抱起,围好饭巾,操作者坐在凳上,小儿头部枕在操作者左臂上呈半卧位。不宜抱起者,将头部抬高、侧卧,以防溢入呛入气管。然后将乳瓶斜置,使乳液充满乳头,将乳头放在舌面上,让小儿含住乳头吸吮。

(7)喂毕将小儿抱起伏于肩上,轻拍后背,使咽下的空气排出,右侧卧位。

(8)整理用物,记录小儿进乳量及进乳情况。

【注意事项】

(1)1～3个月小儿选用乳瓶倒置时乳液能一滴一滴流出的奶嘴;4～6个月可选用乳液连续滴出的奶嘴;6个月以上应选用乳液呈线状流出的奶嘴。

(2)乳液要始终充满乳头,乳瓶颈不要压在小儿唇上。

(3)操作者在喂乳过程中要集中注意力,观察小儿吸吮能力及进乳情况。

(4)有呛咳时应暂停喂哺,轻拍其背,稍休息后再喂。

(5)倒掉剩余乳液,冲洗乳瓶及乳头并煮沸消毒10～15 min。

三、滴管喂乳法

【目的】

满足有吞咽能力而无吸吮能力或衰弱的患儿的进食需要。

【准备】

(1)护士准备:穿戴整齐、戴口罩、洗手。

(2)用物准备:已装牛乳的乳瓶、饭巾、消毒小杯1只、消毒滴管1只、记录单等。

(3)患儿准备:患儿应具有吞咽能力而无吸吮能力。

(4)环境准备:室内应光线充足、安静,保持适宜温、湿度。

【操作步骤】

(1)温好乳液。

(2)核对床号、姓名、乳液种类及乳量。

(3)更换尿布、洗手。

(4)测试乳液温度。

(5)抱起小儿,围好饭巾,喂食者坐在凳上,使小儿头部枕于其左臂上呈半卧位。

(6)用滴管吸乳,轻按下颌,滴1滴乳液在小儿口颊内,小儿有下咽动作后再滴下一滴。

(7)喂毕将小儿抱起伏于肩上,轻拍小儿后背。

(8)将小儿放回床上,取右侧卧位。

(9)整理用物,记录哺乳情况及进乳量。

【注意事项】

(1)检查奶有无变质。

(2)将乳汁滴在成人手腕腹面,无过热感为宜。

(3)每次滴入量视小儿吞咽情况而定,乳液切勿过多,以免呛咳。观察小儿面色、呼吸等情况,擦拭嘴边溢出的乳液。

(4)促使其将吞咽的空气排出,以免发生呕吐窒息。

(5)倒掉剩余乳液,冲洗乳瓶及乳头并煮沸消毒10~15 min。

四、鼻饲喂乳法

【目的】

为病情严重、口腔疾患、吸吮及吞咽能力较弱的早产儿,不能经口进食者提供所需营养。

【准备】

(1)护士准备:穿戴整齐、戴口罩、洗手。

(2)用物准备:奶液、奶牌、温开水、无菌持物镊、治疗巾、治疗碗、棉签、婴儿胃管、10 mL注射器、弯盘、听诊器、剪刀、手电筒、压舌板、盛有清水的水杯、治疗盘。

(3)患儿准备:患儿应是吸吮及吞咽能力较弱的早产儿。

(4)环境准备:室内应光线充足、安静,保持适宜温、湿度。

【操作步骤】

(1)核对患儿床号、姓名、住院号及奶牌。

(2)更换尿布,洗手,戴口罩。

(3)将配制好的奶液及其他用物携至床旁。若为母婴同室的患儿还应做好对患儿家属的解释工作。

(4)患儿取仰卧位,垫治疗巾于颌下,备好胶布。

(5)检查鼻腔或口腔黏膜有无炎症、受损,清洁鼻腔。

(6)检查一次性胃管有无漏气、过期,测量长度做好标记。

(7)戴手套,右手持镊夹住胃管,左手托住胃管,注意无菌操作原则,沿一侧鼻孔缓慢插入。

(8)检查胃管有无盘绕口腔中,并确定胃管进入胃内。

(9)测试奶液温度,滴1~2滴奶液于前臂下段内侧,以温热不烫皮肤为宜。

(10)用10 mL注射器抽吸奶液缓慢注入,完毕后注入2 mL温开水。将胃管尾端固定在合适部位。

(11)使患儿右侧卧位或头偏右侧,注意观察有无呕吐和溢奶现象。

(12)整理床单位。

(13)处理用物。洗手并记录进奶量。

【注意事项】

(1)鼻饲的患儿每日做好口腔护理,每日更换鼻饲注射器。每周更换胃管1次,并从另一侧鼻孔插入。

(2)插管时动作轻柔,鼻饲速度应缓慢、均匀,奶液温度适宜。

(3)每次鼻饲前要检查胃管是否在胃内,抽吸残留奶液并做好记录,鼻饲奶后注入少许温开水。

工作任务七　小儿约束

◈学习主题

重点:全身约束法。

难点:全身约束法二大毛巾的穿拉顺序。

【目的】

(1)为了限制患儿活动,确保诊疗、护理操作的顺利进行。

(2)保护意识不清、躁动不安患儿安全。

(3)保护伤口及敷料,以免抓伤或感染。

【准备】

(1)护士准备:评估患儿病情,向家长解释约束的目的和注意事项。

(2)用物准备:大毛巾或床单、小夹板、手足约束带、绷带、棉垫、2.5 kg重沙袋、布套。

【方法与步骤】

(一)全身约束法

方法一(图6-19)

(1)折叠大毛巾或床单,宽度以能盖住患儿肩至足跟部为宜。

(2)置患儿于大毛巾中间,操作者站在患儿右侧,将大毛巾紧裹患儿右侧上肢,躯干和双下肢,经胸、腹部至左侧腋窝处,将大毛巾整齐地压于患儿身下。

(3)再将大毛巾左侧边紧裹患儿左侧肢体,经胸压于右侧背下。

方法二(图6-20)

(1)折叠大毛巾(或床单),使宽度能盖住病儿由肩至脚跟部。

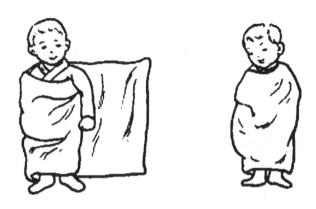

图 6-19　全身约束法一

（2）将病儿放在大毛巾一侧，以其多的一边紧紧包裹病儿手臂；连同肩部从腋下经后背到达对侧腋下拉出，再包裹对侧手臂，压至身下。

（3）将大毛巾另一边包裹病儿，经胸压于背下。

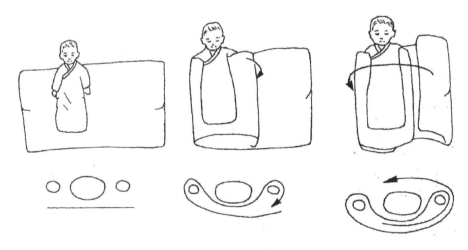

图 6-20　全身约束法二

（二）手足约束法

（1）约束带法：置患儿手或足于约束带甲端中间，将乙、丙两端绕手腕或踝部对折后系好，松紧度以手或足不易脱出且不影响血液循环为宜，将丁端系于床缘上（图 6-21）。

（2）双套结约束法：先用棉垫包裹手腕或踝部，再用宽绷带打成双套结，套在棉垫外稍拉紧，以既不脱出，又不影响血液循环为宜，然后将带子系于床缘上。

（3）夹板法：用于四肢静脉输液时约束腕关节或踝关节。在输液的肢体下放置一长度超过关节处，衬有棉垫的小夹板，用绷带或胶布固定。

（4）手套法：带并指手套，避免指甲抓伤皮肤或伤口。

（三）沙袋约束法

根据需要约束固定部位不同，决定沙袋的摆放位置（图 6-22）。

（1）固定头部，防止其转动时，用两个沙袋呈"人"字形摆放在头部两侧。

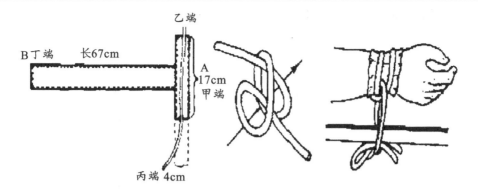

图 6-21　约束带法

（2）保暖，防止患儿将被子踢开，可将两个沙袋分别放在患儿两肩旁，压在棉被上。

（3）侧卧避免其翻身时，将沙袋放于患儿背后。

【注意事项】

（1）约束时向家长解释约束的原因、目的、时间等，并做好记录。

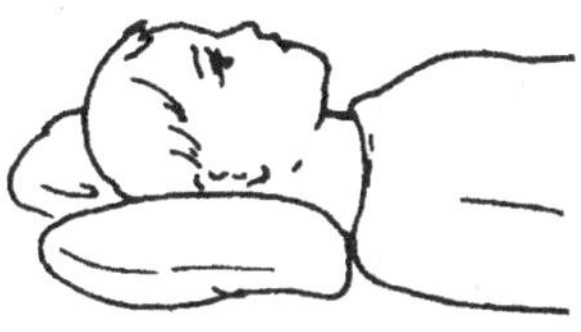

（2）包裹松紧适宜，避免过紧影响呼吸及血液循环，过松则失去约束意义。

图 6-22　沙袋约束法

（3）约束期间保持患儿舒适体位，随时注意观察约束部位皮肤颜色、温度，掌握血液循环情况。

（4）每 2 h 解开放松一次，并协助患儿翻身，若发现肢体苍白、麻木、冰冷时，应立即放松约束带，必要时进行局部按摩，以促进局部血液循环。

工作任务八　臀红护理

◆学习主题

重点：臀红的分度和预防，护理臀红时清洗臀部的方法、棉签涂药的方法。

难点：臀红暴露照射和涂药的先后顺序。

臀红是婴儿臀部皮肤长期受尿液、粪便和漂洗不净的湿尿布刺激摩擦或局部湿热（使用不透气的尿布）等引起皮肤潮红，溃破甚至糜烂及表皮剥脱，又称尿布皮炎。

一、根据臀红严重程度分类

1.**轻度**　主要为表皮潮红。

2.**重度**　又分为三度：Ⅰ度表现为局部皮肤潮红，伴有皮疹（图 6-23）；Ⅱ度除以上表现外,并有皮肤溃破、脱皮(图6-24);Ⅲ度局部大片糜烂或表皮剥脱,可继发感染。

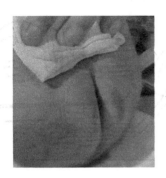

图 6-23 重 Ⅰ 度臀红

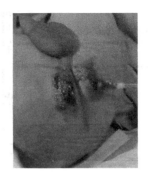

图 6-24 重 Ⅱ 度臀红

二、臀 红 护 理

【目的】

保持臀部皮肤干燥、清洁,减轻患儿疼痛,促进受损皮肤康复。

【准备】

(1)护士准备:评估患儿年龄和病情,向家长解释注意事项,操作前洗手。

(2)用物准备:尿布、面盆内盛温开水、小毛巾、尿布桶、棉签、药物(0.02%高锰酸钾、40%氧化锌油、5%鞣酸软膏、氧化锌软膏、鱼肝油软膏、康复新溶液、硝酸咪康唑霜等)、弯盘、红外线灯。

(3)环境准备:关上门窗,保持室内温湿度适宜。

【操作步骤】

(1)备好用物,按操作顺序将用物放于治疗车上,推至床旁,降下床栏杆。

(2)轻轻掀开患儿下半身盖被,解开污湿尿布,用上端清洁处的尿布轻擦会阴及臀部,对折尿布将污湿部分盖住并垫于臀下。

(3)用手蘸温水清洗臀部,用软毛巾吸干水分,取出污湿尿布,卷折放入尿布桶内。

(4)用清洁尿布垫于臀下,条件许可时将臀部暴露于空气或阳光下 10～20 min。

(5)重度臀红者男婴会阴部用尿布遮住,患儿侧卧,暴露出臀红的部位,烤灯置于臀部上方 30～40 cm 处。打开电源,用前臂内侧皮肤测试有温热感。用两手扶持患儿保持体位,照射 15～20 min(图 6-25)。

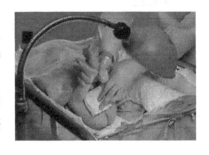

图 6-25 臀部暴露及照射

(6)暴露或照射后关闭电源,移开烤灯。将蘸有油类或药膏的棉签贴在皮肤上轻轻滚动涂药,用后的棉签放入弯盘内。

(7)给患儿松兜尿布,拉平衣服,盖好被子。

(8)整理用物并记录。

【注意事项】

(1)重度患儿所用尿布应煮沸,消毒液浸泡或阳光下暴晒以消毒灭菌。

(2)臀部清洗时禁用肥皂,并避免用小毛巾直接擦洗;暴露时应注意保暖,一般每日2～3次。

(3)照射臀部时必须有护士守候,避免烫伤;如果是男孩,用尿布遮住会阴部。

(4)酌情选择油类或药膏:轻度臀红涂40％氧化锌油或5％鞣酸软膏;重Ⅰ、Ⅱ度涂鱼肝油软膏;重Ⅲ度涂鱼肝油软膏或康复新溶液,每日3～4次;继发感染时,可用0.02％高锰酸钾冲洗并吸干,然后涂红霉素软膏或硝酸咪康唑霜(达克宁霜),每日2次,用至局部感染控制。涂抹油类或药膏时,不可在皮肤上反复涂擦,以免加剧疼痛和导致脱皮。

三、臀 红 预 防

(1)勤换尿布,保持臀部清洁干燥。

(2)腹泻患儿便后温水洗臀,拭干,可涂油保护。

(3)选用质地柔软吸水性强的棉织品做尿布,勿用油布或塑料布直接包裹患儿臀部。

(4)洗涤尿布应漂洗干净,避免肥皂沫残留。

工作任务九　颈外静脉穿刺术

◇学习主题

重点:操作者站在患儿头端,无菌原则,穿刺抽血的操作手法。

难点:选取穿刺点。

【目的】

取血标本,为诊断及治疗疾病提供依据。适用于婴幼儿或肥胖儿童。

【准备】

(1)护士准备:了解患儿病情、年龄、意识状态、心理状态,观察穿刺部位的皮肤及血管状况;根据患儿的年龄做好解释工作;操作前洗手、戴口罩。

(2)用物准备:治疗盘内盛一次性无菌注射器(5 mL或10 mL)、无菌镊子及泡镊筒(盛消毒溶液)、2％碘酊、70％乙醇、干棉球、棉签、胶布、无菌手套,做血培养时应备酒精灯、火柴。

【操作步骤】

(1)按全身约束法包裹患儿,取仰卧位放于治疗台上,肩齐台沿,头偏向一侧,肩下垫小枕。助手站在患儿足端,用两臂按住患儿身躯,两手扶着面颊与枕部,使头部稍垂于治疗台边沿下,以充分暴露颈外静脉(图6-26)。

(2)操作者站在患儿头端,选取穿刺点于下颌角和锁骨上缘中点连线之上1/3处,常规消毒皮肤后,戴无菌手套,左手示指压迫颈外静脉近心端,右手持注射器,待患儿啼哭静脉显露最清晰时于颈外静脉外缘针头与皮肤呈 30°沿血液回心方向进针,有回血后固定针头,抽取所需血量拔针(图 6-27)。

(3)用消毒干棉球压迫局部 2～3 min。检查局部无出血后,送回病室。血标本送检。

(4)安抚患儿,平整衣服,整理用物。

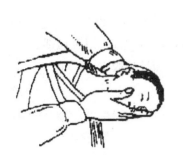

图 6-26　暴露颈外静脉

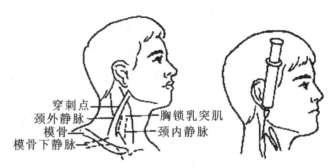

图 6-27　颈外静脉穿刺术示意图

穿刺点
颈外静脉
模骨
模骨下静脉
胸锁乳突肌
颈内静脉

【注意事项】

(1)做好患儿及家长解释工作,缓解其紧张情绪,操作前做到核对无误。

(2)有严重心肺疾病、新生儿、病情危重者以及有出血倾向的患儿禁用。

(3)固定体位后立即操作,以防头部下垂时间过长影响头部血液回流。

(4)要求操作者技术熟练。若穿破静脉会引起血肿、甚至压迫气管,妨碍呼吸。一旦局部静脉穿破,立即加压止血,待止血后更换对侧采血。

(5)严格执行无菌操作,防止感染。穿刺时应随时观察患儿面色和呼吸情况,发现异常立即停止操作。

工作任务十　股静脉穿刺术

◇学习主题

重点:操作者站在患儿足端,无菌原则,穿刺抽血的操作手法。

难点:选取穿刺点。

【目的】

采血标本,为诊断及治疗疾病提供依据,适用于婴幼儿。

【准备】

操作前准备同颈外静脉穿刺。

【操作步骤】

(1)清洗患儿会阴部及腹股沟区皮肤,换尿布。

(2)患儿仰卧,垫高穿刺侧臀部。助手站在头端,用双肘及前臂约束患儿躯干及上肢,两手分别固定患儿两腿使之呈青蛙状,即外展,外旋,其关节屈曲呈直角。

（3）操作者站在足端，常规消毒穿刺部位的皮肤和操作者左手的示指。

（4）穿刺（图6-28）。

1）垂直穿刺法：操作者左手示指在腹股沟中1/3与内1/3交界处触到股动脉搏动点，再次消毒穿刺点及术者手指，右手持注射器沿股动脉搏动点内侧0.3～0.5 cm处垂直刺入，感觉无阻力见回血后固定，抽足所需血量后拔针。

2）斜刺法：在腹股沟下1～3 cm处，针头与皮肤呈45°向股动脉搏动点内侧0.3～0.5 cm处向心方向刺入，其余操作同垂直穿刺法。

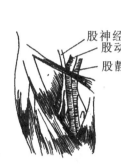
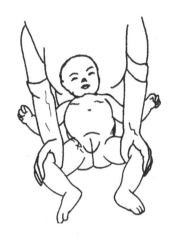

图6-28 股静脉穿刺术示意图

（5）拔针后立即用消毒干棉球加压止血3～5 min。确认无出血方可放松。将抽取的血液沿试管壁缓慢注入试管，送检。

（6）安抚患儿，平整衣服，整理用物。

【注意事项】

（1）有出血倾向或凝血功能障碍者禁用此法，以免引起出血不止。

（2）严格执行无菌操作，防止感染。

（3）穿刺前用尿布包裹好会阴部，以免排尿时污染穿刺点。

（4）若回血呈鲜红色，表明误入股动脉，应立即拔出针头，用无菌纱布压迫5～10 min，直到无出血为止。

（5）若穿刺失败，不宜在同侧多次穿刺，以免形成血肿，保护穿刺针孔勿被尿液污染。

工作任务十一　小儿头皮静脉输液

✧学习主题

重点：无菌原则，头皮静脉穿刺的操作手法。

难点：选取合适的穿刺静脉。

小儿头皮静脉极为丰富,分支较多,互相贯通交错成网,且静脉表浅易见,不滑动易固定,用头皮静脉输液便于保暖,不影响小儿肢体活动及其他诊疗和护理工作,最适用于新生儿、婴幼儿静脉输液。常选用额上静脉、颞浅静脉及耳后静脉等(图6-29)。

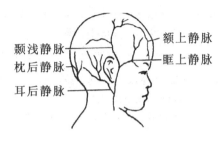

颞浅静脉　额上静脉
枕后静脉　眶上静脉
耳后静脉

图6-29 头皮浅静脉示意图

【目的】

(1)补充液体、营养,维持体内电解质平衡。

(2)使药物快速进入体内。

【准备】

(1)护士准备:了解患儿病情、年龄、意识状态、对输液的认识程度、心理状态,观察穿刺部位的皮肤及血管状况;根据患儿的年龄做好解释工作;操作前洗手、戴口罩。

(2)物品准备

1)输液器、液体及药物。

2)治疗盘:内置碘附、棉签、弯盘、胶布、头皮针、无菌巾内放已吸入生理盐水或10%葡萄糖10 mL的注射器。

3)其他物品:剃刀、污物杯、肥皂、纱布、治疗巾,必要时备沙袋或约束带。

(3)患儿准备:为小婴儿更换尿布,协助幼儿排尿,顺头发方向剃净局部毛发。

(4)环境准备:清洁、宽敞,操作前半小时停止扫地及更换床单。

【操作步骤】

(1)在治疗室内核对、检查药液、输液器,按医嘱加入药物,并将输液器针头插入输液瓶塞内,关闭调节器。

(2)携用物至患儿床旁,核对患儿,再次查对药液,将输液瓶挂于输液架上,排尽空气。

(3)将枕头放在床沿,使患儿横卧于床中央,必要时全身约束法约束患儿。

(4)如两人操作,则一人固定患儿头部,另一人穿刺。穿刺者立于患儿头端,消毒皮肤后,用注射器接头皮针,驱除气体后,一手绷紧血管两端皮肤,另手持针在距静脉最清晰点向后移0.3 cm处将针头沿静脉向心方向平行刺入皮肤,然后将针头稍挑起,沿静脉走向徐徐刺入,见回血后推液少许,如无异常,用胶布固定。

(5)取下注射器,将头皮针与输液器相连接,调节滴速,并将输液皮条弯绕于患儿头上适当位置,胶布固定(图6-30)。

(6)整理用物,记录输液时间、输液量及药物。

【注意事项】

(1)严格执行查对制度和无菌技术操作原则,注意药物配伍禁忌。

(2)针头刺入皮肤,如未见回血,可用注射器轻轻抽吸以确定回血;因血管细小或充盈不全而无回血者,可试推入极少量液体,如畅通无阻,皮肤无隆起及变色现象,且点滴顺利,证实穿刺成功。

(3)穿刺中主要观察患儿的面色和一般情况。

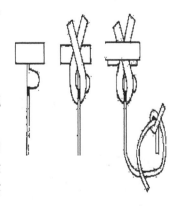

图6-30 固定针头方法

（4）根据患儿病情、年龄、药物性质调节输液速度，观察输液情况，如速度是否合适，局部有无肿胀，针头有无移动、脱出，瓶内溶液是否滴完，各连接处有无漏液，以及有无输液反应发生。

小儿头皮静脉与动脉的鉴别见表6-1。

表6-1　小儿头皮静脉与动脉的鉴别

特征	头皮静脉	头皮动脉
颜色	微蓝	深红或与皮肤同色
搏动	无	有
管壁	薄、易压瘪	厚、不易压瘪
血流方向	多向心	多离心
血液颜色	暗红	鲜红
注药	阻力小	阻力大，局部血管树枝状突起，颜色苍白，患儿疼痛，尖叫

工作任务十二　经外周导入中心静脉置管（PICC）

✧学习主题

重点：无菌原则、穿刺静脉送入导管的操作。

难点：留置静脉导管的维护。

经外周导入中心静脉置管（Peripherally Inserted Central Catheter，PICC）是由外周静脉穿刺插管，远端到达上腔静脉的方法。该技术是一种全新的中心静脉置管技术，操作快速简便、创伤小，减少了反复浅静脉穿刺给患儿带来的痛苦，为危重儿的药物治疗及长期输液提供了安全、可靠、有效的途径。

> **知识卡片：**　　　　　　　　　　　　　**PICC 导管**
>
> 　　PICC 是一种一次性无菌经外周穿刺中心静脉的导管，硅胶材料，柔软、弹性好，适用于进行中期至长期静脉输液治疗。它简化了中心静脉的穿刺过程，降低了中心静脉的穿刺风险和感染概率，延长了导管的留置时间，目前 PICC 导管已经成为发达国家和地区继中心静脉导管之后的又一种极其重要的输液途径和方式，为医护人员提供了更多种选择。

【目的】

（1）补充液体、营养，使药物快速进入体内。

（2）为危重患儿测量中心静脉压。

【准备】

（1）护士准备：了解患儿病情、年龄、意识状态、心理状态，观察穿刺部位的皮肤及血管状况;根据患儿的年龄做好解释工作;操作前洗手、戴口罩。

(2)物品准备:PICC穿刺包(包括套管针和硅胶导管)、输液器、5 mL 注射器、皮肤消毒剂、胶布、止血带、2 副无菌手套、生理盐水、肝素盐水稀释液(1 U/mL)、肝素帽、液体及药物。

(3)患儿准备:平卧,手臂外展呈 90°。因贵要静脉直粗、静脉瓣较少,为常用穿刺静脉。

(4)环境准备:清洁、宽敞,操作前半小时停止扫地及更换床单。

【操作步骤】

(1)使小儿放松,以确保穿刺时血管的最佳状态。

(2)扎止血带,消毒肘前区皮肤,戴无菌手套。

(3)一手绷紧皮肤,一手持穿刺针,穿刺时进针角度约 20°,在血管上方直刺血管,见回血降低角度再进少许,压迫导管尖端上方 1 cm 处之血管,退出针芯,送导管至预计长度,退出套管,导管外翼夹住导管紧贴皮肤,用透明贴膜覆盖固定。

(4)连接输液装置或用肝素帽封管。

【注意事项】

(1)严格无菌操作,注意观察 PICC 穿刺点有无红、肿、热、痛,液体渗出或硬结,发生静脉炎。

(2)每天用肝素生理盐水冲洗导管一次,抽血后应立即冲洗,每日更换输液器。

(3)保持导管牢固连接,注意预防空气栓塞。

(4)正确封管,输液后用生理盐水 10 mL 冲管再用稀释肝素封管。

(5)穿刺处用无菌透明膜固定,防止出血。透明膜应在导管置入第 1 个 24 h 更换,每两天换 1 次,如有污染、潮湿、脱落,随时更换。

(6)穿刺部位有炎症反应、疼痛和原因不明发热者应拔出导管。

(7)拔除导管应注意常规消毒穿刺点,无菌敷料覆盖,并稍加压迫 10 min。

工作任务十三　静脉留置管术

◇学习主题

重点:无菌原则,静脉留置管穿刺的操作手法。

难点:选取合适的穿刺静脉。

【目的】

(1)保持静脉通道通畅,便于抢救、给药等。

(2)减轻患儿痛苦。

【准备】

(1)护士准备:了解患儿病情、年龄、意识状态、心理状态,观察穿刺部位的皮肤及血管状况;根据患儿的年龄做好解释工作;操作前洗手、戴口罩。

(2)物品准备:治疗盘、输液器、液体及药物、头皮针、备不同规格的留置针、肝素帽、透明敷贴、消毒液、棉签、弯盘、胶布、治疗巾,根据需要备剃刀、肥皂、纱布、固定物。

(3)患儿准备:为小婴儿更换尿布,协助幼儿排尿,顺头发方向剃净局部毛发。

(4)环境准备:清洁、宽敞,操作前半小时停止扫地及更换床单。

【操作步骤】

(1)检查药液、输液器,按医嘱加入药物,并将输液器针头插入输液瓶塞内,关闭调节器。

(2)携用物至床旁,核对患儿,查对药液,将输液瓶挂于输液架上,备好留置针,排尽空气,备好胶布。

(3)铺治疗巾于穿刺部位下,选择静脉,扎止血带,消毒皮肤,再次核对。

(4)留置针与皮肤呈15°～30°刺入血管,见回血后再进入少许,保证外套管在静脉内,将针尖退入静脉内,将套管针送入血管内,松开止血带,撤出针芯,用透明敷贴和胶布妥善固定,连接输液装置,注明置管时间。

(5)调节滴速,再次核对,签字并交代患儿及家长注意事项。

(6)清理用物,洗手,记录。

【注意事项】

(1)选择粗直、弹性好、易于固定的静脉,避开关节和静脉瓣,选择头皮静脉穿刺应剃除穿刺部位毛发。

(2)在满足治疗前提下选用最小型号、最短的留置针。

(3)妥善固定,告知患儿及家长注意不要抓挠留置针,护士应注意观察。

(4)不应在穿刺肢体一侧上端使用血压袖带和止血带。

(5)用药后应正压封管,根据使用说明定期更换透明胶贴和留置针,敷贴如有潮湿、渗血应及时更换,发生留置针相关并发症,应拔管。

工作任务十四　婴幼儿灌肠

◈学习主题

重点:插入肛管动作轻柔。

难点:根据小儿年龄选用合适的肛管、决定灌肠液量。

【目的】

(1)刺激肠壁、促进肠蠕动,软化、清除粪便,排除肠胀气,减轻腹胀。

(2)肠道疾病的药物治疗

(3)为手术、检查做好肠道清洁准备。

(4)为高热患儿降温。

【准备】

(1)护士准备:了解患儿病情、意识状态、合作程度,测量生命体征,观察肛周皮肤情况;估计常见的护理问题;根据患儿的年龄,做好说服、解释工作;操作前洗手、戴口罩。

(2)物品准备

1)治疗盘:内置灌肠筒、玻璃接头、肛管、血管钳、大油布、治疗巾、弯盘、棉签、卫生纸、润滑剂、量杯、水温计。

2)输液架、便盆、尿布4块。冬季准备毛毯用于保暖。

3)灌肠液:常用0.1%~0.2%的肥皂水、生理盐水,溶液温度为39~41 ℃,用于降低体温时为28~32 ℃。

(3)患儿准备:灌肠前排尿。

(4)环境准备:关闭门窗,屏风遮挡,调节室温。

【操作步骤】

(1)备齐用物携至床旁,挂灌肠筒于输液架上,灌肠筒底距离床褥30~40 cm。

(2)将枕头竖放,使其厚度与便盆高度相等,下端放便盆。

(3)将大油布和治疗巾上端盖于枕头上,下端放于便盆之下防止污染枕头及床单。

(4)用大毛巾包裹约束患儿双臂后使其仰卧于枕头上,臀部放在便盆宽边上。解开尿布,如无大小便则用尿布垫在臀部与便盆之间,两腿各包裹一块尿布分别放在便盆两侧。

(5)连接肛管并润滑其前端,排尽管内气体,用血管钳夹紧橡胶管,将肛管轻轻插入直肠,婴儿2.5~4 cm,儿童5~7.5 cm,然后固定,再用一块尿布覆盖在会阴部之上,以保持床单的清洁。

(6)松开血管钳,使液体缓缓流入,护士一手始终扶持肛管,同时观察患儿一般状况及灌肠液下降速度。

(7)灌毕夹紧肛管,用卫生纸包裹后轻轻拔出,放入弯盘内,若需保留灌肠液,可轻轻夹紧小儿两侧臀部数分钟。

(8)协助排便,擦净臀部,取出便盆,为小婴儿系好尿布并包裹,使其舒适。

(9)整理用物、床单位,记录溶液量及排便性质。

【注意事项】

(1)根据小儿年龄选用合适的肛管:新生儿7~11号,婴儿9~12号,幼儿10~13号,儿童14~18号。

(2)根据小儿年龄决定灌肠液量。常见液量表见表6-2。

表6-2 不同年龄患儿灌肠液量

年龄	灌肠液量
6个月以下	50 mL
6个月~1岁	100 mL
1~2岁	200 mL
2~3岁	300 mL

(3)灌肠中注意保暖,避免着凉。

（4）液体流入速度宜慢，并注意观察小儿情况，如小儿疲乏，可暂停片刻后再继续，以免小儿虚脱；如小儿突然腹痛或腹胀加剧应立即停止灌肠，并与医生联系，给予处理。

（5）禁用清水灌肠，因在大量水分由肠道吸收的情况下，可引起水中毒。

（6）若为降温灌肠，液体应保留 30 min 后再排出，排便后 30 min 再测量体温并记录。

工作任务十五　温箱使用

◇学习主题

重点：监测患儿体温的时间间隔，箱内操作手法要熟练。

难点：不同出生体重早产儿温箱的温、湿度。

【目的】

（1）为婴儿创造一个温度和湿度均相适宜的环境，以保持患儿体温的恒定。

（2）为寒冷损伤综合征及体温不升的患儿复温。

【准备】

（1）护士准备：了解患儿的孕周、出生体重、日龄、生命体征、有无并发症等；估计常见的护理问题；操作前洗手。

（2）物品准备：婴儿温箱（图 6-31），检查其性能完好，用前清洁消毒。

（3）患儿准备：穿单衣，裹尿布。

（4）环境准备：调节室温（高于 23 ℃），以减少辐射散热；温箱避免放置在阳光直射、有对流风或取暖设备附近，以免影响箱内温度。

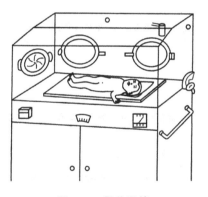

图 6-31　婴儿温箱

【操作步骤】

（1）入箱前准备：将箱温预热，以达到所需的温湿度。温箱的温湿度应根据小儿体重及出生日龄而定（表 6-3）。

表 6-3　不同出生体重早产儿温箱温湿度参数

出生体重	温度				相对湿度
	35 ℃	34 ℃	33 ℃	32 ℃	
1 000 g	初生 10 d 内	10 d 后	3 周内	5 周后	55%～65%
1 500 g		初生 10 d 内	10 d 后	4 周后	
2 000 g		初生 2 d 内	2 d 后	3 周后	
2 500 g			初生 2 d 内	2 d 后	

（2）入箱后护理

1）定时测量体温，根据体温调节箱温，并做好记录，在患儿体温未升至正常之前应每小时监测 1 次，体温正常后可每 4 h 测 1 次，注意保持体温在 36～37 ℃，并维持相对湿度。

2）一切护理操作应尽量在箱内进行，如喂奶换尿布及检查等，以免箱内温度波动。

（3）出箱条件

1）患儿体重达 2 000 g 或以上，体温正常。

2）在室温 24～25 ℃的情况下，患儿穿衣在不加热的温箱内，能维持正常体温。

3）患儿在温箱内生活了 1 个月以上，体重虽不到 2 000 g，但一般情况良好。

【注意事项】

（1）掌握温箱性能，严格执行操作规程，定期检查有无故障，保证绝对安全。

（2）观察使用效果，如温箱发出报警信号，应及时查找原因，妥善处理。

（3）严禁骤然提高温箱温度，以免患儿体温上升造成不良后果。

（4）工作人员入箱操作、检查、接触患儿前，必须洗手，防止交叉感染。

（5）保持温箱的清洁：①每天用消毒液及清水擦拭温箱内外，随脏随擦，每周更换温箱 1 次，以便清洁、消毒，要定期细菌培养；②空气净化垫每周清洗 1 次，如有破损，及时更换；③患儿出箱后，温箱应进行终末清洁消毒。

工作任务十六　婴儿光照

◇学习主题

重点：患儿佩戴护眼罩，更换体位和监测体温的时间间隔，监测血清胆红素变化，观察患儿精神反应及生命体征。

难点：出箱条件。

【目的】

光照疗法（phototherapy）是一种通过荧光照射新生儿高胆红素血症的辅助疗法，主要作用是使未结合胆红素转变为水溶性异构体，易于从胆汁和尿液中排出体外。

【准备】

（1）护士准备：了解患儿诊断情况、日龄、体重、黄疸的范围和程度、胆红素检查结果、生命体征、精神反应等；操作前戴墨镜、洗手。

（2）物品准备

1）光疗箱：一般采用波长 425～475 nm 的蓝光最为有效，也可用绿光、日光灯或太阳光照射。光亮度以单面光 160 W，双面光 320 W 为宜，双面光优于单面光。灯管与患儿皮肤距离 33～50 cm（图 6-32）。

2）遮光眼罩

（3）患儿准备：患儿入箱前须进行皮肤清洁，禁忌在皮肤上涂粉和油类；剪短指甲；双眼佩带遮光眼罩,避免光线损伤视网膜;脱去患儿衣裤,全身裸露,只用长条尿布遮盖会阴肛门部,男婴注意保护阴囊。

（4）环境准备:光疗最好在空调病室内进行。冬天注意保暖,夏天则要防止过热。

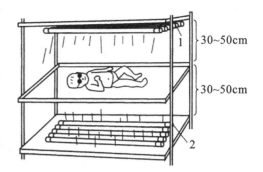

图 6-32　婴儿光疗

【操作步骤】

（1）光疗前准备:清洁光疗箱,接通电源,检查线路及灯管亮度,使温箱升至患儿适中温度,相对湿度 55%～65%。

（2）入箱:将患儿全身裸露,用尿布遮盖会阴部,佩戴护眼罩,放入已预热好的光箱中,记录开始照射时间。

（3）光疗:使患儿皮肤均匀受光,并尽量使身体广泛照射。若使用单面光疗箱一般每2 h更换体位 1 次,可以仰卧、侧卧、俯卧交替更换。俯卧照射时要有专人巡视,以免口鼻受压影响呼吸。

（4）监测体温和温箱变化:光疗时应每小时测体温 1 次或根据病情、体温情况随时测量,使体温维持在 36～37 ℃,根据体温调节箱温。若光疗时体温超过 38.5 ℃,要暂停光疗。

（5）出箱:一般情况下,血清胆红素<171 μmol/L(10 mg/dL)时可停止光疗。出箱前,先将患儿衣服预热,再给患儿穿好,切断电源,除去护眼罩,抱回病床,并做好各项记录。

【注意事项】

（1）保证水分及营养供给:光疗过程中,应按医嘱静脉输液,按需喂奶,保证水分及营养供给,记录出入量。

（2）严密观察病情:监测血清胆红素变化,以判断疗效;观察患儿精神反应及生命体征;注意黄疸的部位、程度及其变化,大小便颜色与性状,皮肤有无发红、干燥、皮疹,有无呼吸暂停、烦躁、嗜睡、发热、腹胀、呕吐、惊厥等;注意吸吮能力、哭声变化。若有异常须及时与医师联系,及时进行处理。

知识卡片:　　　　　　　　　　　　　　**青铜症**

青铜症(bronze baby syndrome)是指患儿照射光疗后数小时,皮肤、尿液、泪液呈青铜色。目前发现血清结合胆红素浓度超过 68.4 μmol/L(4 mg/dL)或有肝功能损害者不适合进行光疗,因可致青铜症。

"青铜"色素是胆绿素、胆褐素等,以结合胆红素增高明显的黄疸患儿,做光疗照射治疗后,结合胆红素更易氧化为胆绿素,引起青铜症。"青铜"色素不仅存于皮肤,血清、肝、脾、肾均有此色素,故在体内有"青铜"色素积留,但脑脊液和大脑并不受影响。由于小儿同时有肝脏损害,以致胆红素通过光氧化的产物不能自胆胆排出,是光疗引起本症的另一条件。

本病征目前尚无特殊疗法,但青铜色是无害的良性自然过程,可自行消退,对疾病的预后,精神及体格发育是无影响的。应针对引起胆红素增高的病因进行积极的治疗和积极的退黄等各项治疗。本病征预后良好,症状、体征可自行消退。

（3）保持灯管及反射板清洁,及时更换灯管,每天清洁灯管及反射板,蓝光灯管使用

300 h后其能量输出减弱 20%,900 h 后减弱 35%,因此灯管使用 1 000 h 必须更换。

(4)光疗箱的维护与保养:光疗结束后,关好电源,拔出插座,将湿化器水箱内水倒尽,作好整机的清洁消毒工作,有机玻璃禁用乙醇擦洗。光疗箱应放置在干净、温湿度变化小、无阳光直射的场所。

工作任务十七　小 儿 换 血

◇学习主题

重点:换血的指征,无菌操作,插管动作轻柔,操作过程密切观察患儿全身情况及反应,
　　　监测生命体征。

难点:控制换血的速度。

换血疗法(exchange transfusion)是抢救严重溶血患儿的重要措施。

【目的】

(1)换出血中胆红素,防止发生胆红素脑病。

(2)换出部分血中游离抗体和致敏红细胞,减轻溶血。

(3)纠正溶血导致的贫血,防止缺氧及心功能不全。

【换血指征】

(1)母婴有 ABO 血型不合或 Rh 血型不合,产前已明确诊断,出生时脐血总胆红素>68 mmol/L(4 mg/dL),Hb<120 g/L;伴水肿、肝脾肿大、心力衰竭者。

(2)生后 12 h 内胆红素每小时上升>12 μmol/L(0.75 mg/dL),或总胆红素已达到 342 μmol/L(20 mg/dL)者。

(3)不论血清胆红素高低,已有胆红素脑病早期表现者。

(4)早产儿或上一胎溶血严重者,尤其伴有缺氧、酸中毒等时,指征放宽。

【准备】

(1)护士准备:了解病史:明确诊断、出生日龄、体重、生命体征及一般状况。操作前洗手、戴口罩、穿手术衣。

(2)物品准备

1)血源选择:Rh 血型不合溶血者,应选用 Rh 血型与母亲相同、ABO 血型与患儿相同的血液,紧急或找不到血源时也可用 O 型血;母 O 型、子 A 或 B 型的 ABO 血型不合溶血者,最好用 O 型红细胞和 AB 型血浆的混合血,也可用抗 A、抗 B 效价不高的 O 型血或患儿同型血。换血量一般为 150 mL~180 mL/kg 体重(约为患儿全血量的 2 倍),应尽量选用新鲜血。

2)药物:10%葡萄糖液 1 瓶、生理盐水 2 瓶、25%葡萄糖液 1 支、10%葡萄糖酸钙 1 支利多卡因 1 支、肝素 1 支、20%鱼精蛋白 1 支、10%苯巴比妥 1 支、地西泮(安定)1 支、并按需要准备急救药物。

3)用品:医用硅胶管2根、小手术包1个、注射器及针头、静脉压测量管1支、三通管2个、换药碗及弯盘各2个、手套2~3对、1 000 mL搪瓷量杯1个、心电监护仪1台、远红外线辐射保温床1张、干燥试管数支、绷带、夹板、尿袋、碘附、换血记录单等。

(3)患儿准备:换血前4 h禁食或抽空胃内容物,进行静脉输液;术前半小时肌注苯巴妥。置患儿于辐射式保暖床上仰卧,贴上尿袋,固定四肢。

(4)环境准备:于手术室或消毒处理的环境中进行,维持室温在26~28 ℃。

【操作步骤】

(1)按常规消毒腹部皮肤(上至剑突,下至耻骨联合,两侧至腋中线),铺治疗巾,将硅胶管插入脐静脉,接上三通管,抽血测定胆红素及进行生化检查,测量静脉压后开始换血(图6-33)。

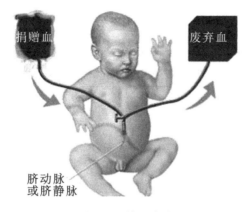

图6-33 换血疗法

(2)开始换血时,以每次10 mL等量进行交换,如患儿心功能良好,逐渐增加到每次20 mL,速度控制在每分钟24 mL/kg,匀速进行,对低体重儿、病情危重者,速度放慢。

(3)每换血100 mL,测静脉压1次,一般保持静脉压在0.588~0.785 kPa(6~8 cmH_2O)。

(4)换血完毕后拔出脐静脉导管,结扎缝合后消毒,用纱布压迫固定。

【注意事项】

(1)严格执行无菌操作,避免感染。

(2)插管动作轻柔,避免造成静脉壁及内脏损伤。

(3)抽血、注血速度均匀;注射器内不能有空气,每次注血时,都要抽回血,防止空气栓塞;换血过程中注射器必须经常用含肝素的生理盐水冲洗,防止凝血。

(4)换血过程中应注意患儿保暖,密切观察患儿全身情况及反应,注意皮肤颜色,监测生命体征,详细记录每次入量、出量、累积出入量以及心率、呼吸、静脉压等,及时处理意外情况。

(5)在换血开始前、术中、换血结束时均需抽取血样本,测定血胆红素,视需要检查生化项目,以判断换血效果及病情变化。

【换血后护理】

(1)密切观察病情,监测生命体征及血常规、血糖、胆红素等,注意黄疸消退情况,注意伤口有无出血。

（2）保持伤口局部清洁,大小便后及时更换尿布,伤口未拆线前不宜沐浴。必要时加用抗生素。

（3）换血后禁食6 h,开始试喂糖水,若吸吮正常无呕吐,可进行正常喂养。

拓展学习

输液泵

输液泵是一种能够准确控制输液滴数或输液流速的仪器,使药物能够速度均匀、药量准确并且安全地进入患儿体内发挥作用。输液泵还能提高临床给药操作的效率和灵活性,降低护理工作量。输液泵通常是机械或电子的控制装置,它通过作用于输液导管达到控制输液速度的目的。常用于需要严格控制输液量和药量的情况,如婴幼儿静脉输液或静脉麻醉时、应用升压药物和抗心律失常药时。

使用输液泵时,选择输液泵专用的输液导管,接通液体,排尽空气,夹闭导管;将输液泵固定在输液架上;打开泵门将输液导管按方向嵌入泵内关闭泵门;接通电源;设置输液程序(输注速度,输注量);按自动键开始输液,观察输液程序是否正确运行。用毕关闭自动键将输液针拔出,打开泵门取出导管,停止电源擦拭输液泵,放置备用。

复习导航

1. 小儿用药护理　小儿用药特点→小儿药物选用及护理→小儿药物剂量计算→小儿给药方法(口服法、注射法、外用法)。

2. 更换尿布法

3. 婴儿沐浴法

4. 婴儿游泳

5. 婴儿抚触

6. 配乳与喂乳法　配乳法→乳瓶喂乳法→滴管喂乳法→鼻饲喂乳法。

7. 约束法　全身约束法(方法一、方法二)→手足约束法→沙袋约束法。

8. 臀红护理法　根据臀红严重程度分类(轻度、重Ⅰ度、重Ⅱ度、重Ⅲ度)→臀红护理。

9. 颈外静脉穿刺术

10. 股静脉穿刺术

11. 小儿头皮静脉输液

12. 经外周导入中心静脉置管(PICC)

13. 静脉留置管术

14. 婴幼儿灌肠法

15. 温箱使用法

16. 光照疗法

17. 换血疗法　目的→换血指征→准备→操作步骤→注意事项→换血后护理。

考 点 检 测

一、选择题

(一)A1 型题

1.关于小儿药物治疗的注意事项,正确的是

    A.经常更换抗生素　　　　　　　　B.给药途径首选静脉点滴法

    C.注意避免滥用糖皮质激素　　　　D.感染性疾病首选抗生素治疗

    E.孕妇、乳母用药无需特殊注意

2.下列哪项不是光疗的副作用

    A.腹泻　　　　　B.皮疹　　　　　C.发热　　　　　D.青铜症　　　　　E.肝脾大

3.为降低高胆红素血症,防止或减轻核黄疸,简单而有效的方法是

    A.换血疗法　　　　　　　　　　　B.光照疗法　　　　　　　　　C.激素口服

    D.苯巴比妥口服　　　　　　　　　E.白蛋白静脉点滴

4.新生儿硬肿症复温措施中,效果最佳的是

    A.暖箱　　　　　B.热炕　　　　　C.电热毯　　　　D.热水袋　　　　E.恒温水浴

5.出生体重 1 000 g 的早产儿,生后 10 d 内暖箱温度(中性温度)最适宜的是

  A.32 ℃　　　　　B.33 ℃　　　　　C.34 ℃　　　　　D.35 ℃　　　　　E.36 ℃

6.小儿用药特点以下哪项不正确

    A.新生儿肝脏酶系统发育不成熟,影响药物的代谢

    B.新生儿肾小球滤过率及肾小管分泌功能差,使药物排泄缓慢

    C.新生儿可受临产孕母及乳母所用药物的影响

    D.某些激素类药物可影响生长发育

    E.新生儿胃肠道对药物吸收良好

7.有关小儿用药药物的选择,以下正确的是

    A.小儿发热时通常用阿司匹林退热

    B.婴幼儿发热时,应尽早应用退热药

    C.婴幼儿呼吸道感染咳嗽时,应首先使用镇咳药

    D.婴幼儿腹泻时,应尽早应用止泻药,以免病情加重

    E.小儿患水痘时严禁使用肾上腺皮质激素,以免加重病情

8.有关小儿给药方法,以下哪项不正确

    A.口服给药是临床最常用的给药方法

    B.注射法多用于急、重症及不宜口服药物的患儿

    C.肌内注射一般选择臀大肌外上方

    D.对哭闹挣扎的婴幼儿,可采取"三快"的特殊注射技术

    E.静脉推注多在抢救时使用,推注时速度要快,以争取时间,挽救生命

9.对臀红患儿正确的护理方法是

    A.便后用肥皂清洗臀部　　　　　　　　　　　B.避免用塑料膜或油布包裹尿布

    C.局部有皮疹者可涂激素类软膏　　　　　　　D.便后清洗臀部,并涂滑石粉

E.局部表皮剥脱者可涂抗生素软膏

10.重Ⅰ度臀红是指

    A.表皮潮红   B.表皮破溃   C.局部糜烂

    D.表皮潮红伴皮疹   E.表皮破溃伴皮疹

11.蓝光疗法的目的是

    A.降低血清胆红素   B.降低血清间接胆红素

    C.降低血清直接胆红素   D.减少血红细胞破坏

    E.降低血清尿素氮

12.下列哪项是腹泻患儿预防臀红最有效的护理措施

    A.禁食   B.更换尿布   C.大便后及时清洗臀部

    D.暴露臀部皮肤   E.臀部涂爽身粉

13.臀红患儿行烤灯时应注意避免

    A.使用 25～40 W 灯泡   B.灯泡距离臀部患处 30～40 cm

    C.照射时间持续 10～15 min   D.照射时有护士在场

    E.照射时在患处涂抹油膏

14.患儿 5 个月,因多日腹泻使其臀部皮肤潮红,局部清洗后涂药宜选用

    A.红霉素软膏   B.鞣酸软膏   C.1%龙胆紫(甲紫)

    D.硝酸咪康唑霜   E.硫酸锌软膏

二、填空题

1.光疗时采用波长_____的光线效果最好,灯管与皮肤的距离一般是_____。

2.小儿药物剂量的计算方法有_____、_____、_____、按成人剂量折算法。

三、名词解释

光照疗法

四、简答题

1.简述婴儿出暖箱的条件。

2.简述对光疗患儿护理时的注意事项。

3.简述使用温箱时的注意事项。

4.温箱温度、湿度的调控依据。

【参考答案】

一、选择题

1～5　CEBAD　　6～10　EECBD　　11～14　BCEB

二、填空题

1.425～475 nm　33～50 cm　2.按体重计算　按体表面积计算　按年龄计算

(曾丽娟　龙琼芳)

工作情境三
新生儿与新生儿疾病的护理

足月儿与早产儿的特点与护理

　　小儿从出生起到第 28 d 为新生儿期。我国历代医家对新生儿的护养非常重视,认为刚出生的孩子就像嫩草之芽、幼蚕之苗,肌肤娇嫩,抗病力弱,对外界环境需要逐步适应,所以特别需要谨慎抚养,精心护理。若稍有疏忽,极易患病,且多起病急骤,变化迅速,容易造成不良后果。新生儿开始面临生存的各种挑战,我们应如何科学护理新生儿? 如何帮助他们安全渡过人生中最脆弱的时期呢?

学习目标

知识目标:掌握正常足月儿和早产儿的护理措施;熟悉各种新生儿的定义、足月儿和早产儿的特点、新生儿特殊生理状态;了解新生儿分类。

技能目标:能识别足月儿和早产儿,能对正常足月儿和早产儿提供特殊护理。

素质目标:认识生命的意义。

思 考

　　刚出生的新生儿有哪些特点? 早产儿与足月儿有哪些不同? 该怎么护理呢?

多媒体课件

工作任务一　认识新生儿

◇学习主题

重点:新生儿根据胎龄、出生体重分类。

难点:高危儿的类别。

新生儿(neonates,newborns)是指从出生后脐带结扎至生后28 d内的婴儿。出生后7 d内的新生儿又称早期新生儿。新生儿既是胎儿的延续,又是人类发育的基础阶段。围生期是指产前、产时和产后的一个特定时期,我国围生期是指从妊娠满28周至出生后7 d这一段时期。国际上通常以新生儿死亡率和围产儿死亡率作为衡量一个国家卫生保健水平的标准。

新生儿的分类方法有以下几种。

一、根据胎龄分类

1.足月儿　指胎龄满37周至未满42周(260～293 d)的新生儿。

2.早产儿　指胎龄未满37周(<259 d)的新生儿。

3.过期产儿　指胎龄超过42周(≥294 d)以上的新生儿。

二、根据出生体重分类

出生体重是指初生1 h内体重。

1.正常出生体重儿　指出生体重为≥2 500 g,且≤4 000 g的新生儿。

2.低出生体重儿　指出生体重<2 500 g者。其中体重<1 500 g者,称极低出生体重儿,体重<1 000 g者,称超低出生体重儿或微小儿。低出生体重儿一般为早产儿和小于胎龄儿。

3.巨大儿　指出生体重>4 000 g者,包括正常和有疾病者。

三、根据体重和胎龄关系分类

1.适于胎龄儿　指出生体重在同胎龄儿平均体重的10～90个百分位者。

2.小于胎龄儿　指出生体重在同胎龄儿平均体重的第10个百分位以下的婴儿。有早产、足月、过期小于胎龄儿之分。胎龄大于37周但体重小于2 500 g的新生儿又被称为足月小样儿。

3.大于胎龄儿　指出生体重在同胎龄儿平均体重的第 90 百分位以上的新生儿。

根据出生体重和胎龄关系分类(图 7-1)。

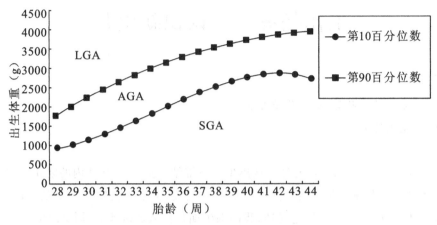

图 7-1　根据出生体重和胎龄分类

(摘自中国 15 城市新生儿体格发育科研协作组资料)

四、高　危　儿

高危儿(high risk neonate)指已发生或有可能发生危重疾病而需要密切观察的新生儿。以下情况可列为高危儿。

1.母亲有异常妊娠史的新生儿　如母亲有糖尿病病史、孕期阴道流血史、感染史、吸烟、吸毒、酗酒史及母亲为 Rh 阴性血型。

2.异常分娩的新生儿　如母亲有妊高征、先兆子痫、子痫、羊水胎粪污染、前置胎盘、各种难产、手术产如高位产钳、臀位抽出、胎头吸引、分娩过程中使用镇静和(或)止痛药物史及过去有死胎、死产史等。

3.出生时异常的新生儿　如出生时 Apgar 评分低于 7 分者、脐带绕颈、早产儿、小于胎龄儿、巨大儿、各种先天性畸形及疾病。

工作任务二　正常足月儿的特点与护理

❖学习主题

重点: 正常足月儿的特点及护理措施。

难点: 新生儿的特殊生理状态。

正常足月新生儿(normal full-term infant)是指胎龄满 37～42 周出生,出生体重 2.5 kg 以上,身长 47 cm 以上,无任何畸形和疾病的活产新生儿。

一、正常足月儿的特点

(一)外观特征

正常足月儿出生时哭声响亮,四肢屈肌张力高而呈屈曲姿态,皮肤红润,胎毛少,覆盖着胎脂;头发分条清楚;耳郭软骨发育好、轮廓清楚;乳晕明显,乳房可摸到结节;指甲长到或长过指端;足底皮纹多而交错。男婴睾丸降入阴囊、女婴大阴唇完全遮盖小阴唇。

(二)生理特点

1.呼吸系统　胎儿在宫内不需要肺的呼吸,但有微弱的呼吸运动。出生时经产道挤压,1/3肺液由口鼻排出,其余由肺间质毛细血管和淋巴管吸收,如吸收延迟,则出现湿肺。新生儿在第一次吸气后,肺泡张开。呼吸浅快,40～45次/分。新生儿胸腔较小,肋间肌较弱,胸廓运动较浅,主要靠膈肌运动,呼吸呈腹式。

2.循环系统　胎儿出生后血液循环发生巨大变化,脐带结扎,肺血管阻力降低,卵圆孔和动脉导管出现功能性关闭。心率波动较大,100～150次/分,足月儿血压平均9.3/6.7 kPa(70/50 mmHg)。

3.消化系统　新生儿消化道面积相对较大,有利于吸收。胃呈水平位,贲门括约肌发育较差,幽门括约肌发育较好,易发生溢乳和呕吐。新生儿肠壁较薄,通透性高,有利于吸收母乳中的免疫球蛋白,也易使肠腔内毒素及消化不全产物通过肠壁而进入血循环,引起中毒症状。生后12 h开始排出黑绿色胎粪,3～4 d排完,粪便转为黄绿色。如24 h未排胎粪者应检查是否有消化道畸形。

4.血液系统　新生儿在胎儿期处于相对缺氧状态,出生时血液中的红细胞和血红蛋白量相对较高,血容量85～100 mL/kg,与脐带结扎时间有关,脐带结扎延迟可从胎盘中多获得血容量。白细胞计数生后第1 d可达(15～20)×10⁹/L,3 d后明显下降,5 d后接近婴儿值。分类中以中性粒细胞为主,4～6 d中性粒细胞与淋巴细胞相近,以后以淋巴细胞占优势。

5.泌尿系统　足月儿24 h排尿,48 h未排尿者需检查原因。生后头几天内尿色深、稍混、放置后有红褐色沉淀,此为尿酸盐结晶,不需处理。新生儿尿稀释功能尚可,但肾小球滤过率低,浓缩功能较差,不能迅速有效地处理过多的水和溶质,易发生水肿或脱水症状。需要比成人多2～3倍的水。

6.神经系统　新生儿脑相对较大,重300～400 g,占体重10%～20%。生后具有觅食反射、吸吮反射、握持反射、拥抱反射、交叉伸腿反射的原始反射。正常情况下,生后数月这些反射可自然消失。若在新生儿上述反射消失或数月后仍存在均说明神经系统有病变。

7.免疫系统　新生儿的特异性和非特异性免疫功能均不够成熟。皮肤黏膜薄、嫩,易被擦伤;脐部为开放性伤口,细菌容易繁殖并进入血液;血中补体含量低,缺乏趋化因子,故白细胞吞噬能力差。新生儿通过胎盘从母体中获得免疫球蛋白IgG,因此不易感染一些传染性疾病,而免疫球蛋白IgA和IgM不能通过胎盘,易患呼吸道和消化道疾病。

8.体温　体温中枢发育不完善,调节能力差。皮下脂肪较薄,体表面积相对较大,散热比成人快4倍;体温易随外界温度而变化。新生儿产热主要依靠棕色脂肪的代谢,棕色脂肪分布在中心动脉(主动脉弓,颈动脉)附近,肩胛间区等处,通过去甲肾上腺素调节。

新生儿室内环境温度要适宜,室温过高时,通过皮肤蒸发和出汗散热血液易浓缩,出现脱水热;室温过低,产热不足,则出现新生儿寒冷损伤综合征。新生儿出生后 0.5~1 h 体温下降 1.5~2 ℃。如环境温度适中,体温逐渐回升,并在 36~37 ℃ 之间波动。

"适中温度"(neutral environment temperature,NET)又称"中性温度",指一种适宜的环境温度,在此温度下机体耗氧量最少,代谢率最低,蒸发散热量亦少,又能保证正常体温。新生儿适中温度与体重及日龄有关,正常足月新生儿穿衣、包裹棉被、室温维持在 24 ℃,便可达到中性温度的要求。

9.能量、水和电解质需要量　新生儿热量需要量取决于维持基础代谢和生长的能量消耗,在适中温度下,基础热量的消耗为 50~75 kcal/kg(209~314 kJ/kg),加上活动、特殊动力作用、大便丢失和生长需要等,每日共需热卡量约 100~120 kcal/kg(418~502 kJ/kg)。第一日需水量为 60~80 mL/kg,第二日为 80~100 mL/kg,以后每日增加 30 mL/kg,直至每日 150~180 mL/kg。足月儿钠需要量为每日 1~2 mmol/kg,出生 10 日内一般不需补钾,以后需要量为每日 1~2 mmol/kg。

二、新生儿的特殊生理状态

1.生理性体重下降　新生儿在生后数日内,因丢失水分较多,出现体重下降,但一般不超过 10%,生后 10 d 左右,恢复到出生时体重。

2.生理性黄疸　大部分新生儿在生后 2~3 d 即出现黄疸,5~7 d 最重,10~14 d 消退,一般情况良好,食欲正常。

3.生理性乳腺肿大　女足月新生儿出生后 3~5 d,乳腺可触到蚕豆到鸽蛋大小的肿块,因胎内母体的孕酮和催乳素经胎盘至胎儿体内,出生后这些激素影响突然中断所致,多于 2~3 周消退。

4.假月经　部分女婴在生后 5~7 d,可见阴道流出少量的血液,持续 1~3 d 后停止。是因母体雌激素在孕期进入胎儿体内,出生后突然消失引起,一般不必处理。

5.口腔内改变　新生儿上颚中线和齿龈切缘上常有黄白色小斑点,民间称"板牙""马牙",是上皮细胞堆积或黏液腺分泌物积留所致,又称"上皮珠",生后数周到数月逐渐消失,不需处理。新生儿面颊部的脂肪垫俗称"螳螂嘴",对吸乳有利,不应挑、割,以免发生感染。

6.新生儿红斑及粟粒疹　新生儿生后 1~2 d,在头部、躯干及四肢出现大小不等的多形性丘疹,称"新生儿红斑"(图 7-2),1~2 d 自然消失。也可因皮脂腺堆积在鼻尖、鼻翼、颜面部形成小米粒大小的黄白色皮疹,称为"新生儿粟粒疹",脱皮后自然消失(图 7-3)。

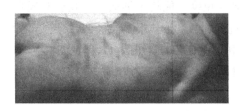
图 7-2　新生儿红斑(书末附彩图)

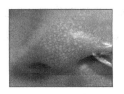
图 7-3　新生儿粟粒疹(书末附彩图)

三、新生儿的护理

（一）护理评估

评估新生儿父母及家族的健康状况，本次妊娠及分娩过程中母婴状况；新生儿出生后的一般状况等。

（二）护理诊断

1.有体温改变的危险　与体温调节中枢发育不完善有关。

2.有窒息的危险　与呛奶、呕吐有关。

3.有感染的危险　与新生儿免疫功能不足及皮肤、黏膜功能差、有脐部开放性伤口有关。

（三）护理措施

1.新生儿病室条件　病室干净、清洁、整齐，阳光充足、空气流通，温度 $22\sim24$ ℃，湿度 $55\%\sim65\%$。床与床之间的距离为 60 cm。条件许可还可设置血气分析室。

2.保持呼吸道通畅　新生儿出生后应迅速清除口、鼻分泌物，防止产生吸入性肺炎。经常检查清理鼻孔，保持呼吸道通畅。保持合适的体位，仰卧位时避免颈部前屈或过渡后仰；俯卧位时头偏向一侧，双上肢自然屈曲在头两侧，不可随意将物品放在新生儿口、鼻腔处或按压胸部。

3.保持体温稳定　新生儿体温调节中枢发育不健全，易受环境因素影响，因此，需要有足够的保暖措施。冬季需头戴绒帽，棉被包裹，外置热水袋，必要时放入婴儿培育箱中。每 4 h 测体温一次，监测体温变化，使新生儿身体处于耗氧量最少、蒸发散热量最少、新陈代谢最低的"适中环境"中。新生儿体温正常范围 $36.5\sim37.5$ ℃；分娩室室温应该在 $26\sim28$ ℃之间；母婴同室，室温在 $22\sim24$ ℃为宜。

4.喂养　出生后 30 min 左右可抱至母亲处给予吸吮。鼓励母亲按需哺乳。无法母亲哺乳时，首先试喂 $5\%\sim10\%$ 葡萄糖水 10 mL，吸吮及吞咽功能良好者，可给配方奶，每 3 h 一次。乳量根据婴儿耐受和所需热量计算，遵循从小量渐增的原则，以喂奶后安静、无腹胀和理想的体重增长（$15\sim30$ g/d，生理性体重下降期间除外）为标准。按时测量体重，了解新生儿的营养状况。

5.皮肤护理　新生儿出生后，可用消毒的植物油轻擦皮肤皱折和臀部，擦干皮肤给予包裹。每日沐浴 $1\sim2$ 次，沐浴室温度在 $26\sim28$ ℃，水温 $39\sim41$ ℃为宜。在喂奶前进行，达到减少皮肤菌落积聚和促进血液循环的作用。大便后用温水洗净臀部，或用婴儿护肤湿巾从前向后擦拭干净，并涂护臀膏。尿布不可过紧、过松，不宜垫橡胶单或塑料布。

脐部经无菌结扎后，逐渐干燥，残端 $1\sim7$ d 内脱落。每日检查脐部，并用 75% 乙醇消毒，保持局部皮肤干燥，防止感染造成脐炎。新生儿沐浴前，拿掉脐纱，脐部可以用清水洗。每天沐浴后，用消毒干棉签蘸干脐窝里的水及分泌物，再以棉签蘸酒精溶液消毒脐带残端、脐轮和脐窝。保持脐带干燥，不要用脐纱包扎脐带。脐带脱落后应继续用酒精消毒脐部直到分泌物消失。

6.预防感染　建立消毒隔离制度，完善清洗设施。入室时应更换衣、鞋，接触新生儿前后均应洗手，避免交叉感染。每日用紫外线进行空气消毒一次，每次 $30\sim60$ min。每月作空气培养 1 次。呼吸道与消化道疾病的患儿应分室居住，并定期对病房进行消毒处理。

7.预防接种 出生后2~3 d接种卡介苗;出生 1 d、1 个月、6 个月时,各注射乙肝疫苗一次。

8.健康教育 促进母子感情建立,提倡母婴同室和母乳喂养。宣传育儿保健常识,向家长介绍喂养、保暖、防感染、预防接种等有关知识。

9.疾病筛查 进行新生儿疾病筛查,如先天性甲状腺功能减低症、苯丙酮尿症等先天性代谢性疾病或遗传性疾病。

工作任务三 早产儿的特点与护理

◇学习主题

重点:早产儿的护理诊断和护理措施。

难点:早产儿的特点,正常足月儿与早产儿的外观比较。

一、早产儿的特点

(一)外观特征

早产儿(pre-term infant)体重大多在 2.5 kg 以下,身长不到 47 cm,哭声轻弱,颈肌软弱,四肢肌张力低下呈伸直状,皮肤红嫩,胎毛多,足底纹少,足跟光滑,外生殖器男婴睾丸未降或未全降,阴囊少皱纹,女婴大阴唇不能盖住小阴唇(图 7-4)。

学习贴士: 将正常足月儿与早产儿的外观特点进行比较如表 7-1。

表 7-1 正常足月儿与早产儿的外观特点

	足月儿	早产儿
哭声	响亮	轻微
肌力	四肢屈曲,有一定张力	颈肌软弱,四肢张力低下
皮肤	肤色红润,皮下脂肪丰满,胎毛少	薄而红嫩,胎毛多
头发	头发分条清楚	乱如绒线头
耳朵	软骨发育良好,直挺	软,缺乏软骨,可折叠
指甲	达到或超过指尖	未达指尖
乳腺	乳晕清楚,乳头突起,乳房可扪到结节	乳晕不清,乳腺结节不能触到
足纹	整个足底,较深	足底纹理少
外生殖器	男婴睾丸下降	男婴睾丸未或未全降,
	女婴大阴唇遮盖小阴唇	女婴大阴唇不能遮盖小阴唇

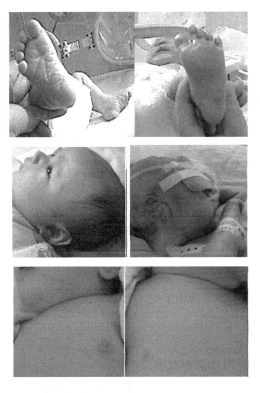

图 7-4　足月儿和早产儿外观特点

(二)生理特点

1.**呼吸系统**　早产儿呼吸中枢相对更不成熟,呼吸节律不规则,可发生呼吸暂停。呼吸暂停是指呼吸停止超过 15~20 s,或虽不到 20 s,但心率减慢<100 次/分,并出现发绀及肌张力减低。早产儿的肺部发育不成熟,肺泡表面活性物质少,易发生肺透明膜病。在宫内有窒迫史的早产儿更易发生吸入性肺炎。

2.**循环系统**　安静时,心率较足月儿快,平均 120~140 次/分,血压也较足月儿低。

3.**消化系统**　早产儿下食管括约肌压力低,胃底发育差,呈水平位,而幽门括约肌较发达,容易发生溢乳。各种消化酶分泌不足,胆酸分泌较少,不能将脂肪乳化,对脂肪的消化吸收较差,故以母乳喂养为宜,缺氧或喂养不当可引起坏死性小肠结肠炎。早产儿肝脏发育不成熟,肝葡萄糖醛酸转移酶活性较低,生理性黄疸出现的程度较足月儿重,持续时间也长。由于早产儿胎粪形成较少和肠道蠕动无力,胎粪排出延迟。

4.**血液系统**　早产儿白细胞计数较低为$(6~8)\times10^9$/L;大多数早产儿在第 3 周末出现嗜酸性粒细胞增多,持续 2 周左右。血小板数量较足月儿略低,维生素 K 储存量少,致凝血因子Ⅱ、Ⅶ、Ⅸ、Ⅹ活性较低。由于红细胞生成素水平低下,先天储铁不足,血容量迅速增加,"生理性贫血"出现早,胎龄越小,贫血持续时间越长,程度越重。

5.**泌尿系统**　早产儿的肾小管对醛固酮反应低下,肾脏排钠增多,易发生低钠血症。其血中的碳酸氢盐浓度极低,阴离子间隙较高,肾小管排酸能力有一定的限制,蛋白质入量增多时,易发生代谢性酸中毒。由于肾脏对糖的回吸收能力较低,当葡萄糖输入过多时,常有尿糖出现。

6.神经系统 神经系统的功能和胎龄有密切关系,胎龄越小,反射越差,早产儿易发生缺氧,而导致缺氧缺血性脑病发生。早产儿脑室管膜下存在发达的胚胎生发层组织,因而易导致颅内出血。

7.体温 早产儿体温中枢调节功能差,体表面积相对较大,皮下脂肪薄,容易散热,加之棕色脂肪少,无寒战反应,产热不足,保暖性能差,体温易随环境温度变化而变化。

8.其他 早产儿吸吮能力较弱,食物耐受力差,出生1周内热量供给低于足月儿。早产儿肾上腺皮质激素及降钙素分泌较高,终末器官对甲状旁腺素反应低下,易有低钙血症发生。同时,早产儿体内的特异性和非特异性免疫发育不够完善,免疫球蛋白含量较低,特别是分泌型 IgA 缺乏,易患感染性疾病。

二、早产儿的护理

(一)护理评估

评估早产儿的胎龄、出生体重及出生时有无异常状况;早产儿出生后的一般状况及对各种刺激的回应,生活的环境条件等。

(二)护理诊断

1.体温过低 与体温调节功能差有关。

2.不能维持自主呼吸 与呼吸中枢和肺发育不成熟有关。

3.营养失调:低于机体需要量 与吸吮、吞咽、消化吸收功能差有关。

4.有感染的危险 与免疫功能低下及皮肤黏膜屏障功能差有关。

(三)护理措施

1.早产儿居住环境 早产儿应与足月儿分室居住,室内温度应保持在 24～26 ℃,晨间护理时,提高到 27～28 ℃。相对湿度 55%～65%。病室每日紫外线照射 1～2 次,每次 30 min。每月空气培养 1 次。工作人员进入病室前应更换清洁工作服、鞋、洗手,保持病室清洁、干净、舒适、整齐、安全。室内还应配备婴儿培养箱、远红外辐射抢救台、微量输液泵、吸引器和复苏抢救设备。

2.适宜的保暖措施 应根据早产儿的体重及病情,给予不同的保暖措施,一般体重<2 000 g者,应尽早置于婴儿培养箱保暖,婴儿培养箱的温度与患儿的体重有关,体重越轻箱温应越高。体重>2 000 g 再放在婴儿保暖箱外保暖,维持体温在 36.5～37 ℃。因头部面积占体表面积20.8%,散热量大,头部应戴绒布帽,以降低耗氧和散热量;各种操作应集中,并在远红外辐射床保暖下进行,没有条件者,采取简易保暖方法,并尽量缩短操作时间。每日测体温 6 次,注意体温的变化,如发现异常,及时通知医生。

3.合理喂养

(1)开奶时间:出生体重在 1.5 kg 以上而无青紫的患儿,可出生后 2～4 h 喂 10%葡萄糖水 2 mL/kg;无呕吐者,可在 6～8 h 喂乳。出生体重在 1.5 kg 以下或伴有青紫者,可适当延迟喂养时间。

(2)喂奶量:喂乳量应根据消化道的消化及吸收能力而定,以不发生胃内潴留及呕吐为原则(表 7-2)。胎龄越小,出生体重越低,每次喂乳量越少,喂奶间隔越短,并且根据喂奶后有无腹胀、呕吐、胃内残留(管饲喂养)及体重增长情况调整(理想者每天增长 10～15 g)。

表 7-2　早产儿喂养量与间隔时间

出生体重(g)	<1 000	1 000～1499	1 500～1 999	2 000～2 499
开始量(mL)	1～2	3～4	5～10	10～15
每天隔次增加量(mL)	1	2	5～10	10～15
哺乳间隔时间(h)	1	2	2～3	3

(3)喂养方式:由于早产儿各种消化酶分泌不足,消化、吸收能力较差,但生长发育所需营养物质多,因此,最好用母乳喂养,无法母乳喂养者以早产婴配方奶为宜。因早产儿肾排酸能力差,牛乳中蛋白质和酪蛋白比例均高,可使内源性氢离子增加,超过肾小管的排泄能力,引起晚期代谢性酸中毒。

(4)喂养方法:有吸吮无力及吞咽功能不良者,可用滴管或鼻饲喂养,必要时,静脉补充高营养液。喂养后患儿宜取右侧卧位,并注意观察有无青紫、溢乳和呕吐的现象发生。

(5)评估:准确记录 24 h 出入量,每日晨起空腹测体重一次,并记录,以便分析、调整营养的补充。

4.维持有效呼吸　早产儿呼吸中枢不健全,易发生缺氧和呼吸暂停。有缺氧症状者给予氧气吸入,吸入氧浓度及时间,应根据缺氧程度及用氧方法而定,常用氧气浓度 30%～40%,经皮血氧饱和度维持在 85%～93%。吸氧时间不宜过长,或在血气监测下用氧,防止发生氧中毒。

5.预防出血　新生儿和早产儿易缺乏维生素 K 依赖凝血因子,出生后应补充维生素 K,肌内注射维生素 K$_1$,连用 3 d,预防出血症。

6.预防感染　足月儿和早产儿免疫功能不健全,应加强口腔、皮肤及脐部的护理,每日沐浴 1～2 次。脐部未脱落者,可采用分段沐浴。沐浴后,用 2.5%碘酒和 75%乙醇消毒局部皮肤,保持脐部皮肤清洁、干燥。每日口腔护理 1～2 次。制定严密的消毒隔离制度,工作人员接触患儿时,接触前、后均应洗手。严禁非本室人员入内,如人流量超过正常时,应及时进行空气及有关用品消毒,确保空气及仪器、物品洁净,防止交叉感染的发生。

7.密切观察病情　由于足月儿和早产儿各系统器官发育不成熟,因此,要求护理人员应具有高度的责任感与娴熟的业务技能,加强巡视,正确喂养,及早发现病情变化并及时报告医生作好抢救准备。

8.健康教育　帮助家长克服沮丧、悲观的情绪,建立积极态度配合治疗和护理,示范日常的穿衣、喂养、抱持、沐浴等护理方法,根据患儿不同病情安排出院后的复查和随访,按要求进行预防接种,监测生长发育状况。

拓展学习　　　　　　　发展性照顾

发展性照顾是一种适合每个小儿个体需求的护理模式。此模式可以促进小儿体重增加,减少哭闹和呼吸暂停的次数。此模式的护理目标是使小儿所处的环境与子宫尽可能的相似,帮助小儿以有限的能力适应宫外环境。当早产儿承受的压力太大时会出现呼吸暂停、呼吸急促、皮肤颜色改变、手指张开、双眼凝视,护士应尽量减少不良刺激,调暗灯光,使小儿侧卧或用长毛巾环绕小儿,提供非营养性吸吮,保持安静,集中操作,以促进早产儿体格和精神的正常发育。

复习导航

1. 新生儿分类 根据胎龄分类(足月儿、早产儿、过期产儿)→根据出生体重分类(正常出生体重儿、低出生体重儿、巨大儿)→根据体重和胎龄关系分类(适于胎龄儿、小于胎龄儿、大于胎龄儿)→高危儿。

2. 正常足月儿的特点与护理 正常足月儿的特点(外观特征、生理特点)→新生儿的特殊生理状态(生理性体重下降、生理性黄疸、生理性乳腺肿大、假月经、口腔内改变)→新生儿的护理(护理评估、护理诊断、护理措施)。

3. 早产儿的特点与护理 早产儿的特点(外观特征、生理特点)→早产儿的护理(护理评估、护理诊断、护理措施)。

考 点 检 测

一、选择题

(一)A1 型题

1. 足月儿是指

A. 胎龄＞28 周至 40 周的新生儿　　B. 胎龄＞28 周至＜37 周的新生儿

C. 胎龄≥37 周至＜42 周的新生儿　　D. 胎龄为第 37 周的新生儿

E. 胎龄＜38 周的新生儿

2. 过期产儿是指

A. 胎龄＞37 周至＜40 周的新生儿　　B. 胎龄＞37 周至＜42 周的新生儿

C. 胎龄＞40 周至＜42 周的新生儿　　D. 胎龄＞40 周以上的新生儿

E. 胎龄≥42 周的新生儿

3. 巨大儿出生 1 h 内体重超过

A. 1 000 g　　　B. 2 000 g　　　C. 3 000 g　　　D. 4 000 g　　　E. 5 000 g

4. 正常出生体重儿出生 1 h 内体重在

A. 1 000～2 000 g

B. 1 000～3 000 g

C. 2 000～4 000 g

D. 2 500～4 000 g

E. 2 500～5 000 g

5. 早产儿体温调节功能差,体温的维持主要依靠

A. 适宜的环境温度

B. 足够的母乳吸入

C. 自发的肢体活动

D. 肌肉的收缩产热

E. 棕色脂肪的产热作用

6. 中性温度是指

A. 肛温　　　　B. 腋温　　　　C. 皮温　　　　D. 体温　　　　E. 环境温度

7. 关于早产儿的特点,正确的是

A. 皮肤毳毛多

B. 足底纹理多

C. 乳腺有结节

D. 头发分条清楚

E. 指甲达到指尖

8. 正常足月儿宜在生后何时开奶

  A. 半小时   B. 1 h   C. 2 h   D. 3 h   E. 6 h

9. 在新生儿下列哪种现象为正常的

  A. 生后 24 h 后排胎粪   B. 生后 24 h 内发现皮肤黄疸

  C. 生后 36 h 心率 200 次/分   D. 生后 48 h 后排尿

  E. 生后 48 h 呼吸频率 44 次/分

10. 新生儿神经反射检查,下列哪项属正常的

  A. 颈强直阳性   B. 拥抱反射阳性   C. 握持反射阴性

  D. 吸吮反射阴性   E. 觅食反射阴性

11. 新生儿生理性体重下降,体重一般于生后何时恢复到出生体重

  A. 1 d 左右   B. 5 d 左右   C. 10 d 左右   D. 20 d 左右   E. 30 d 左右

12. 下列哪项不是新生儿特殊的生理状态

  A. 红臀   B. 马牙   C. 假月经   D. 乳腺肿大   E. 生理性黄疸

13. 关于新生儿的特点,正确的是

  A. 体液免疫功能较完善

  B. 肾小球滤过率高,浓缩功能好

  C. 消化道面积较小,肠壁通透性较差

  D. 呼吸较快,节律可不规则,心率波动大

  E. 体温调节中枢不健全,体表面积相对小,不易散热

14. 早产儿有呼吸暂停,主要是因为

  A. 膈肌位置高   B. 肋间肌肌力弱

  C. 肺泡数量相对少   D. 肺泡表面活性物质少

  E. 呼吸中枢相对不成熟

15. 母体的免疫球蛋白能通过胎盘转移给胎儿的是

  A. IgA   B. IgD   C. IgE   D. IgG   E. IgM

16. 早产儿病室适宜的温湿度为

  A. 温度 20 ℃,相对湿度 55%～65%   B. 温度 24 ℃,相对湿度 55%～65%

  C. 温度 24 ℃,相对湿度 40%～50%   D. 温度 30 ℃,相对湿度 40%～50%

  E. 温度 30 ℃,相对湿度 55%～65%

(二)A2 型题

17. 新生儿,生后半小时。出生体重 2250 g,皮肤毳毛多,头发细软、分条不清,乳腺无结节,
  足底光秃无纹理。此新生儿为

  A. 早产儿   B. 过期产儿   C. 正常足月儿

  D. 低出生体重儿   E. 早产儿、低出生体重儿

二、填空题

1. 新生儿根据胎龄分类,分为_____、_____、_____。

2. 出生体重不足_____称为低出生体重儿;不足_____称为极低出生体重儿;不足
  _____称为超低出生体重儿。

3.新生儿一般于生后_____小时内排出胎粪,约_____天排完。

4.足月儿出生时已具备的原始反射有觅食反射、_____、_____、_____、_____。

三、名词解释

1.围生期　　　　2.早产儿　　　　3.高危儿　　　　4.足月小样儿

5.生理性黄疸　　　6.生理性体重下降

【参考答案】

一、选择题

1～5　CEDDA　　6～10　EAAEB　　11～15　CADED　　16～17　BE

二、填空题

1.足月儿　早产儿　过期产儿　2.2 500 g　1 500 g　1 000 g　3.12　3～4

4.吸吮反射　拥抱反射　握持反射　踏步反射

（曾丽娟　叶　伟）

新生儿疾病患儿的护理

怀胎十月一朝分娩,离开妈妈安全的子宫,小宝贝要开始经受重重考验了。新生儿为适应分娩后生活环境的骤然改变,各系统特别是呼吸及循环系统均发生了显著的变化。由于生活和免疫能力薄弱,新生儿的发病率及病死率均较其他各年龄组为高,新生儿会因一些先天疾病和护理不当造成死亡,因此对新生儿的异常表现应引起特别注意。学习并掌握新生儿疾病的临床特点,做好新生儿疾病患儿的护理,让宝宝快乐成长!

◤ 学习目标

知识目标:掌握新生儿疾病的护理措施;熟悉新生儿重症监护及气道护理,熟悉新生儿疾病的临床表现、护理诊断;了解新生儿疾病的病因、发病机制、辅助检查、治疗原则。

技能目标:能配合进行高危新生儿的病情监护和急救护理,能对患病新生儿提供正确而有效的护理,挽救患儿生命。

素质目标:抢救患儿时沉着、冷静、细致、熟练,具备珍爱生命的良好品质。

工作任务一　新生儿重症监护及气道护理

◈学习主题

　　重点:新生儿重症监护的内容,气道护理。

　　难点:新生儿重症监护的对象。

◈思考

　　什么是新生儿重症监护? 监护内容有哪些? 气道护理的目的是什么? 方法有哪些?

导学视频

一、新生儿重症监护

　　新生儿重症监护室(neonatal intensive care unit,NICU)是治疗新生儿危重疾病的集中病室,是为了对高危新生儿进行病情的连续监护和及时有效的抢救治疗及护理而建立的,其目的是减少新生儿病死率,促进新生儿的生长发育。

　　(一)监护对象

　　(1)需要进行呼吸管理的新生儿,如急慢性呼吸衰竭,需要氧疗、应用辅助通气及拔管后24 h内的患儿。

　　(2)病情不稳定、需要急救的新生儿,如重症休克、反复惊厥、重症窒息者。

　　(3)胎龄<30周、生后48 h内,或胎龄<28周、出生体重<1 500 g的所有新生儿。

　　(4)大手术后,尤其是术后24 h内的患儿,如先天性心脏病、食管气管漏、膈疝等。

　　(5)严重器官功能衰竭及需要全胃肠外营养、换血者。

　　(二)监护内容

　　危重新生儿随时都有生命危险,除须认真细致观察病情外,还应利用各种监护仪器、微量快速的检测手段,进行连续不断的监护,以便及早发现病情变化,给予及时处理。

　　1.心脏监护　持续监测危重儿的心电活动,发现心率、心律及波形改变,如心率急剧增加或下降、各种心律失常等。心电监护仪的传感器是由3根皮肤生物电极组成,多数采用双极胸前导联,正、负、地极一般以不同颜色来区分,正极粘贴于左胸大肌下,负极粘贴于右锁骨下,地极粘贴于大腿或腋中线下胸部。

　　2.呼吸监护　①呼吸运动监护:常用阻抗法监测呼吸频率和呼吸波形,发出呼吸暂停警报等。某些呼吸暂停监护仪带有唤醒装置,在发出呼吸暂停警报的同时冲击婴儿足底,刺激呼吸。②通气量和呼吸力量监护:应用双向流速和压力传感器连接于呼吸机管道,持续监测机械通气患儿的气体流速、气道压力,以便准确指导通气参数的调节,并减少并发症的发生。③经皮氧饱和度、心率、呼吸描记仪:同步描记瞬时心率、呼吸和经皮氧分压曲线,并以数字显示心率和呼吸频率,有报警系统。

3.**血压监护**　包括直接测压法和间接测压法。①直接测压法(创伤性测压法):是经动脉(脐动脉)插入导管,并接通传感器,由传感器将压力转换为电信号,经处理在荧光屏上连续显示血压波形及血压平均值。此法较为准确,但操作复杂,并发症多,仅在周围灌注不良时应用;②间接测压法(无创伤性测压法):用传统的气囊袖带束缚上臂,接传感器,经处理显示收缩压;或使用血压测定仪,以特制袖束缚上臂,测出收缩压、舒张压、平均压和心率,能根据需要定时测量,方法简便。

4.**体温监护**　将新生儿置于已预热的远红外辐射台上或暖箱内,以体温检测仪监测患儿体温。体温监测仪通过预设定理想的皮肤温度反馈式地调节抢救台或暖箱的输出功率,以维持患儿的皮肤温度在设定的范围之内。体温监测的探头务必妥善固定,以防发生烫伤。

5.**经皮血气监护**　方法是将氧电极紧贴于皮肤上加温,使局部微循环血管扩张,用微型电极直接测出通过半透膜进入电极内的 PaO_2 和 $PaCO_2$,当周围循环灌注正常时,经皮氧分压($TcPO_2$)能基本反映血中的 PaO_2 水平。注意局部皮肤的护理,防止压疮和烫伤。

6.**微量血液生化监测**　包括电解质、胆红素、血糖、肌酐等。

7.**影像学检查**　条件较好的 NICU 可配备移动式 X 线机、超声仪以随时监测患儿的心、胸、腹、脑部情况,为治疗方案的制订提供准确的信息。

二、气 道 护 理

对新生儿加强气道护理的目的在于改善机体供氧。保证生理需要的通气量,减少交叉感染,促进患儿康复。

(一)环境要求

理想的室内温度为 22～24 ℃,相对湿度为 55%～65%。空气过于干燥可引起呼吸道分泌物干稠,不易排出。气道黏膜纤毛功能受损易导致呼吸道不畅。

(二)体位

患儿头部稍后仰,如头部过度后仰或前倾,压迫腭下部的软组织,或进行操作时随意将物品遮盖于患儿头部或置于其胸部,均可造成患儿气道受压或通气不良。

(三)胸部物理治疗

1.**翻身**　适用于有呼吸疾病患者,目的是预防或治疗肺内分泌物堆积,促进受压部位的肺扩张,一般要求每 2 h 1 次。

2.**拍击胸背**　适用于肺炎、肺膨胀不全、气管插管后患儿。但颅内出血、心力衰竭及无炎症者不主张进行。其目的是通过胸壁的震动,促进肺循环,并使小气道内的分泌物松动,易于进入较大的气道,有助于吸痰。方法:半握空拳法或使用拍击器,从外周向肺门轮流反复拍击,使胸部产生相应的震动。拍击的速度与强度视患儿具体情况而定,一般新生儿的拍击速度为 100 次/分。

(四)气道吸痰

1.**鼻烟部吸引**

(1)目的:清出口、鼻、咽部的分泌物,保持气道通畅;刺激产生反射性咳嗽,使分泌物松动,有利排痰。

（2）适应证：口、鼻有奶块或呕吐物积聚；胸部物理治疗或雾化后；喉部或肺部听诊有痰鸣音者。

（3）操作注意点

1）操作前洗手,戴手套,患儿取侧卧或头转向一侧。

2）选择合适的吸引器,调节好吸引器的压力,一般新生儿压力<100 mmHg(13.3 kPa),以能够吸出分泌物的负压力为合适,不宜过高,以免损伤黏膜。

3）先吸引口腔,换管后再吸引鼻腔,以免患儿在喘息和哭叫时,将分泌物吸入肺部。

4）吸引时不要将吸引管的端孔或侧孔贴于口腔黏膜或舌面上,不要将吸引管强行插入鼻孔,待吸引管放置在正确位置后方可开始吸引。每次从吸引管放入、吸引至退出鼻或口腔的总时间<15 s。

5）吸引时应观察患儿有无发生呃逆、喘息、呼吸暂停、心率过缓和发绀等,如发生上述情况应立即停止吸引,给予吸氧等处理。

6）观察吸引出的分泌物的量、色泽、黏稠度及吸引时发生的病情变化,并记录在护理记录单上。

2.气管插管内吸引

（1）目的：清除气道内的分泌物,保障气道通畅及有效通气的进行。

（2）适应证：有气管插管和气管切开者。

（3）操作注意点

1）以两人协同操作为宜,一人负责吸引,一人负责吸引前后的加压操作及病情观察,以减少呼吸道感染的机会。操作前洗手,戴手套。

2）选择表面光滑、通过人工气道阻力小、长度足够、柔韧度适度的无菌导管,调节好吸引器的压力,连接好复苏囊。

3）吸引前先提高患儿的吸氧浓度,以提高肺泡储备,预防吸痰时的低氧血症发生;再脱开呼吸机接口,于患儿吸气的同时在气管内滴入 0.5～1 mL 的生理盐水,然后接复苏囊,纯氧通气 5～8 次。

4）插入吸痰管至气管插管内,退回 0.5～1 cm,开始边吸引边螺旋式退出吸痰管,时间不超过 15 s。吸引后再复苏囊加压供氧 5～8 个呼吸周期,并根据病情决定是否需要重复吸引。

5）吸引同时进行心电监护,如有心电图改变、心律失常及发绀等,立即停止操作,给予复苏囊加压供氧或接回机械通气,并严密观察和积极处理。

6）更换吸痰管,吸引口、鼻、咽部分泌物。

7）有条件者可使用密闭式吸痰系统,吸痰过程中不需要中断机械通气,且在操作中不会污染吸痰管,保证整个吸痰系统处于无菌状态,值得在临床推广。

8）在护理记录单上记录分泌物的量、色泽、黏稠度及操作时的病情变化。

9）每次吸痰前须评估患儿的气道及痰液情况,按需吸痰。

工作任务二　新生儿窒息的护理

多媒体课件

◈**学习主题**

　　重点：新生儿窒息的 Apgar 评分和复苏。

　　难点：新生儿窒息的病理生理。

◈**预习案例**

　　足月新生儿，出生后 1 min，心率 70 次/分，呼吸弱而不规则，全身皮肤青紫，四肢张力松弛，喉反射消失，Apgar 评分为 2 分。

◈**思考**

　　1.该患儿患了什么疾病？

　　2.应首先采取的抢救措施是什么？

　　新生儿窒息是胎儿因缺氧发生宫内窘迫或娩出过程中引起的呼吸、循环障碍，以致出生后 1 min 内无自主呼吸或未能建立规律性呼吸，而导致低氧血症和混合性酸中毒，是一种紧急状态，需立即抢救。本病是新生儿伤残和死亡的重要原因之一。国内发病率 5%～10%。

一、病　　因

　　凡能造成胎儿或新生儿缺氧的因素均可引起窒息。

　　1.孕母因素　孕母患有全身性疾病如糖尿病、心脏病、严重贫血及肺部疾患等；孕母妊娠期有妊高征；孕母吸毒、吸烟；孕母年龄大于 35 岁或小于 16 岁等。

　　2.胎盘和脐带因素　前置胎盘、胎盘早剥、胎盘老化等，脐带受压、打结、绕颈等。

　　3.分娩因素　难产、手术产如高位产钳、产程中药物（镇静剂、麻醉剂、催产药）使用不当等。

　　4.胎儿因素　早产儿、小于胎龄儿，巨大儿；先天性畸形如呼吸道畸形；羊水或胎粪吸入气道；胎儿宫内感染所致神经系统受损等。

二、病 理 生 理

　　1.呼吸改变

　　(1)原发性呼吸暂停：胎儿或新生儿窒息缺氧时，初起 1～2 min 呼吸深快，如缺氧未及时纠正，随即转为呼吸抑制和反射性心率减慢，此为原发性呼吸暂停。此时患儿肌张力存在，血管轻微收缩，血压升高，循环尚好，但有发绀，如及时给氧或给予适当刺激，有时甚至在无外界帮助下仍能恢复呼吸。

（2）继发性呼吸暂停：如缺氧持续存在，则出现喘息样呼吸，心率继续减慢，血压开始下降，肌张力消失，面色苍白，呼吸运动减慢，最终出现一次深度喘息而进入继发性呼吸暂停，如无外界正压呼吸帮助则无法恢复而死亡。

2. **各器官缺血缺氧改变** 窒息开始时，由于低氧血症和酸中毒，引起体内血液重新分布，即各器官间血液分流，肺、肠、肾、肌肉、皮肤等处血管收缩，血流量减少，从而保证生命器官如心、脑、肾上腺等处的供血。如缺氧继续，无氧代谢使酸性产物极度增加，导致重度代谢性酸中毒。此时体内储存糖原耗尽，血流代偿机制丧失，心脏功能受损，心率和动脉压下降，生命器官供血减少，脑损伤发生；身体其他已处于缺血情况下的器官，则因血内含氧量的进一步下降而更易受到缺氧缺血的伤害。

3. **血液生化和代谢改变** 缺氧导致血升高，在窒息应激状态时，儿茶酚胺及胰高糖素释放增加，使早期血糖正常或增高；当缺氧情况持续，糖原消耗增加、贮存空虚，遂出现低血糖。应激情况下，血游离脂肪酸增加，促进了钙离子与蛋白结合而致低钙血症。此外，窒息酸中毒尚可抑制胆红素和白蛋白的结合，降低肝内酶的活力而致高胆红素血症；亦能引致左心房心钠素分泌增加，造成低钠血症。

三、临床表现

1. **胎儿缺氧（宫内窒息）** 早期有胎动增加，胎儿心率增快，≥160次/分；晚期胎动减少甚至消失，胎心率变慢或不规则，<100次/分，羊水被胎粪污染呈黄绿或墨绿色。

2. **Apgar评分表（表8-1）** 是一种简易的临床上评价新生儿窒息程度的方法。内容包括心率、呼吸、对刺激的反应、肌张力和皮肤颜色等5项；每项0～2分，总共10分，8～10分为正常，4～7分为轻度窒息，0～3分为重度窒息。生后1 min评分可区分窒息程度，5 min及10 min评分有助于判断复苏效果和预后。

表8-1 新生儿Apgar评分表

体征	评分标准			生后评分	
	0	1	2	1 min	5 min
皮肤颜色	青紫或苍白	躯干红、四肢青紫	全身红		
心率（次/分）	无	<100	>100		
弹足底或插鼻管反应	无反应	有些动作，如皱眉	哭、喷嚏		
肌肉张力	松弛	四肢略弯曲	四肢能活动		
呼吸	无	慢、不规则	正常、哭声响		

3. **各器官受损表现** 窒息、缺氧缺血造成多器官性损伤，但发生的频率和程度则常有差异。

（1）呼吸系统：可出现羊水吸入性肺炎或胎粪吸入综合征、肺透明膜病、呼吸暂停等。

（2）循环系统：轻度窒息可发生心脏传导系统和心肌受损；严重者出现心源性休克和心力衰竭。

（3）泌尿系统：可发生急性肾衰竭，表现为少尿、蛋白尿、血中尿素氮、肌酐增高，肾静脉栓塞可出现肉眼血尿。

(4)消化系统:应激性溃疡、坏死性小肠结肠炎、黄疸加重等。

(5)神经系统:缺氧缺血性脑病和颅内出血。意识障碍、肌张力改变及原始反射消失、惊厥、脑水肿颅内压增高等一系列表现。

(6)机体代谢方面:糖原消耗增加、无氧酵解加速,引起酸中毒、低血糖、低血钙症、低钠血症等一系列电解质及酸碱平衡紊乱。

四、辅 助 检 查

血气分析可显示呼吸性酸中毒或代谢性酸中毒。当胎儿头皮血 pH≤7.25 时提示胎儿有严重缺氧,需准备各种抢救措施。出生后应多次监测 pH、$PaCO_2$ 和 PaO_2,作为应用碱性溶液和供氧的依据。根据病情需要还可选择性测血糖、血电解质、血尿素氮及肌酐等生化指标。

五、治 疗 原 则

(1)预防及积极治疗孕母疾病。

(2)早期预测:估计胎儿分娩后有窒息危险时,应充分做好准备工作,包括人员、仪器、物品等。

(3)及时复苏:按 ABCDE 复苏方案。A(air way):清理呼吸道。B(breathing):建立呼吸,增加通气。C(circulation):维持正常循环,保证足够心搏出量。D(drug):药物治疗。E(evaluation and environment):评价和环境(保温)。其中 ABC 三步最为重要,A 是根本,B 是关键,评价和保温贯穿于整个复苏过程。

(4)复苏后处理:评估和监测呼吸、心率、血压、尿量、肤色、经皮氧饱和度及窒息所致的神经系统症状等,注意维持内环境稳定,控制惊厥,治疗脑水肿。

六、护 理 诊 断

1.自主呼吸受损　与羊水、气道分泌物吸入导致低氧血症和高碳酸血症有关。

2.体温过低　与缺氧有关。

3.焦虑(家长)　与病情危重及预后不良有关。

七、护 理 措 施

1.复苏　新生儿窒息的复苏应由产科及儿科医生、护士共同合作进行。

(1)复苏程序:严格按照 A、B、C、D、E 步骤进行,顺序不能颠倒。复苏过程中严密心电监护。

A 通畅气道(要求在生后 15～20 s 内完成):①新生儿娩出后即置于远红外或其他方法预热的保暖台上;②湿热干毛巾揩干头部及全身,减少散热;③摆好体位肩部以布卷垫高 2～2.5 cm,使颈部轻微伸仰;④立即吸净口、咽、鼻黏液,吸引时间不超过 10 s,先吸口腔,再吸鼻腔黏液。

B 建立呼吸：①触觉刺激：拍打足底和摩擦婴儿背来促使呼吸出现。婴儿经触觉刺激后，如出现正常呼吸，心率＞100 次/分，脸色红润或仅手足青紫可予观察；②正压通气：触觉刺激如无自主呼吸建立或心率＜100 次/分，应立即用复苏器加压给氧。面罩应密闭遮盖下巴尖端、口鼻，但不盖住眼睛；通气频率为 40～60 次/分，吸呼比 1：2，压力以可见胸动和听诊呼吸音正常为宜。15～30 s 后再评估，如心率＞100 次/分，出现自主呼吸可予以观察；如无规律性呼吸，或心率＜100 次/分，须进行气管插管正压通气。

C 恢复循环：气管插管正压通气 30 s 后，心率＜60 次/分或心率在 60～80 次/分不再增加，应同时进行胸外心脏按压。可采用双拇指法：操作者双拇指并排或重叠于患儿胸骨体下 1/3 处，其他手指围绕胸廓托在后背；中、示指法：操作者一手的中、示指按压胸骨体下 1/3 处，另一只手或硬垫支撑患儿背部。按压频率为 100～120 次/分（每按压 3 次，正压通气 1 次），压下深度为 1.5～2 cm 或胸廓前后径的 1/3，按压放松过程中，手指不离开胸壁，按压有效时可摸到股动脉搏动。胸外按压 30 s 后评估心率恢复情况。

D 药物治疗：建立有效的静脉通路，保证药物的应用。胸外心脏按压不能恢复正常循环时，遵医嘱给予 1：1 0000 肾上腺素 0.1～0.3 mL/kg，静脉或气管内注入；如心率仍＜100 次/分，可根据医嘱，及时正确输入纠酸、扩容剂，有休克症状者可给多巴胺或多巴酚丁胺；对其母在婴儿出生前等 6 h 内曾用过麻醉药者，可用纳洛酮静脉或气管内注入。

E 评价：复苏过程中，及时评价患儿情况并准确记录。

（2）复苏后监护：监护主要内容为体温、呼吸、心率、血压、尿量、肤色和窒息所导致的神经系统症状，注意酸碱失衡、电解质紊乱、大小便异常、感染或喂养等问题。认真观察并做好相关记录。

2.保温　整个治疗护理过程中应注意患儿的保温，可将患儿置于 30～32 ℃远红外保暖床上，病情稳定后置暖箱中保暖或热水袋保暖，维持患儿肛温 36.6～37 ℃。

3.家庭支持　耐心细致地解答病情，告诉家长患儿目前的情况和可能的预后、帮助家长树立信心，促进父母角色的转换。

工作任务三　新生儿缺氧缺血性脑病的护理

◈学习主题

重点：新生儿缺氧缺血性脑病的临床表现、分度和护理措施。

难点：新生儿缺氧缺血性脑病的发病机制。

◈预习案例

男婴，生后因反应差、哭声无力、发绀 42 min 入院。胎心减慢，剖宫产，羊水Ⅲ度。Apgar评分：生后 1 min 4 分，5 min 7 分，10 min 9 分。生后即反应差，哭声无力、颜面青紫，吸痰、吸氧无效，肢端发白。双侧瞳孔对光反射迟钝。呼吸 25～54 次/分，不规则，有呼吸暂停。肌张力阵阵增高。觅食反射消失，吸吮、握持反射减弱，拥抱反射明显减弱。

✿思考

　　1.该患儿患了什么疾病?

　　2.该患儿存在哪些护理问题?

　　3.针对上述护理问题,如何护理?

　　新生儿缺氧缺血性脑病(hypoxic-ischemic encephalopathy,HIE)是由于各种围生期因素,引起的缺氧和脑血流减少或暂停而导致胎儿和新生儿的脑损伤,是新生儿窒息后的严重并发症,病情重,病死率高,少数幸存者可产生永久性神经功能缺陷如智力障碍、癫痫、脑性瘫痪等。

一、病　　因

　　1.缺氧　①围产期窒息;②反复呼吸暂停;③严重的呼吸系统疾病;④右向左分流型先天性心脏病等。其中围产期窒息是引起新生儿缺氧缺血性脑病的主要原因。

　　2.缺血　①心脏停止或严重的心动过缓;②重度心力衰竭或周围循环衰竭。

二、发 病 机 制

　　所有引起新生儿窒息的原因都可导致本病。缺氧缺血性脑病的发病机制与下列因素有关。

　　1.脑血流改变　当窒息缺氧为不完全性时,体内出现器官间血液分流以保证脑组织血流量;如缺氧继续存在,出现第2次血流重新分布,大脑皮层质状旁区和其下面的白质最易受损。如窒息缺氧为急性完全性,脑损伤则发生在丘脑及脑干核。缺氧及酸中毒还可导致脑血管自主调节功能障碍,形成压力被动性脑血流,当血压升高过大时,可造成脑室周围毛细血管破裂出血,低血压时脑血流量减少,又可引起缺血性损伤。

　　2.脑组织生化代谢改变　缺氧时脑组织ATP产生减少,细胞膜钠泵、钙泵功能不足,使钠、水进入细胞内而引起脑水肿;脑组织能量代谢障碍,无氧糖酵解增加、乳酸堆积,导致低血糖和代谢酸中毒。

　　3.神经病理学改变　缺氧缺血性脑病引起脑损伤的部位与胎龄有关。足月儿主要累及脑皮质、矢状窦旁区,早产儿则易发生脑室周围白质软化。

三、临 床 表 现

　　主要表现为意识改变及肌张力变化。根据病情不同可分为轻、中、重3度。

　　1.轻度　机体主要表现为兴奋、激惹,肢体及下颌可出现颤动,拥抱反射活跃,肌张力正常,呼吸平稳,一般不出现惊厥。症状于24 h后逐渐减轻。

　　2.中度　机体主要表现为嗜睡、反应迟钝、肌张力降低、肢体自发动作减少,病情较重者可出现惊厥。前囟张力正常或稍高,拥抱、吸吮反射减弱,瞳孔缩小,对光应迟钝,等。足月儿出现上肢肌张力减退较下肢重,而早产儿则表现为下肢肌张力减退比上肢重。症状在生后72 h内明显,可留有后遗症。

3.重度 机体主要表现为意识不清,昏迷状态,肌张力低下,肢体自发动作消失,惊厥频繁发作,反复呼吸暂停,前囟张力明显增高,拥抱、吸吮反射消失,双侧瞳孔不等大、对光反射差,心率减慢等。此期死亡率高,存活者多数留有后遗症。

学习贴士:

HIE临床分度,见表8-2。

表8-2 HIE临床分度

项目	轻度	中度	重度
意识	过度兴奋	嗜睡、迟钝	昏迷
肌张力	正常	减低	松软或间歇性伸肌张力增强
拥抱发射	稍活跃	减弱	消失
吸吮反射	正常	减弱	消失
惊厥	无	通常伴有	多见或持续
中枢性呼吸衰竭	无	无或轻微	常有
瞳孔改变	无	无或缩小	不对称扩大,对光反射消失
前囟张力	正常	正常或稍饱满	饱满、紧张
病程及预后	兴奋症状24 h最明显,3 d内可逐渐消失,预后好	症状大多1周症状消失;10 d后仍不消失者,可能有后遗症	病死率高,多在1周内死亡;存活者可持续数周,多有后遗症

四、辅 助 检 查

1.血清肌酸磷酸激酶同工酶(CPK-BB) 正常值<10 U/L,脑组织受损时升高。

2.神经元特异性烯醇化酶(NSE) 正常值<6 μg/L,神经元受损时此酶活性升高。

3.脑电图 根据脑损害程度显示不同程度的改变。

4.头颅B超 对脑室及其周围出血具有较高的特异性。

5.CT扫描 有助于了解水肿范围、颅内出血类型,对预后的判断有一定的参考价值,最适合的检查时间为生后2~5 d。

6.磁共振成像(MRI) 能清晰显示颅后窝及脑干等B超及CT不易探及的部位病变。

五、治 疗 原 则

作好围生期保健,减少致病因素。本病以支持疗法、控制惊厥和治疗脑水肿为主。

1.支持疗法　给氧、改善通气,纠正酸中毒、低血糖;维持血压稳定。

2.控制惊厥　首选苯巴比妥钠,20 mg/kg,于 15～30 min 静脉滴入;若不能控制惊厥,1 h 后可加用 10 mg/kg,12～24 h 后给维持量,每日 3～5 mg/kg。肝功能不全者改用苯妥英钠,顽固性抽搐者加用地西泮或水合氯醛。

3.治疗脑水肿　控制入量,可用呋塞米(速尿)静脉推注,严重者可用 20%甘露醇。一般不主张使用肾上腺糖皮质激素。

六、护 理 诊 断

1.低效性呼吸型态　与缺氧缺血呼吸中枢损害有关。

2.潜在并发症　颅内压升高、呼吸衰竭。

3.有废用综合征的危险　与缺氧缺血导致的后遗症有关。

七、护 理 措 施

1.一般护理　①保暖:给予良好外部热源,使患儿体温维持正常。②给氧:维持良好的通气、换气功能,使血气和 pH 值在正常范围。有代谢性酸中毒者给小剂量碳酸氢钠纠酸。③维持周身和各脏器足够的血液灌流,使心率、血压保持在正常范围。④维持血糖的正常高值以保证神经细胞代谢所需。

2.病情观察　应密切观察神志、肌张力、体温、床温、呼吸、心率、血氧饱和度、血压、尿量和窒息所致各系统症状。遵医嘱应用脱水药物,避免外渗,观察用药反应,认真填写护理记录。

3.合理喂养　保证足够的热量供给,不能经口喂养者,可鼻饲喂养,保证患儿的生理需要量。

4.早期康复干预　早期给予功能训练和感知刺激的干预,促进脑功能恢复。

5.心理护理及健康指导　耐心向患儿家长解释病情及疑问,指导家长进行恢复期功能训练,得到家长的配合并坚持随访。

工作任务四　新生儿颅内出血的护理

◈学习主题

重点:新生儿颅内出血的病因、常见临床表现、脑脊液检查和护理措施。

难点:新生儿颅内出血的发病机制。

多媒体课件

◈预习案例

足月儿,经胎头吸引助产 2 次娩出,Apgar 评分 1 min 3 分。查体:呼吸 62 次/分,面色苍白,呻吟,刺激后四肢抖动,前囟饱满,肌张力略高,拥抱反射略增强。

✧思考

1. 该患儿应考虑哪种疾病？

2. 针对病情，最直接的辅助检查是什么？

3. 如何对该患儿进行护理？

新生儿颅内出血(intracranial hemorrhage of the newbron)是新生儿期常见的一种严重的脑损伤性疾病。主要是因缺氧或产伤引起，早产儿发病率较高，预后较差。

一、病因及发病机制

1. 32 周以下的早产儿　因毛细血管发育不成熟、脆弱，当动脉血压突然升高时易导致毛细血管破裂出血。窒息、缺氧缺血性脑病常出现代谢性酸中毒，致血管壁通透性增加，血液外溢，多为渗血或点状出血，出血量常不大而出血范围较广和分散。

2. 产伤　胎儿头部受到挤压是产伤性颅内出血的重要原因，如胎头过大、产道过小、产道阻力过大、急产、胎位异常、高位钳产等，导致颅内血管撕裂、出血。以足月儿多见。

3. 其他　高渗透压的液体输入过快、机械通气不当、血压波动过大、操作时对头部按压过重均可引起颅内出血；还有少数颅内出血者，是由原发性出血性疾病或脑血管畸形引起。

二、临 床 表 现

(一)常见症状

颅内出血的症状、体征与出血部位及出血量有关，一般生后 1～2 d 内出现。常见的表现如下。

1. 意识形态改变　如易激惹、过度兴奋或表情淡漠、嗜睡、昏迷等。

2. 眼部症状　凝视、斜视、眼球上转困难、眼球震颤等。

3. 颅内压增高表现　脑性尖叫、前囟隆起、惊厥等。

4. 呼吸系统表现　呼吸增快或减慢，呼吸不规则或暂停，等。

5. 肌张力改变　早期增高，以后减低。

6. 瞳孔改变　大小不对称，对光反应差。

7. 其他　出现黄疸和贫血表现。

(二)各类型颅内出血的特点

1. 脑室周围-脑室内出血　多见于早产儿。大部分在出生 24～72 h 内发病，最常见症状为拥抱反射消失，肌张力低下，淡漠及呼吸暂停。

2. 蛛网膜下腔出血　少量出血者可无症状；大量出血者 24 h 出现症状，以惊厥为主，常于短期内死亡。

3. 硬脑膜下出血　多数为产伤所致，以足月巨大儿多见。出生 24 h 后出现症状，以惊厥为主，可有局灶性脑征，如偏瘫、眼斜向瘫痪侧等。

三、辅 助 检 查

1.脑脊液检查 急性期为均匀血性和皱缩红细胞,蛋白含量明显增高,严重者出生 24 h 内脑脊液糖定量降低,5～10 d 最明显,同时乳酸含量低。

2.CT 和 B 超 可提供出血部位和范围。

> **知识卡片:**
>
> 头颅 B 超对颅脑中心部位病变分辨率高,因此成为该类型出血的特异性诊断手段,应为首选,在生后 3～7 d 进行,1 周后动态监测。

四、治 疗 原 则

1.支持疗法 保持安静,尽可能减少搬动、刺激性操作。维持正常 PaO_2、$PaCO_2$、pH 等。贫血患儿可输入少量的新鲜血浆或全血,静脉应用维生素 C 改善毛细血管的通透性,减少出血和水肿。

2.止血及对症处理 选择维生素 K_1、酚磺乙胺(止血敏)、卡巴克络(安洛血)等。

3.控制惊厥 首选苯巴比妥,还可选用地西泮,水合氯醛等。

4.降低颅内压 可用呋塞米(速尿)静脉推注,中枢性呼吸衰竭者可用小剂量 20%甘露醇。

5.脑积水治疗 乙酰唑胺可减少脑脊液的产生,必要时腰椎穿刺放脑脊液或侧脑室引流。

五、护 理 诊 断

1.潜在并发症 颅内压升高。

2.低效性呼吸型态 与呼吸中枢受损有关。

3.有窒息的危险 与惊厥、昏迷有关。

4.体温调节无效 与体温调节中枢受损有关。

六、护 理 措 施

1.绝对保持安静 保持病室安静,减少噪声。使患儿侧卧位或头偏向一侧。入院后 3 d 内除臀部护理外免除一切清洁护理,护理操作要轻、稳、准,尽量减少对患儿移动和刺激,避免因患儿的烦躁加重缺氧和出血,静脉穿刺选用留置针,减少反复穿刺,避免头皮穿刺输液,以防止加重颅内出血。

2.喂养 不能进食者,应给予鼻饲。少量多餐,每日 4～6 次,保证患儿热量及营养物质的供给,准确记录 24 h 出入量。

3.保持呼吸通畅,改善呼吸功能 备好吸痰用物,及时清除呼吸道分泌物,避免物品压迫胸部,影响呼吸。因为缺氧可直接损伤毛细血管内皮细胞,使通透性增强或破裂,脑血流量减少,易发生脑室及周围室管膜下组织缺血缺氧、坏死和出血。

4.并发症的观察 15～30 min巡视病房1次,每4 h测T、P、R、Bp并记录。密切观察患儿生命体征、神志、瞳孔的变化,出现脉搏减慢、呼吸节律不规则、瞳孔不等大等圆、对光反射减弱或消失等症状,立即报告医生,并作好抢救准备工作。遵医嘱给予镇静、脱水药(氯丙嗪、异丙嗪各1 mg/kg肌内注射,25%甘露醇每次1～2 g/kg,30 min内静脉推入)。用药后注意观察皮肤弹性、黏膜湿润的程度。

5.遵医嘱给予止血药 给维生素K_1、酚磺乙胺(止血敏)、卡巴克络(安洛血)等控制出血。

6.健康教育 向家长讲解颅内出血的严重性,可能会出现的后遗症。给予安慰,减轻家长的焦虑,鼓励家长坚持治疗和随访,发现有后遗症时,尽早带患儿进行功能训练和智力开发,减轻脑损伤影响。增强战胜疾病的自信心。遵医嘱服用吡拉西坦(脑复康)、脑活素等营养神经细胞的药物,协助脑功能恢复。

工作任务五 新生儿肺透明膜病的护理

◈学习主题

重点:新生儿肺透明膜病的临床表现和护理措施。

难点:新生儿肺透明膜病的发病机制。

◈预习案例

患儿,男,28周早产,生后2 h入院。Apgar评分:1 min 5分,5 min 8分,10 min 8分。生后予清理气道分泌物,面罩加压给氧约5 min。生后1 h使用固尔苏120 mg气管内滴入。查体:早产儿貌,口唇无青紫,口吐白色泡沫、呻吟、呼吸促,可见三凹征,双肺呼吸音粗,心率140次/分,节律齐。四肢肌张力低,原始反射弱。辅助检查:血气分析,pH 7.221,$PaCO_2$ 57.6 mmHg,PaO_2 48.5 mmHg。

◈思考

1.患儿最可能的医疗诊断是什么?

2.患儿存在哪些护理问题?

3.对该患儿应采取哪些护理措施?

新生儿肺透明膜病(hyaline membrane disease of the newborn,HMD)又称新生儿呼吸窘迫综合征(neonatai respiratory distress syndrome,NRDS),多发于早产儿,是由于缺乏肺表面活性物质(pulmonary surfactant,PS)所引起。临床表现为出生后不久即出现进行性呼吸困难和呼吸衰竭。常见早产儿,是新生儿期重要的呼吸系统疾病。

一、病因和发病机制

新生儿肺透明膜病是由于缺乏肺泡表面活性物质引起。Ⅱ型肺泡上皮细胞分泌的肺泡表面活性物质由多种脂类、蛋白质和糖类组成；在胎龄20～24周出现，35周后迅速增加。肺泡表面活性物质具有降低肺泡表面张力，使肺泡张开的作用。缺乏时肺泡壁表面张力增高，肺泡逐渐萎陷，导致通气不良，出现缺氧、发绀，进而出现代谢性酸中毒，并使毛细血管通透性增高，液体漏出，肺间质水肿和纤维蛋白沉着在肺泡表面形成嗜伊红透明膜。

二、临床表现

出生时可以正常，也可无窒息表现。在出生后2～6 h内出现呼吸困难，呈进行性加重，出现鼻翼扇动、发绀、呼吸浅表、节律不整，吸气时胸廓凹陷，伴呼气时呻吟。呼气时呻吟是机体保护性反应，呼气时声门不完全开放，使肺内气体储留，防止肺泡萎陷。肌张力低下，呼吸暂停甚至出现呼吸衰竭。呼吸窘迫呈进行性加重为本病的特点。听诊两肺呼吸音降低，早期无啰音，以后可听到细小水泡音，心音减弱，胸骨左缘可闻及收缩期杂音。出生第2、3天病情加重，72 h后明显好转。

三、辅助检查

1. 血气分析　示 PaO_2 下降，$PaCO_2$ 升高，pH 降低。

2. 分娩前抽取羊水测磷脂和鞘磷脂的比值　如低于2∶1，提示胎儿肺发育不成熟。

3. X 线检查　生后24 h X 线检查有特征表现。①毛玻璃样改变：两肺呈普遍性透光度降低，可见弥漫性均匀网状颗粒阴影。②支气管充气征。③"白肺"：见于重症。

4. 胃液振荡试验　胃液1 mL 加95％酒精1 mL，振荡15 s 后静止15 min，如果沿管壁有多层泡沫为阳性。阳性者可排除本病。

四、治疗原则

1. 纠正缺氧　根据患儿情况可给予头罩吸氧、鼻塞持续气道正压吸氧、气管插管、机械呼吸。

2. 替代疗法　表面活性物质制剂有3种：天然制剂、人工制剂、混合制剂。将制剂先溶于生理盐水中，然后从气管中滴入（取仰卧、左侧、右侧和再仰卧位各1/4量缓慢注入）。

3. 维持酸碱平衡　呼吸性酸中毒以改善通气为主；代谢性酸中毒用5％碳酸氢钠治疗。剂量根据酸中毒情况而定。

4. 支持治疗　保证液体和营养供给，但补液量不宜过多，以防止动脉导管开放。动脉导管开放发生心力衰竭时，可以应用地高辛、呋塞米或吲哚美辛（消炎痛）。

五、护 理 诊 断

1. 自主呼吸受损　与 PS 缺乏导致的肺不张、呼吸困难有关。
2. 气体交换受损　与肺泡缺乏 PS、肺泡萎陷及肺透明膜形成有关。
3. 营养失调:低于机体需要量　与摄入量不足有关。
4. 有感染的危险　与抵抗力降低有关。

六、护 理 措 施

1. 保持呼吸道通畅　体位正确,头稍后仰,使气道伸直。及时清除口、鼻、咽部分泌物,分泌物黏稠时可给予雾化吸入后吸痰。

2. 供氧　使 PaO_2 维持在 $50\sim70$ mmHg,SaO_2 维持在 $87\%\sim95\%$。注意避免氧中毒。①头罩用氧应选择与患儿大小相适应的头罩型号。用氧流量不少于 5 L/分,以防止 CO_2 积聚在头罩内。②气道内正压通气(CPAP)辅助呼吸,早期可用呼吸机 CPAP 吸氧(鼻塞接呼吸机行 CPAP 通气)或用简易鼻塞瓶装法,压力以 $0.49\sim0.98$ kPa($5\sim10$ cmH₂O),早产儿从 $0.196\sim0.294$ kPa($2\sim3$ cmH₂O)开始。操作时,水封瓶放在距患儿水平位下 $30\sim50$ cm处。③气管插管用氧,如用纯氧 CPAP 后,病情仍无好转者,采用间歇正压通气(IPPV,)加呼气末正压呼吸(PEEP)。

> **知识卡片:**
>
> **早产儿氧中毒**
>
> 　　早产儿氧疗时,当吸入氧浓度过高,供氧时间过长,可发生氧中毒。以支气管肺发育不全和眼晶状体纤维增生最常见,前者为肺本身的病变,使呼吸机不易撤除;后者表现为晶状体后视网膜增生成视网膜剥离,使视力减退,甚至失明。

3. 保暖　环境温度维持在 $22\sim24$ ℃,肤温在 $36\sim36.5$ ℃,相对湿度在 $55\%\sim65\%$,减少水分损耗。

4. 喂养　保证营养供给,不能吸乳、吞咽者可用鼻饲或静脉补充营养。

5. 预防感染　做好各项消毒隔离工作至关重要。

6. 健康教育　让家属了解治疗过程和进展,取得最佳配合,教会父母居家照顾的相关知识,为患儿出院后得到良好的照顾打下基础。

工作任务六　新生儿黄疸的护理

❖学习主题

　　重点:新生儿生理性黄疸和病理性黄疸的区别,新生儿溶血病的临床表现,新生儿黄疸的护理措施。

多媒体课件

导学视频

难点:新生儿黄疸的代谢特点,新生儿溶血病的发病机制。

✧预习案例

一足月新生儿,第1胎第1产,出生后18 h出现皮肤明显发黄,肝肋下2 cm,已排胎便。血清总胆红素300 μmol/L,子血型A型,Rh阳性,母血型O型,Rh阳性。

✧思考

1. 该患儿发生黄疸最可能的原因是?
2. 对该患儿首选的治疗措施是?
3. 对该患儿病情观察的重点是?

新生儿黄疸(neonatal jaundice)是新生儿时期由于胆红素在体内积聚,而引起巩膜、皮肤、黏膜、体液和其他组织被染成黄色的现象,可分为生理性黄疸和病理性黄疸两种。引起黄疸的原因多而复杂,病情轻重不一,重者可导致胆红素脑病(核黄疸),常引起严重后遗症。

一、新生儿胆红素代谢的特点

1.胆红素生成较多　每日新生儿胆红素生成6～10 mg/kg(平均8.8 mg/kg),成人胆红素生成仅为3.8 mg/kg,每日生成的胆红素约为成人的2倍以上,其原因如下。①红细胞破坏多:由于胎儿血氧分压低,红细胞数量代偿性增加,新生儿初生时红细胞数目相对较多,出生后血氧分压升高,过多的红细胞破坏。②新生儿红细胞寿命比成人短;③其他来源胆红素生成多:肝脏和其他组织中的胆红素及骨髓红细胞前体较多。

2.结合运送胆红素能力弱　新生儿出生后的短暂阶段有轻重不等的酸中毒,影响胆红素与白蛋白的结合。

3.肝脏对胆红素摄取能力差　新生儿肝细胞内Y、Z蛋白含量低,出生后5～10 d才可达到成人水平。早产儿血中白蛋白数量少,胆红素的联结运送延缓。

4.肝脏酶系统功能不完善　肝细胞内尿苷二磷酸葡萄糖醛基转移酶的量少,且酶的活力不足,不能将未结合胆红素有效转变为结合胆红素,以至于未结合胆红素潴留在血液中。

5.肠肝循环的特殊性　出生后,由于新生儿肠道内正常菌群尚未建立,不能将进入肠道的胆红素还原成尿胆原、粪胆原排出体外,加之新生儿肠道内β-葡萄糖醛酸苷酶活性较高,将结合的胆红素水解成葡萄糖醛酸及未结合胆红素,再经肠壁吸收经门静脉到达肝脏,加重肝脏负担。

由于上述特点,新生儿摄取、结合、排泄胆红素的能力较低,仅为成人的1%～2%,所以极易出现黄疸。当新生儿饥饿、缺氧、脱水、酸中毒、头颅血肿或颅内出血时,更易出现黄疸或使原有黄疸加重。

二、新生儿黄疸的分类

(一)生理性黄疸

由于胆红素代谢特点,60%足月儿和80%以上早产儿在生后2～3 d即出现黄疸,4～5 d最重,足月儿一般 10～14 d 消退,未成熟儿可延迟至 3～4 周,血清胆红素足月儿＜221 μmol/L (12.9 mg/dL),早产儿＜257 μmol/L(15 mg/dL),但患儿一般情况良好,食欲正常。

(二)病理性黄疸(高胆红素血症)

高胆红素血症可分为高未结合胆红素血症与高结合胆红素血症,新生儿黄疸以前者多见。

1.特点　具备下列任何一项即可视为病理性黄疸。

(1)黄疸出现过早(出生后 24 h 内)。

(2)黄疸程度重:血清胆红素迅速增高,足月儿血清胆红素＞221 μmol/L(12.9 mg/dL), 早产儿＞257 μmol/L(15 mg/dL)。

(3)黄疸进展快:每日上升＞85 μmol/L(5 mg/dL)。

(4)黄疸持续时间过长或黄疸退而复现:足月儿＞2 周,早产儿＞4 周。

(5)血清结合胆红素＞34 μmol/L(2 mg/dL)。

具备其中任何一项者可诊断为病理性黄疸。

病理性黄疸症状常发生于生后第一天,皮肤发亮发黄、昏睡、棕色尿液、食欲差、暗色大便。

2.病因

(1)感染性:①新生儿肝炎。大多数病毒可通过胎盘传给胎儿或出生时通过产道被感染,以巨细胞病毒、乙型肝炎病毒为常见。②新生儿败血症、尿路感染。由于细菌的毒素作用于红细胞,加速红细胞破坏、损伤肝脏细胞,使肝脏结合胆红素的能力下降,导致黄疸加重。

(2)非感染性:①新生儿溶血,ABO 系统和 Rh 系统血型不合最为常见。②胆道闭锁。肝肠循环受阻,胆红素排泄不畅,血清含量增高。③胎粪延迟排出。④母乳性黄疸,发生率0.5%～2%。⑤遗传性疾病,如红细胞 6-磷酸葡萄糖脱氢酶缺陷等。⑥药物性黄疸,如维生素 K_3、K_4、樟脑丸等。⑦其他,如低血糖、酸中毒、缺氧、体内出血和失水等原因可加重黄疸。

三、治 疗 要 点

(1)找出引起病理性黄疸的原因,采取相应的措施,治疗基础疾病。

(2)降低血清胆红素,给予蓝光疗法;提早喂养诱导正常菌群的建立,减少肠肝循环;保持大便通畅,减少肠壁对胆红素的再吸收。

(3)保护肝脏,不用对肝脏有损害及可能引起溶血、黄疸的药物。

(4)控制感染、注意保暖、供给营养、及时纠正酸中毒和缺氧。

(5)适当用酶诱导剂、输血浆和白蛋白,降低游离胆红素。

四、新生儿溶血病

新生儿溶血病(hemolytic disease of newborn,HDN)是指母婴血型不合,母血中血型抗体通过胎盘进入胎儿循环,发生同种免疫反应导致胎儿、新生儿红细胞破坏而引起的溶血。

（一）病因和发病机制

目前已知血型抗原有160多种,但新生儿溶血以ABO血型系统不合最为多见,其次是Rh血型系统不合。主要是由于母体存在着与胎儿血型不相容的血型抗体(IgG),这种IgG血型抗体可经胎盘进入胎儿循环后,引起胎儿红细胞破坏,出现溶血。

1.ABO血型不合　多为母亲O型,婴儿A型或B型。如母为AB型或婴儿为O型则均不会发生溶血。由于自然界中广泛存在A、B血型物质,因此,O型血妇女通常在孕前已接触A、B血型物质的抗原物质刺激,其血清中产生了相应的IgG,妊娠时经胎盘进入胎儿血循环引起溶血,故ABO血型不合者约50%在第一胎即可发病。

2.Rh血型不合　Rh血型不合溶血病主要发生在Rh阴性孕妇和Rh阳性胎儿,但也可发生在母婴均为阳性时,这主要是由抗E,抗C或抗e、c等引起。其中以抗E较多见。

（二）临床表现

症状的轻重和母亲产生的IgG抗体量、抗体与胎儿红细胞结合程度及胎儿代偿能力有关。Rh溶血症常比ABO溶血者严重。

1.黄疸　Rh溶血者大多在24 h内出现黄疸并迅速加重,而ABO溶血大多在出生后2～3 d出现,血清胆红素以未结合型为主。

2.贫血　Rh溶血者一般贫血出现早而重;ABO溶血者贫血少,一般到新生儿后期才出现。重症贫血者出生时全身水肿,皮肤苍白,常有胸、腹腔积液,肝脾肿大及贫血性心衰。

3.肝脾肿大　Rh溶血病患儿多有不同程度的肝脾肿大,由于髓外造血活跃所致。ABO溶血病患儿则不明显。

4.胆红素脑病（核黄疸）　当血清总胆红素浓度>342 μmol/L(20 mg/dL),可引起胆红素脑病。一般发生在出生后2～7 d,早产儿尤易发生。典型临床表现包括警告期、痉挛期、恢复期及后遗症期(表8-3)。

表8-3　胆红素脑病典型表现

分　期	表　现	持续时间
警告期	反应低下,肌张力下降,吸吮力弱	0.5～1.5 d
痉挛期	肌张力增高,发热,抽搐,呼吸不规则	0.5～1.5 d
恢复期	肌张力恢复,体温正常,抽搐减少	2周
后遗症期	听力下降,眼球运动障碍,手足徐动,牙釉质发育不良,智力落后	终生

（三）辅助检查

血型检测可见母子血型不合;红细胞、血红蛋白降低及网织红细胞、有核红细胞增多;血清胆红素增高,三项试验阳性。

（四）治疗原则

1.产前治疗　可采用孕妇血浆置换术、宫内输血。

2.新生儿治疗

(1)降低血清胆红素,给予蓝光疗法;提早喂养,诱导正常菌群的建立,减少肠肝循环;保持大便通畅,减少肠壁对胆红素的再吸收。

(2)换血疗法

(3)保护肝脏,不用对肝脏有损害及可能引起溶血、黄疸的药物。

(4)控制感染、注意保暖、供给营养、及时纠正酸中毒和缺氧。

(5)适当用酶诱导剂、输血浆和白蛋白,降低游离胆红素。

五、新生儿黄疸的护理

(一)护理评估

1.健康史　了解患儿胎龄、分娩方式、Apgar 评分、母婴血型、体重、喂养及保暖情况;询问患儿体温变化及大便颜色、药物服用情况、有无诱发物接触等。

2.身体状况　观察患儿的反应、精神状态、吸吮力、肌张力等情况,监测体温、呼吸、患儿皮肤黄染的部位和范围,注意有无感染灶,有无抽搐等。了解胆红素变化。

3.心理社会状况　了解患儿家长心理状况,对本病病因、性质、护理、预后的认识程度,尤其是胆红素脑病患儿家长的心理状况和有无焦虑。

(二)护理诊断

1.潜在并发症　胆红素脑病。

2.知识缺乏(家长)　缺乏黄疸护理的有关知识。

(三)预期目标

(1)患儿胆红素脑病的早期征象得到及时发现、及时处理。

(2)患儿家长能根据黄疸的原因,出院后给予正确的护理。

(四)护理措施

1.观察病情,做好相关护理

(1)密切观察病情:注意皮肤黏膜、巩膜的色泽,根据患儿皮肤黄染的部位和范围,估计血清胆红素的近似值,评价紧张情况。注意神经系统的表现,如患儿出现拒食嗜睡、肌张力减退等胆红素脑病的早期表现,立即通知医生,做好抢救准备。观察大小便次数、量及性质,如存在胎粪延迟排出,应予灌肠处理,促进粪便及胆红素排出。

(2)喂养:黄疸期间常表现为吸吮无力、食欲缺乏,应耐心喂养,按需调整喂养方式如少量多次、间歇喂养等,保证奶量摄入。

2.针对病因的护理,预防核黄疸的发生

(1)实施光照疗法和换血疗法,并做好相应的护理。

(2)遵医嘱给予白蛋白和酶诱导剂。纠正酸中毒,以利于胆红素和白蛋白的结合,减少胆红素脑病的发生。

(3)合理安排补液计划,根据不同补液内容调节相应的速度,切忌快速输入高渗性药物,以免血脑屏障暂时开放,使已与白蛋白联结的胆红素也进入脑组织。

3.健康教育　使家长了解病情,取得家长的配合;若为母乳性黄疸,嘱可继续母乳喂养,如吃母乳后仍出现黄疸,可改为隔次母乳喂养逐步过渡到正常母乳喂养。若黄疸严重,患儿一般情况差,可考虑暂停母乳喂养,黄疸消退后再恢复母乳喂养。若为红细胞 G6PD 缺陷者,需忌食蚕豆及其制品,患儿衣物保管时勿放樟脑丸,并注意药物的选用,以免诱发溶血。发生胆红素脑病者,注意后遗症的出现,给予康复治疗和护理。

（五）护理评价

评价患儿黄疸是否消退;患儿家长能否给予患儿正确的照护。

工作任务七 新生儿寒冷损伤综合征的护理

多媒体课件

◇学习主题

重点:新生儿寒冷损伤综合征的病因、临床表现,硬肿发生顺序、病情分度,轻中重度新生儿寒冷损伤患儿复温的护理区别。

难点:新生儿寒冷损伤综合征的发病机制。

◇预习案例

男婴,孕35周冬季出生。生后2 d发现患儿两小腿出现暗红色肿块,按压呈凹陷性水肿。患儿哭声低、呼吸浅表、吃奶差,体温33 ℃。

◇思考

1.患儿可能是什么病? 判断临床分度。

2.说出该患儿的护理问题,护理措施。

新生儿寒冷损伤综合征(neonatal cold injure syndrome)简称新生儿冷伤,主要由受寒引起,其临床特征是低体温和多器官功能损伤,严重者出现皮肤和皮下脂肪变硬和水肿,此时又称新生儿硬肿症(sclerema neonatorum,SN)。

一、病因和发病机制

病因尚未完全清楚,但寒冷、早产、低体重、感染和窒息可能是其致病因素。

1.新生儿体温调节与皮下脂肪组成特点 新生儿体温调节功能不足:①体温调节中枢发育不成熟。②皮肤表面积相对较大,血流丰富,易于失热。③能量储备少。产热不足,尤以早产儿、低出生体重儿和小于胎龄儿为明显。④以棕色脂肪组织的化学产热方式为主,缺乏寒战等物理产热方式。因此,新生儿期易发生低体温。⑤新生儿皮下脂肪组织的饱和脂肪酸比未饱和脂肪酸多,前者熔点高,当受寒或其他原因引起体温降低时,皮脂容易发生硬化,出现硬肿症。

2.寒冷损伤 寒冷环境或保温不当可使新生儿失热增加,当产热不抵失热时,体温随即下降,继而引起外周小血管收缩,皮肤血流量减少,出现肢端发冷和微循环障碍,更进一步引起心功能低下表现。低体温和低环境温度导致缺氧、各种能量代谢紊乱和代谢性酸中毒,严重时发生多器官功能损坏。

3.其他 新生儿严重感染、早产、颅内出血和红细胞增多症等时也易发生体温调节和能量代谢紊乱,出现低体温和硬肿。

二、临床表现

一般以生后 1 周内新生儿和未成熟儿多见。本病多发生在冬、春寒冷季节,夏季发病者,大多是严重感染、重度窒息引起。发病初期表现体温降低、食欲不振或拒乳、哭声弱等症状;病情加重时发生硬肿和多器官损害体征。

1.低体温 体核温度(肛门内 5 cm 处温度)常降至 35 ℃ 以下,重症<30 ℃。新生儿由于腋窝下含有较多棕色脂肪,寒冷时氧化产热,使局部温度升高,此时腋温高于或等于肛温(核心温度)。因此,腋温-肛温差值(腋-肛温差,T_{A-R})可作为判断棕色脂肪产热状态的指标。正常状态下,棕色脂肪不产热,$T_{A-R}<0$ ℃;重症硬肿症,因棕色脂肪耗尽,故 T_{A-R} 也<0 ℃;新生儿硬肿症初期,棕色脂肪代偿产热增加,则 $T_{A-R}\geqslant 0$ ℃。

2.硬肿 皮肤发凉、硬肿,颜色暗红,不易捏起,按之如硬橡皮,有水肿者呈凹陷性,患处皮肤呈暗红或青紫色。硬肿发生顺序为:小腿→大腿外侧→整个下肢→臀部→面颊→上肢→全身。硬肿范围可按:头颈部 20%,双上肢 18%,前胸及腹部 14%,背及腰骶部 14%,臀部 8%,双下肢 26% 计算。

3.多器官功能损害 早期有心音低钝、心率减慢、尿少,严重者可导致肺出血、循环和呼吸衰竭及肾脏等多脏器损害,合并弥散性血管内凝血而危及生命。

4.病情分度 根据临床表现,病情可分为轻、中和重 3 度(表 8-4)。

表 8-4 新生儿寒冷损伤综合征的病情分度

分度	肛温	腋—肛温差	硬肿范围	全身情况及器官功能改变
轻度	≥35 ℃	>0	<20%	无明显改变
中度	<35 ℃	≤0	25%～50%	反应差、功能明显低下
重度	<30 ℃	<0	>50%	休克、DIC、肺出血、急性肾衰竭

三、治 疗 原 则

1.复温 是低体温患儿治疗的关键。复温原则是逐步复温,循序渐进。

2.支持疗法 供给能量和液体,足够的热量有利于体温的恢复,根据患儿情况选择经口喂养或静脉营养。但应注意严格控制输液量及速度。

3.合理用药 有感染者根据血培养及药敏试验结果选择抗生素。有出血倾向者用止血药,高凝状态时考虑用肝素,但有 DIC 时慎用肝素。休克时扩容、纠酸治疗。

四、护 理 诊 断

1.体温过低 与新生儿体温调节功能低下、寒冷、早产、感染、窒息等有关。

2.营养失调:低于机体需要量 与吸吮无力、热量摄入不足有关。

3.有感染的危险 与免疫、皮肤黏膜屏障功能低下有关。

4.皮肤完整性受损　与皮肤硬肿、水肿有关。

5.潜在并发症　肺出血、DIC。

6.知识缺乏(家长)　缺乏正确保暖及育儿知识。

五、护 理 措 施

1.复温　是治疗护理的关键措施,目的是在体内产热不足的情况下,通过提高环境稳定,以恢复和保持正常体温。

(1)若肛温>30 ℃,T_{A-R}≥0,提示体温虽低,但棕色脂肪产热较好,此时可通过减少散热使体温回升。将患儿置于30 ℃暖箱中,根据体温恢复的情况逐渐调整到30~34 ℃的范围内,6~12 h恢复正常体温。

(2)当肛温<30 ℃时,多数患儿 T_{A-R}<0,提示体温很低,棕色脂肪被耗尽,虽少数患儿 T_{A-R}≥0,但体温过低,靠棕色脂肪自身产热难以恢复正常体温,且易造成多器官损害,所以只要肛温<30 ℃,一般均应将患儿置于箱温比肛温高1~2 ℃的暖箱中进行加热。每小时提高箱温1~1.5 ℃,箱温不超过34 ℃,在12~24 h内恢复正常体温。然后根据患儿体温调整暖箱温度。在肛温>30 ℃,T_{A-R}<0 时,仍提示棕色脂肪不产热,故此时也应采用外加温使体温回升。

学习贴士:

不同肛温患儿箱温设定值、复温时间不同,应注意比较,详情见表8-5。

表8-5　肛温患儿箱温设定值、复温时间

肛温	暖箱温度	复温时间
>30 ℃	30 ℃	6~12 h
<30 ℃	比肛温高1~2 ℃	12~24 h

复温原则是循序渐进,逐步复温。复温过快,耗氧量增加,易发生缺氧、低血糖抽搐,随循环改善淤积在末梢内的酸性产物进入循环引起酸中毒。

(3)无条件者可用温暖的襁褓包裹、置于25~26 ℃室温环境中,并用热水袋保暖(水温从40 ℃逐渐升至60 ℃);也可用热炕、母亲怀抱保暖。

2.合理喂养　轻者能吸吮者可经口喂养;吸吮无力者用滴管、鼻饲或静脉营养保证能量供给。

3.保证液体供给,严格控制补液速度　应用输液泵控制,无条件者应加强手控滴数。建立输液巡视卡,每小时记录输入量及速度,根据病情加以调节,以防止输液速度过快引起心衰和肺出血。

4.预防感染　做好消毒隔离,加强皮肤护理,经常更换体位,防止体位性水肿和坠积性肺炎尽量减少肌肉注射,防止皮肤破损引起感染。

5.观察病情　注意体温、脉搏、呼吸、硬肿范围及程度、尿量、有无出血症状等,详细记录护理单,备好抢救药物和设备,一旦发生病情突变,能争分夺秒组织有效地抢救。

6.健康教育　介绍有关硬肿症的疾病知识,指导患儿家长加强护理,注意保暖,保持适宜的环境温度和湿度,鼓励母乳喂养,保证足够的热量。

工作任务八　新生儿坏死性小肠结肠炎的护理

✧学习主题

重点:新生儿坏死性小肠结肠炎的临床表现和护理措施。

难点:新生儿坏死性小肠结肠炎的发病机制。

✧预习案例

患儿,男,6 d。生前其母有妊娠期高血压史,以及胎膜早破 2 d 病史。患儿经剖宫产分娩,生后 6 d,出现反应差,嗜睡,偶有哭闹,伴呕吐 2 次,在住院 24 h 中排出褐色大便。查体:T 36 ℃,BP 85/53 mmHg,精神差,全身皮肤苍白。实验室检查:白细胞 23.1×10^9/L,中性粒细胞 55.7%,腹部 X 线平片:见上中腹短、小气液平面。

✧思考

1.患儿最可能的医疗诊断是什么?

2.患儿存在哪些护理问题?

3.对该患儿应采取哪些护理措施?

新生儿坏死性小肠结肠炎(neonatal necrotizing enterocolitis,NEC)是一种严重威胁新生儿的肠道疾病。肠黏膜甚至肠深层因多种原因缺血缺氧导致坏死。临床上以腹胀、呕吐、便血为三大主要症状,最常发生在回肠远端和结肠近端,腹部 X 线平片以部分肠壁囊样积气为特点。本病是新生儿尤其是未成熟儿早期死亡的重要原因,病死率高达 50%左右。

一、病因和发病机制

目前对 NEC 的病因与发病机制还未完全明了,认为 NEC 是未成熟肠道受细菌及其他多种因素单一或共同作用引起的。

1.早产儿胃肠道功能不成熟　胃肠发育不成熟、运动弱、胃酸量少。肠道乳糖酶活性不高,肠黏膜内可以产生免疫球蛋白的 B 细胞少,只有少量分泌型 IgA 产生。故不适当的喂养、感染及肠壁的缺氧缺血等诸因素。均可导致肠道损伤而引发 NEC。

2.肠黏膜缺氧缺血　各种原因使肠壁缺血缺氧被认为是发病的直接因素。新生儿窒息、缺氧、低血压、休克、酸中毒等情况下,引起机体防御性反射,肠系膜血管强烈收缩,血流重新分配,保证心、脑重要器官的血流供应,减少肠管血流量,肠壁血流可减少到正常的35%~40%,损害肠黏膜屏障。其他导致肠黏膜缺氧缺血的因素还有严重的心肺疾病、脐动脉插管、新生儿红细胞增多症等。

3.喂养因素　大多数发生于人工喂养的早产儿。加奶过快,如配方奶增加的速度>40~60 mL/(kg·d),总量>150 mL/(kg·d),则 NEC 发生率增加。奶液配制过浓,渗透压过高,足月儿>460mosm/L、早产儿>400mosm/L 可损伤肠黏膜致坏死。高渗药物溶液(消炎痛、维生素 E、茶碱等)进入胃肠道可能损伤肠黏膜。

4.感染　病原大多是大肠埃希杆菌、克雷白菌、绿脓杆菌和一些其他致病力不强的细菌,还有病毒与真菌,也可由细菌产生的毒素直接引起。除上述细菌外,凝固酶阴性葡萄球菌、顽固梭状芽孢杆菌、酪酸梭状芽孢杆菌、金黄色葡萄球菌等均可产生毒素诱发损伤,引起炎症。

二、临床表现

本病多见于早产儿,男多于女,生后 2~3 周内发病,以 2~10 d 为高峰,也有 24 h 内发病或生后 2 个月才发病。轻症只表现为腹胀及胃潴留,重者伴有中毒性肠麻痹。

1.腹胀　常为首发症状,先有胃潴留然后出现腹胀如鼓,腹壁发亮,伴有腹膜炎时,腹壁发红发亮,肠鸣音减少或消失(图 8-1、图 8-2)。

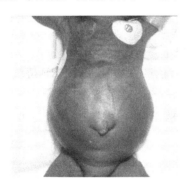 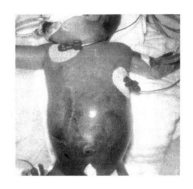

图 8-1　腹胀如鼓　　　　　　　　图 8-2　腹壁发红发亮

2.呕吐　呕吐物可呈咖啡样或带胆汁。无呕吐的患儿常可自胃中抽出含胆汁或咖啡渣样胃内容物。

3.腹泻、血便　一般先有腹泻,开始时为水样便,一日 5~6 次至 10 次,1~2 d 后可排血便,可呈鲜血、果酱样或便中带血丝。偶有表现为便秘者。轻症仅有隐血阳性。

4.全身症状　感染中毒表现严重,精神萎靡,体温可有低热或不升、拒食、反应差,常出现呼吸暂停,心动过缓,严重时可出现发绀、黄疸、皮肤出现淤斑、酸中毒及休克,可有 DIC 表现,四肢厥冷、苍白甚至面色青灰。

5.并发症　严重时可并发败血症、肠穿孔、腹膜炎。

三、辅助检查

1.腹部 X 线摄片　显示肠管呈中度扩张,肠腔内可能有多个细小液平面;肠壁内出现积气,表现为局部密集的小泡沫透亮区,称为肠壁囊样积气(图 8-3);门静脉积气影,自肝门脉处呈向上的树枝样透亮影(图 8-4),可于 4 h 内消失;气腹则表示肠穿孔;腹腔积液表示腹膜炎。

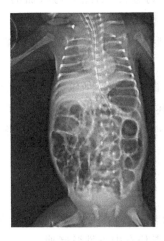

图 8-3 肠壁囊样积气

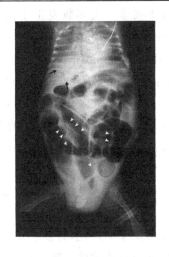

图 8-4 门静脉积气

2.粪便检查 潜血试验多阳性,粪便培养细菌多阳性。粪便镜检可见多量的红细胞、白细胞。

3.血象 白细胞增高,有核左移现象,血小板多降低。

4.血培养 如阳性大多为革兰阴性杆菌,与粪便培养可得一致细菌。

5.血生化 严重时可有代谢性酸中毒,电解质紊乱,败血症时可有 CRP 持续升高。

6.腹腔液培养 腹腔穿刺或手术时取腹腔液作培养,阳性率高。

7.腹部 B 超检查 有时可见肝实质及门脉内间歇出现气体栓塞;有时还可见腹水及炎性团块。

四、治 疗 要 点

治疗上以禁食、维持水电解质和酸碱平衡、供给营养及对症为主。近年来由于广泛应用全静脉营养,加强支持疗法,使本病的预后大大改善。

1.禁食 一旦确诊应立即禁食,轻者 5～10 d,重者 10～15 d 或更长。腹胀明显时给予胃肠减压。当腹胀消失,大便潜血转阴,腹部 X 线平片正常,一般状况明显好转可试进食。

2.静脉补充液体及维持营养 禁食期间必须静脉补液,维持水电解质及酸碱平衡,供给营养。热量每日 50～100 kcal/kg。在长期补液过程中,根据需要补充钾、钠、氯、钙等电解质。

3.抗感染 常用氨苄西林及阿米卡星,也可根据培养药敏选择抗生素。

4.对症治疗 病情严重伴休克者应及时治疗,扩容除用 2∶1 含钠液外,还可用血浆、白蛋白、10%低分子右旋糖酐。血管活性药物可选用多巴胺、酚妥拉明等,并可给氢化可的松每次 10～20 mg/kg,每 6 h 1 次。缺氧时应面罩吸氧。

5.外科治疗指征 肠穿孔、腹膜炎症状体征明显,腹壁明显红肿或经内科治疗无效者应行手术治疗。

五、护 理 诊 断

1. 体温过高　与细菌毒素有关。

2. 舒适度减弱:腹胀　与肠壁组织坏死有关。

3. 腹泻　与肠道炎症有关。

4. 潜在并发症　肠穿孔、腹膜炎、DIC 等。

5. 体液不足　与液体丢失过多、补充不足有关。

六、护 理 措 施

（一）监测体温

根据监测结果给予相应的物理降温或药物降温。

（二）减轻腹胀、腹痛,控制腹泻

（1）立即禁食,肠胀气明显者行胃肠减压,观察腹胀消退情况及引流物色、质、量。观察有无呕吐,呕吐时应头侧向一侧,及时清除呕吐物,保持皮肤及床单位清洁。记录呕吐物的色、质及量。做好口腔护理。

（2）遵医嘱给予抗生素控制感染。

（三）补充液体,维持营养

1. 恢复喂养　待患儿无呕吐、腹胀消失、大便潜血转阴性、有觅食反射,临床状况好转后开始恢复饮食。恢复喂养从水开始,开始只喂水或 5％葡萄糖水,观察无呕吐、腹胀、胃潴留等异常后,再喂母乳;若喂牛乳,从 1∶1 稀释的牛奶开始,初为 3～5 mL,以后每次递增2 mL,逐渐增加浓度及奶量。喂奶前先从胃管中抽吸胃内容物,如胃内潴留量超过2 mL,则停喂 1 次。在恢复喂养过程中,观察腹胀及大便情况,发现异常立即与医师取得联系。

2. 补液护理　建立良好的静脉通路,合理安排滴速;准确记录 24 h 出入量。

（四）密切观察病情

（1）注意有无肠穿孔、腹膜炎、休克等临床表现和体征,出现时立即通知医师组织抢救。

（2）有呕吐者应注意呕吐物的次数、颜色、性状及量,同时应注意大便次数、量及性状(有无黏液及脓血)有异常时及时通知医生,并留取标本。

（五）健康教育

帮助家长掌握有关饮食控制、皮肤和口腔卫生等的护理知识,并使其了解病情,以取得家长合作。同时做好家属的心理护理,减轻他们的焦虑和恐惧。

工作任务九　新生儿脐炎的护理

◆学习主题

　　重点：新生儿脐炎的病因、临床表现、护理措施。

　　难点：轻、重度脐炎用药的区别。

多媒体课件

◆预习案例

　　患儿男，足月顺产，生后 6 d，有不洁接生史。出生后第 3 天出现食奶量明显减少，皮肤出现黄染。入院查体：体温 38 ℃，脐部周围皮肤红肿。

◆思考

　　1. 该患儿患了什么疾病？

　　2. 该病最常见的病原体是什么？

　　3. 针对上述情况，应如何护理？

　　新生儿脐炎（omphalitis）是指脐部残端被细菌入侵、繁殖所引起的急性炎症。

一、病因及发病机制

　　在断脐时，或断脐后，消毒处理不严，护理不当就很容易造成细菌污染，引起脐部发炎。常见的病原菌：金黄色葡萄球菌，大肠杆菌，其次为溶血性链球菌，或混合细菌感染等。

> **知识卡片：** 　　　　　　　　　　**新生儿破伤风**
>
> 　　新生儿破伤风是由于接生时，消毒不当，用未经消毒的剪刀断脐或用不洁的布料包裹脐端，破伤风杆菌在脐部生长繁殖而引起的一种急性感染性疾病。因大多在生后六、七天发病，故民间又称"四六风"或"七日风"。又因细菌是经脐部侵入且首先出现的症状是口紧闭，故又名"脐风"及"锁口风"。表现为小儿牙关紧闭，苦笑面容，随后出现全身性强直性抽搐。本病潜伏期越短，病死率越高。发病后尽早治疗，能明显降低病死率和并发症的发生，治愈后无后遗症。目前全国已基本消灭本病，但有些地区仍有散发，值得重视。

二、临床表现

　　脐带根部发红，或脱落后伤口不愈合，脐窝湿润、流水，这是脐带发炎的最早表现。继之脐周皮肤红肿，深及皮下。

　　轻者脐残端及周围皮肤红肿，伴少许脓性分泌物，体温及食欲均正常。

　　严重者脐周皮肤红肿明显、脓液增多，脐窝内组织腐烂、有臭味，可形成局部脓肿。病情危重会向周围皮肤或组织扩散引起腹壁蜂窝织炎、腹膜炎、败血症等。可有拒奶、少哭、发热、烦躁不安等全身中毒症状。

慢性脐炎时形成脐部肉芽肿,为一小樱红色肿物突出、常常流黏性分泌物,经久不愈。

三、辅 助 检 查

脐部脓汁涂片可见细菌及中性粒细胞增多。脓汁培养阳性率很高。

如怀疑发生败血症,则做血培养。

四、治 疗 原 则

(1)脐渗液、渗血者用 0.5％碘附及 75％酒精,每日 2～3 次。

(2)有脓性分泌物用 3％过氧化氢液清洗脐部,再涂以 75％酒精,每日 3 次。

(3)抗生素治疗。一般新生儿时期首选青霉素,加氨苄西林效佳。对已形成脓肿者,及时切开引流换药。

(4)肉芽肿形成者可用 10％硝酸银溶液烧灼后,敷以油膏,每日更换敷料,直到愈合为止。如肉芽肿较大,可作手术切除。

五、护 理 诊 断

1.皮肤完整性受损　与脐部感染有关。

2.潜在并发症　败血症。

六、护 理 措 施

(1)彻底清除感染伤口,从脐的根部由内向外环形彻底清洗消毒。轻者可用安尔碘或 0.5％碘附及 75％酒精,每日 2～3 次;重度感染者,遵医嘱应用抗生素。

(2)勤换尿布,并要避免尿布直接覆盖在脐部的敷料上,若尿湿了脐带包皮,需及时重新消毒脐部后更换敷料。

(3)给婴儿洗澡时要做到尽量不打湿敷料,更不能将婴儿全身浸在澡盆内,以防脐部被水浸湿糜烂处而引起感染。

(4)脐带脱落后,脐窝稍潮湿,每天要用 2％的碘酒擦洗,再用 75％的酒精擦洗,然后涂 1％～2％的龙胆紫(甲紫),每日 2～3 次,直到局部红肿消退、干燥。

(5)健康教育

1)普及新法接生,新生儿出生时脐部应采取无菌处理,不可用不洁物品覆盖脐部,并要保持脐部干燥。如脐部潮湿、渗液或脐带脱落后伤口延迟不愈,则应作脐局部消炎处理,必要时静脉使用抗生素,以防败血症的发生。

2)教会家长新生儿脐部护理方法,强调接触新生儿要洗手,教会家长观察脐炎的表现,如发现炎症及时就医。

工作任务十 新生儿败血症的护理

◆**学习主题**

　　重点：新生儿败血症的临床表现、抗生素的疗程、护理措施。

　　难点：新生儿败血症的发病机制。

◆**预习案例**

　　一夏季出生的足月新生儿，生后 12 d，因不吃、不哭、不动 3 d，抽搐 2 次而入院。查体：体温不升，面色苍灰，精神委靡，反应差，皮肤黄染，面颊部及两下肢皮肤硬肿，前囟饱满，脐部稍红肿，有少许脓性分泌物，腹平软，肝肋下 2.5 cm，脾肋下 1 cm，肌张力略高，拥抱反射略增强。实验室检查：血白细胞 $21 \times 10^9/L$，中性粒细胞 70%。血清胆红素 321 μmol/L。

◆**思考**

　　1.考虑该患儿患有什么疾病？

　　2.有哪些护理诊断？

　　3.针对该患儿病情，该如何护理？

　　新生儿败血症(neonatal septicemia)是指各种致病菌侵入血循环，并在其中生长繁殖，产生毒素使患儿出现严重感染中毒症状的全身感染性疾病。本病是新生儿常见的危急重症，亦是新生儿死亡的主要原因之一。

一、病因和发病机制

　　1.自身因素　新生儿免疫系统功能不完善，屏障功能差，血中补体少，白细胞在应激状态下杀菌力下降，T 细胞对特异抗原反应差，细菌一旦侵入易致全身感染。

　　2.病原菌　随地区不同而不同，我国仍以葡萄球菌、大肠杆菌为主，近年由于极低体重儿的存活率提高和血管导管、气管插管技术的广泛使用，表皮葡萄球菌、克雷白杆菌、绿脓杆菌等条件致病菌败血症增多。

　　3.感染途径　新生儿败血症感染可以发生在产前、产时或产后。产前感染与孕妇有明显的感染有关，尤其是羊膜腔的感染更易引起发病；产时感染与胎儿通过产道时被细菌感染有关；产后感染往往与细菌从脐部、皮肤黏膜损伤处及呼吸道、消化道等侵入有关。

二、临床表现

　　出生后 7 d 内出现症状者，见于产前、产时感染，称为早发型败血症；7 d 以后出现者，见于产前、产后感染，称为迟发型败血症。

无特征性表现。早期表现为精神欠佳、哭声减弱、体温异常等,转而发展为精神萎靡、嗜睡、拒乳、不哭、不动。未成熟儿则表现为体温不升,出现病理性黄疸并随着病情进展而加深。严重者可有惊厥、昏迷、出血、休克、呼吸异常,少数很快发展到循环衰竭、DIC、中毒性肠麻痹、酸碱平衡紊乱和核黄疸。

三、辅 助 检 查

1.外周血常规　白细胞总数$<5\times10^9$/L或$>20\times10^9$/L,有中毒颗粒和核左移;血小板计数$<100\times10^9$/L有诊断价值。

2.细菌培养　在使用抗生素之前严格无菌操作下取血做血培养,血培养和病灶分泌物细菌培养一致更具有临床意义。血培养阴性也不能排除败血症。脑脊液除培养外还可以直接涂片找细菌。

3.病原菌抗原检测。

四、治 疗 原 则

1.选用药物敏感的抗生药物

(1)早期:怀疑败血症的新生儿,不必等血培养结果即应使用抗生素。

(2)足量、静脉联合用药:病原菌未明确前可结合当地菌种流行病学特点和耐药菌株情况选择两种抗生素;病原菌明确后根据药敏试验结果选择用药。

(3)足疗程:血培养阴性,抗生素治疗后病情好转应继续治疗5~7 d;血培养阳性,疗程至少需10~14 d,有并发症者需治疗3周以上。

2.支持治疗　注意保暖,维持水、电解质平衡及补充热卡,及时纠正酸中毒及缺氧,局部感染灶如脐部及皮肤的处理等。

3.对症治疗　有抽搐时用镇静止痉药,有黄疸给予照蓝光治疗,有脑水肿及时给予降颅压处理。少量多次输血或输血浆以增加机体的抵抗力。

五、护 理 诊 断

1.皮肤黏膜完整性受损　与局部化脓性感染有关。

2.有体温改变的危险　与全身感染有关。

3.营养失调,低于机体需要量　与摄入不足、吸吮不力有关。

4.潜在并发症　有休克、惊厥发作、出血倾向等。

六、护 理 措 施

1.维持体温稳定　当体温过高时,可调节环境温度,打开包被等物理的方法或多喂水来降低体温。新生儿不宜用药物、酒精擦浴、冷盐水灌肠等刺激性强的降温方法,否则易出现体温不升。降温后,30 min复测体温1次并记录;体温不升时,及时给予保暖措施。

2.保证营养供给　因患儿感染,消化吸收能力减弱,加之代谢消耗过多,易发生蛋白质代谢紊乱,导致营养不良的发生。所以喂养时要细心、少量、多次给予哺乳,保证机体的需要。吸吮无力者,可鼻饲喂养或结合病情考虑静脉营养。每日测体重1次,为病情的转归提供依据。

3.保证抗生素有效进入体内　用氨基糖苷类药物,注意药物的毒性作用,监测患儿的听力及复查尿常规。

4.保护性隔离,避免交叉感染　清除局部感染灶,如脐炎、鹅口疮、脓疱疮、皮肤破损等,促进皮肤病灶早日痊愈,防止感染继续蔓延扩散。

5.严密观察病情变化　加强巡视,每4 h监测T、P、R、BP的变化。如出现面色发灰、哭声低弱、尖叫、呕吐频繁等症状时,提示有脑膜炎的可能,及时与医生取得联系,并作好抢救准备。

6.健康教育　向家长讲解有关败血症的知识,说明使用抗生素治疗时间长的原因,取得家长合作,树立对患儿康复的信心。向家长介绍预防新生儿感染的方法,指导家长正确喂养和护理,当发生局部感染时,应及时彻底抗感染治疗,以防扩散引起败血症。

工作任务十一　新生儿低血糖的护理

◇**学习主题**

重点:新生儿低血糖的标准、临床表现,补充葡萄糖的方法、剂量、速度。

难点:新生儿低血糖的发病机制。

多媒体课件

◇**预习案例**

患儿女,32周早产小于胎龄儿,生后哭声异常,阵发性青紫,肢体抖动,试验室检查:血糖1.6 mmol/L,诊断为新生儿低血糖。

◇**思考**

1.该疾病的主要病因是什么?

2.如果患儿不能经口进食,需要静脉补充葡萄糖,其浓度是多少?

3.输注葡萄糖时,应重点注意哪些方面?

糖代谢紊乱在新生儿期极常见。目前认为凡全血血糖<2.2 mmol/L(40 mg/dL)可诊断为新生儿低血糖(neonatal hypoglycemia),不考虑出生体重、胎龄和日龄。

一、病因及发病机制

1.暂时性低血糖　指低血糖持续时间较短,不超过新生儿期。

(1)糖摄入减少：多见于早产儿、患病新生儿喂养困难。

(2)糖消耗过多：患病的新生儿糖消耗量增加，如新生儿窒息、低体温、败血症、先天性心脏病等。

(3)糖原储存不足：主要见于早产儿，胎龄越小，糖原储存越少。

(4)糖尿病母亲婴儿：宫内高胰岛素血症，出生后母亲血糖供给突然中断。

2.持续性低血糖　指低血糖持续至婴儿或儿童期。

见于高胰岛血症、内分泌缺陷；如先天性垂体功能不全、遗传代谢性疾病。

二、临 床 表 现

无症状或无特异性症状，低血糖患儿依据低血糖的程度不同临床表现不同，同一低血糖水平临床表现的差异也较大。有症状者表现为反应差或烦躁、喂养困难、哭声异常、肌张力低、易激惹、惊厥、呼吸暂停等。经补充葡萄糖后症状消失、血糖恢复正常，称"症状性低血糖"。低血糖多为暂时的，如反复发作需考虑糖原积累症、先天性垂体功能不全、胰高血糖素缺乏和皮质激素缺乏等。

三、辅 助 检 查

(1)血糖测定。高危儿应在生后 4 h 内监测血糖，以后每隔 4 h 复查，直至血糖浓度稳定。

(2)持续性低血糖者，应酌情选测血胰岛素、胰高糖素、生长激素等。

四、治 疗 原 则

1.早期喂养　无症状性低血糖，可口服 10%葡萄糖 5~10 mL/kg，每 2~3 h 一次。

2.静脉滴注葡萄糖　血糖<2.2 mmol/L(40 mg/dL)，不论有无症状，应静脉注射 10%葡萄糖，速率为 6~8 mg/(kg·min)。如血糖<1.6 mmol/L，用 10%葡萄糖 8~10 mg(kg·min)静脉滴注。极低体重早产儿对糖耐受性差，输糖速率>6~8 mg/(kg·min)易致高血糖症。如发生惊厥，立即静脉注射 25%葡萄糖 2~4 mL/kg，以 1 mL/分速率注入。

3.激素　持续或反复严重低血糖，如治疗 3 d 后血糖仍不能维持，可加用氢化可的松 5~10 mg/(kg·d)，或泼尼松 1 mg/(kg·d)，至症状消失、血糖恢复后 24~48 h 停止，一般用数日至一周。

4.病因治疗　胰高血糖素缺乏者静脉注射胰高血糖素；高胰岛素血症可用二氮嗪；胰岛素细胞增生症则须作胰腺次全切除；先天性代谢缺陷患儿给予特殊饮食疗法。

五、护 理 诊 断

1.营养失调，低于机体需要量　与摄入不足，葡萄糖利用增加有关。

2.活动无耐力　与供需失调有关。

3.潜在并发症　惊厥。

六、护 理 措 施

(1)定期监测患儿血糖,防止低血糖发生。

(2)无症状并能进食者,可先进食,并密切监测血糖。如口服不能纠正者,可静脉输注葡萄糖,根据血糖测定结果调节输糖速率。

(3)静脉输注葡萄糖时,需定期监测血糖变化,及时调节输糖速率,保证血糖浓度稳定。

(4)密切观察病情变化,发现问题及时处理。

(5)健康教育:向家长解释病因与预后,让家长了解低血糖发生时的表现,定期门诊复查。提倡母乳喂养,在生后半小时内尽早开奶。不能哺母乳者,应予母乳化配方奶喂养。

工作任务十二　新生儿低血钙症的护理

◇学习主题

重点:新生儿低血钙症的标准、临床表现,止惊的方法、用药顺序,补钙的方法、注意事项。

难点:新生儿低血钙症的发病机制。

多媒体课件

◇预习案例

患儿男,35周,早产,体重2 000 g,出生第3天突然手足抽动、面色发绀、进而发生惊厥。发作后一般情况良好。

◇思考

1.该患儿惊厥的原因是什么?

2.如何护理?

3.惊厥急救时的用药顺序是什么?

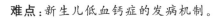

当新生儿总钙在1.75 mmol/L(7 mg/dL)以下或游离钙在0.9 mmol/L(3.5 mg/dL)以下,称为低血钙症(neonatal hypocalcemia),这是新生儿惊厥的重要原因之一。

一、病因及发病机制

钙的平衡主要依靠甲状旁腺和降钙素的调节,如调节功能不正常,或胎儿贮钙不足或出生后磷进入量过多都可引起低钙血症。

1.早期低血钙　是指出生后72 h以内出现的低血钙症。

是由于暂时性甲状旁腺功能受抑制所致。①妊娠 28 周以后母体血中的钙经胎盘主动传输给胎儿贮存,胎儿处于高钙状态,抑制了甲状旁腺功能。②低出生体重儿、窒息和患呼吸窘迫综合征的新生儿甲状旁腺功能比足月正常新生儿差,钙的贮存量又少,发病率较高。

2.晚期低血钙　指出生 72 h 后发生的低血钙症。

多见于人工喂养者,因牛乳,黄豆粉制的代乳品和谷类食品中含磷高,超过肾脏廓清能力,于是血磷增加,致使血钙降低。

二、临床表现

症状多出现在生后 5～10 d,轻重不一,主要表现为神经肌肉兴奋性增高,烦躁不安、惊跳、手足抽搐,震颤和惊厥。发作时可以出现心率增快或发绀,严重表现为喉痉挛和呼吸暂停。消化系统可以出现呕吐,便血。发作间歇时患儿一般情况良好,但肌张力稍高,腱反射增强。

三、辅助检查

1.血清钙、磷检查　血清总钙＜1.75 mmol/L(7 mg/dL),或游离钙＜0.9 mmol/L(3.5 mg/dL);血清磷＞2.6 mmol/L(8 mg/dL)。

2.心电图　QT 时间延长(早产儿＞0.2 s,足月儿＞1.9 s)。

四、治疗原则

立即控制惊厥和喉痉挛,其后静脉或口服钙剂,再给予维生素 D。

五、护理诊断

1.有窒息的危险　与血清钙降低、喉痉挛有关。

2.知识缺乏　与家长缺乏育儿知识有关。

六、护理措施

(1)惊厥或喉痉挛患儿立即给予镇静剂。

(2)迅速提高血清总钙水平,降低神经肌肉兴奋性。遵医嘱静脉缓慢注射或推注 10%葡萄糖酸钙。如心率＜80 次/分,应暂停注射,避免钙浓度过高抑制窦房结引起心动过缓,甚至心脏停搏。

(3)尽量选择粗直、避开关节、易于固定的静脉,穿刺成功后,连接含钙液体进行滴注或推注,完毕后,用生理盐水冲洗,再拔针,以保证钙剂完全进入血管。注意不使钙剂溢出静脉外,因为可发生组织坏死与钙质沉着。一旦液体外渗,应立即停止注射,给予 25%～50%硫酸镁湿纱布局部湿敷。

(4)惊厥停止后改为口服钙维持,较小婴儿口服氯化钙溶液不宜超过1周。

(5)提倡母乳喂养或母乳化奶粉喂养,保持适宜的钙、磷比例,防止低钙血症发生。

(6)严密观察病情,防止惊厥和喉痉挛的发生。

(7)健康教育:向家长解释病因及预后,鼓励母乳喂养,合理搭配营养素,坚持户外活动,减少低钙血症的发生。

复习导航

1.新生儿重症监护及气道护理　新生儿重症监护(监护对象、监护内容)→气道护理(环境要求、体位、胸部物理治疗、气道吸痰)。

2.新生儿窒息的护理　缺氧→呼吸改变、各器官缺血缺氧→胎儿缺氧、Apgar评分表、各器官受损→及时复苏、复苏后处理→护理措施(复苏、保温、家庭支持)。

3.新生儿缺氧缺血性脑病的护理　缺氧、缺血→轻、中、重3度→控制惊厥、治疗脑水肿→护理措施(一般护理、病情观察、合理喂养、早期康复干预、健康教育)。

4.新生儿颅内出血的护理　意识形态改变、眼部症状、颅内压增高、呼吸系统表现、肌张力改变、瞳孔改变、其他→脑脊液检查→止血、控制惊厥、降低颅内压、治疗脑积水→护理措施(绝对保持安静、喂养、保持呼吸通畅、并发症的观察、遵医嘱给予止血药、健康教育)。

5.新生儿肺透明膜病的护理　缺乏肺泡表面活性物质→呼吸窘迫进行性加重→纠正缺氧、替代疗法、维持酸碱平衡→护理措施(保持呼吸道通畅、供氧、保暖、喂养、预防感染、健康教育)。

6.新生儿黄疸的护理　新生儿胆红素代谢的特点→生理性黄疸、病理性黄疸→新生儿溶血病→新生儿黄疸的护理(相关护理、病因护理、健康教育)。

7.新生儿寒冷损伤综合征的护理　新生儿体温调节与皮下脂肪组成特点、寒冷损伤→低体温、硬肿、多器官功能损害→复温、支持疗法、合理用药→护理措施(复温、合理喂养、保证液体供给、预防感染、观察病情、健康教育)。

8.新生儿坏死性小肠结肠炎的护理　早产儿胃肠功能不成熟、肠黏膜缺氧缺血、喂养因素、感染→腹胀、呕吐、腹泻、血便、全身症状、并发症→禁食、静脉补充液体及维持营养、抗感染、对症治疗、外科治疗→护理措施(监测体温、减轻腹胀、腹痛、控制腹泻、补充液体、维持营养、密切观察病情、健康教育)。

9.新生儿脐炎的护理　细菌感染→轻者、严重者、慢性→消毒、抗生素→护理措施(彻底清除感染伤口、勤换尿布、健康教育)。

10.新生儿败血症的护理　自身因素、病原菌、感染途径→药物治疗、支持治疗、对症治疗→护理措施(维持体温稳定、保证营养供给、保证抗生素有效进入体内、保护性隔离、严密观察病情变化、健康教育)。

11.新生儿低血糖的护理　暂时性、持续性→血糖测定→早期喂养、静脉滴注葡萄糖、激素、病因治疗→护理措施(进食、口服或静脉输注葡萄糖、健康教育)。

12.新生儿低血钙症的护理　早期、晚期→神经肌肉兴奋性增高→控制惊厥和喉痉挛、钙剂、维生素D→护理措施(镇静剂、10%葡萄糖酸钙、严密观察病情、健康教育)。

考 点 检 测

一、选择题

(一)A1型题

1.关于新生儿病理性黄疸的特点,正确的是

　A.黄疸在生后2周消失　　　　　　B.黄疸持续不退或退而复现

C. 黄疸多在生后 2～3 d 出现　　　　D. 胆红素每日上升不超过 85 μmol/L(5 mg/dL)

E. 血清结合胆红素浓度小于 34 μmol/L(2 mg/dL)

2. 足月新生儿生理性黄疸消退的时间是

A. 2～3 d　　　B. 5～7 d　　　C. 10～14 d　　　D. 2～3 周　　　E. 1 个月

3. 关于新生儿体温调节的特点,正确的是

A. 体温调节功能较好　　　　　　　　　　B. 体表面积小,不易散热

C. 能量储备少,产热不足　　　　　　　　D. 皮下脂肪厚,保温作用好

E. 皮肤血管丰富,利于维持体温

4. 新生儿轻度窒息,Apgar 评分为

A. 0～3 分　　　B. 0～5 分　　　C. 4～7 分　　　D. 5～8 分　　　E. 8～10 分

5. 新生儿黄疸出现下列哪种情况应进行换血疗法

A. 黄疸在生后 2～3 d 出现

B. 每日胆红素上升不超过 85 μmol/L(5 mg/dL)

C. 血清总胆红素<205 μmol/L(12 mg/dL)

D. 血清总胆红素<257 μmol/L(12 mg/dL)

E. 血清总胆红素>342 μmol/L(20 mg/dL)

6. 新生儿窒息 ABCDE 复苏方案中,最根本的是

A. A(清理呼吸道)　　　B. B(建立呼吸)　　　C. C(维持正常循环)

D. D(药物治疗)　　　E. E(评估)

7. 新生儿窒息 ABCDE 复苏方案中,最关键的是

A. A(清理呼吸道)　　　B. B(建立呼吸)　　　C. C(维持正常循环)

D. D(药物治疗)　　　E. E(评估)

8. 新生儿窒息复苏,应在出生后首先

A. 心脏按摩　　　B. 用面罩供氧　　　C. 弹足底或刺激皮肤以引起啼哭

D. 注射 5%碳酸氢钠和呼吸兴奋剂　　　E. 用吸管吸出鼻、口腔及咽喉中黏液和分泌物

9. 新生儿窒息复苏,胸外按压的部位是

A. 胸骨体中间处　　　B. 胸骨体中 1/3 处　　　C. 胸骨体中下 1/3 处

D. 胸骨体中 1/4 处　　E. 胸骨体中下 1/4 处

10. 新生儿窒息复苏,胸外按压的频率是

A. 60～80 次/分　　　　　　　B. 80～100 次/分

C. 100～120 次/分　　　　　　D. 120～140 次/分

E. 140～160 次/分

11. 新生儿窒息复苏,胸外按压的深度为使胸骨下陷

A. 1～2 cm　　　B. 3～4 cm　　　C. 4～5 cm　　　D. 5～6 cm　　　E. 6～7 cm

12. 新生儿窒息复苏,清理呼吸道后应立即

A. 吸氧　　　B. 人工呼吸　　　　　　　C. 注射呼吸兴奋剂

D. 清除呼吸道分泌物　　　　　　　　　E. 拍打或弹足底以刺激呼吸

13. 足月新生儿窒息最常见的并发症是

A. 低钠血症　　　　B. 心源性休克　　　　　　　C. 持续性胎儿循环

D. 缺血缺氧性脑病　　　　　　　　　　E. 坏死性小肠结肠炎

14. 新生儿缺血缺氧性脑病的主要表现是

A. 意识改变及肌张力变化　　　　B. 眼部症状　　　　　　C. 颅内压增高

D. 瞳孔改变　　　　　　E. 呼吸系统表现

15. 新生儿缺血缺氧性脑病引起惊厥的首选药是

A. 地西泮　　　　B. 氯丙嗪　　　　C. 苯巴比妥钠　　　　D. 水合氯醛　　　　E. 苯妥英钠

16. 新生儿缺血缺氧性脑病出现颅内压增高时治疗首选的药物是

A. 地塞米松　　　　　　B. 呋塞米　　　　　　　C. 甘露醇

D. 50％葡萄糖溶液　　　　　　E. 10％低分子右旋糖酐

17. 缺血缺氧性颅内出血常见于：

A. 早产儿　　　　B. 足月儿　　　　C. 巨大儿　　　　D. 未成熟儿　　　　E. 低体重儿

18. 产伤性颅内出血常见于：

A. 早产儿　　　　B. 足月儿　　　　C. 巨大儿　　　　D. 未成熟儿　　　　E. 低体重儿

19. 新生儿颅内出血的早期症状是

A. 易激惹　　　　B. 前囟隆起　　　　C. 呼吸不规则

D. 肌张力降低　　　　E. 双侧瞳孔不对称

20. 为降低新生儿颅内出血引起的颅内高压,可选用

A. 25％葡萄糖　　　　B. 50％葡萄糖　　　　C. 呋塞米　　　　D. 地塞米松　　　　E. 大剂量甘露醇

21. 关于新生儿颅内出血的治疗原则,错误的是

A. 尽可能减少搬动　　　　　　B. 注射维生素 K,止血

C. 控制惊厥首选苯巴比妥　　　　D. 使用大剂量甘露醇降低颅内压

E. 必要时腰穿放脑脊液

22. 关于新生儿颅内出血的护理措施,错误的是

A. 使用头皮静脉穿刺输液　　　　B. 住院 3 d 以内除臀部护理外免除一切清洁护理

C. 不能进食者应给予鼻饲　　　　D. 密切观察患儿生命体征、神智、瞳孔的变化

E. 遵医嘱使用止血药

23. 新生儿颅内出血的护理措施,错误的是

A. 保持室内安静　　　　　　B. 头肩抬高　　　　　　　C. 为患儿洗澡

D. 观察生命体征　　　　　　E. 必要时给予鼻饲

24. 新生儿寒冷损伤综合征的病因不包括

A. 寒冷　　　　B. 早产　　　　C. 低体重　　　　D. 感染和窒息　　　　E. 喂养不足

25. 新生儿寒冷损伤综合征硬肿最先出现在

A. 小腿　　　　B. 大腿外侧　　　　C. 下肢　　　　D. 臀部　　　　E. 上肢

(二)A2 型题

26. 足月新生儿,日龄 7 d,生后第 3 天开始面部及巩膜黄染,渐波及躯干,吃奶及精神好,红细胞 5.0×10^{12}/L,血红蛋白 150 g/L,网织红细胞 0.005(0.5％),总胆红素 171 μmol/L (10 mg/dL),谷丙转氨酶 30 单位。最可能的医疗诊断为

A. 生理性黄疸　　　　　　　B. 新生儿肝炎　　　　　　　C. 新生儿溶血症

D. 新生儿败血症　　　　　　E. 先天性胆道闭锁

27. 患儿生后 24 h,出生体重 3200 g,血清总胆红素 307.8 μmol/L(18 mg/dL),未结合胆红素 156.5 μmol/L(15 mg/dL),最主要的护理措施是

A. 光照疗法　　　B. 换血疗法　　　C. 按医嘱输鲜血

D. 按医嘱补充白蛋白　　　　E. 按医嘱口服鲁米那(苯巴比妥)

28. 患儿男,早产儿,胎龄 37 周,出生后 7 d,两日来发现婴儿不哭,拒食,反应低下。体温 34 ℃,双面颊、肩部、臀部、下腹部、大腿及小腿外侧皮肤发硬,按之如橡皮样,考虑为新生儿寒冷损伤综合征,首选的治疗是

A. 支持治疗　　　B. 合理用药　　　C. 对症处理　　　D. 复温　　　E. 控制感染

(三)A3 型题

患儿,出生时皮肤苍白,心率 40 次/分,无呼吸,四肢略屈曲,弹足底无反应。

29. 患儿 Apgar 评分为

A. 0 分　　　　B. 1 分　　　　C. 2 分　　　　D. 3 分　　　　E. 4 分

30. 其窒息程度为

A. 无窒息　　　B. 轻度窒息　　　C. 中度窒息　　　D. 重度窒息　　　E. 极重度窒息

31. 首要的处理是

A. 输血　　　B. 窒息复苏　　　C. 补充钙剂　　　D. 肌注安定　　　E. 静滴白蛋白

患儿男,出生后 2 d,因拒乳,反应差,哭声低入院。体检:心音低钝,双下肢红肿如象皮,测肛温 29.4 ℃。

32. 该患儿可能患

A. 新生儿败血症　　B. 新生儿黄疸　　C. 新生儿颅内出血

D. 新生儿寒冷损伤综合征　　　　E. 肢体坏疽

33. 下列护理措施中正确的是

A. 将患儿放入 34 ℃暖箱中复温　　　B. 6 h 内将患儿的体温恢复至正常

C. 60 ℃热水袋保暖　　　　D. 放入比肛温高 1~2 ℃暖箱中复温

E. 每小时箱温提高 2 ℃

患儿男,足月顺产,生后 6 d,有不洁接生史。出生后第 3 天出现食奶量明显减少,皮肤出现黄染。入院查体:体温 38 ℃,脐部周围皮肤红肿,诊断为新生儿脐炎。

34. 该病最常见的病原体是

A. 大肠杆菌　　　　　　　　B. 铜绿假单胞菌

C. 溶血性链球菌　　　　　　D. 金黄色葡萄球菌　　　　　E. 霉菌

35. 针对上述情况,应选用哪种消毒液消毒脐部

A. 30%酒精　　　B. 50%酒精　　　C. 0.1%新洁尔灭(苯扎氯铵)

D. 95%酒精　　　E. 0.5%碘附

患儿女,32 周早产小于胎龄儿,生后哭声异常,阵发性青紫,肢体抖动,实验室检查:血糖 1.6 mmol/L,诊断为新生儿低血糖。

36.该疾病的主要病因是

    A. 足月儿   B. 巨大儿   C. 早产儿   D. 低体重儿   E. 过期产儿

37.如果患儿不能经口进食,需要静脉补充葡萄糖,其浓度是

    A. $1\sim2$ mg/(kg·min)   B. $3\sim4$ mg/(kg·min)

    C. $4\sim5$ mg/(kg·min)   D. $6\sim8$ mg/(kg·min)

    E. $8\sim10$ mg/(kg·min)

38.输注葡萄糖时,应重点注意:

    A. 给予高糖饮食   B. 给予高蛋白饮食   C. 检测血糖变化

    D. 防止昏迷   E. 注意保暖

二、填空题

1.新生儿 Apgar 评分_____分为轻度窒息,_____分为重度窒息。

2.我国新生儿败血症最常见的病原菌是_____,其次是_____。

三、名词解释

1.新生儿败血症   2.新生儿缺血缺氧性脑病

四、简答题

1.简述 Apgar 评分标准包括的体征。

2.简述新生儿窒息复苏方案

3.新生儿胆红素代谢特点。

4.试述生理性黄疸与病理性黄疸的区别。

5.试述新生儿败血症的临床表现。

【参考答案】

一、选择题

1~5 BCCCE 6~10 ABECC 11~15 AEDAC 16~20 BABAC 21~25 DACEA

26~30 AADCD 31~35 BDDDE 36~38 CDC

二、填空题

1.4~7 0~3 2.葡萄球菌 大肠杆菌

（曾丽娟）

工作情境四　儿童疾病的护理

营养性疾病患儿的护理

　　儿童是祖国的花朵，他们的健康关乎祖国的未来。随着经济的发展，我国居民的生活水平提高了很多，儿童的营养状况也渐渐改善，但儿童营养性疾病还是常见的问题。原因是什么呢？该如何预防？如何让儿童更加健康地成长呢？

学习目标

知识目标：掌握营养性疾病的病因、临床表现及护理措施。

技能目标：能对营养性疾病患儿提供正确的护理，能对患儿及家长进行健康教育。

素质目标：具备细致、敏锐的观察力。

工作任务一　营养不良患儿的护理

◇学习主题

重点：营养不良的分度和皮下脂肪减少的顺序，护理措施。

难点：根据小儿病情轻重和消化功能来调整饮食的量和种类。

多媒体课件

◇预习案例

一个 4 岁女孩，长期不规则进食，现体重 10 kg，面似老人面容，皮包骨头，肌张力低下，精神萎靡。

◇思考

1.该小儿患有什么疾病？

2.请提出主要的护理诊断及护理措施。

蛋白质-热能营养不良（protein-energy malnutrition,PEM）是指因缺乏热能和（或）蛋白质引起的一种营养缺乏症，多见于 3 岁以下的婴幼儿。主要表现为体重减轻，皮下脂肪减少和皮下水肿，常伴有各个器官不同程度的功能紊乱。

一、病　　因

1.**长期摄入不足**　喂养不当是婴儿营养不良的主要原因。母乳不足而未及时添加其他乳品或突然停奶而未及时添加辅食，人工喂养调配不当（牛奶或奶粉配制过稀），长期以谷类（米、麦面）为主食。较大小儿的营养不良多为婴儿期营养不良的继续，或因为不良的饮食习惯如偏食、挑食、吃零食过多或早餐过于简单，学校午餐摄入不足等引起。

2.**消化吸收障碍**　消化系统先天畸形如唇裂、腭裂、幽门梗阻等，消化系统疾病如迁延性腹泻、过敏性肠炎、肠吸收不良综合征等均可影响食物的消化和吸收。

3.**需要量增多**　急、慢性传染病（如麻疹、伤寒、肝炎、结核）后的恢复期，双胎早产、生长发育快速时期等均可因需要量增多而造成相对不足。

4.**消耗量过大**　大量蛋白尿、长期发热、烧伤、甲状腺功能亢进、恶性肿瘤等均可使蛋白质消耗或丢失增多。

二、发 病 机 制

由于长期能量供应不足，导致自身组织消耗，体温偏低。糖原不足或消耗过多致低血糖；脂肪消耗致血清胆固醇下降、脂肪肝；蛋白质供给不足或消耗致血清蛋白下降，低蛋白水肿；由于脂肪大量消耗，全身总液量增多致细胞外液呈低渗状态。同时还发生各组织器官，如消化、循环、泌尿、免疫及中枢神经系统的功能低下。

三、临床表现

营养不良患儿最早出现的症状是体重不增,随后患儿体重下降,皮下脂肪逐渐减少以至消失。皮下脂肪的消耗首先累及腹部,其次为躯干、臀部、四肢,最后是面颊部。因皮下脂肪减少首先发生于腹部,故腹部皮下脂肪层厚度是判断营养不良程度的重要指标之一。

> **学习贴士:**
> 对成人来讲,营养不良的主要表现为体重下降;而小儿处在生长发育的过程中,体重在不断增加,小儿营养不良表现出来的体重不增即相当于成人的体重下降。

营养不良患儿皮肤干燥、苍白、松弛。肌肉萎缩、肌张力低下。体温低于正常、脉搏减慢、心音低钝、血压偏低。初期烦躁,以后变得冷漠。有血清蛋白降低时可出现营养不良性水肿。婴儿常有饥饿性便秘或腹泻。

营养不良患儿易出现各种并发症,最常见的并发症为营养性贫血,主要与铁、叶酸、维生素 B_{12}、蛋白质等造血原料缺乏有关;多种维生素和微量元素缺乏,常见者为维生素 A 缺乏和锌缺乏症;自发性低血糖及各种感染性疾病,如上呼吸道感染、支气管肺炎、中耳炎、尿路感染等,特别是婴儿腹泻,可迁延不愈,加重营养不良,形成恶性循环。

根据临床表现的严重程度,营养不良可分为三度(表 9-1)

表 9-1　婴幼儿不同程度营养不良的临床特点

项目	营养不良程度		
	Ⅲ度(重)	Ⅰ度(轻)	Ⅱ度(中)
体重低于正常均值	15%～25%	25%～40%	40%以上
腹部皮褶厚度	0.8～0.4 cm	<0.4 cm	消失
身高(长)	正常	低于正常	明显低于正常
消瘦	不明显	明显	皮包骨样
皮肤	干燥	干燥、苍白	苍白、干皱、无弹性,可出现淤点
肌张力	正常	明显降低、肌肉松弛	肌张力低下、肌肉萎缩
精神状态	正常	烦躁不安	萎靡,反应低下,抑制与烦躁交替

四、辅助检查

最突出的表现是血清白蛋白浓度降低;胰岛素样生长因子 1(IGF-1)水平下降,由于其出现在身高(长)、体重等体格发育指标改变前,而且不受肝功能的影响,被认为是诊断营养不良的较好指标。此外,多种血清酶活性、血糖、血浆胆固醇水平降低,各种电解质、维生素及微量元素缺乏;生长激素分泌反有增多。

五、治　疗　原　则

尽早发现,早期治疗,采取综合性治疗措施,包括调整饮食以及补充营养物质;祛除病因,治疗原发病;控制继发感染;促进消化和改善代谢功能;治疗并发症。

六、护　理　评　估

1.健康史　评估患儿的喂养史,饮食习惯和生长发育情况,注意有无喂养不当、母乳不足史;有无消化系统解剖或功能异常以及急、慢性疾病史;是否为双胎、早产。

2.身体状况　测量患儿身高(长)、体重,并与同年龄、同性别健康儿童正常标准相比较,判断有无营养不良及其程度;测量皮下脂肪厚度;检查有无精神改变、水肿、肌张力下降等情况。

知识卡片：　　　　　　　　　　　皮下脂肪测量方法

　　测量皮下脂肪是使用 0.1 cm 刻度的精密小卡尺为量具,其钳住皮肤的钳板大小为 0.6 cm×1.5 cm,钳板平面相互平行可以均匀地接触皮肤,卡尺尺身上的刻度表示皮下脂肪的厚度。测量皮下脂肪的方法是：左手拇指与示指在测量部位捏起皮肤,两指距离为 3 cm,右手持量具测量,对小儿测量时要有人协助,以免小儿哭闹影响测量的准确性,读出的最小刻度数应为 0.1 cm。因小儿皮下脂肪在未来肌肉发达的部位较丰满,测量小儿皮下脂肪捏起其皮折的方法与成人有所不同。腹部皮脂测量时,是沿着锁骨中线平脐处捏起皮折,方向与躯干长轴平行。大腿部位采用的方法是使小儿大腿屈曲外展,在大腿内侧上 1/3 及中 1/3 交接处捏起皮折,方向与大腿长轴平行。腰部、背部及肱三头肌部的皮下脂肪测量,学龄前儿童通常不采用。学龄期后,肥胖儿童的皮脂测量方法与成人相同。

分析血清总蛋白、白蛋白、维生素及微量元素等浓度有无下降,有无血清酶活性、血浆胆固醇减低。

3.心理-社会状况　了解患儿的心理个性发育情况、家庭亲子关系、家庭经济状况及父母角色是否称职,了解父母的育儿知识水平以及对疾病的认识程度。

七、护　理　诊　断

1.营养失调　低于机体需要量:与能量、蛋白质摄入不足和(或)需要、消耗过多有关。

2.有感染的危险　与机体免疫功能低下有关。

3.潜在并发症　营养性缺铁性贫血、低血糖、维生素 A 缺乏。

4.生长发育改变　与营养物质缺乏,不能满足生长发育的需要有关。

5.知识缺乏　与患儿家长缺乏营养知识及儿童喂养知识有关。

八、护　理　目　标

(1)遵循饮食调整原则,增加能量及营养素的摄入,体重逐渐增加。

（2）患儿不发生感染等并发症或发生时被及时发现并得到及时适当的处理。

（3）患儿的体重、身高（长）等体格发育指标能达到同年龄、同性别正常儿童的水平。

（4）家长了解营养不良的原因，能正确选择合适的婴幼儿食品，合理喂养儿童，能够采取预防感染措施。

九、护 理 措 施

（一）饮食管理

根据营养不良的程度、消化吸收能力和病情，逐渐增加，不可急于求成，其饮食调整的原则是：由少到多、由稀到稠、循序渐进，逐渐增加饮食，直至恢复正常。

对于轻度营养不良患儿，在基本维持原膳食的基础上，较早添加富含蛋白质和热量较高的食物。开始每日可供给热量 250～330 kJ/kg（60～80 kcal/kg），以后逐渐递增。

对于中、重度营养不良患儿，热能和营养物质的供给，应由低到高，逐渐增加。供给热量从每日 165～230 kJ/kg（40～55 kcal/kg）开始，逐步增加；若消化吸收能力较好，可逐渐增加到每日 500～727 kJ/kg（120～170 kcal/kg），并按实际体重计算所需热能。待体重恢复，可供给正常生理需要量。

> **学习贴士：**
> 轻度营养不良患儿消化功能正常，因此，可直接供给较高能量的食物。而中、重度营养不良患儿消化功能较差，尽管其需要更多的能量，但只能循序渐进，从低热量开始。

蛋白质摄入量从每日 1.5～2.0 g/kg 开始，逐步增加到 3.0～4.5 g/kg。

选择食物的原则：一是适合患儿的消化能力，轻度营养不良患儿，可从牛奶开始，逐渐过渡到带有肉末的辅食。中、重度营养不良患儿则可先给稀释奶或脱脂奶，再给全奶，然后才能给肉末的辅食。二要符合营养需要，即高蛋白、高能量、高维生素的饮食，还要根据情况适当补充铁剂。

（二）促进消化、改善食欲

遵医嘱给予各种消化酶（胃蛋白酶、胰酶等）和 B 族维生素口服，以助消化；给予蛋白同化类固醇制剂如苯丙酸诺龙肌注，以促进机体对蛋白质的合成。必要时少量多次输血或氨基酸、脂肪乳等静脉营养。

（三）预防感染

保持皮肤清洁、干燥、防止皮肤破损；做好口腔护理，保持生活环境舒适卫生，注意做好保护性隔离，防止交叉感染。

（四）观察病情

密切观察患儿尤其是重度营养不良患儿的病情变化。

患儿早晨容易出现低血糖，表现出汗、肢冷、脉弱、血压下降等休克表现，也可有呼吸暂停，出现此种情况，需立即静脉注射 25％的葡萄糖溶液进行抢救；对维生素 A 缺乏引起的眼干燥症者，可用生理盐水湿润角膜及涂抗生素眼膏，同时口服或注射维生素 A 制剂；腹泻、呕吐的患儿易引起酸中毒,发现病情变化应及时报告,并做好抢救准备。

治疗及护理开始后应每日记录进食情况及对食物的耐受情况,定期测量体重,身高及皮下脂肪的厚度,以判断治疗效果。

(五)促进生长发育

提供舒适的环境,合理安排生活,减少不良刺激,保证患儿精神愉快和有充足的睡眠;及时纠正先天畸形,进行适当的户外活动和体格锻炼,促进新陈代谢,利于生长发育。

(六)健康教育

向患儿家长解释导致营养不良的原因,介绍科学育儿的知识,指导母乳喂养、混合喂养和人工喂养的具体执行方法,纠正小儿的不良饮食习惯;合理安排生活作息制度,坚持户外活动,保证充足睡眠;预防感染,按时进行预防接种;先天畸形患儿应及时手术治疗;做好生长发育监测。

十、护 理 评 价

评价患儿进食量是否增加,何时能够耐受正常饮食;体重是否增加,何时恢复正常;家长是否了解合理喂养、防治营养不良的有关知识以及能否正确选择婴幼儿食品;患儿营养不良的饮食习惯是否得到纠正;是否发生并发症。

工作任务二　小儿肥胖症患儿的护理

✧学习主题

重点:小儿肥胖症的临床表现和护理措施。

难点:继发性肥胖症的病因。

✧预习案例

患儿,男,6岁。早产一周,出生体重2.8 kg。生后混合喂养,3个半月开始添加辅食,胃口很好,5个月能吃面条,6个月时体重达到8.6 kg,1岁时体重为14 kg。患儿平时每顿饭都离不开荤食,食欲旺盛,喜吃甜食和高脂肪食物。父亲体重超重。查体:患儿体重32 kg,身高116 cm,皮下脂肪丰满,体态臃肿、动作笨拙。腹软,肝肋下未及,阴茎短小。实验室检查:三酰甘油1.10 mmol/L,胆固醇4.9 mmol/L。

✧思考

1.该患儿患了什么疾病?

2.该患儿存在哪些护理问题?

3.如何针对以上护理问题给予相应的护理措施?

肥胖症(obesity)是由于热能的摄入长期超过人体的消耗,导致体内脂肪蓄积过多,体重超过同性别、同身高(长)小儿正常标准的 20% 以上的营养障碍性疾病。由于生活水平的提高、膳食结构的改变,儿童肥胖症呈逐步增多的趋势,我国儿童肥胖症的发生率为 3%~5%,大多数为单纯性肥胖症。肥胖不仅影响小儿的健康,还成为成人肥胖症、冠心病、高血压、糖尿病、胆石症、痛风等疾病以及猝死的诱因,应引起社会和家庭的重视。

一、病　　因

(一)单纯性肥胖症

指不伴有明显的内分泌疾病、代谢性疾病的肥胖,占肥胖症的 95%~97%。尚未完全明了,可能与下列因素有关。

1. 营养素摄入过多　如长期摄入淀粉类、高脂肪的食物过多,超过机体代谢需要,剩余热能转化为脂肪,积聚于体内。

2. 活动量过少　缺乏适当的活动和体育锻炼也是发生肥胖症的重要因素。因体力活动量过少,导致热能消耗减少,相对剩余热能转化为体脂蓄积。因患病需要减少活动的儿童也容易引起肥胖。肥胖儿童大多不喜爱运动从而形成恶性循环。

3. 遗传因素　对双生子的研究表明,肥胖具有高度遗传性,肥胖双亲的后代也常常肥胖。目前认为肥胖与多基因遗传有关。

4. 其他　如因调节饱食及饥饿感的中枢失去平衡而致多食;精神创伤(如亲属病故,学习成绩落后等)以及家庭溺爱造成心理异常的小儿也可能因进食过多而出现肥胖。

(二)继发性肥胖

指继发于各种内分泌代谢疾病和遗传综合征的肥胖,占肥胖症的 3%~5%。如某些内分泌疾病可引起肥胖;脑部疾病、长期使用糖皮质激素等也可引起继发性肥胖。继发性肥胖患儿不仅体脂分布特殊,而且常伴有肢体或智能异常。

二、临床表现

临床上根据患儿体重增长情况,将儿童肥胖症分为 3 度。以同性别、同身高(长)正常小儿体重均值为标准,体重超过均值 20% 以上者即为肥胖;超过 20%~29% 者为轻度肥胖;超过 30%~49% 者为中度肥胖;超过 50% 者为重度肥胖。

肥胖可发生于任何年龄,最常见于婴儿期、5~6 岁和青春期 3 个年龄阶段。患儿食欲旺盛且有喜食高脂肪和甜食的习惯。

肥胖的儿童常有疲劳感,易疲乏,用力时出现气短或腿痛。严重肥胖者可因脂肪过度堆积,导致肺通气不良,引起低氧血症、红细胞增多、发绀,严重时心脏扩大、心力衰竭甚至死亡,称肥胖-换氧不良综合征。

体格检查可见患儿体态肥胖,皮下脂肪多而分布均匀。重度肥胖者可因胸腹、臀部、大腿脂肪过多致皮肤出现白色或紫色条纹。女性肥胖患儿的外生殖器发育大多正常,胸部脂肪增多,应与乳房发育鉴别;男性肥胖患儿由于大腿内侧、会阴部脂肪过多,阴茎可隐匿在脂肪组织中而被误诊为阴茎发育不良。

患儿体格生长发育往往较正常儿童迅速。骨龄、智力、性发育正常或较早。

患儿因体态肥胖,不爱活动,常出现自卑、胆怯、孤独等心理上的障碍。

三、辅 助 检 查

血清甘油三酯、胆固醇可增高;常有高胰岛素血症;肝超声显示有脂肪肝。

四、治 疗 原 则

采取控制饮食,加强运动,消除心理障碍,配合药物治疗的综合措施。饮食疗法和运动疗法是两项最主要的措施,其目的是减少热能性食物的摄入和增加机体对热能的消耗,使体内过剩的脂肪不断减少,从而使体重逐步下降。

五、护 理 诊 断

1.营养失调　高于机体需要量:与摄入高能量食物过多和(或)运动过少有关。
2.社交障碍　与肥胖造成心理障碍有关。
3.自我形象紊乱　与肥胖引起自身形体改变有关。
4.知识缺乏　与患儿及家长对合理营养的认识不足有关。

六、护 理 措 施

(一)饮食疗法

为了达到减轻体重的目的,患儿每日摄入的热能必须低于机体消耗的总热能,同时必须满足小儿的基本营养及生长发育需要,以免影响其正常的生长发育。

每日食物供能总量的减少量,依患儿年龄及其肥胖程度而定。严重肥胖者,可按理想体重所需热能减少30%或更多。肥胖患儿多采用低脂肪、低碳水化合物和高蛋白食谱,其中蛋白质供能占30%～35%,脂肪供能占20%～25%,碳水化合物供能占40%～45%。青春期生长发育迅速,蛋白质供能可提高至50%～60%。

鼓励患儿选择体积大、饱腹感明显而热能低的蔬菜类食品,如萝卜、青菜、黄瓜、番茄等,食品应以蔬菜、水果、米饭、面食为主,加适量的蛋白质如瘦肉、鱼、禽蛋、豆类及其制品,同时注意补充维生素及矿物质。

培养良好的饮食习惯,提倡少量多餐,杜绝过饱,不吃夜宵和零食。鼓励患儿坚持饮食治疗。

知识卡片：　　　　　　　　　　**红绿灯饮食控制方案**

用红、黄、绿灯交通标志将食物分类，主要是以饮食指南为基础，注意每天选择健康的食物。合理选择和安排饮食，对控制孩子的体重非常重要。"绿灯"食物：含有人体必需的营养素，可促进身体健康，是每天必须摄取的食物，例如乳类、蛋类、鱼类、蔬菜、水果、黄瓜等；"黄灯"食物：含有人体必需的营养素，但糖、脂肪或盐分过高，是必须限量的食物，例如猪肉、羊肉、牛肉、土豆、坚果类；"红灯"食物：只提供热量、糖、油脂和盐分，而其他营养素含量很少，应禁止选用，例如薯片、巧克力、油炸食物。该方案结合运动疗法、行为校正，可收到良好的长期效果。

（二）运动疗法

运动疗法是减轻肥胖者体重的重要手段。在限制饮食的同时，通过增加运动量，促使热能消耗，以减轻体重。肥胖患儿常因运动时气短、运动笨拙而不愿运动，应选择有效而又容易坚持的运动项目，提高对运动的兴趣，如晨间跑步、散步、踢球、游泳等。每日坚持运动 1 h 或稍多，同时鼓励小儿通过走路上学和做家务等方式进行运动。运动量应该根据患儿耐受力而定，以运动后轻松愉快、不感到疲劳为原则，如运动后出现疲惫不堪，心慌气促以及食欲大增，提示活动量过度。

（三）心理护理

注意避免因家长对子女的肥胖过分忧虑，到处求医，对患儿的进食习惯经常指责而引起患儿精神紧张；引导肥胖者正确认识自身体态改变，消除因肥胖带来的自卑心理，鼓励患儿参与正常的社交活动。让患儿充分参与制订饮食控制和运动计划，提高他们坚持控制饮食和运动锻炼的兴趣。帮助患儿对自身形象建立信心，达到身心健康发展。

（四）健康教育

向患儿家长讲述科学喂养的知识，培养儿童良好的饮食习惯，避免营养过剩；创造条件和机会增加患儿的活动量。对患儿实施生长发育监测，定期门诊观察。

经常向学龄期及青春期儿童强调建立正常饮食制度及良好饮食习惯的重要性，鼓励患儿树立信心。

工作任务三　维生素 D 缺乏性佝偻病患儿的护理

❖学习主题

重点：维生素 D 缺乏性佝偻病的病因，激期中骨骼改变与时间的关系、补充维生素 D 的剂量，护理措施。

难点：维生素 D 缺乏性佝偻病的发病机制。

多媒体课件

❖预习案例

患儿，男，8 个月。近 2 个月来烦躁、睡眠不安，入睡后多汗。后脑勺出现半环秃发，头型呈"方盒样"，前囟 1.5 cm×1.0 cm。乳牙未出、不能独坐。胸部有明显的肋串珠,前臂远端可摸到环状隆起的"手镯"。X线检查显示长骨钙化带消失,干骺端呈毛刷状、杯口状改变。

⊕思考

1.该患儿应考虑是什么疾病?

2.对此患儿如何给予维生素 D 治疗?

3.如何给予健康指导?

维生素 D 缺乏性佝偻病(rickets of vitamin D deficiency)简称佝偻病,是由于维生素 D 缺乏导致钙、磷代谢失常,从而使正在生长的骨骺端软骨板不能正常钙化、造成骨骼病变的一种慢性营养性疾病。主要见于 2 岁以下的婴幼儿,我国佝偻病患病率北方高于南方,为我国儿科重点防治的四病之一,随着卫生保健水平和人民生活水平的提高,其发病率已逐年降低且多数患儿病情较轻。

一、病 因

1.日光照射不足　体内维生素 D 的主要来源为皮肤下 7-脱氢胆固醇经紫外线照射生成。紫外线穿透能力较差,难通过普通玻璃,在北方,因寒冷季节长、日照时间短,小儿户外活动少,紫外线量明显不足,佝偻病发病也较多。

2.体内储存不足　母亲妊娠期患严重营养不良、肝肾疾病、慢性腹泻以及早产、双胎均可致婴儿体内维生素 D 储存不足。

3.维生素 D 摄入不足　天然食物含维生素 D 少,不能满足婴幼儿需要。若日光照射不足或未添加鱼肝油等,则易患佝偻病。

4.维生素 D 的需要量增加　生长过速,所需维生素 D 也多。早产儿体内储存不足,出生后生长速度较足月儿快,极易发生佝偻病。

5.疾病与药物的影响　胃肠道或肝胆疾病影响维生素 D 及钙磷的吸收和利用;长期服用抗惊厥药物可使维生素 D 加速分解为无活性的代谢产物而导致体内维生素 D 不足;服用糖皮质激素可对抗维生素 D 对钙转运的调节。

二、发病机制

维生素 D 缺乏时,肠道吸收钙、磷减少,血钙、血磷水平降低。血钙降低刺激甲状旁腺分泌增加,从而加速骨溶解,释放骨钙入血,以维持血钙正常或接近正常水平。但因甲状旁腺素(PTH)抑制肾小管对磷的重吸收而使尿磷排出增加,导致血磷降低、钙磷乘积降低(每分升血清钙磷含量的毫克数相乘值,即钙磷乘积,正常值>40),最终骨样组织钙化受阻,成骨细胞代偿性增生,局部骨样组织堆积,碱性磷酸酶增多,从而形成骨骼病变和一系列佝偻病的症状体征以及血液生化改变。

学习贴士:

维生素 D 缺乏性佝偻病的发病机制见图9-1。

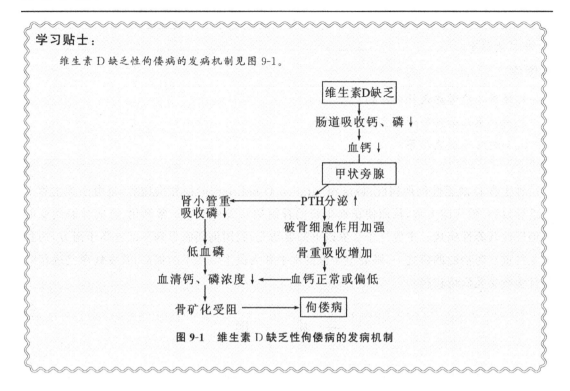

图9-1 维生素 D 缺乏性佝偻病的发病机制

三、临床表现

临床上将其分为初期、激期、恢复期和后遗症期。

（一）初期

多于小儿出生后 3 个月左右起病,主要表现为非特异性神经精神症状,如易激惹、烦躁、睡眠不安、夜间啼哭。常伴与室温季节无关的多汗,尤其头部多汗而刺激头皮,致婴儿常摇头擦枕,出现枕秃(图9-2)。

（二）激期

除有上述症状外,主要表现为骨骼改变和运动功能以及智力发育迟缓。

1.骨骼改变

(1)头部:3～6 个月患儿可见颅骨软化,重者可出现乒乓球样的感觉;7～8 个月患儿可有方颅(图9-3)或鞍形颅(图9-4);前囟增宽及闭合延迟,出牙延迟、牙釉质缺乏并易患龋齿。

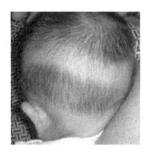

图9-2 枕秃

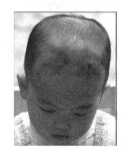

图9-3 方颅

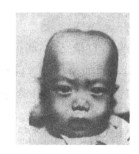

图9-4 鞍形颅

(2)胸部:胸廓畸形多见于1岁左右小儿。胸部骨骼出现肋骨串珠(图9-5),以第7~10肋最明显;膈肌附着处的肋骨受膈肌牵拉而内陷形成郝氏沟(图9-6);胸骨突出,呈鸡胸(图9-7)或漏斗胸(图9-8),影响呼吸功能。

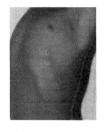 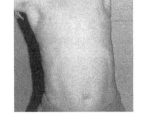 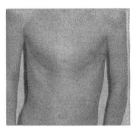 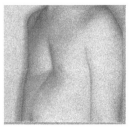

图9-5 肋骨串珠　　　图9-6 郝氏沟　　　图9-7 鸡胸　　　图9-8 漏斗胸

(3)四肢:6个月以上小儿腕、踝部肥厚的骨骺端形成钝圆形环状隆起,称佝偻病手镯(图9-9)或脚镯(图9-10);小儿开始行走后,由于骨质软化,因负重可出现下肢弯曲,形成"O"形腿(图9-11)、"X"形腿(图9-12)或腿吹风样改变(图9-13)。常久坐位者可见脊柱后突或侧弯。

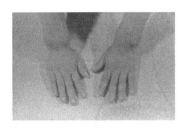 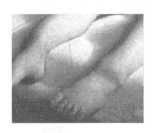

图9-9 手镯　　　　　　　图9-10 脚镯

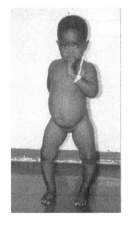 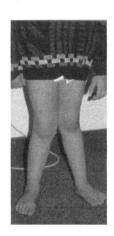 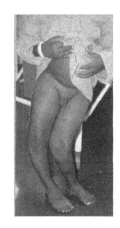

图9-11 "O"形腿　　　图9-12 "X"形腿　　　图9-13 腿吹风样改变

2.运动功能发育迟缓　患儿肌肉发育不良,肌张力低下,韧带松弛,表现为头颈软弱无力,坐、立、行等运动功能落后,腹肌张力低,腹部膨隆如蛙腹。

3.神经、精神发育迟缓　重症患儿脑发育受累,条件反射形成缓慢,患儿表情淡漠,语言发育迟缓,免疫功能低下,常伴发感染。

(三)恢复期

经适当治疗后患儿临床症状和体征减轻或接近消失,精神活泼,肌张力恢复。

（四）后遗症期

多见于 2 岁以后小儿,临床症状消失,仅遗留不同程度的骨骼畸形。

四、辅 助 检 查

　　初期无明显骨骼改变,X 线检查可正常或钙化带模糊;血清 25-$(OH)D_3$ 下降,PTH 升高,血钙下降,碱性磷酸酶正常或增高。

　　激期患儿血磷明显降低,血清钙稍降低,碱性磷酸酶增高。X 线检查长骨钙化带消失,干骺端呈毛刷样、杯口样改变,干骺端距离增宽,骨密度减低。可有骨干弯曲畸形或青枝骨折,骨折可无临床症状(图 9-14)。

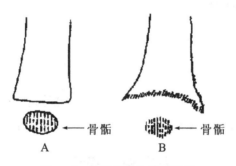

A　　　　　　　B

图 9-14　佝偻病骨骼 X 线改变

　　恢复期血清钙、磷逐渐恢复正常。碱性磷酸酶开始下降,1～2 个月降至正常。治疗 2～3 周后骨骼 X 线改变有所改善,出现不规则的钙化线,逐渐恢复正常。

　　后遗症期仅仅留下骨骼畸形。

五、治 疗 原 则

　　治疗目的在于控制病情活动,防止骨骼畸形。治疗以口服维生素 D 为主,剂量为每日 50～100 μg(2 000～4 000 IU)或 1,25-$(OH)_2D_3$ 0.5 μg～2.0 μg,连用一个月后改为预防量,每日 400 IU。重症及不能口服者可肌内注射维生素 D20 万～30 万 IU 一次,3 个月后改为预防量口服。同时应增加日光照射,添加含维生素 D 和含钙丰富的食物,并预防感染。4 岁以后仍有严重骨骼畸形者,需外科手术矫治。

六、护 理 诊 断

　　1.营养失调:低于机体需要量　与日光照射不足和维生素 D 摄入不足有关。

2.潜在并发症　骨骼畸形、药物副作用。

3.有感染的危险　与免疫功能低下有关。

4.知识缺乏　与患儿家长缺乏佝偻病的预防及护理知识有关。

七、护 理 措 施

（一）定期户外活动

指导家长带小儿定期户外活动,直接接受阳光照射。一般来说户外活动愈早愈好,初生儿可在满1～2个月后开始。活动时间由短到长,从数分钟增加至1 h以上。夏季气温太高,应避免太阳直射,可在阴凉处活动,尽量多暴露皮肤。冬季室内活动时开窗,让紫外线能够透过。

（二）补充维生素D

(1)提倡母乳喂养,按时添加辅食,给予富含维生素D、钙、磷和蛋白质的食物。

(2)遵医嘱供给维生素D制剂,注意维生素D过量的中毒表现,如遇过量立即停服维生素D。

> **知识卡片：**　　　　　　　　　　**维生素D中毒**
>
> 维生素D中毒症是医源性疾病之一,其中毒主要由于在防治佝偻病时错误诊断和过量使用维生素D。早期症状为厌食、恶心、倦怠、烦躁不安、低热、呕吐、顽固性便秘,体重下降。重症可出现惊厥、血压升高、心律不齐、烦渴、尿频、夜尿,甚至脱水、酸中毒、尿中出现蛋白质、红细胞、管型等改变,随即发生慢性肾功能衰竭。

（三）预防骨骼畸形和骨折

衣着柔软、宽松,床铺松软,避免早坐、久坐,以防脊柱后突畸形;避免早站、久站和早行走,以防下肢弯曲形成"O"型或"X"形腿。严重佝偻病患儿肋骨、长骨易发生骨折,护理操作时应避免重压和强力牵拉。

（四）加强体格锻炼

对已有骨骼畸形可采取主动和被动运动的方法矫正。如遗留胸廓畸形,可作俯卧位抬头展胸运动;下肢畸形可施行肌肉按摩,"O"形腿按摩外侧肌,"X"形腿按摩内侧肌,以增加肌张力,矫正畸形。对于行外科手术矫治者,指导家长正确使用矫形器具。

> **知识卡片：**　　　　　　　　　　**膝内外翻的保守治疗**
>
> 轻中度膝内外翻可采用垫高鞋底的方法保守治疗,即:膝内翻垫高双侧鞋底的外侧一半,膝外翻垫高双侧鞋底的内侧一半,边缘垫高3～4 mm,渐变薄直到中线,成斜坡状。

（五）预防感染

保持室内空气清新,温、湿度适宜,阳光充足,避免交叉感染。

（六）健康教育

给孕妇及患儿父母讲述有关疾病的预防、护理知识,鼓励孕妇多进行户外活动和晒太阳,选择富含维生素D、钙、磷和蛋白质的食物;宣传母乳喂养,尽早开始户外活动;新生儿出生2周后每日给予维生素D 400～800 IU,不能坚持口服者,也可肌注维生素D_3 10万～

20万IU;对于处于生长发育高峰的婴幼儿更应加强户外活动,给予预防量维生素D和钙剂,并及时添加辅食。

以示范和指导练习的方式教授户外活动、日光浴、服维生素D及按摩肌肉矫正畸形的方法。

工作任务四　维生素D缺乏性手足搐搦症患儿的护理

◇学习主题

重点:维生素D缺乏性手足搐搦症的病因、三大典型表现、特殊体征、护理措施。

多媒体课件

难点:维生素D缺乏性手足搐搦症的发病机制、急救处理给药的顺序。

◇预习案例

患儿,男,5个月,人工喂养,平时睡眠不安、多汗。半天来全身抽搐2次,每次持续2~3 min,抽搐间期活泼如常。查体:前囟门平,大小约2.5 cm×2.5 cm,头发稀少,枕后有脱发圈。

◇思考

1.该患儿应首先考虑什么疾病?

2.该患儿发生惊厥时首选的药物治疗是什么?用药顺序怎样?

维生素D缺乏性手足搐搦症(tetany of vitamin D deficiency)又称佝偻病性低钙惊厥,主要是由于维生素D缺乏,血钙降低,导致神经肌肉兴奋性增高,典型临床表现为惊厥、喉痉挛或手足抽搐等症状。多见于6个月以内的小婴儿。

一、病因和发病机制

血清离子钙降低是引起惊厥、喉痉挛、手足抽搐的直接原因。维生素D缺乏的早期,钙吸收减少,血钙降低,而甲状旁腺分泌不足,不能促进骨钙动员和增加尿磷排泄,致血钙进一步下降。血清钙正常浓度为2.25~2.67 mmol/L,当血钙低于1.75~1.88 mmol/L(7.0~7.5 mg/dL)或血清钙离子浓度1 mmol/L(4 mg/dL)以下时,即可发病。

诱发血钙降低的原因如下。

(1)春季开始,接触日光增多,或开始使用维生素D治疗时,骨脱钙减少,肠吸收钙相对不足,而骨骼已加速钙化,大量钙沉积于骨而致血钙暂时下降。

(2)人工喂养儿使用含磷过高的奶制品,导致高血磷、低血钙症状。

(3)当合并发热、感染、饥饿时,组织细胞分解释放磷,使血磷增加,抑制25-$(OH)D_3$转化为1,25-$(OH)_2D_3$,致离子钙下降,可出现低钙抽搐。

(4)血清钙离子水平还受pH值的影响,pH值增高离子钙降低,故合并酸中毒经纠酸治疗后,血pH上升,患儿出现低血钙抽搐。

二、临 床 表 现

典型的临床表现为惊厥、手足抽搐、喉痉挛发作,常伴有不同程度的佝偻病的表现。

(一)惊厥

惊厥发作多见于婴儿。表现为突然发生两眼上翻,面肌抽动,四肢抽动,神志不清。发作时间持续数秒至数分钟,发作时间持续久者可有发绀。发作停止后意识恢复,精神萎靡而入睡,醒后活泼如常。发作次数可数日1次至1日数次甚至数十次。一般不发热,发作轻时仅有短暂的眼球上蹿和面肌抽动,神志仍清。

(二)手足抽搐

手足抽搐多见于较大的婴儿、幼儿和年长儿童。表现为突然发生手足肌肉痉挛成弓状,手腕屈曲,手指僵直,拇指内收贴紧掌心,踝关节僵直,足趾弯曲向下,发作停止后活动自如。

(三)喉痉挛

喉痉挛主要见于2岁以下的小儿。表现为喉部肌肉、声门突发痉挛,出现呼吸困难,吸气时喉鸣。严重者可发生窒息而死亡。

(四)特殊性体征

在不发作时,可通过刺激神经肌肉引出下列体征:

1.面神经征(Chvostek sign) 以指尖或叩诊锤轻击患儿颧弓与口角间的面颊可引起眼睑和口角抽动者为阳性,新生儿可呈假阳性。

2.陶瑟征(Trousseau sign) 以血压计袖带包裹上臂,打气使压力维持在收缩压与舒张压之间,5 min之内该手出现抽搐为阳性。

3.腓反射(Peroneal reflex) 用叩诊锤骤击膝下外侧腓骨头上方。可引起足向外侧收缩者为阳性。

三、辅 助 检 查

血钙低于1.75~1.88 mmol/L(7.0~7.5 mg/dL),血磷正常或偏高。

四、治 疗 原 则

1.急救处理 立即吸氧,保证呼吸道通畅;控制惊厥与喉痉挛,可用10%水合氯醛每次40~50 mg/kg,保留灌肠;或地西泮,每次0.1~0.3 mg/kg,肌内或静脉注射。喉痉挛者需立即将舌头拉出口外,进行人工呼吸或加压给氧,必要时行气管插管或气管切开。

学习贴士:

　　维生素D缺乏性搐搦症发作时首要的治疗措施是镇静。

2.钙剂治疗　常用 10％葡萄糖酸钙 5～10 mL,以 10％～25％葡萄糖液稀释 1～3 倍后缓慢推注(10 min 以上)或滴注,惊厥反复发作时可每日注射 2～3 次。惊厥、喉痉挛发作控制后或未发作期,给 10％氯化钙 5～10 mL,用糖水稀释 3～5 倍后口服,每日 3 次,连服 3～5 d后改服 10％葡萄糖酸钙。

3.维生素 D 治疗　症状控制后按维生素 D 缺乏性佝偻病补充维生素 D,使钙磷代谢恢复正常。

五、护 理 诊 断

1.有窒息的危险　与惊厥、喉痉挛有关。

2.有受伤的危险　与惊厥有关。

3.营养失调:低于机体需要量　与维生素 D 缺乏有关。

4.家长知识缺乏　家长缺乏相关预防和护理知识。

六、护 理 措 施

1.控制惊厥、喉痉挛　遵医嘱立即使用镇静剂、钙剂。静脉注射钙剂时需缓慢推注(10 min 以上)或滴注,以免因血钙骤升,发生呕吐甚至心搏骤停;避免药液外渗,以免造成局部坏死。

2.防止窒息　密切观察惊厥、喉痉挛的发作情况,作好气管插管或气管切开的术前准备。一旦发现症状应及时吸氧,喉痉挛者需立即将舌头拉出口外,同时将患儿头偏向一侧,清除口鼻分泌物,保持呼吸道通畅,避免吸入窒息;对已出牙的小儿,应在上、下门齿间放置牙垫,避免舌被咬伤,必要时行气管插管或气管切开。

3.定期户外活动　有利于补充维生素 D。

4.健康教育　指导家长合理喂养,合理安排儿童日常生活,坚持每天有一定时间的户外活动,遵医嘱补充维生素 D,适量补充钙,以预防维生素 D 缺乏性手足抽搐症复发及使佝偻病获痊愈。教会家长惊厥、喉痉挛发作时的处理方法,如使患儿平卧,松开衣领,颈部伸直,头后仰,以保持呼吸道通畅,同时呼叫医护人员。

> **学习贴士:**
> 　　针对维生素 D 缺乏性搐搦症患儿家长的健康教育,最重要的是教会家长喉痉挛发作时的处理措施。

工作任务五　锌缺乏症患儿的护理

◇学习主题

重点:锌缺乏症的病因、临床表现、护理措施。

难点:不同年龄小儿锌的每日供给剂量。

✧ 预习案例

患儿6个月,厌食、生长发育落后。足月顺产,出生体重3.5 kg,牛乳喂养,4个月开始添加辅食,以面条、稀粥为主,有异食癖。查体:体重6 kg,营养不良,发育落后,精神稍差。前囟未闭、平坦,地图舌。

✧ 思考

1. 该患儿是什么疾病?

2. 该患儿存在哪些护理问题?相应的护理措施是什么?

3. 如何对家长进行健康教育?

锌为人体必需的微量元素之一,作为多种酶的组成成分广泛地参与各种代谢活动。小儿锌缺乏(zinc deficiency)可致厌食、矮小、性成熟障碍、免疫功能低下,皮疹及脱发等。

一、病　　因

1.**入量不足**　谷类等植物性食物含锌量较肉、蛋、奶等动物性食物少,故素食小儿易缺锌。生长发育期和营养不良恢复期相对锌需要量增多,孕妇与乳母需锌亦较多,如摄入不足,可致母亲与胎儿、乳儿缺锌。感染、发热时锌需要量增加,同时食欲下降,入量减少,易致缺锌。

2.**吸收不良**　各种原因所致腹泻皆可减少锌的吸收,尤以慢性腹泻如吸收不良综合征,脂肪泻等。谷类食物中含植酸盐与粗纤维多,妨碍锌的吸收。牛乳中含锌量与母乳相似,但牛乳锌吸收利用不及母乳锌。

3.**丢失过多**　如反复失血、溶血、外伤、烧伤皆可使大量锌随体液丢失;一些药物如长期应用金属螯合剂(如青霉胺等)及反复静脉滴注谷氨酸盐,与锌结合自尿排出,皆可致锌缺乏。

4.**遗传缺陷**　如肠病性肢端皮炎(AE)为一种少见的常染色体隐性遗传病,因小肠吸收锌的机能缺陷,致体内含锌量减少,血浆(清)锌、红细胞锌、肌肉锌、发锌及尿锌等皆降低。有肢端皮肤损害,顽固性腹泻,秃发及生长发育障碍,免疫力降低而易患感染。

二、临床表现

1.**厌食**　缺锌时味蕾功能减退,味觉敏锐度降低,食欲不振,摄食量减少。消化酶如羧基肽酶A的活力降低,消化能力也减弱。

2.**生长发育落后**　缺锌妨碍核酸和蛋白质合成并致纳食减少,影响小儿生长发育。缺锌小儿身高体重常低于正常同龄儿,严重者有侏儒症。国内外报道缺锌小儿补锌后身高体重恢复较快,缺锌可影响小儿智能发育,严重者有精神障碍,补锌皆有效。

3.**青春期性发育迟缓**　如男性生殖器睾丸与阴茎过小,睾酮含量低,性功能低下;女性乳房发育及月经来潮晚;男女阴毛皆出现晚等。补锌后数周至数月第二性征出现,上述症状减轻或消失。

4.异食癖　缺锌小儿可有喜食泥土、墙皮、纸张、煤渣或其他异物等现象,补锌效果好。

5.易感染　缺锌小儿细胞免疫及体液免疫功能皆可能降低,易患各种感染,包括腹泻。

6.皮肤黏膜表现　缺锌严重时可有各种皮疹、大疱性皮炎、复发性口腔溃疡、地图舌、下肢溃疡长期不愈及程度不等的秃发等。

7.胎儿生长发育落后、多发畸形　严重缺锌孕妇及怀孕动物可致胎儿生长发育落后及各种畸形,包括神经管畸形等。产妇因子宫收缩乏力而产程延长、出血过多。

8.其他　如精神障碍或思睡,及因维生素 A 代谢障碍而致血清维生素 A 降低、暗适应时间延长、夜盲等。

三、辅 助 检 查

血液生化检查:血浆(或血清)锌低于正常,在正常低限 10.0～10.7 μmol/L(65～70 μg/dL)以下。一般血清锌略高于血浆锌。

四、治 疗 原 则

针对病因积极治疗原发病;给予富含锌的食物;口服锌制剂。

五、护 理 诊 断

1.营养失调:低于机体需要量　与锌摄入不足和(或)需要、丢失、消耗过多有关。

2.有感染的危险　与锌缺乏致机体免疫功能低下有关。

3.生长发育迟缓　与锌缺乏影响核酸和蛋白质合成,不能满足生长发育的需要有关。

4.知识缺乏　与患儿家长缺乏本病的知识有关。

六、护 理 措 施

1.合理喂养　供给含锌丰富的食物,如蛋黄、瘦肉、鱼、动物内脏、豆类及坚果等;人初乳含锌量较高,人乳中的锌吸收利用率也较高,故尽量给婴儿母乳喂养;培养小儿不偏食、不挑食的饮食习惯。

2.补充锌剂　遵医嘱给锌剂,常用葡萄糖酸锌,每日给元素锌剂量 0.5～1.0 mg/kg,相当于葡萄糖酸锌 3.5～7 mg/kg,疗程多为 2～3 个月。

知识卡片:

　　锌剂毒性虽小,但若大量口服或长期使用锌剂治疗,都可以引起锌中毒,临床表现为腹痛、呕吐、腹泻、消化道出血、厌食、倦怠、昏睡等。长期服用高浓度锌盐可抑制铜的吸收发生贫血、生长延迟、肝细胞中细胞色素氧化酶活性降低等表现。

3.避免感染　保持室内空气清新,注意口腔护理,防止交叉感染。

4.健康教育

(1)向患儿家长讲解锌缺乏症的有关知识,要按时添加辅食,给含锌丰富的食物。无母乳的人工喂养儿最好哺以强化了适量锌的婴儿配方奶或奶粉。已经缺锌患儿必须选择服用补锌制剂。

(2)让家长掌握锌的每日供给量:0~6个月3 mg,7~12个月5 mg,1~10岁10 mg,10岁以上15 mg,孕妇及乳母20 mg,锌入量过多可致中毒。

复习导航

1.营养不良患儿的护理　长期摄入不足→Ⅰ度、Ⅱ度、Ⅲ度→调整饮食、补充营养物质→护理评估→护理诊断(营养失调、有感染的危险、潜在并发症、生长发育改变、知识缺乏)→预期目标→护理措施(饮食管理,促进消化,改善食欲,预防感染,观察病情,促进生长发育,健康教育)→护理评价。

2.小儿肥胖症患儿的护理　单纯性肥胖、继发性肥胖→营养失调、社交障碍、自我形象紊乱、知识缺乏→护理措施(饮食疗法、运动疗法、心理护理、健康教育)。

3.维生素D缺乏性佝偻病患儿的护理　日光照射不足→初期、激期、恢复期、后遗症期→口服维生素D→护理措施(定期户外活动、补充维生素D、预防骨骼畸形和骨折、加强体格锻炼、预防感染、健康教育)。

4.维生素D缺乏性手足搐搦症患儿的护理　血清离子钙降低→惊厥、手足抽搐、喉痉挛、特殊性体征→急救处理、钙剂、维生素D治疗→护理措施(控制惊厥、喉痉挛;防止窒息;定期户外活动,补充维生素D;健康教育)。

5.锌缺乏症患儿的护理　入量不足→厌食、生长发育落后、青春期性发育迟缓、异食癖、易感染、肤黏膜表现、胎儿生长发育落后、多发畸形、其他→补锌→护理措施(合理喂养、补充锌剂、避免感染、健康教育)。

考 点 检 测

一、选择题

(一)A1型题

1.婴儿手足搐搦症的惊厥的紧急处理

　A.钙剂和吸氧　　　　　　　　　B.钙剂和人工呼吸

　C.钙剂和维生素D　　　　　　　D.苯巴比妥和钙剂

　E.钙剂

2.小儿营养不良时,皮下脂肪最先减少的部位是

　A.胸部　　　　B.面部　　　　C.腹部　　　　D.腰部　　　　E.四肢

3.维生素D缺乏性佝偻病骨样组织堆积的表现

　A.漏斗胸　　　　B.鸡胸　　　　C.肋膈沟　　　　D.方颅　　　　E."X"形腿

4.婴儿手足搐搦症的发病机理与佝偻病的不同点是

　A.钙吸收不良　　　　　　　　　B.磷吸收障碍

　C.甲状旁腺调节功能不足　　　　D.维生素D缺乏　　　　　　E.铁缺乏

5. 佝偻病的预防应强调

    A. 合理喂养   B. 经常口服鱼肝油   C. 经常口服钙片

    D. 经常晒太阳   E. 提倡母乳喂养

6. 营养不良的最初症状是

    A. 体重不增   B. 体重下降

    C. 皮下脂肪减少   D. 消瘦   E. 水肿

7. 营养不良患儿皮下脂肪消失的顺序是

    A. 面颊—胸背—腹部—臀部—四肢

    B. 胸背—腹部—臀部—四肢—面颊

    C. 腹部—胸背—臀部—四肢—面颊

    D. 臀部—四肢—面颊—胸背—腹部

    E. 腹部—胸背—四肢—面颊—臀部

8. 引起维生素 D 缺乏性佝偻病的主要原因是

    A. 缺钙   B. 维生素 D 缺乏

    C. 甲状旁腺功能不全   D. 食物中热量和蛋白质不足

    E. 食物中钙. 磷比例不当

9. 活动期佝偻病颅骨软化多发生在下述年龄小儿

    A. 3 个月以内   B. 3～6 个月   C. 6～9 个月   D. 9～12 个月   E. 1 岁左右

10. 维生素 D 缺乏可致手足搐搦症, 主要是由于

    A. 血钙迅速转移至骨骼   B. 甲状旁腺反应迟钝   C. 尿钙排出过多

    D. 饮食中含钙量不足   E. 以上均不是

11. 下列哪点不是佝偻病骨样组织堆积造成的体征

    A. 方颅   B. 肋串珠   C. 肋膈沟   D. 手镯   E. 脚镯

12. 佝偻病时骨样组织堆积的表现是

    A. 肋缘外翻   B. 肋膈沟   C. 鸡胸   D. "O"形腿   E. 手脚镯

13. 佝偻病时, 由于骨质疏松和肌肉牵拉引起

    A. 颅骨软化   B. 方颅   C. 前囟大   D. 赫氏沟   E. 肋骨串珠

14. 佝偻病激期患儿骨骼改变中不存在的有

    A. 方颅   B. 鸡胸   C. 手镯、脚镯

    D. "X"形腿、"O"形腿   E. 助产士手

15. 引起维生素 D 缺乏性手足搐搦症的直接原因为

    A. 维生素 A 缺乏   B. 维生素 D 缺乏   C. 血清总钙降低

    D. 血清离子钙降低   E. 以上都不对

(二) A2 型题

16. 3 个月女婴, 生后牛奶喂养, 平时出汗多, 有枕秃, 易激惹, 夜啼, 睡眠不安, 此患儿应考

    虑为

    A. 佝偻病初期   B. 佝偻病激期   C. 佝偻病恢复期

    D. 佝偻病后遗症期   E. 以上都不是

17. 4 岁女婴,体重为 9 kg,皮下脂肪消失,怕光,此患儿考虑为

    A. 营养不良轻度   B. 营养不良中度   C. 营养不良重度

    D. 佝偻病初期   E. 佝偻病激期

18. 6 个月患儿,因发热. 咳嗽 1 d. 惊厥 3 次入院,体检:T38.5C.,咽部充血,颅骨软化,前囟平坦。该患儿惊厥的原因可能是

    A. 高热惊厥   B. 低血糖

    C. 化脓性脑膜炎   D. 癫痫

    E. 手足抽搐症

19. 患儿男,4 个月,重症佝偻病,肌内注射维生素 D,下列做法哪项错误?

    A. 选用较粗的注射针头   B. 深部肌内注射

    C. 每次注射部位要更换   D. 注射后 2～3 日加服钙剂

    E. 末次注射 1 个月后改为预防量口服。

20. 3～6 个月佝偻病患儿多见的骨骼系统改变是

    A. 方颅   B. 胸廓畸形

    C. 手镯. 脚镯征   D. 颅骨软化

    E. 下肢畸形

21. 11 个月婴儿,夜惊,多汗,出牙 4 颗,方颅,前囟 2 cm×2 cm,串珠肋,血钙 2 mmol/L(8 mg/dL),钙磷乘积为 25。在门诊使用维生素 D 及钙剂正规治疗 2 个月,患儿症状明显好转,此时摄腕骨 X 线片,可能出现哪种表现?

    A. X 线像正常

    B. 干骺端增宽,临时钙化带消失

    C. 临床钙化带重新出现

    D. 长骨短粗和弯曲,干骺端变宽呈喇叭状

    E. 骨骺线检查正常,但可见弯曲畸形

22. 小儿 5 个月,烦躁不安,多汗,后枕秃发,有颅骨软化. 诊断及治疗应为下述哪一组

    A. 佝偻病活动初期,维生素 D 治疗

    B. 佝偻病活动激期,维生素 D 治疗

    C. 佝偻病后遗症期,不需治疗

    D. 佝偻病恢复期,维生素 D 预防

    E. 佝偻病恢复期,维生素 D 治疗

23. 7 个月患儿,体重 5 kg 生后母乳喂养,量少,未加辅食。体检:精神可,面色稍苍白,腹部皮下脂肪 0.5 cm,肌肉稍松弛。可能是

    A. 正常儿   B. 佝偻病   C. 一度营养不良

    D. 二度营养不良   E. 三度营养不良

二、名词解释

1. 营养不良   2. 手足搐搦症   3. 喉痉挛   4. 维生素 D 缺乏性佝偻病   5. 肥胖症

三、填空题

1. 营养不良的主要病因是_____和_____。

2.手足搐搦症的典型症状有_____、_____和_____。

3.小儿佝偻病分为_____、_____、_____和_____四期。

四、问答题

1.概述蛋白质-热能营养不良的临床程度的分度。

2.简述维生素 D 缺乏性手足搐搦症的治疗原则。

3.营养不良的护理诊断有哪些？

4.简述维生素 D 缺乏性佝偻病的护理评估要点。

5.维生素 D 缺乏性佝偻病患儿的护理措施有哪些？

6.维生素 D 缺乏性手足搐搦症患儿的应急护理措施有哪些？

7.简述营养不良患儿和肥胖症患儿的护理措施。

【参考答案】

一、选择题

1～5　DCDCD　6～10　ACBBB　11～15　CEDED　16～20　ACEED　21～23　CBC

三、填空题

1.缺乏热能　蛋白质　2.惊厥　喉痉挛　手足搐搦　3.初期　激期　恢复期　后遗症期

（叶　伟）

呼吸系统疾病患儿的护理

　　呼吸系统是执行机体和外界进行气体交换的器官的总称。呼吸系统的机能主要是吸进新鲜氧气,呼出二氧化碳,完成气体的吐故纳新。人体在新陈代谢过程中要不断消耗氧气,产生二氧化碳。呼吸一旦停止,生命也将终止。在人体的各个系统中,呼吸系统直接与外界环境接触,在呼吸的过程中,每日有大量的气体进出呼吸道,如果外界环境中存在病原微生物、过敏原及有害物质,一旦吸入呼吸道,将导致呼吸系统疾病。

　　呼吸系统疾病是小儿的常见病,一般是指感染性呼吸道疾病,包括感冒、支气管炎、肺炎、哮喘等疾病,尤以上呼吸道的感染最多见。由于小儿的生理特点决定了他们的身体机能尚未发育完善、抵抗力差,患呼吸道感染的机会就更多,病情重,发展迅速,病情变化较大,因此必须做好预防与护理工作。

 学习目标

知识目标:掌握呼吸系统疾病的临床表现和护理措施;熟悉呼吸系统疾病的护理诊断、辅助
　　　　检查和治疗要点;了解呼吸系统的解剖生理特点和发生病因。
技能目标:能对常见呼吸系统疾病患儿提供正确的护理,能对患儿及家长进行健康教育。
素质目标:护理活动认真、细致,努力为患儿解除痛苦。

思　考

　　小儿呼吸系统与成人有哪些不同? 小儿易患哪些呼吸系统疾病?

工作任务一　认识小儿呼吸系统解剖生理

多媒体课件

◇**学习主题**

　　重点：小儿上、下呼吸道解剖特点以及不同年龄小儿的呼吸频率和节律。

　　难点：小儿呼吸系统生理特点。

　　呼吸系统疾病是小儿常见病，尤以急性上呼吸道感染、支气管炎、支气管肺炎发病率最为多见，约占儿科门诊病人的60%以上。据联合国儿童基金会统计，全世界每年约有350万左右<5岁儿童死于肺炎，占<5岁儿童死亡率的28%，我国每年<5岁儿童因肺炎死亡者约35万，占全世界儿童肺炎死亡的10%。

　　小儿时期易患呼吸系统疾病与其呼吸系统的解剖、生理和免疫特点有密切的关系。

一、解 剖 特 点

　　呼吸系统以环状软骨为界划分为上、下呼吸道。上呼吸道包括鼻、鼻窦、咽、咽鼓管、会厌及喉；下呼吸道包括气管、支气管、毛细支气管、呼吸性毛细支气管、肺泡管及肺泡。

　　（一）上呼吸道

　　1.鼻　鼻腔相对小，无鼻毛，后鼻道狭窄，黏膜柔嫩，血管丰富，易于感染；炎症时易充血肿胀出现鼻塞，导致呼吸困难、张口呼吸，而影响吮乳。

　　2.鼻窦　鼻腔黏膜与鼻窦黏膜相连续，且鼻窦口相对较大，故急性鼻炎时易导致鼻窦炎，婴儿出生后6个月即可患鼻窦炎，尤以上颌窦及筛窦最易发生感染。

　　3.鼻泪管和耳咽管　婴幼儿鼻泪管短，开口接近于内眦部，瓣膜发育不良，故鼻腔感染易侵入眼部引起结膜炎症。婴儿耳咽管宽、短、直且呈水平位，故鼻咽炎时易致中耳炎。

　　4.咽部　小儿咽部较狭窄且垂直。咽部扁桃体包括咽扁桃体和腭扁桃体，咽扁桃体在小儿6个月已发育。腭扁桃体在1岁末逐渐增大，4～10岁时发育达高峰，14～15岁后逐渐退化，故扁桃体炎常见于年长儿，1岁以内少见。咽部富有淋巴组织，感染时可发生咽后壁脓肿。

　　5.喉部　喉部较长、狭窄，呈漏斗型，黏膜柔嫩，血管丰富，易发生炎症肿胀，故喉炎时易发生梗阻而致窒息、痉挛及吸气性呼吸困难和声音嘶哑。

　　（二）下呼吸道

　　1.气管及支气管　管腔相对狭窄，缺乏弹力组织，黏膜柔嫩，血管丰富，黏液腺分泌不足，纤毛运动差，所以不但易发生炎症，炎症时也易导致阻塞。右侧支气管粗短，是由气管直接延伸，因此，异物易进入右侧支气管。

　　2.肺　肺组织尚未发育完善，弹力组织发育差，血管丰富，间质发育旺盛，肺泡数量较少,使其含血量相对多而含气量少,易于感染,并易引起间质性肺炎、肺不张及肺气肿等。

(三)胸廓

婴幼儿胸廓较短且呈桶状,肋骨呈水平位,横膈位置较高,使心脏呈横位;胸腔较小而肺相对较大。呼吸肌发育差,呼吸时胸廓运动不充分,肺的扩张受到限制,不能充分通气和换气;小儿纵隔相对较大,纵隔周围组织松软、富于弹性,胸腔积液或积气时易致纵隔移位。

二、生理特点

(一)呼吸频率和节律

小儿年龄越小,呼吸频率越快,各年龄呼吸频率(表10-1);婴幼儿由于呼吸中枢发育未成熟,易出现呼吸节律不齐,尤以早产儿、新生儿明显。

表10-1　各年龄小儿呼吸、脉搏频率(次/分)

年龄	呼吸	脉搏	呼吸:脉搏
新生儿	40～45	120～140	1:3
～1岁	30～40	110～130	1:3～1:4
～3岁	25～30	100～120	1:3～1:4
～7岁	20～25	80～100	1:4
～14岁	18～20	70～90	1:4

(二)呼吸类型

婴幼儿呼吸肌发育差,呼吸时胸廓的活动范围小而膈肌活动明显,呈腹膈式呼吸;随着年龄的增长,呼吸肌逐渐发育和膈肌下降,肋骨由水平位逐渐倾斜,胸廓前后径和横径增大,7岁以后出现胸腹式呼吸。

(三)呼吸功能

小儿肺活量、潮气量、每分通气量和气体弥散量均较成人小,而呼吸道阻力较成人大,故各项呼吸功能的储备能力均较低,当患呼吸道疾病时,易发生呼吸功能不全。

(四)血气分析

婴幼儿的肺活量不易检查,但可通过血气分析了解氧饱和度水平及血液酸碱平衡状态。小儿动脉血气分析正常值见表10-2。

表10-2　小儿动脉血气分析正常值

项目	新生儿	～2岁	>2岁
氢离子浓度(mmol/L)	35～50	35～50	35～50
PaO_2(mmHg)	60～90	80～100	80～100
$PaCO_2$(mmHg)	30～35	30～35	35～45
HCO_3^-(mmol/L)	20～22	20～22	22～24
BE(mmol/L)	-6～+2	-6～+2	-4～+2
SaO_2(%)	90～97	95～97	96～98

三、免 疫 特 点

小儿呼吸道的非特异性及特异性免疫功能均较差。婴幼儿体内的免疫球蛋白含量低，尤以分泌型 IgA(SIgA)为低，且肺泡巨噬细胞功能不足，乳铁蛋白、溶菌酶、干扰素、补体等数量和活性不足，故易患呼吸道感染。

工作任务二　急性上呼吸道感染患儿的护理

◆学习主题

重点：小儿急性上呼吸道感染的主要病原体、临床表现、护理措施。

难点：小儿特殊类型上感的临床表现。

◆预习案例

患儿，男，2 岁。2 d 前因"受凉"，出现发热，鼻塞、流涕。食欲欠佳，大便次数较前增多。查体：体温 38.5 ℃，精神欠佳，咽部充血明显。血常规：白细胞计数和分类均正常。

◆思考

1. 考虑该患儿是什么疾病？

2. 如何护理？

急性上呼吸道感染(acute upper respiratory infection，AURI)简称上感，俗称"感冒"，是小儿最常见的疾病，主要指鼻、鼻咽和咽部的急性感染。若上呼吸道某一局部炎症特别突出，即按该炎症处命名，如急性鼻炎、急性咽炎、急性扁桃体炎等，而急性上呼吸道感染主要用于上呼吸道局部感染部位不确切者。该病主要通过空气传播，一年四季均可发生，以冬春季节多见。

一、病　　因

90％以上由病毒引起，如呼吸道合胞病毒(RSV)、流感病毒、副流感病毒、腺病毒、鼻病毒、柯萨奇病毒。在病毒感染的基础上也可继发细菌感染，常见有溶血性链球菌，肺炎球菌等。婴幼儿时期由于上呼吸道的解剖生理和免疫特点易患呼吸道感染；若有疾病影响，如维生素 D 缺乏性佝偻病、营养不良、贫血、先天性心脏病等；环境因素，如居室拥挤、通风不良、冷热失调及护理不当；则易发生反复上呼吸道感染，或使病程迁延。

二、临床表现

病情轻重不一,与年龄、病原体和机体抵抗力不同有关。

（一）一般类型上感

1.**症状**　婴幼儿局部症状不明显而全身症状重;年长儿全身症状轻,以局部症状为主。

（1）局部症状:鼻咽部症状。最常见的症状是鼻塞、喷嚏、流涕,一般是先流清涕,后鼻涕变稠。咽部不适或咽痛,小婴儿无法表达,常表现为拒奶、大量的流涎、哭闹不安等。部分的新生儿和小婴儿可因鼻塞而出现张口呼吸,抽泣样呼吸等。

（2）全身症状:最主要的表现就是发热。轻症的发热体温可高可低。重症患者可表现为骤起高热,体温达 39～40 ℃,甚至可因高热引起惊厥。并出现全身中毒症状表现为畏寒、头痛、食欲减退、乏力、全身酸痛,以及呕吐、腹泻、腹痛等胃肠道功能紊乱的表现。

2.**体征**　可见咽部充血,扁桃体肿大,颌下淋巴结肿大、触痛。肠道病毒感染者可出现不同形态皮疹。肺部听诊一般正常。

（二）两种特殊类型上感

1.**疱疹性咽峡炎（herpangina）**　病原体为柯萨奇 A 组病毒,好发于夏秋季。主要表现为急起高热、咽痛、流涎、拒食等。体检可见咽充血,咽腭弓、腭垂、软腭等处黏膜上有 2～4 mm 大小灰白色的疱疹,周围有红晕,疱疹破溃后形成小溃疡,因溃疡疼痛而影响吞咽和进食。病程 1 周左右。

2.**咽-结合膜热（pharyngo-conjunctival fever）**　病原体为腺病毒（3、7 型）,好发于春夏季,可在集体小儿机构中流行。临床以发热、咽炎、结合膜炎为特征,主要表现为高热、咽痛、眼部刺痛、畏光、流泪等,有时伴胃肠道症状。体检可见咽充血,一侧或双侧滤泡性眼结合膜炎,可有球结膜充血,颈部及耳后淋巴结肿大。病程 1～2 周。

（三）并发症

发热超过 7 d,需注意有无并发症,尤其是婴幼儿。上呼吸道炎症波及邻近器官或向下蔓延,婴幼儿可引起中耳炎、鼻窦炎、咽后壁脓肿、颈淋巴结炎、喉炎、支气管炎、肺炎等。年长儿若患链球菌性上感可引起急性肾炎、风湿热等疾病。

三、辅助检查

病毒感染者白细胞计数正常或偏低,淋巴细胞计数相对增高;细菌感染者白细胞增高,中性粒细胞增高,咽拭子培养可有病原菌生长。

四、治疗原则

以支持疗法和对症治疗为主,注意预防并发症。对症治疗包括:高热者口服对乙酰氨基酚或布洛芬,也可物理降温;高热惊厥者给予镇静、止惊处理;咽痛可含服咽喉片等。

抗病毒常用利巴韦林（病毒唑）、阿昔洛韦、更昔洛韦,用药 3～5 d,中药治疗有一定效果。有结合膜炎可用 0.1％阿昔洛韦滴眼液。继发细菌感染或有并发症者,常选用青霉素类、复方新诺明及大环内酯类抗生素,如确诊为链球菌感染者或既往有肾炎或风湿热者,青霉素疗程 10～14 d。

五、护 理 诊 断

1. 体温过高　与上呼吸道感染有关。
2. 舒适的改变　与咽痛、鼻塞等有关。
3. 潜在并发症　惊厥。
4. 知识缺乏　患儿家长缺乏有关上呼吸道感染的护理及预防知识。

六、护 理 措 施

1. 维持体温

(1)注意环境温度,预防闷热,保持室内温度 18～22 ℃,湿度 50％～60％,每日通风 2 次以上,保持室内空气清新。

(2)保证营养和水分的摄入,鼓励患儿多饮水,给予易消化和富含维生素的清淡饮食,必要时按医嘱静脉补液。

(3)松解衣被,衣服和被子不宜过多、过紧,以免影响散热,出汗后应及时更换衣服。

(4)密切观察体温变化,当体温超过 38.5 ℃时给予物理降温,如头部冷敷或枕冰袋,腋下及腹股沟处置冰袋,温水擦浴或冷盐水灌肠等。

(5)按医嘱给予退热剂,如口服对乙酰氨基酚或肌注柴胡注射液等。

2. 促进舒适

(1)及时清除鼻腔及咽喉部分泌物,保证呼吸道通畅。

(2)鼻塞严重时应先清除鼻腔分泌物后用 0.5％麻黄碱液滴鼻,每天 2～3 次,每次 1～2 滴,对因鼻塞而妨碍吮奶的婴儿,宜在哺乳前 15 min 滴鼻,使鼻腔通畅,保证吸吮。

(3)加强口腔护理,保证口腔清洁。咽部不适或咽痛时可用温盐水或复方硼酸液漱口、含服润喉片或应用咽喉喷雾剂等。

3. 病情观察　密切观察体温变化,警惕高热惊厥的发生。在护理患儿时应经常检查口腔黏膜及皮肤有无皮疹,注意咳嗽的性质及神经系统症状等,以便能早期发现麻疹、猩红热及流行性脑脊髓膜炎等急性传染病。在疑有咽后壁脓肿时,应及时报告医师,同时要注意防止脓肿破溃后脓液流入气道引起窒息。

4. 用药护理　准确准时给药,观察药物效果。使用青霉素,头孢类药物者要注意有无药物过敏反应的发生。

5. 健康指导　居室要经常通风,保持室内空气清新;在集体小儿机构中,应早期隔离患儿,如有流行趋势,可用食醋熏蒸法消毒;呼吸道疾病流行期间,尽量避免去人多拥挤的公共场所;合理饮食起居,保证充足的营养和睡眠;提倡母乳喂养,加强体格锻炼;多进行户外活动,以加强体质;气候变化及时增减衣服,避免过冷或过热;按时预防接种。

知识卡片：　　　　　　　　　　　　食醋熏蒸法消毒

　　每立方米用食醋5～10 mL,加水1～2倍,加热熏蒸到全部汽化。

拓展学习　　　　　　　　　　　　流行性感冒

　　流感由流感病毒、副流感病毒引起,可致大流行,潜伏期一般1～3 d,起病初期传染性极强。突出表现为急起高热,畏寒或寒战,头痛、全身肌肉和关节酸痛、乏力、呕吐、食欲减退等全身中毒症状,可伴惊厥,甚至昏迷、休克等。而呼吸道症状轻微。少数患者可有鼻塞、流涕及畏光、流泪等眼部症状。咳嗽、胸骨后不适或烧灼、咽干、咽痛也较常见。体温可达40 ℃,面部潮红,咽部及结膜外眦部轻度充血。肺部可有干湿啰音,易继发肺炎、心肌炎等,病程多超过7 d。

工作任务三　急性感染性喉炎患儿的护理

◈学习主题

重点:小儿急性感染性喉炎的临床表现及护理措施。

难点:喉梗阻的分度。

多媒体课件

◈预习案例

　　患儿男,1.5岁。白天发热、轻咳,夜里症状加重,犬吠样咳嗽,呼吸困难前来就诊。体检:T39 ℃,烦躁不安,哭声嘶哑,安静时有吸气性喉鸣,三凹征。咽部充血,双肺闻及管状呼吸音。

◈思考

　　1.该患儿最可能的医疗诊断是什么?

　　2.该患儿并发喉梗阻的程度如何?

　　3.应提供哪些护理措施?

　　急性感染性喉炎(acute infectious laryngitis)为喉部黏膜急性弥漫性炎症,以犬吠样咳嗽、声音嘶哑、喉鸣、吸气性呼吸困难为特征,多发生在冬春季节,婴幼儿多见。

一、病　　因

　　病毒或细菌感染引起,常为上呼吸道感染的一部分。有时可在麻疹或其他急性传染病的病程中并发。由于小儿喉腔狭小,软骨柔软,黏膜血管丰富,炎症时易充血、水肿而出现不同程度的喉梗阻,如处理不当,可造成死亡。

二、临床表现

起病急,症状重,可有不同程度的发热、声音嘶哑、犬吠样咳嗽,吸气性喉鸣和三凹征。一般白天症状轻,夜间入睡后喉部肌肉松弛,分泌物阻塞导致症状加重。严重者迅速出现烦躁不安、吸气性呼吸困难、青紫、心率加快等缺氧症状。体检可见咽部充血,间接喉镜检查可见喉部及声带充血、水肿。

临床上按吸气性呼吸困难的轻重,将喉梗阻分为 4 度,见表 10-3。

表 10-3 喉梗阻的分度

分度	临 床 表 现	体 征
Ⅰ度	安静时无症状,仅于活动后出现吸气性喉鸣和呼吸困难	肺部听诊呼吸音清晰,心率无改变
Ⅱ度	安静时有喉鸣和吸气性呼吸困难	肺部听诊可闻及喉传导音或管状呼吸音,心率增快(120~140 次/分)
Ⅲ度	除上述喉梗阻症状外,患儿因缺氧而出现烦躁不安,口唇及指趾发绀,双眼圆瞪,惊恐万状,头面出汗	肺部听诊呼吸音明显减弱,心音低钝,心率快(140~160 次/分)
Ⅳ度	患儿呈衰竭状态,昏迷或昏睡、抽搐,面色苍白,由于无力呼吸,三凹征不明显	肺部呼吸音几乎消失,仅有气管传导音,心音低钝,心律不齐

三、治 疗 原 则

1. 保持呼吸道通畅　吸氧、雾化吸入,消除黏膜水肿。

2. 控制感染　常用青霉素类、大环内酯类或头孢菌素类等,有气急、呼吸困难时,及时静脉输入足量广谱抗生素。

3. 应用肾上腺皮质激素　应用抗生素同时给予肾上腺皮质激素,以减轻喉头水肿缓解症状,常用泼尼松,每日 1~2 mg/kg,分次口服;重症可用地塞米松静脉推注,每次 2~5 mg;继之每日 1 mg/kg 静脉滴注,用 2~3 d,至症状缓解。

4. 对症治疗　烦躁不安者给予镇静剂异丙嗪。

5. 气管切开　有严重缺氧征象或有Ⅲ度喉梗阻者及时行气管切开。

四、护 理 诊 断

1. 低效性呼吸型态　与喉头水肿有关。

2. 有窒息的危险　与喉梗阻有关。

3. 体温过高　与感染有关。

五、护理措施

1.改善呼吸功能,保持呼吸道通畅

(1)保持室内空气清新,温湿度适宜,以减少对喉部的刺激,减轻呼吸困难。置患儿舒适体位,及时吸氧,保持安静,用1‰～3‰的麻黄碱和肾上腺皮质激素超声雾化吸入,以迅速消除喉头水肿,恢复气道通畅。

(2)遵医嘱给予抗生素、激素治疗,以控制感染,减轻喉头水肿,缓解症状。

(3)密切观察病情变化,根据患儿三凹征、喉鸣、青紫及烦躁等的表现正确判断缺氧的程度,发生窒息后及时抢救,随时作好气管切开的准备,以免因吸气性呼吸困难而窒息致死。

2.维持正常体温,促进舒适

(1)密切观察体温变化,体温超过38.5 ℃时给予物理降温。

(2)补充足量的水分和营养,喂饭、喝水时避免患儿发生呛咳。

(3)保持患儿安静,尽可能将所需要的检查及治疗集中进行,以免打扰患儿的休息。一般情况下不用镇静剂,若患儿过于烦躁不安,遵医嘱给予异丙嗪,以达到镇静和减轻喉头水肿的作用。避免使用氯丙嗪,以免使喉头肌松弛,加重呼吸困难。

3.健康教育　指导家长正确护理患儿,如加强体格锻炼,适当进行户外活动,定期预防接种,积极预防上呼吸道感染和各种传染病。

工作任务四　急性支气管炎患儿的护理

◈学习主题

重点:小儿急性支气管炎的临床表现及护理措施。

难点:急性支气管炎和急性上感的区别。

多媒体课件

◈预习案例

患儿,女,11个月。4 d前出现鼻塞、流涕、咳嗽并有发热,体温38 ℃左右,用"感冒冲剂"治疗后,体温正常,流涕减轻,但咳嗽仍明显,开始为干咳,现有痰。查体:咽部轻度充血,双肺呼吸音粗,有不固定的干啰音。X线:双肺纹理增粗。

◈思考

1.考虑该患儿是什么疾病?

2.列出其主要的护理诊断和护理措施。

急性支气管炎(acute bronchitis)是指由于各种致病原引起的支气管黏膜的急性炎症,气管常同时受累,故又称为急性气管支气管炎(acute tracheobronchitis),婴幼儿多见。常继发于上呼吸道感染,或为一些急性呼吸道传染病(麻疹、百日咳等)的一种临床表现。

一、病　　因

病原体常为各种病毒或细菌,或为混合感染。凡能引起上呼吸道感染的病原体均可引起支气管炎。免疫功能低下、特异性体质、营养不良、佝偻病和支气管局部结构异常等均为本病的危险因素。

二、临 床 表 现

大多先有上呼吸道感染症状,以发热和咳嗽为主,初为刺激性干咳,以后随着气管分泌物的增多,咳黏液痰,后变为黏液浓痰。婴幼儿全身症状较明显,常有发热、乏力、食欲不振、呕吐、腹泻等症状,一般无气促和发绀。体征随疾病时期而异,双肺呼吸音粗,或有不固定、散在的干、湿啰音。

婴幼儿可发生一种特殊类型的支气管炎,称为哮喘性支气管炎(asthmatoid bronchitis),也称喘息性支气管炎,系指婴幼儿时期以喘息为突出表现的支气管炎。其主要特点为:①多见于 3 岁以下,有湿疹或其他过敏史的婴幼儿;②呼气性呼吸困难伴喘息,夜间或清晨较重,或在哭闹、活动后加重,肺部叩诊呈鼓音,听诊两肺布满哮鸣音及少量粗湿啰音;③症状上可表现为哭闹,烦躁时呼吸困难加剧,可有鼻翼扇动及三凹征,严重者出现发绀;④有反复发作倾向,大多与感染有关。大多数患儿随年龄增长而发作减少,但约有少数可发展为支气管哮喘。

三、辅 助 检 查

病毒感染者白细胞正常或偏低,细菌感染者白细胞增高。胸部 X 线检查多无异常改变,或有肺纹理增粗,肺门阴影加深。

四、治 疗 原 则

主要是控制感染和止咳、化痰、平喘等对症治疗。

1.控制感染　发热、痰多而黄,考虑为细菌感染时使用抗生素,如青霉素等。

2.对症治疗　一般不用镇咳剂或镇静剂,以免抑制咳嗽反射,影响痰液咳出。对于刺激性咳嗽可用复方甘草合剂、急支糖浆等;咳嗽重而痰液黏稠者可用 10％氯化铵。喘息者可用氨茶碱或氨茶碱缓释片;也可行特布他林止喘药的超声雾化吸入,喘息严重时可加用泼尼松。

五、护 理 诊 断

1.清理呼吸道无效　与痰液黏稠不易咳出,气道分泌物堆积有关。

2.体温过高　与细菌或病毒感染有关。

3.舒适度减弱:咳嗽、胸痛　与支气管炎症有关。

六、护 理 措 施

1.保持呼吸道通畅

(1)保持室内空气清新,避免对流风,温湿度适宜,减少对支气管黏膜的刺激,以利于排痰。

(2)减少活动,注意休息,保证充足的水分及营养的供给。

(3)卧位时可抬高头胸部,并经常变换患儿体位,指导并鼓励患儿有效咳嗽,以利呼吸道通畅,易于排痰。

(4)采用超声雾化吸入或蒸汽吸入,以湿化呼吸道,促进排痰。

(5)按医嘱使用抗生素、止咳祛痰及平喘剂,并注意观察药物疗效及副作用。

(6)哮喘性支气管炎的患儿,注意观察有无缺氧症状,必要时给予吸氧。

2.维持体温正常

(1)密切观察体温变化,体温超过 38.5 ℃时采取物理降温或按医嘱给予药物降温,以防发生惊厥。

(2)保证充足的水分及营养的供给:多饮水,给营养丰富、易于消化的饮食。保持口腔清洁。

3.健康教育　居室环境经常通风,保持室内空气新鲜,避免室内吸烟。指导家长合理喂养,及时添加辅食,保证营养平衡,纠正偏食。多进行户外运动,多晒太阳。呼吸道感染高发季节,避免到人多的公共场所。季节交替,气候骤变,要注意保暖,避免着凉。

工作任务五　肺炎患儿的护理

❖学习主题

重点:小儿肺炎的临床表现及护理措施,轻症肺炎与重症肺炎的区别,肺炎并发心衰的指征。

难点:小儿肺炎的病理生理,急性上感、急性支气管炎、肺炎三者临床表现的区别。

多媒体课件

❖预习案例

患儿女,6 个月。因咳嗽、咳痰 2 d、喘息伴发绀 1 h 入院。体温 38 ℃,心率 150 次/分,呼吸

68次/分,呼吸困难,口周发绀,鼻扇、"三凹"征。双肺可闻及大量细湿啰音。X线片:两肺下野中内带出现点片状絮状影。

◈思考

1.该患儿最可能的诊断是什么?

2.最主要的护理问题有哪些?

3.首先应给予的护理措施是什么?

肺炎(pneumonia)是由不同致病原或其他因素所引起的肺部炎症。临床以发热、咳嗽、气促、呼吸困难及肺部固定湿啰音为特征。肺炎是婴幼儿时期的常见病,肺炎死亡占5岁以下小儿死亡的第一位,被卫生部列为小儿重点防治的四病(肺炎、腹泻、佝偻病、缺铁性贫血)之一。一年四季均可发病,以冬春季节多见。

一、分   类

目前,小儿肺炎的分类尚未统一,常用的分类方法如下。

1.病理分类 可分为:大叶性肺炎、小叶性肺炎(支气管肺炎)、间质性肺炎等。

2.病因分类

(1)感染性肺炎:如病毒性肺炎、细菌性肺炎、真菌性肺炎、支原体肺炎、衣原体肺炎、原虫性肺炎;

(2)非感染性肺炎:如吸入性肺炎、过敏性肺炎等。

3.病程分类

(1)急性肺炎:病程<1个月。

(2)迁延性肺炎:病程1～3个月。

(3)慢性肺炎:病程>3个月。

4.病情分类

(1)轻症肺炎:主要是呼吸系统受累,其他系统无或仅轻微受累,无全身中毒症状。

(2)重症肺炎:除呼吸系统受累外,其他系统也受累且全身中毒症状明显。

5.临床表现典型与否分类

(1)典型性肺炎:只由肺炎链球菌、金黄色葡萄球菌、流感嗜血杆菌、大肠杆菌等引起的肺炎。

(2)非典型肺炎:指由肺炎支原体、衣原体、军团菌、病毒等引起的肺炎。2003年春季在我国发生一种传染性非典型肺炎(infectious atypical pneumonia),世界卫生组织(WHO)将其命名为严重急性呼吸道综合征(severe acute respiratory syndrome,SARS),初步认定由新型冠状病毒引起,以肺间质病变为主,传染性强,病死率高。

临床上若病原体明确,则以病因分类命名,否则常按病理分类命名。

支气管肺炎(bronchopneumonia)为小儿常见的肺炎,本项目重点介绍。

二、病　　因

1.内在因素　婴幼儿中枢神经系统调节不良,免疫功能不健全,加上呼吸系统的解剖生理特点,故婴幼儿易患肺炎。

2.环境因素　居室拥挤、通风不良、空气污染、冷热失调等,为肺炎的发生创造有利的条件。

3.病原体　引起肺炎的主要病原体为病毒和细菌,病毒中最常见的为呼吸道合胞病毒,其次为腺病毒、流感病毒等;细菌中以肺炎链球菌多见,其他有葡萄球菌、链球菌等。

三、病 理 生 理

病原体常由呼吸道入侵,少数经血行入肺,引起肺组织充血、水肿、炎性细胞浸润。炎症使肺泡壁充血水肿而增厚,支气管黏膜水肿,管腔狭窄,造成通气和换气功能障碍,导致缺氧和二氧化碳潴留,从而造成一系列病理生理改变。

1.酸碱平衡失调与电解质紊乱　缺氧和二氧化碳潴留致呼吸性酸中毒、呼吸衰竭;低氧血症、高热、进食少致代谢性酸中毒,所以重症肺炎常出现混合性酸中毒。进食少、利尿及激素治疗又可致低血钾,导致低钾性碱中毒。

2.循环系统　缺氧和二氧化碳潴留致肺动脉高压,引起右心负荷加重,加之病原体毒素作用于心肌,致中毒性心肌炎、心力衰竭。

3.神经系统　缺氧和二氧化碳潴留致脑毛细血管扩张,毛细血管通透性增加,引起脑水肿。病原体毒素作用也可引起脑水肿、中毒性脑病。

4.消化系统　低氧血症和病原体毒素可致中毒性肠麻痹,胃肠道毛细血管通透性增加,可致消化道出血。

四、临 床 表 现

1.轻症肺炎　仅表现为呼吸系统症状和相应的肺部体征。

(1)症状:大多起病急,主要表现为发热、咳嗽、气促和全身症状。

1)发热:热型不定,多为不规则热,新生儿和重度营养不良儿可不发热,甚至体温不升。

2)咳嗽:较频,初为刺激性干咳,以后咳嗽有痰,新生儿则表现为口吐白沫。

3)气促:多发生在发热、咳嗽之后。

4)全身症状:精神不振、食欲减退、烦躁不安、轻度腹泻或呕吐。

(2)体征:呼吸加快,40～80 次/分,可有鼻翼扇动、点头呼吸、三凹征、唇周发绀。肺部可听到较固定的中、细湿啰音,以背部、两肺下方、脊柱两旁较易听到,深吸气末更为明显。

2.重症肺炎　除呼吸系统症状和全身中毒症状外,常有循环、神经和消化系统受累的表现。

(1)循环系统:常见心肌炎、心力衰竭。

心肌炎主要表现为面色苍白、心动过速、心音低钝、心律不齐、心电图显示 ST 段下移、T 波低平或倒置;

肺炎合并心衰常表现为:①呼吸加快(>60 次/分);②心率增快(婴儿>180 次/分,幼儿 >160 次/分);③呼吸困难加重,烦躁不安,面色苍白或发绀;④心音低钝或出现奔马律; ⑤肝脏迅速增大;⑥尿少或无尿。具备前五项即可诊断。重症革兰阴性杆菌还可以发生微 循环障碍、休克甚至 DIC。

(2)神经系统:发生脑水肿时出现烦躁或嗜睡、意识障碍、惊厥、前囟隆起、瞳孔对光反射 迟钝或消失、呼吸节律不齐甚至停止等。

(3)消化系统:表现为食欲减退、呕吐或腹泻。发生中毒性肠麻痹时出现明显的腹胀,呼 吸困难加重,肠鸣音消失;发生消化道出血时出现呕吐咖啡样物,大便潜血试验阳性或柏油 样便。

3.并发症 若延误诊断或金黄色葡萄球菌感染者可引起并发症。如在肺炎的治疗中, 中毒症状及呼吸困难突然加重,体温持续不退或退而复升,应考虑脓胸、脓气胸、肺大疱等并 发症的可能。

4.几种不同病原体所致肺炎的特点

(1)呼吸道合胞病毒肺炎:2 岁以内,尤以 2～6 个月婴儿多见。肺部 X 线以肺间质病变 为主,常伴有肺气肿和支气管周围炎。临床表现两种类型。①喘憋性肺炎:起病急骤、喘憋 明显,很快出现呼气性呼吸困难及缺氧症状,肺部体征以喘鸣为主,可听到细湿啰音,全身中 毒症状明显;②毛细支气管炎:有喘憋表现,但全身中毒症状不严重。

(2)腺病毒肺炎:以腺病毒为主要病原体,临床特点如下。①本病多见 6 个月～2 岁幼 儿;②起病急骤、全身中毒症状明显:体温达 39 ℃以上,呈稽留热或弛张热,重症可持续 2～3 周;③肺部体征出现较晚,咳嗽频繁,可出现喘憋、呼吸困难、发绀;多在发热 4～5 日 后开始出现肺部湿啰音,以后因肺部病变融合而出现肺实变体征;④胸片改变出现较肺部 体征为早,特点为大小不等的片状阴影或融合成大病灶,肺气肿多见,病灶吸收需数周至 数月。

(3)金黄色葡萄球菌肺炎:本病多见于新生儿及婴幼儿。临床起病急、病情重、发展快。 多呈弛张热,婴幼儿可呈稽留热。中毒症状明显,面色苍白,咳嗽,呻吟,呼吸困难。肺部体 征出现早,双肺可闻及中、细湿啰音,易并发脓胸、脓气胸。常合并循环、神经及消化系统功 能障碍。

(4)肺炎支原体肺炎:临床特点是症状与体征不成比例。起病多较缓慢,学龄期儿童多 见,学龄前期儿童也可发生。刺激性干咳为突出的表现,有的酷似百日咳样咳嗽,常有发热, 热程 1～3 周。而肺部体征常不明显。中毒症状也不重。部分患儿出现全身多系统的临床 表现,如心肌炎、脑膜炎、肝炎、肾炎等。肺部 X 线分为 4 种改变:①肺门阴影增浓为突出改 变;②支气管肺炎改变;③间质性肺炎改变;④均一的实变影。

学习贴士：

几种不同病原体所致的肺炎，见表10-4。

表 10-4　几种不同病原体所致的肺炎

	呼吸道合胞病毒肺炎	腺病毒肺炎	金葡菌肺炎	肺炎支原体肺炎
好发年龄	2岁以内，尤以2～6个月婴儿多见	6月～2岁的婴幼儿	新生儿及婴幼儿	婴幼儿及年长儿
起病	急骤	较急	急	缓
临床特点	喘憋为突出表现，临床上有毛细支气管炎和间质性肺炎两种类型；前者中毒症状轻，后者中毒症状重，抗生素治疗无效	稽留高热，全身中毒症状明显，咳嗽较剧，喘憋、发绀等症状。抗生素治疗无效	起病急，病情重，进展迅速，中毒症状重，可有皮疹，易复发及发生并发症。因病原体较顽固，抗生素疗程长	刺激性咳嗽为突出表现。常有发热，热程1～3周。咯出黏稠痰，可带血丝。可有全身多系统受累的表现。红霉素治疗有效
肺部体征	肺部听诊以喘鸣为主，可听到细湿啰音，出现较早	肺部体征出现较晚，常在发热4～5日后出现湿啰音	肺部体征出现较早，双肺可闻及中、细湿啰音	肺部体征不明显，婴幼儿以呼吸困难、喘憋和双肺哮鸣音较突出
X线检查	肺气肿和支气管周围炎，小片状阴影，肺纹理增多	肺部体征出现较早。呈片状阴影，可融合呈大病灶，有肺气肿	变化快，有小片状浸润影，迅速形成多发小脓肿、脓胸等	4种改变：肺门阴影增浓；支气管肺炎改变；间质性肺炎改变；均一的实变影

五、辅　助　检　查

1.血常规检查　病毒性肺炎白细胞总数大多正常或降低；细菌性肺炎白细胞总数及中性粒细胞增高，并有核左移。

2.病原学检查　可做病毒分离或细菌培养，以明确病原体。血清冷凝集试验在50%～70%的支原体肺炎患儿中可呈阳性。

3.胸部X线检查　早期肺纹理增粗，以后出现大小不等的斑片阴影，可融合成片，可伴有肺不张或肺气肿。

六、治　疗　原　则

主要为控制感染，改善通气功能，对症治疗，防治并发症。

1.控制感染　细菌感染者可选用敏感抗生素，原则为早期、联合、足量、足疗程，重症患儿宜静脉给药。肺炎链球菌首选青霉素，金黄色葡萄球菌首选苯唑西林钠或氯唑西林钠，支原体和衣原体首选大环内酯类,如红霉素、阿奇霉素等。用药时间持续至体温正常后5～7d,或临床症状消失后3d。葡萄球菌肺炎在体温正常后2周可停药,总疗程6周。支原体肺炎至少用药2～3周。病毒感染者常用利巴韦林(病毒唑)、阿昔或更昔洛韦、干扰素、聚肌胞及中药等。

2.对症治疗　止咳、平喘、纠正水电解质与酸碱平衡紊乱、改善低氧血症。

3.其他　中毒症状明显或严重喘憋、脑水肿、感染性休克、呼吸衰竭者,可应用糖皮质激素,常用地塞米松,疗程3～5d。发生感染性休克、心力衰竭、中毒性肠麻痹、脑水肿等,应及时处理。脓胸和脓气胸者应及时进行穿刺引流。

> **知识卡片:**
>
> ### 儿童肺炎的胸部物理疗法
>
> 在肺炎患儿中,严重喘憋或呼吸困难、烦躁不安常是呼吸道痰液堵塞的主要表现,对此症状做胸部物理治疗十分有效。
>
> 胸部物理疗法包括体位引流、拍击震动、超声雾化和理疗。体位引流是靠重力和气流作用引流分泌物,常采用抬高床脚的办法;体位变换指的是经常翻身,一般在患儿吃奶前和睡前进行,每天4～5次,每次10min左右,以使肺内痰液松动,利于痰的排出。睡眠以侧卧为好,这样可防止因平卧背部受压,造成肺底部血液循环不佳。对分泌物稠厚的患儿,还可采用拍击或震动胸背部的方法,每次约5min,一日数次,这有助于分泌物借重力的作用流向大气管排出,但要注意胸部拍击部位不宜过低,以免腹内脏器受损;亦可用超声雾化器进行雾化吸入,每次10～15min,一日2～3次,在雾化疗法前后轻柔吸痰,每次15s。另外,在儿童肺炎的恢复期,为了促进炎症的吸收或啰音的消散,常常使用超短波治疗。
>
> 通过胸部物理治疗,可以去除和预防肺部分泌物的积聚,使肺组织再扩张,提高氧分压,从而改善缺氧症状,减少住院天数。

七、护 理 评 估

1.健康史　详细询问发病情况,了解既往有无反复呼吸道感染现象,发病前是否有麻疹、百日咳等呼吸道传染病;询问出生时是否是足月顺产,有无窒息史;生后是否按时接种疫苗,患儿生长发育是否正常,家庭成员是否有呼吸道疾病病史。

2.身体状况　检查患儿有无发热、咳嗽、气促、端坐呼吸、鼻翼扇动、三凹征、唇周发绀及肺部啰音等症状和体征;观察痰液的颜色、性状、量、气味以及咳嗽的有效性;注意有无循环、神经、消化系统受累的临床表现。了解胸部X线、病原学及外周血检查结果。

3.心理社会状况　评估患儿及家长的心理状态,患儿是否有因发热、缺氧等不适及环境陌生产生焦虑和恐惧,是否有哭闹、易激惹等表现,患儿家长是否有因患儿住院时间长、知识缺乏等产生的焦虑不安、抱怨的情绪。家庭环境及家庭经济情况、父母的文化程度,对疾病的病因和防护知识的了解程度。了解患儿既往有无住院的经历。

八、护 理 诊 断

1.气体交换受损　与肺部炎症有关。

2.清理呼吸道无效　与呼吸道分泌物过多、黏稠、不易排出有关。

3.体温过高　与肺部感染有关。

4.营养失调　低于机体的需要量:与摄入不足,消耗增加有关。

5.潜在并发症　心力衰竭、中毒性脑病、中毒性肠麻痹。

九、预 期 目 标

(1)患儿气促、发绀症状逐渐改善以至消失,呼吸平稳。

(2)患儿能顺利有效地咳出痰液,呼吸道通畅。

(3)患儿体温恢复正常。

(4)患儿住院期间能达到充足的营养。

(5)患儿不发生并发症或发生时得到及时发现和处理。

十、护 理 措 施

1.环境起居的护理

(1)保持病室环境舒适,空气流通(避免对流风),温湿度适宜,温度 18～22 ℃,湿度 50％～60％。不同病原体肺炎患儿应分室居住,以防交叉感染。

(2)嘱患儿卧床休息,减少活动。

(3)保持患儿皮肤清洁,及时擦干汗液,更换汗湿的衣被。

2.氧疗　是纠正低氧血症,防止呼吸衰竭和肺、脑水肿的主要疗法之一。凡有缺氧症状,如呼吸困难、口唇发绀、烦躁、面色灰白等情况时应立即给氧。

(1)一般婴幼儿用面罩吸氧,年长儿用鼻导管吸氧;若缺氧严重,应考虑用面罩加压给氧;呼吸衰竭者,应给予机械正压通气,即使用呼吸机。

(2)用氧安排:一般采用鼻导管给氧,氧流量为 0.5～1 L/分,氧浓度不超过 40％,氧气应湿化,以免损伤呼吸道黏膜。缺氧明显者可用面罩给氧,氧流量 2～4 L/分,氧浓度 50％～60％。若出现呼吸衰竭,则使用人工呼吸器。

(3)保持导管通畅,并注意观察氧疗效果,患者症状有无改善。

3.保持呼吸道通畅

(1)及时清除患儿口鼻分泌物,经常协助患儿转换体位;同时五指并拢,稍向内合掌,由下向上,由外向内轻拍背部,边拍边鼓励患儿咳嗽,以促使肺泡及呼吸道的分泌物借助重力和震动易于排出;病情许可的情况下可进行体位引流。

(2)给予超声雾化吸入,以稀释痰液,利于咳出(临床常用 α-糜蛋白酶＋特布他林＋生理盐水雾化吸入)。

(3)遵医嘱给予祛痰剂如复方甘草合剂等;对严重喘憋者遵医嘱给予支气管解痉剂。

(4)鼓励患儿多饮水。

(5)上述方法欠佳者,可考虑吸痰。

4.饮食护理

(1)饮食宜给予高热量、高蛋白、高维生素、清淡易消化食物,避免油炸或产气食物。一般以流质、半流质为主。少量多餐,避免过饱影响呼吸。喂食时要注意将婴幼儿头部抬高或抱起,防止引起呛入气管发生窒息。

(2)鼓励患儿多饮水。

(3)重症患儿记录 24 h 出入量。

5.发热的护理 发热者应注意体温的监测,警惕高热惊厥的发生,并采取相应的降温措施。

6.密切观察病情

(1)若患儿出现烦躁不安、面色苍白、呼吸加快(>60 次/分)、心律增快(>160~180 次/分)、出现心音低钝或奔马律、肝脏短期内迅速增大时,考虑肺炎合并心力衰竭,应及时报告医生,立即给予吸氧并减慢输液速度。若患儿突然口吐粉红色泡沫痰,应考虑肺水肿,可给患儿吸入经 20%~30%乙醇湿化的氧气,间歇吸入,每次吸入不宜超过 20 min。

(2)若患儿出现烦躁、嗜睡、惊厥、昏迷、呼吸不规则等,应考虑脑水肿、中毒性脑病的可能,应立即报告医生并配合抢救。

(3)若患儿病情突然加重,体温持续不降或退而复升,咳嗽和呼吸困难加重,面色青紫,应考虑脓胸或脓气胸的可能,及时报告医生并配合抢救。

(4)患儿出现腹胀,呕吐咖啡样内容物、便血、肠鸣音减弱或消失等表现,提示有中毒性肠麻痹及胃肠道出血,应禁食、予以胃肠减压,遵医嘱皮下注射新斯的明,以促进肠蠕动,消除腹胀,缓解呼吸困难。

7.健康教育 向患儿家长讲解疾病的有关知识和防护知识。指导家长合理喂养,婴儿期提倡母乳喂养;多进行户外活动;注意气候变化,及时增减衣服,避免着凉,一旦上感,及时治疗,以免继发肺炎;让家长了解所用药物名称、剂量、用法及副作用;指导患儿不随地吐痰、咳嗽时应用手帕或纸巾捂住嘴,尽量使痰飞沫不向周围喷射。

十一、护 理 评 价

评价患儿是否能顺利有效地咳出痰液,呼吸道是否通畅;气促、发绀症状是否逐渐改善以至消失,呼吸平稳;住院期间体温及其他生命体征是否恢复正常;能否得到充足的营养。

拓展学习

氧气帐法

一般应用于儿科抢救,无氧气帐时,可用塑料薄膜制成帐篷,其大小约为病床的一半,氧气经过湿化瓶,由橡皮管通入帐内。氧流量需 10~12 L/分,吸入的氧浓度才能达到 60%~70%。每次打开帐幕后,应将氧流速加大至 12~14 L/分,持续 3 min,以恢复帐内原来氧浓度(图 10-1)。

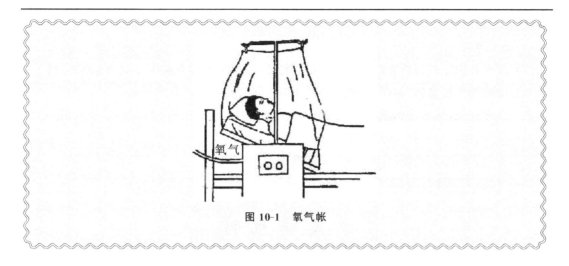

图 10-1　氧气帐

工作任务六　支气管哮喘患儿的护理

✧学习主题

重点:支气管哮喘的临床表现、护理措施。

难点:支气管哮喘的分类及区别。

✧预习案例

患儿,男,4岁,发热、喘息2 d。过去1年来反复发作性咳喘,流涕、喷嚏,婴儿期湿疹较重,其母有过敏性鼻炎。查体:T 37.8 ℃。R 145 次/分,双肺布满哮鸣音。外周血嗜酸性粒细胞增多。

✧思考

1.该患儿是什么疾病?

2.该患儿存在哪些护理问题? 如何护理?

3.针对该患儿的情况,应如何对家长进行健康教育?

支气管哮喘(bronchial asthma)简称哮喘,是由肥大细胞、嗜酸性粒细胞和 T 淋巴细胞参与的呼吸道慢性炎症性疾病,引起呼吸道高反应,导致可逆性呼吸道阻塞。临床表现为反复发作性喘息、呼吸困难、胸闷或咳嗽。其发病率近年呈上升趋势,以1～6岁为多,大多3岁前发病。

一、病因与诱因

1.病因　哮喘的病因较为复杂,与遗传和环境因素有关。哮喘是一种多基因遗传病,患儿多具有特异性体质(atopy),多数患儿既往有婴儿湿疹、变应性鼻炎、药物或食物过敏史,不少患儿有家族史。

2.诱发因素

(1)呼吸道感染:病毒感染是哮喘发作的重要原因,尤以呼吸道合胞病毒、副流感病毒为甚。

(2)非特异性刺激物:如烟、尘螨、花粉、化学气体、油漆等。

(3)气候变化:如寒冷刺激、空气干燥、大风等。

(4)药物:如阿司匹林、磺胺类药物等。

(5)食物:如牛奶、鸡蛋、鱼虾、食品添加剂等。

(6)其他:如过度兴奋、大哭大笑、剧烈运动等

二、发病机制

呼吸道高反应是哮喘基本特征。机体在发病因子的作用下,免疫因素、神经和精神因素以及内分泌因素导致了呼吸道高反应性和哮喘发作。

三、临床表现

(一)症状、体征

起病急,接触过敏原后发作,以咳嗽、胸闷、喘息和呼吸困难为典型症状,常反复出现,尤以夜间和清晨更为严重。发作前常有刺激性干咳、流涕、喷嚏,发作时呼气性呼吸困难,呼气相延长伴喘鸣声;重症患儿呈端坐呼吸,烦躁不安,大汗淋漓,面色青灰。

哮喘发作以夜间更为严重,一般可自行或用平喘药后缓解。发作间歇期无任何的症状或体征。若哮喘急剧严重发作,经合理应用拟交感神经药物仍不能在24 h内缓解,称为哮喘持续状态(status asthmaticus)。

体检可见胸廓饱满,三凹征,叩诊过清音,听诊呼吸音减弱,双肺布满哮鸣音,但重症患儿哮鸣音可消失。成年后,约有50%病例症状体征完全消失,部分病例可留有轻度肺功能障碍。

(二)分类

1.婴幼儿哮喘　指年龄<3岁者。特点:①喘息发作≥3次;②肺部出现哮鸣音,呼气相延长;③具有特异性体质,如过敏性湿疹、过敏性鼻炎等;④父母有哮喘病史;⑤除外其他引起喘息的疾病。凡具有①、②和⑤者为婴幼儿哮喘;如喘息发作只2次,并具有②和⑤者为可疑哮喘或哮喘性支气管炎。

2.儿童哮喘　指年龄>3岁者。特点:①喘息反复发作;②发作时双肺闻及呼气相为主的哮鸣音;③支气管扩张剂有明显疗效;④除外其他引起喘息、胸闷和咳嗽的疾病。

3.咳嗽变异性哮喘(cough variant asthma,CVA)　小儿哮喘可无喘息症状,仅表现为反复和慢性咳嗽,常于夜间和清晨发作,运动可加重咳嗽。部分患儿最终发展为典型哮喘。特点:①咳嗽持续或反复发作>1个月,抗生素治疗无效;②支气管扩张剂可缓解咳嗽发作;③有过敏史或过敏家族史;④呼吸道呈高反应性,支气管激发试验阳性;⑤除外其他引起慢性咳嗽的疾病。

四、辅 助 检 查

1.血常规检查　嗜酸性粒细胞增高。

2.X线检查　肺透亮度增加,呈过度充气状,肺纹理增多,并可见肺气肿或肺不张。

3.肺功能检查　显示呼气流速峰值及一秒钟用力呼气量降低,残气容量增加。

4.血气分析　PaO_2 降低,病初 $PaCO_2$ 可降低,病情严重时 $PaCO_2$ 增高,pH值下降。

5.过敏原测试　将各种过敏原进行皮内试验,以发现可疑的过敏原。

五、治 疗 原 则

(1)祛除病因、控制发作和预防复发。坚持长期、持续、规范和个体化的治疗。

(2)发作期治疗重点是抗炎、平喘,以便快速缓解症状;缓解期应坚持长期抗炎和自我保健,避免触发因素。

(3)常用药物有支气管扩张剂(β_2 受体激动剂、茶碱类与拟肾上腺素类)及肾上腺糖皮质激素等。β_2 受体激动剂如沙丁胺醇,特布他林等吸入给药,以快速缓解哮喘症状,视为首选的控制症状的方法;茶碱类药物如氨茶碱等,用于解除支气管痉挛;糖皮质激素是治疗哮喘的首选用药,用于抑制炎症反应,降低气道高反应性。

六、护 理 诊 断

1.低效性呼吸形态　与支气管痉挛、呼吸道受阻有关。

2.清理呼吸道无效　与呼吸道分泌物黏稠、体弱无力排痰有关。

3.潜在并发症　呼吸衰竭、心力衰竭等。

4.焦虑　与哮喘反复发作有关。

5.知识缺乏　与缺乏哮喘的防护知识有关。

七、护 理 措 施

1.缓解呼吸困难

(1)给患儿取舒适坐位或半坐位,以利呼吸,另外还可以采用体位引流以协助患儿排痰。

(2)给予氧气吸入,浓度以40%为宜,根据情况给予鼻导管或面罩吸氧。定时进行血气分析,及时调整氧流量,使 PaO_2 保持在 $70\sim90$ mmHg。

(3)指导和鼓励患儿做深而慢的呼吸运动。

(4)监测患儿呼吸,并注意有无呼吸困难及呼吸衰竭的表现,必要时立即给予机械呼吸,以及做好气管插管的准备。

(5)按医嘱给予支气管扩张剂和肾上腺糖皮质激素,并注意观察疗效和副作用。

2.活动与休息　过度的呼吸运动、低氧血症使患儿感到极度的疲倦,给患儿提供一个安静、舒适的环境以利于休息,护理操作应尽量集中完成。协助患儿日常生活,指导患儿活动,依病情而定,逐渐增加活动量,尽量避免情绪激动及紧张的活动。患儿活动前后,监测其呼吸和心率情况,活动时如有气促、心率加快可给予持续吸氧并休息。

3.密切观察病情　当患儿出现烦躁不安、发绀、大汗淋漓、气喘加剧、心率加快、血压下降、呼吸音减弱、肝脏在短时间内急剧增大等情况,应立即报告医生并积极配合抢救。同时还应警惕发生哮喘持续状态,若发生哮喘持续状态,应立即吸氧并给予半坐卧位,协助医师共同处理。

4.用药护理

(1)使用吸入治疗时应嘱患儿在按压喷药于咽喉部的同时深吸气,然后闭口屏气10 s,可获较好的效果。吸药后清水漱口可减轻局部不良反应。

知识卡片:　　　　　　　　　定量吸入器的正确使用

吸入治疗是目前缓解哮喘治疗的重要方法。指导患儿使用定量吸入器(MDI),使其掌握正确的吸入技术,对保证药物的使用疗效十分重要。

MDI的正确使用方法是:①移开喷口的盖,拿着气雾剂,并用力摇匀。②吸入器向上,患儿稍向前倾,轻轻地呼气直到不再有空气可以从肺内呼出。③口含吸入器喷嘴。④开始吸气的同时按动吸入器。⑤缓慢吸气到最大后屏气10 s。⑥无不适感再缓慢呼出。若需要多吸一剂,应等待至少一分钟后再重做第②③④⑤⑥步骤。用后,将盖套回喷口上。如图10-2。

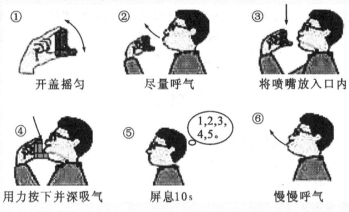

图10-2　定量吸入器的使用方法

如使用储雾罐,方法是:①取下盖子,摇动吸入器并插入装置中,将口器放入嘴中。②按压瓶罐一次,释放出一个剂量的药物,缓慢而深地吸气。③屏气约10 s,然后通过口器呼气,不压瓶罐再次吸入。④从口中拿出装置。间隔约30 s,可再次吸下一剂量。如图10-3。

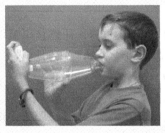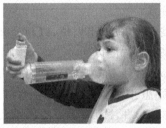

图10-3　储雾罐的使用方法

即使是正确使用MDI,每次用药后仍有80%的药物沉积在口咽部,因此,每次用药后,应用清水漱口。对吸入激素量大、时间过长和咽拭子检查有真菌感染而无临床症状者,可用2%的碳酸氢钠漱口;如果出现口炎症状则需按医嘱减少吸入激素剂量,甚至停药。

（2）由于氨茶碱的有效浓度与中毒浓度很接近,故宜做血浓度监测,维持在 $10\sim15\ \mu g/mL$ 水平为最佳血浓度。氨茶碱的副作用主要有胃部不适、恶心、呕吐、头晕、头痛、心悸及心律不齐等。

（3）拟肾上腺素类药物的副作用主要是心动过速、血压升高、虚弱、恶心、变态反应等,应注意观察。

（4）肾上腺糖皮质激素是目前治疗哮喘最有效的药物,长期使用可产生较多的副作用,如二重感染、肥胖等,当患儿出现身体形象改变时要做好心理护理。

5.心理护理　哮喘发作时应安抚并鼓励患儿,不要紧张、害怕。指导家长以积极的态度去应对疾病发作,充分调动患儿和家长自我护理、预防复发的主观能动性,并鼓励其战胜疾病的信心。采取措施缓解恐惧心理,确保安全,促使患儿放松。

6.健康教育

（1）指导呼吸运动:呼吸运动可以强化横膈呼吸肌,在执行呼吸运动前,应先清除患儿呼吸道的分泌物。

1）腹部呼吸:①平躺,双手平放在身体两侧,膝弯曲,脚平放;②用鼻连续吸气,但胸部不扩张;③缩紧双唇,慢慢吐气直至吐完;④重复以上动作 10 次。

2）向前弯曲运动:①坐在椅上,背伸直,头向前向下低至膝部,使腹肌收缩;②慢慢伸直躯干并由鼻吸气,扩张上腹部;③胸部保持直立不动,将气由嘴慢慢吹出。

3）胸部扩张运动:①坐在椅上,将手掌放在左右两侧的最下肋骨;②吸气,扩张下肋骨,然后由嘴吐气,收缩上胸部和下肋骨;③用手掌下压肋骨,可将肺底部空气排出;④重复以上动作 10 次。

（2）居室要求:保持干净无尘,不养动物,不种花,避免使用动物毛制品类衣物等。

（3）饮食要求:避免食入鱼虾等致敏的蛋白质。

（4）介绍有关防护知识:①增强体质,预防呼吸道感染;②协助患儿及家长确认哮喘发作的因素,避免接触过敏原,去除各种诱发因素;③使患儿及家长能辨认哮喘发作的早期征象、症状及适当的处理方法;④提供出院后使用药物资料(如药名、剂量、用法、疗效及副作用等);⑤指导患儿和家长选用长期预防及快速缓解的药物,并做到正确安全地用药;⑥及时就医,以控制哮喘严重发作。

复习导航

1.小儿呼吸系统解剖生理特点　解剖特点(鼻、鼻窦、鼻泪管和耳咽管、咽部、喉部;气管及支气管、肺;胸廓)→生理特点→免疫特点。

2.急性上呼吸道感染患儿的护理　病毒→局部症状、全身症状;疱疹性咽峡炎、咽一结合膜热;并发症→体温过高、舒适的改变、潜在并发症→护理措施(维持体温、促进舒适、病情观察、用药护理、健康指导)。

3.急性感染性喉炎患儿的护理　病毒或细菌→发热、声音嘶哑、犬吠样咳嗽,吸气性喉鸣和三凹征→保持呼吸道通畅、控制感染、肾上腺皮质激素、气管切开→低效性呼吸型态、有窒息的危险、体温过高→护理措施(改善呼吸功能,保持呼吸道通畅;维持正常体温;促进舒适;健康教育)。

4.急性支气管炎患儿的护理　病毒或细菌→临床表现→控制感染和止咳、化痰、平喘→护理措施(保持呼吸道通畅、维持体温正常、健康教育)。

5.肺炎患儿的护理　发热、咳嗽、气促、呼吸困难、肺部固定湿啰音→分类→内在因素、环境因素、病原体→通气和换气功能障碍、缺氧、CO_2潴留→轻症肺炎、重症肺炎，并发症→控制感染、改善通气功能、防治并发症→护理评估→护理诊断(气体交换受损、清理呼吸道无效、体温过高、营养失调、潜在并发症)→预期目标→护理措施(环境起居的护理、氧疗、保持呼吸道通畅、饮食护理、发热的护理、密切观察病情、健康教育)→护理评价。

6.支气管哮喘　肥大细胞、嗜酸性粒细胞、T淋巴细胞→呼吸道高反应→咳嗽、胸闷、喘息和呼吸困难，婴幼儿哮喘、儿童哮喘、咳嗽变异性哮喘→低效性呼吸形态、清理呼吸道无效、潜在并发症→护理措施(缓解呼吸困难、活动与休息、密切观察病情、用药护理、心理护理、健康教育)。

考 点 检 测

一、选择题

(一)A1型题

1.咽-结合膜热的病毒是

  A.腺病毒　　　　　　　　　　　B.埃可病毒　　　　　　　　　　C.肠道 C 病毒

  D.单纯疱疹病毒　　　　　　　　E.麻疹病毒

2.呼吸道合胞病毒是哪一种疾病的主要原因

  A.上呼吸道感染　　B.气管炎　　　C.毛细支气管炎 D.大叶性肺炎　　E.鼻炎

3.支原体肺炎选用何种抗生素最合适

  A.青霉素　　　　　B.红霉素　　　　C.头孢氨苄　　　D.四环素　　　E.白霉素

4.婴幼儿易发生呼吸系统感染的原因之一是呼吸道黏膜缺乏

  A.黏液腺　　　　　B.纤毛　　　　　C.鼻毛　　　　　D.IgG　　　　　E.SIgA

5.在正常安静情况下,1岁小儿每分钟的呼吸次数为

  A.45～55 次　　　B.40～45 次　　C.30～40 次　　　D.25～30 次　　E.20～25 次

6.婴儿呼吸的类型是

  A.腹式呼吸　　　　　　　　　　B.胸式呼吸　　　　　　　　　　C.胸腹式呼吸

  D.胸式呼吸与腹式呼吸交替　　　E.潮式呼吸

7.急性上呼吸道感染的主要病原体是

  A.流感嗜血杆菌　　　　　　　　B.金黄色葡萄球菌

  C.链球菌　　　　　　　　　　　D.病毒　　　　　　　　　　　　E.支原体

8.预防急性上呼吸道感染最重要的措施是

  A.母乳喂养　　　　　　　　　　B.加强体格锻炼　　　　　　　　C.避免着凉

  D.加强保护性隔离　　　　　　　E.积极防治各种慢性疾病

9.一般情况下,婴幼儿上呼吸道感染的临床特点是

  A.以鼻咽部症状为主　　　　　　B.以呼吸道症状为主　　　　　　C.全身症状重

  D.全身症状轻　　　　　　　　　E.局部症状重

10.疱疹性咽峡炎的病原体是

  A.流感病毒　　　B.轮状病毒　　　C.腺病毒　　　　D.疱疹病毒　　　E.柯萨奇病毒

11.急性上呼吸道感染病儿鼻塞影响喂乳和睡眠时,滴鼻可用

  A.0.1%麻黄碱溶液　　　　　　B.0.5%麻黄碱溶液　　　　　　　C.0.25%麻黄碱溶液

  D.0.01%麻黄碱溶液　　　　　　E.0.05%麻黄碱溶液

12. 预防上感患儿发生惊厥的主要措施是

  A. 保持安静. 减少刺激　　　　　　　B. 密切观察及时发现惊厥先兆

  C. 按医嘱用抗生素　　　　　　　　　D. 积极控制体温

  E. 按医嘱应用镇静药物

13. 对上呼吸道感染患儿家长进行健康指导不正确的是

  A. 多饮水　　　　B. 注意休息, 避免劳累　　　　C. 衣被要薄以利于散热

  D. 鼻塞时用 0.5％麻黄碱滴鼻　　　　　E. 给予高营养的流质或半流质饮食

14. 下列哪项描述符合哮喘性支气管炎的表现特点？

  A. 咳嗽频繁并吐大量脓痰　　　　B. 发热明显　　　C. 肺部叩诊呈浊音

  D. 呼气性呼吸困难伴喘鸣　　　　E. 听诊两肺满布哮鸣音

15. 引起肺炎患儿全身各系统病理生理变化的关键因素是

  A. 病原体侵入　　　　　　　B. 毒素作用　　　C. 缺氧和二氧化碳潴留

  D. 器官发育不成熟　　　　　E. 机体抵抗力低下

16. 肺炎患儿发生心力衰竭的主要因素是

  A. 缺氧致肺小动脉收缩　　　　　B. 体循环阻力增加　　　　　C. 中毒性心肌炎

  D. 病原体及毒素作用　　　　　　E. 心率加快致心脏负荷加重

17. 肺炎患儿的酸碱平衡失调多属

  A. 代谢性酸中毒　　　　　　　B. 呼吸性酸中毒　　　　　C. 呼吸性碱中毒

  D. 代谢性酸中毒和呼吸性酸中毒　　E. 代谢性酸中毒和呼吸性碱中毒

18. 肺炎患儿发生严重腹胀, 肠鸣音消失多是因为

  A. 低钾血症　　　　　　　　B. 低钠血症　　　　　　　　C. 坏死性小肠炎

  D. 消化功能紊乱　　　　　　E. 中毒性肠麻痹

19. 引起支气管肺炎的常见细菌是

  A. 金黄色葡萄球菌　　　　　B. 肺炎链球菌　　　　　　　C. 流感嗜血杆菌

  D. 大肠埃希菌　　　　　　　E. 厌氧菌

20. 支气管肺炎区别于支气管炎的主要特点是

  A. 发热　　　　　　　　　　B. 咳嗽程度　　　　　　　　C. 痰液情况

  D. 有无呼吸困难　　　　　　E. 肺部有无固定的细小湿啰音

21. 轻症与重症肺炎的主要区别点是

  A. 发热　　　　　　　　　　B. 咳嗽程度　　　　　　　　C. 呼吸快慢

  D. 有无呼吸系统外的表现　　E. 白细胞数的高低

22. 保持呼吸道通畅最主要的方法是

  A. 供氧　　　　　　　　　　B. 人工呼吸

  C. 清除口鼻咽分泌物　　　　D. 输液　　　　　　　　　　E. 侧卧位

23. 判断肺炎严重程度的主要依据是

  A. 体温高低　　　　　　　　B. 咳嗽轻重　　　　　　　　C. 肺部啰音多少

  D. 缺氧程度　　　　　　　　E. 白细胞计数多少

24. 小儿肺炎时, 室内最适宜的温湿度是

  A. 22～24 ℃, 30％　　　　　B. 22～24 ℃, 40％　　　　C. 18～20 ℃, 50％

  D. 18～20 ℃, 60％　　　　　E. 20～22 ℃, 70％以上

25.小儿支气管肺炎合并心力衰竭时,不常出现的表现是

    A.心率>180 次/分   B.呼吸突然加快,>60 次/分   C.颈静脉怒张

    D.烦躁不安   E.肝脏增大

26.护理肺炎患儿时.尤其应注意

    A.做好口腔护理   B.休息   C.保持呼吸道通畅

    D.进食清淡食物   E.加强皮肤护理

(二)A3 型题

    患儿,男,9 个月。因发热、咳嗽、气促 3 日,加重 1 日入院。体温 39.5 ℃,脉搏 150 次/分,呼吸 50 次/分,口周发绀两肺可闻及中细湿啰音,诊断为"肺炎"。

27.对患儿应立即采取的护理措施是

    A.取舒适的平卧位   B.翻身.拍背.吸痰   C.进行物理降温

    D.进行超声雾化吸入   E.调节适宜的病室温、湿度

28.对患儿家长进行健康指导,特别重要的一点是

    A.强调保持患儿安静的重要性   B.指导合理喂养   C.介绍肺炎的原因

    D.讲解要帮患儿经常改变体位的意义   E.讲解肺炎的预防

29.住院期间护士应重点观察患儿的

    A.进食情况   B.咳嗽情况   C.呼吸.脉搏   D.睡眠状况   E.小便情况

    患儿,女,6 岁。3 日前咳嗽.咳痰及阵喘,经门诊给予氨茶碱等解痉平喘药后病情仍未好转。因呼吸困难.喘息加重而入院。体格检查:烦躁不安,端坐位,心率 120 次/分,两肺布满哮鸣音。既往有类似发病史及反复湿疹。

30.首先考虑的诊断是

    A.肺炎   B.急性支气管炎

    C.急性上呼吸道感染   D.支气管哮喘

    E.喘息型支气管炎

31.目前患儿主要的护理诊断或合作性问题是

    A.焦虑   B.体液不足   C.清理呼吸道无效

    D.低效性呼吸型态   E.营养失调:低于机体需要量

    患儿,女,5 个月,因咳嗽、咳痰 2 d,加重 1 d 入院,患儿咳嗽初为干咳,以后有痰,并出现呼吸困难。体检:体温 39 ℃.心率 150 次/分,呼吸 50 次/分,体重 6 kg,面色灰白,精神萎靡,两肺有细湿啰音,诊断为"支气管肺炎"。

32.患儿现存的首要护理诊断是

    A.清理呼吸道无效   B.体温升高   C.气体交换受损

    D.营养不足   E.体液不足

33.患儿饮食护理下列哪项不妥?

    A.给予高营养的流质或半流质饮食   B.进食后患儿侧卧位并抬高头肩部

    C.哺喂过程中可暂停,给予休息   D.必要时边吸氧边哺喂

    E.少量多餐避免过饱

34.对患儿的输液速度应控制在每小时

    A.1 mL/kg   B.2.5 mL/kg   C.5 mL/kg   D.7.5 mL/kg   E.10 mL/kg

35.患儿用青霉素治疗时间应持续到

    A.体温恢复正常   B.体温恢复正常后3 d   C.临床症状消失

    D.体温恢复正常后5～7 d   E.临床症状消失后7 d

二、填空题

1.婴幼儿呈_____呼吸,随着年龄的增长呈_____呼吸。

2.疱疹性咽峡炎的病原体是_____,咽结合膜热的病原体是_____。

3.呼吸系统患儿的病室,要求温度_____,湿度_____。

三、名词解释

1.疱疹性咽峡炎   2.咽-结合膜热   3.喘息性支气管炎   4.急性肺炎

5.迁延性肺炎   6.慢性肺炎   7.三凹症   8.支气管哮喘

四、简答题

1.概述小儿肺炎的分类。

2.支原体肺炎的临床特点。

3.如何保持肺炎患儿的呼吸道通畅?

4.简述不同年龄小儿的呼吸频率。

5.应用小儿呼吸系统解剖特点解释急性上呼吸道感染常见的并发症有哪些?

6.小儿肺炎的病理生理基础是什么?

7.肺炎患儿存在哪些主要护理诊断及相应护理措施?

8.急性感染性喉炎、支气管哮喘患儿的主要护理评估要点及护理措施。

五、病例分析

    患儿女,1岁4个月,近两天来流涕、烦躁、精神较差、鼻塞、发热。就诊时查:T 38.8 ℃,P104次/分,R45次/分,咽部充血,心肺无异常。末梢血WBC $8×10^9$/L,N 0.4,L 0.6,初步诊断为急性上呼吸道感染。

1.该患儿现在的主要护理诊断是什么?

2.对该患儿首先应采取的护理措施有哪些?

【参考答案】

一、选择题

1～5 ACBEC 6～10 ADBCE 11～15 BDCEC 16～20 ADEBD 21～25 DCDDA

26～30 CCACE 31～35 DCDCD

二、填空题

1.腹式 胸腹式 2.柯萨奇A组病毒 腺病毒 3.18～22℃ 50%～60%

(胡馨方)

循环系统疾病患儿的护理

心脏就像一个"水泵",每一次心跳都将一定量的血液从心脏泵入血管,使全身血液不断地循环,以维持生命。当小儿心脏患有疾病时,血液循环将减弱,机体的各个系统、器官就会缺氧而影响功能;当心脏内部出现异常通道或狭窄时,正常的血液循环就会被破坏,部分患儿血液无法进入全身的血管而成为"无效循环",会不同程度影响孩子的生长发育,降低抵抗力,病情严重的孩子生命将受到威胁。

小儿循环系统疾病是由哪些原因引起的?如何防范?如何早期发现?如何把握治疗良机?年轻的父母要注意哪些问题?这些都是我们医护工作者需要了解的问题。

学习目标

知识目标：掌握正常年龄小儿心脏、心率、血压的特点,掌握循环系统疾病的临床表现和护理措施;熟悉循环系统解剖生理特点、护理诊断、辅助检查和治疗要点;了解胎儿血液循环及出生后的改变,循环系统疾病的病因和发病机制。

技能目标：能对循环系统疾病患儿提供正确的护理,能对患儿及家长进行健康教育。

素质目标：同情患儿,观察患儿的生命体征时认真细致,关心患儿,善于沟通,尽量避免使患儿剧烈哭吵。

工作任务一　认识小儿循环系统解剖生理

◈学习主题

重点：正常年龄小儿心脏、心率、血压的特点。

难点：胎儿血液循环及出生后的改变。

◈思考

小儿出生前和出生后的血液循环一样吗？有什么改变？

多媒体课件

一、心脏的胚胎发育

原始心脏是一个纵直管道，由胚盘的中胚层细胞发育而来，在基因的调控下，其外表收缩环把它分为三部分，由后向前为心房、心室、心球。心管逐渐扭曲生长，从上到下构成静脉窦（以后发育成上、下腔静脉和冠状窦）、共同心房、共同心室、心球（以后形成心室的流出道）和动脉总干。

原始心脏于胚胎的第 2 周开始形成，约于第 4 周起具有循环作用，心房和心室是共腔的，至第 5～8 周房、室中隔完全长成，即为四腔心脏，所以心脏发育的关键时期是在第 2～8 周，先天性心脏畸形的形成主要就在这一时期。

原始的心脏出口是一根动脉总干，在总干内层对侧长出一纵嵴，两者在中央轴相连，将总干分为主动脉和肺动脉。肺动脉向前右旋转连接右心室，主动脉向后左旋转连接左心室。

二、胎儿血液循环及出生后改变

（一）正常胎儿的血液循环

胎儿时期的营养和气体交换是通过脐血管和胎盘与母体之间以弥散方式进行交换的。由胎盘来的动脉血液经脐静脉进入胎儿体内，至肝下缘分成两支，一支入肝与门静脉汇合后经肝静脉进入下腔静脉；另一支经静脉导管直接进入下腔静脉，与来自下半身的静脉血混合，共同流入右心房。由于下腔静脉瓣的隔阻，使来自下腔静脉的混合血（以动脉血为主）进入右心房后，约 1/3 经卵圆孔入左心房，再经左心室流入升主动脉，主要供应心、脑及上肢；其余流入右心室。从上腔静脉回流的来自上半身的静脉血，入右心房后大部分流入右心室，与来自下腔静脉的血液一起进入肺动脉。由于胎儿肺部处于压缩状态，经肺动脉的血液只有少量流入肺，经肺静脉回到左心房；而大部分血液经动脉导管与来自升主动脉的血汇合后，进入降主动脉（以静脉血为主），供应腹腔器官和下肢，同时，经过脐动脉回流至胎盘，摄取氧气及营养物质。故胎儿期供应脑、心、肝及上肢血氧量较下半身高（图 11-1）。

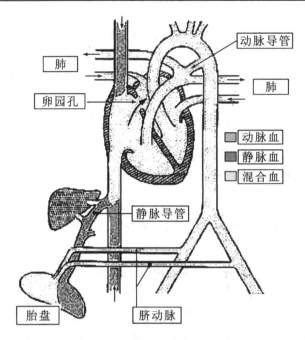

图 11-1　胎儿血液循环示意图

　　综上所述胎儿血液循环有以下特点：①胎儿的营养与气体交换是通过胎盘与脐血管来完成的。②左、右心室都向全身输送血液。肺处于压缩状态，故只有体循环而无有效的肺循环。③静脉导管、卵圆孔及动脉导管是胎儿血液循环中的特殊通道。④胎儿体内除脐静脉是氧合血外，绝大部分为混合血，胎儿时期肝血的含氧量最高。⑤头、颈、上肢部分供应的血含氧及营养丰富，使其发育快；而盆、腹部及下肢供应的血相对含氧低及营养少，故其发育较慢。

　　（二）出生后循环的改变

　　1. 脐血管阻断　生后脐带结扎，脐-胎盘循环终止，脐血管血流停止 6～8 周完全闭锁，形成韧带。

　　2. 肺循环阻力下降　出生后呼吸建立，肺泡扩张，肺小动脉管壁肌层逐渐退化，管壁变薄、扩张、肺循环压力下降，从右心经肺动脉流入肺的血流量增多。

　　3. 卵圆孔关闭　肺的血流量增多，使肺静脉回流至左心房的血流量增加，左心房压力增高。当左心房压力超过右心房时，卵圆孔瓣膜功能上关闭，到出生后 5～7 个月，解剖上大多数闭合。

　　4. 动脉导管关闭　自主呼吸建立后血氧增高，动脉导管壁受到刺激后收缩。由于肺循环压力降低和体循环压力升高，流经动脉导管血流逐渐减少，高的动脉血氧分压和出生后体内前列腺素的减少，使导管壁平滑肌收缩，导管闭塞，最后血流停止，形成动脉韧带。足月儿约 80% 在出生后 24 h 形成功能性关闭，约 80% 婴儿于生后 3 个月、95% 婴儿生后一年内形成解剖上关闭。若动脉导管持续未闭，可认为有畸形的存在。

三、正常各年龄小儿心脏、心率、血压的特点

(一)心脏特点

1.心脏重量 在整个小儿时期,心脏重量的增长速度并非匀速生长,出生后 6 周内心脏重量增长很少。此后,心脏重量增长的速度呈持续和跳跃性增长。新生儿的心脏相对较成人大,其重量为 20~25 g,1 岁时心脏的重量为出生时 2 倍,5 岁时为出生时的 4 倍,9 岁时为出生时的 6 倍,青春期后心脏重量的增长为出生时 12~14 倍,达成人水平。

2.心脏容积 出生时,心脏 4 个腔的容积为 20~22 mL,1 岁时达到出生时的 2 倍,2 岁半增大到 3 倍,近 7 岁时 5 倍,为 100~120 mL;其后增长缓慢,青春期始心脏容积仅为 140 mL;以后增长又渐迅速,18~20 岁时,心脏容积已达 240~250 mL,为出生时的 12 倍。

3.心脏位置 小儿心脏的位置随年龄而变化,新生儿心脏位置较高并呈横位,心尖搏动在第四肋间锁骨中线外,心尖部分主要为右心室。2 岁以后,小儿心脏由横位逐渐转成斜位,心尖搏动下移至第五肋间隙,心尖部分主要为左心室。2~5 岁时左心界位于第四肋间左锁骨中线外 1 cm 处,5~12 岁在锁骨中线上,12 岁以后在第五肋间锁骨中线内 0.5~1 cm。

(二)心率特点

小儿的心率相对较快,主要是由于新陈代谢旺盛,身体组织需要更多的血液供给,而心搏量有限,只有增加心脏的搏动次数,才能满足身体生长发育的需要。同时,婴幼儿迷走神经兴奋性较低,交感神经占优势,心脏搏动较易加速。随年龄的增长,心率逐渐减慢,新生儿时期,心率 120~140 次/分,1 岁以内 110~130 次/分,2~3 岁 100~120 次/分,4~7 岁 80~100 次/分,8~14 岁 70~90 次/分。小儿的脉搏次数极不稳定,易受多种因素影响,如进食、活动、哭闹、发热等。因此,测量脉搏时,应排除干扰因素,在小儿安静状态下测量。凡脉搏显著增快,安静状态下或睡眠时不减慢者,应考虑有器质性心脏病的可能。

(三)血管和血压特点

1.血管的特点 小儿的动脉相对较成人粗,动、静脉内径比在新生儿为 1:1,成人为 1:2。随着年龄的增长,动静脉口径相对变窄。在大血管方面,10 岁以前肺动脉直径较主动脉宽,至青春期主动脉直径超过肺动脉,12 岁始至成人水平。在婴儿期,毛细血管特别粗大,尤其是肺、肾、肠及皮肤的微血管内径较以后任何年龄时期都大,冠状动脉相对较宽,所以,心、肺、肾及皮肤供血较好,对这些器官的新陈代谢和发育起到重要的作用。

2.血压特点 动脉血压的高低主要取决于每心搏输出量和外周血管的阻力。婴儿期,由于心搏量较少,血管管径较粗,动脉血压较低。随着小儿年龄增长血压逐渐增高。1 岁以内的婴儿收缩压 80 mmHg(10.67 kPa),2 岁以后小儿收缩压可用年龄×2+80 mmHg(年龄×0.27+10.67 kPa)公式计算,小儿的舒张压=收缩压×2/3。1 岁以上小儿,下肢血压比上肢血压高 20~40 mmHg(2.67~5.33 kPa),婴儿期,上肢血压比下肢血压略高。

工作任务二　先天性心脏病患儿的护理

多媒体课件

◆**学习主题**

　　重点：先天性心脏病的临床表现及护理措施。

　　难点：先天性心脏病的病理生理。

◆**预习案例**

　　患儿，男，6 岁。体检发现心脏杂音来就诊。患儿平时容易感冒，稍活动后有气急。查体：患儿体格瘦小，无发绀，心前区轻度隆起，胸骨左缘第 2～3 肋间可闻及Ⅱ～Ⅲ级收缩期杂音，P_2 亢进，固定分裂。X 线可见肺门舞蹈，肺动脉段膨隆，右心房、右心室增大。

◆**思考**

　　1.该患儿可能患了什么疾病？

　　2.此病最常见的并发症是什么？

　　3.针对该患儿病情，该如何护理？

一、先天性心脏病概述

　　先天性心脏病(congenital heart disease,CHD)是胎儿时期心脏血管发育异常而导致的畸形，是小儿最常见的心发病率为活产婴儿的 5‰～8‰，年龄越小，发病数越高。

　　(一)病因

　　可分为两类：遗传因素和环境因素。

　　1.遗传因素　特别是染色体畸变，房、室间隔缺损和动脉干畸形等与第 21 号染色体长臂某些区带的过度复制或缺损有关。

　　2.环境因素　重要的原因有宫内感染(风疹、流行性感冒、流行性腮腺炎和柯萨奇病毒感染等)、孕母缺乏叶酸、与大剂量放射线接触、药物影响(抗癌药、甲苯磺丁脲等)、患有代谢性疾病(糖尿病、高钙血症)或能造成宫内缺氧的慢性疾病。

　　先天性心脏病可能是胎儿周围的环境和遗传因素相互作用的结果。

　　(二)分类

　　根据左右心腔或大血管间有无分流和临床有无青紫，可分为 3 类。

　　1.左向右分流型　在左、右心之间或主动脉与肺动脉之间具有异常通路，正常情况下，体循环的压力高于肺循环的压力，左心压力高于右心压力，血液从左向右侧分流，故平时不出现青紫。当剧烈哭闹或任何原因使肺动脉或右心室压力增高并超过左心室时，血液自右向左分流，可出现暂时性青紫。常见房、室间隔缺损或动脉导管未闭。

　　2.右向左分流型　为先天性心脏病最严重的一组，因心脏结构的异常，静脉血流入右心后不能全部流入肺循环达到氧合作用,有一部分或大部分自右心或肺动脉流入左心或主动脉,直接进入体循环,出现持续性青紫。常见有法洛四联症、大动脉错位等。

3.无分流型　心脏左、右两侧或动、静脉之间无异常通路或分流。通常无青紫,只有在心力衰竭时才发生。常见主动脉缩窄和肺动脉狭窄等。

二、常见先天性心脏病

(一)室间隔缺损

室间隔缺损(ventricular septal defect,VSD)为最常见的先天性心脏畸形(图 11-2),占先天性心脏病的 20%～50%。根据缺损的位置分为四种类型:①流出道缺损;②流入道缺损;③膜部缺损;④左室右房通道缺损。

1.病理生理　室间隔缺损主要是左、右心室之间有一异常通道,由于左心室压力高于右心室,缺损所引起的分流是自左向右,所以一般无青紫。哭闹时,可使右心室压力增加,缺损分流是自右向左,出现暂时性青紫。当肺动脉高压显著,产生自右向左分流时,临床出现持久性青紫,即称艾森曼格综合征(Eisenmenger syndrome)。

2.临床表现　取决于缺损的大小。小型缺损(缺损直径≤0.5 cm),多发生于室间隔肌部,因分流量较小,患儿可无明显症状,生长发育不受影响。中型缺损(缺损为 0.5～1.0 cm),左向右分流多,体循环血流量减少,影响生长发育,患儿多有乏力、气短、多汗、生长发育缓慢,易患肺部感染。大型缺损(缺

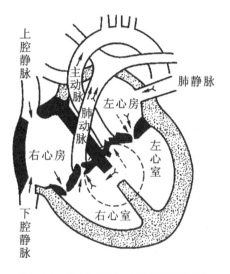

图 11-2　室间隔缺损血液循环示意图

损＞1.0 cm)常有生长发育迟缓。左向右分流量增多,体循环减少,婴幼儿常出现心力衰竭,表现为乏力、气短、多汗、呼吸急促、喂养困难。当出现肺动脉高压右向左分流时,可出现青紫。

查体可见:心前区隆起,胸骨左缘 3～4 肋间可闻 3～5/6 级全收缩期反流性杂音,第二心音(P_2)增强,伴有肺动脉高压者 P_2 亢进。

室间隔缺损易并发支气管炎、支气管肺炎、充血性心力衰竭、肺水肿和急性细菌性心内膜炎。

3.辅助检查

(1)X 线检查:小、中型缺损者心影大致正常或轻度左房、左室增大。大型缺损者,肺纹理明显增粗增多,左室、右室均增大。重度肺动脉高压时,右心室大为主,肺动脉段明显凸出,肺门血管呈"残根状"。有"肺门舞蹈"征。

(2)心电图:小型室缺心电图正常。分流量大者左房大、左室肥厚或双室肥厚,重度肺动

脉高压时以右室肥厚为主。

（3）超声心动图：二维超声心动图及彩色多普勒血流显像示：室间隔连续性中断可判定室间隔缺损的部位和缺损的直径大小；心室水平由左向右分流束（晚期肺动脉高压可出现右向左分流）；可探测跨隔压差，并计算出分流量和肺动脉压力。

（4）心导管检查：必要时行右心导管检查。可计算分流量、肺动脉压力及肺血管阻力。对鉴别诊断、判断病情和选择手术适应证均有重要参考意义。VSD右室平均血氧含量较右心房血氧含量高0.9百分容积以上，即有诊断意义。

4.治疗原则

（1）内科治疗：强心、利尿、抗感染、扩张血管及对症治疗。用抗生素控制感染，强心苷、利尿剂改善心功能。合并肺动脉高压者，应用血管扩张剂，控制潜在肺部感染，争取早期手术。

（2）外科治疗：小型VSD不需手术治疗，中、大型VSD可手术治疗。

（3）导管介入性堵闭术：①适应证：膜部缺损：年龄≥3岁，室缺距主动脉瓣≥3 mm；肌部室缺≥5 mm或术后残余分流。②禁忌证：活动性感染性心内膜炎；心内有赘生物、血栓；重度肺动脉高压伴双向分流者。

5.预后 30%～60%膜部室缺和肌部室缺可自行关闭，多在5岁以前，小型缺损关闭率高。中、重型缺损者，婴儿期可反复出现呼吸道感染，形成重度肺动脉高压，逆向分流形成艾森曼格氏综合征而危及生命。

（二）房间隔缺损

房间隔缺损（atrial septal defect，ASD），占小儿先心病的20%～30%（图11-3）。按缺损部位可分为原发孔（一孔型）、继发孔（二孔型）。

1.病理生理 出生后随着肺循环血量的增加，左心房压力超过右心房压力，分流自左向右，分流量的大小取决于缺损的大小和两侧心室顺应性。分流造成右心房和右心室负荷过重而产生右心房和右心室增大，肺循环血量增多和体循环血量减少。分流量大时可产生肺动脉压力升高，晚期当右心房压力大于左心房压力时，则可产生右向左分流，出现持续性青紫。

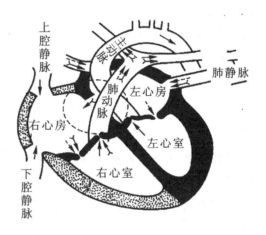

图11-3 房间隔缺损血液循环示意图

2.临床表现 房间隔缺损的临床表现随缺损的大小而不同。缺损小者可无症状，仅在体检时发现胸骨左缘第2～3肋间有收缩期杂音，婴儿和儿童期多无症状。缺损大者，由于体循环血量减少而表现为气促、乏力和影响生长发育，当哭闹、患肺炎或心力衰竭时，右心房压力可超过左心房，出现暂时性青紫。

查体可见：体格发育落后、消瘦，心前区隆起，心尖搏动弥散，心浊音界扩大，胸骨左缘

2～3肋间可闻见Ⅱ～Ⅲ级收缩期喷射性杂音,肺动脉瓣区第二音增强或亢进,并呈固定分裂。

常见并发症为反复呼吸道感染、充血性心力衰竭等。

3.辅助检查

(1)胸部X线检查:心脏外形呈现轻、中度扩大,以右心房、右心室增大为主,肺动脉段突出,肺门血管影增粗,可见肺门"舞蹈"征,肺野充血,主动脉影缩小。

(2)心电图:电轴右偏+90°～+180°。不完全性右束支传导阻滞,部分患儿尚有右心房和右心室肥大。

4.治疗原则

(1)内科治疗:导管介入堵闭术堵闭ASD。①适应证:二孔型ASD年龄≥3岁,直径≥5 mm,≤36 mm;不合并必须外科手术的其他心脏畸形。②禁忌证:活动性感染性心内膜炎;出血性疾病;重度肺动脉高压导致右向左分流。

(2)外科治疗:一孔型ASD及静脉窦型ASD,一般外科手术治疗,一旦出现艾森曼格综合征即为手术和介入治疗禁忌证。

5.预后　小型房间隔缺损(直径<3 mm甚至<3～8 mm),1岁前有可能自然关闭,儿童时期大多数可保持正常生活,常因杂音不典型,而延误诊断。缺损较大时,分流量较大,分流量占体循环血量的30%以上,不经治疗活至成年时,有可能出现肺动脉高压。

(三)动脉导管未闭

动脉导管未闭(patent ductus arteriosus,PDA)是指出生后动脉导管持续开放,血流从主动脉经导管分流至肺动脉,进入左心,并产生病理生理改变(图11-4)。动脉导管未闭约占先天性心脏病发病总数的15%～20%,女性较多见。根据未闭的动脉导管大小、长短和形态不一,一般分为三型:①管型;②漏斗型;③窗型。

1.病理生理　动脉导管在胎儿期是肺动脉与主动脉之间正常血液通路。小儿出生后,随着呼吸的开始,肺循环压力降低,血氧分压提高,动脉导管于生后10～15 h在功能上关闭。若持续开放,血液自主动脉经未闭导管分流至肺动脉,使肺循环血量增多,左室容量负荷加重,产生病理改变即为动脉导管未闭。

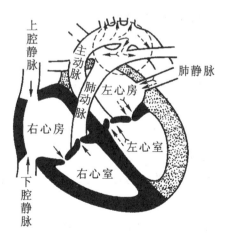

图11-4　动脉导管未闭血液循环示意图

2.临床表现　患儿女多于男,男女之比为1:2～1:3。临床症状的轻重,取决于导管管径粗细和分流量的大小。动脉导管较细,症状较轻或无症状。导管粗大者,分流量大,表现为气急、咳嗽、乏力、多汗、生长发育落后等。偶见扩大的肺动脉压迫喉返神经而引起声音嘶哑。严重肺动脉高压时,肺动脉压力超过主动脉压力,产生右向左的分流,使肺动脉的静脉血分流入降主动脉,产生差异性发绀,下肢青紫明显,左上肢轻度青紫,右上肢正常,称差异性青紫。

查体可见:胸骨左缘第2肋间有响亮的连续性机器样杂音,占据整个收缩期和舒张期,伴震颤,传导广泛。分流量大时心尖部可闻高流量舒张期隆隆样杂音。P_2增强或亢进。周围血管征阳性:脉压增大≥40 mmHg、可见甲床毛细血管搏动、触到水冲脉、可闻及股动脉枪击音等。

常见并发症为感染性动脉炎、呼吸系统感染、充血性心力衰竭、感染性心内膜炎等。

3.辅助检查

(1)X线检查:分流量小者可正常;分流量大时左房、左室增大;肺动脉高压时,右心室也明显增大。

(2)心电图:四种改变可反映分流量大小和肺动脉压力变化,1/3病例正常;分流量大左房、左室大;双室增大;肺动脉高压者右室大为主。

4.治疗原则

(1)手术根治:晚期艾森曼格综合征为手术禁忌证。

(2)保守治疗:前列腺素抑制剂,强心、利尿、抗感染。

(3)导管介入堵闭术:①适应证为不合并必须外科手术的其他心脏畸形。年龄通常≥6个月、体重≥4 kg、动脉导管最窄直径≥2 mm,通常≤14 mm,可根据大小及形状选用不同的封堵器。②禁忌证为依赖PDA生存的心脏畸形;严重肺动脉高压导致右向左分流;败血症等。

(4)外科手术结扎:手术适宜年龄为1～6岁,小于1岁婴儿反复发生心衰,合并其他心脏畸形者应手术治疗。

5.预后 动脉导管的介入治疗或手术治疗效果良好。常见并发症为充血性心力衰竭、感染性心内膜炎。

(四)法洛四联症

法洛四联症(tetralogy of fallot,TOF)是一种常见的发绀型先天性心脏病(图11-5)。占先心病的10%～14%。以肺动脉狭窄、室间隔缺损、主动脉骑跨和右心室肥厚为主要临床特征。其中以肺动脉狭窄为主要畸形。

1.病理生理 肺动脉狭窄,血液进入肺循环受阻,引起右心室代偿性增厚,右心室压力相对较高。由于主动脉跨于两心室之上,主动脉除接受左心室血液外,还直接接受部分右心室的静脉血液,输送到全身各部,因而出现青紫。同时肺动脉狭窄,肺循环进行气体交换的血流减少,加重青紫程度。动脉导管未关闭前,肺循环血流减少的程度较轻,青紫可不明显。随着动脉导管关闭和漏斗部狭窄逐渐加重,青紫日益明显,出现杵状指(趾),红细胞代偿性增多。

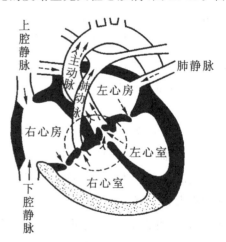

图 11-5 法洛四联症血液循环示意图

2.**临床表现**　主要临床表现为青紫，其程度和出现早晚与肺动脉狭窄程度有关。多于生后 3～6 个月逐渐出现青紫，见于毛细血管丰富的部位，如唇、指(趾)、甲床、球结膜等处。因患儿长期处于缺氧状态中，可使指、趾端毛细血管扩张增生，局部软组织和骨组织也增生性肥大，出现杵状指。

蹲踞症状：患儿活动后，常主动蹲踞片刻，蹲踞时下肢屈曲，使静脉回心血量减少，减轻心脏负荷，同时，下肢动脉受压，体循环阻力增大，使右向左分流减少，使缺氧症状暂时得到缓解。

缺氧发作：婴儿期常有缺氧发作史，表现为呼吸急促、烦躁不安、发绀加重，重者发生晕厥、抽搐、意识丧失，甚至死亡。其原因是由于在肺动脉漏斗部狭窄的基础上，突然发作该处肌肉痉挛，引起一过性肺动脉梗阻，使脑缺氧加重所致。每次发作可持续数分钟或数小时，哭闹、排便、感染、贫血或睡眠苏醒后均可诱发。

查体可见：患儿发育落后，口唇、面部、外耳郭亦有青紫，舌色发暗，杵状指(趾)。心前区略隆起，胸骨左缘～4 肋间有 Ⅱ～Ⅲ 级收缩期喷射性杂音，杂音响度与狭窄程度成反比；肺动脉第 2 音减弱。

常见并发症为脑血栓、脑脓肿、感染性心内膜炎、红细胞增多症。

3.**辅助检查**

(1)血液检查：血红蛋白、红细胞计数、血细胞比容均升高。动脉血氧分压降低，动脉血氧饱和度低于正常。

(2)X 线检查：心影呈"靴型"，肺血减少，肺野清晰(图 11-6)。

(3)心电图：电轴右偏，右室肥厚，右房肥大。

4.**治疗原则**

(1)缺氧发作处理：①立即予以膝胸体位；②吸氧、镇静；③吗啡 0.1～0.2 mg/kg，皮下或肌内注射；④β 受体阻滞剂普萘洛尔每次 0.05～0.1 mg/kg 加入 10% 葡萄糖液稀释后缓慢静脉注射，必要时 15 min 后再重复一次；⑤纠正代谢性酸中毒，给予碳酸氢钠 ($NaHCO_3$)1 mmol/kg，缓慢静脉注入，10～15 min 可重复应用；⑥严重意识丧失，血压不稳定，尽早行气管插管，人工呼吸。

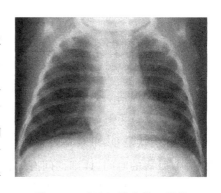

图 11-6　法洛四联症的 X 线片

(2)外科治疗：绝大多数患儿可施行根治术。轻症患儿，手术年龄以 5～9 岁为宜。根治有困难可做姑息手术，即体-肺分流术。

(3)每天摄入足够水分。腹泻、发热、及时补液。对缺氧发作频繁者，应长期口服普萘洛尔预防发作，剂量为 2～6 mg/(kg·d)，分 3～4 次口服。

5.**预后**　本病未经治疗者，平均存活年龄 12 岁。常见并发症有：脑血管栓塞、脑、脓肿、感染性心内膜炎、红细胞增多症。

常见先天性心脏病的体征、X线检查、心电图，见表11-1。

表 11-1　常见先天性心脏病的体征、X 线检查、心电图

		房缺	室缺	动脉导管未闭	法洛四联症
心脏体征	杂音部位	第2、3肋间	第3、4肋间	第2肋间	第2、3肋间
	杂音性质	Ⅱ～Ⅲ级收缩期喷射性杂音	Ⅲ～Ⅴ级粗糙全收缩期杂音	Ⅱ～Ⅳ级连续性机械样杂音	Ⅱ～Ⅲ级收缩期喷射性杂音
	杂音传导范围	小	广	向颈部传导	广
	震颤	无	有	有	可有
	P2	亢进，固定分裂	亢进	亢进	减低
X线检查	房室增大	右房、右室心影呈梨形	左室、右室	左房、左室	右室，心尖上翘呈靴形
	肺动脉段	凸出	凸出	凸出	凹陷
	肺野	充血	充血	充血	清晰
	肺门舞蹈征	有	有	有	无
心电图		右房、右室肥大，不完全性右束支传导阻滞	左室或左、右室肥大	左室肥大、左房肥大	右室肥大

三、先天性心脏病患儿的护理

（一）护理评估

1.健康史　了解母亲妊娠史，尤其妊娠初期2～3个月内有无感染史、接触放射线史、用药史及吸烟、饮酒史；母亲是否患有代谢性疾病，家族中是否有先天性心脏病患者。了解发现患儿心脏病的时间，详细询问有无青紫、出现青紫的时间；小儿发育的情况，体重的增加情况，与同龄儿相比活动耐力是否下降，有无喂养困难、声音嘶哑、苍白多汗、反复呼吸道感染，是否喜欢蹲踞、有无阵发性呼吸困难或突然晕厥发作。

2.身体状况　体检注意患儿精神状态、生长发育的情况，皮肤黏膜有无发绀及其程度，有无周围血管征，检查有无呼吸急促、心率加快、鼻翼扇动，以及肺部啰音、肝脏增大等心力衰竭的表现。有无杵状指（趾），胸廓有无畸形，有无震颤，听诊心脏杂音位置、时间、性质和程度，特别要注意肺动脉瓣区第二心音是增强还是减弱，是否有分裂。

了解X线、心电图、超声心动图、血液检查的结果和临床意义。较复杂的畸形还应该取得心导管检查和心血管造影的诊断的资料。

3.心理-社会状况　评估患儿是否因先天性心脏病生长发育落后，正常活动、游戏、学习受到不同程度的限制和影响而出现抑郁、焦虑、自卑、恐惧等心理。了解家长是否因本病的检查和治疗比较复杂、风险较大、预后难以预测、费用高而出现焦虑和恐惧等。

（二）护理诊断

1.活动无耐力　与体循环血量减少和（或）血氧饱和度下降有关。

2.营养失调：低于机体需要量　与喂养困难及体循环血量减少、组织缺氧有关。

3.生长发育迟缓　与体循环血量减少或血氧饱和度下降影响生长发育有关。

4.有感染的危险　与肺循环充血、心内缺损易致心内膜损伤及机体抵抗力低下有关。

5.潜在并发症　支气管肺炎、充血性心力衰竭、脑血栓、感染性心内膜炎。

6.焦虑　与担心疾病预后有关。

7.知识缺乏　患儿和家长缺乏先天性心脏病相关知识。

（三）预期目标

（1）患儿活动量得到适当的限制，能满足基本生活所需。

（2）获得充足的营养，满足生长发育的需要。

（3）患儿不发生感染。

（4）患儿不发生并发症或发生时能被及时发现，达到适当的处理。

（5）患儿及家长能获得本病的有关知识和心理支持，较好的配合诊断检查和手术治疗。

（四）护理措施

1.休息　是恢复心脏功能的重要条件。因休息可减少组织对氧的需要，减少心脏负担。可使症状缓解。所以建立合理的生活作息时间，保证睡眠，根据病情安排适当活动量，减轻心脏负荷。

（1）学龄前儿童患心脏病时，易烦躁，哭闹，加重病情，此时须遵医嘱给镇静剂，以助病儿安静入睡，减轻心脏负担。

（2）学龄儿童虽患心脏病，但没有思想顾虑，自我控制能力差，活动量大，护理人员须对病儿进行宣教，争取得到病儿的配合。

（3）对心功能衰竭的重症病儿，如呼吸困难、心率加快、烦躁不安、肝大、水肿等情况须立即报告医师，遵医嘱给镇静剂，须绝对卧床休息、密切观察尿量、严格记录出入量。

2.病室环境设置及要求

（1）室内温度适宜，20～22 ℃，湿度55％～60％，空气新鲜，环境安静。

（2）室内备有抢救设备，如急救车、吸痰器、吸氧设备、心电监护仪等。

（3）轻、重病儿分别放置，轻症病儿放置大房间，重症病儿放置抢救室。

（4）病儿衣服要合身、暖和、轻柔，床垫上放海绵垫，被褥要轻而暖和，床单平整，床头可抬高。

3.注意观察病情，防止并发症发生　观察病儿情绪、精神、面色、呼吸、脉率、脉律、血压等。病儿突然烦躁，哭闹、呼吸加快、拒奶，听诊或数脉发现心律不齐，期前收缩，心率加快，立即报告医师，遵医嘱对症处理，详细记录病情变化。

（1）防止法洛四联症患儿因活动、哭闹、便秘引起缺氧发作，一旦发生应将小儿置于膝胸卧位,给予吸氧,根据医嘱给予吗啡及普萘洛尔抢救治疗。

(2)法洛四联症患儿血液黏稠度高,发热、出汗、吐泻时,体液量减少,加重血液浓缩易形成血栓,因此要注意供给充足液体,必要时可静脉输液。

(3)观察有无心率增快、呼吸困难、端坐呼吸、吐泡沫样痰、水肿、肝大等心力衰竭的表现,如出现上述表现,立即置患儿于半卧位,给予吸氧,及时与医生取得联系并按心衰护理。

4.饮食护理　心功能不全的病人需准确记录出入量,饮食应是清淡易消化的食物,以少量多餐为宜。注意控制水及钠盐摄入,注意营养搭配,供给充足能量、蛋白质和维生素,保证营养需要。对喂养困难的小儿要耐心喂养,可少量多餐,避免呛咳和呼吸困难,应根据病情,采用无盐或低盐饮食。

5.对症护理

(1)患儿出现呼吸困难、呼吸加快、青紫等症状,让病儿半卧位休息,生活护理须护理人员协助。出现三凹征或点头呼吸,指、趾甲、口周发绀,烦躁不安,给予氧气吸入,烦躁者遵医嘱给镇静剂。

(2)水肿病儿护理:①给无盐或少盐易消化饮食;②尿少者,遵医嘱给利尿剂;③每周测量体重2次,严重水肿,每日测体重1次;④每日做皮肤护理2次,动作要轻,毛巾要柔软,如皮肤有破损应及时处理;定时翻身,预防褥疮的发生;将病儿床上铺海绵垫,保持床单、衣服的清洁、平整、干燥。

(3)咳嗽、咯血的护理:心脏病患儿并发肺部感染,须绝对卧床休息;抬高床头,备好吸痰器、痰瓶,必要时协助病儿排痰;详细记录痰量、性质。应送痰培养检查,咳嗽剧烈的,应遵医嘱给止咳药物,发生病情变化,立即配合医师抢救;危重病人应设专护,密切观察病情,详细记录。

(4)注意大便通畅,防止便秘,多食含纤维素丰富的食物。病儿超过2 d无大便应立即报告医师处理,遵医嘱给缓泻剂,禁止下地独自排便,防止发生意外。

6.用药护理　服用强心苷类药物后,应注意观察药物的作用,如呼吸平稳、心音有力、脉搏搏动增强。观察强心苷毒性反应,如:胃肠道、神经、心血管反应。服用利尿剂,注意患儿的尿量的变化。

7.预防感染　注意体温变化,按气温改变及时加减衣服,避免受凉引起呼吸系统感染。注意保护性隔离,以免交叉感染。做小手术如拔牙时,应给予抗生素预防感染,防止感染性心内膜炎的发生,一旦发生感染应积极治疗。

8.心理护理　对患儿关心爱护、态度和蔼,建立良好的护患关系,消除患儿的紧张心理。对家长和患儿解释病情和检查、治疗经过,取得他们的理解和配合。

9.健康教育　指导家长掌握先天性心脏病的日常护理,建立合理的生活制度,合理用药,预防感染和其他并发症。定期复查,调整心功能到最好状态,使患儿能安全达到手术年龄。

(五)护理评价

患儿的活动耐力是否增加,能满足基本生活所需;能否获得充足的营养,满足生长发育的需要;有无发生感染等并发症;患儿和家长是否了解本病的有关知识,是否积极配合诊疗和护理。

拓展学习

先心病介入治疗

先心病介入治疗是在 X 线或超声心动图的指引下,通过穿刺血管(一般采用股动脉)将导管及特制器材(球囊导管或金属封堵器),送至病变部位进行治疗的一种微创方法。目前,主要开展有房间隔缺损封堵术、室间隔缺损封堵术、动脉导管未闭封堵术、经皮肺动脉瓣球囊扩张术等,它与外科手术相比有如下优点。

(1)无需在胸背部切口,仅在腹股沟部留下一个针眼(3 mm 左右)。由于创伤小,痛苦小,术后数天就能愈合,不留疤痕;也无需打开胸腔,更不需切开心脏。

(2)治疗时无需实施全身外循环、深低温麻醉。患儿仅需不插管的基础麻醉就能配合,大龄患儿仅需局部麻醉。这样,可避免体外循环和麻醉意外的发生,也不会对儿童的大脑发育产生影响。

(3)由于介入治疗出血少,一般情况下不需要输血。

(4)介入治疗手术时间较短,住院天数少,术后恢复快。一般在术后 30 min 至 1 h 就可开始进饮,术后 20 h 就可下床活动,住院 1~3 d 即可出院,局麻的患儿可在门诊完成。

(5)目前,对合适做介入治疗的患儿,各种介入治疗的成功率极高,术后并发症少。

工作任务三　病毒性心肌炎患儿的护理

✧学习主题

重点:病毒性心肌炎的临床表现及护理措施。

难点:病毒性心肌炎的发病机制。

✧预习案例

患儿,女,7 岁。8 d 前出现发热、咽痛、咳嗽,家长自给服用小儿退热剂、消炎止咳糖浆,近 2 d 来感觉心前区不适遂来就诊。查体:38.6 ℃,HR 138 次/分,R 25 次/分,BP 90/60 mmHg,急性病面容,面色苍白,乏力,口唇无发绀,脉搏细数。咽部充血,两侧扁桃体Ⅱ度肿大,两肺呼吸音粗糙,未闻及湿啰音。心音低钝,心率快,节律整齐。心电图示持续性心动过速,多导联 ST 段偏移和 T 波低平。

✧思考

1.该患儿患了什么疾病?

2.该患儿主要的护理诊断有哪些?

3.针对该患儿病情,该如何护理?

病毒性心肌炎(viral myocarditis)是指因感染病毒或其他原因引起的局灶性或弥漫性心肌间质炎性渗出,心肌纤维变性或坏死,导致不同程度的心功能障碍和周身症状性的疾病,是小儿时期较常见的心脏病之一。

一、病因及发病机制

能引起心肌炎的病原体有很多种,主要是病毒,现已知病毒有20余种,常见的有柯萨奇病毒、脊髓灰质炎病毒、流感病毒、EB病毒、腺病毒、传染性单核细胞增多症病毒等。

本病的发病机理尚不完全清楚。一般认为病毒性心肌炎的发病机制涉及病毒对感染的心肌细胞直接损害和病毒侵犯人体自身免疫反应而引起心肌损害。

二、临 床 表 现

1.特点 ①病情轻重悬殊;②自觉症状较检查所见为轻,多数在出现心脏症状前2～3周内有上感或其他病毒疾患,有时病毒可侵犯其他系统。

2.分期

(1)急性期:病程不超过6个月。

轻型:症状轻,以乏力为主,有多汗、苍白、心悸、气短、胸闷、头晕、精神萎靡、食欲不振等。检查见面色苍白、口周发绀、听诊第一心音低钝。

中型:较为少见,起病急,除上述症状外,乏力为突出的表现,年长儿诉心前区痛。检查见心率过速或过缓,心律不齐,心脏略大,心音钝,肝脏增大。

重型:罕见,呈暴发型,起病急骤,1～2日内出现心功能不全或突发心源性休克,患儿极度乏力、头晕、烦躁、呕吐、心前区痛,严重心律失常。病情发展迅速,不及时抢救,有生命危险。

(2)恢复期:急性期经积极治疗及足够的休息,临床表现和实验室检查逐渐好转,而进入临床恢复期,但此时尚未痊愈,病程多在半年以上。

(3)迁延期:急性期过后,临床症状反复出现,心电图和X线改变迁延不愈,病程多在一年以上。

(4)慢性期:进行性心脏增大,病程长达一年以上。患本病后机体抵抗力降低,易患呼吸道感染而致心肌炎复发,甚至心力衰竭。有的还可逐渐演变成心肌病。

三、辅 助 检 查

1.实验室检查

(1)血象及血沉:急性期白细胞总数轻度增高,以中性粒细胞为主;部分病例血沉轻度或中度增快。

(2)血清心肌酶谱测定:激酶(CPR)在早期多升高,以心肌同工酶(CK-MB)为主。乳酸脱氢酶(SLDH)同工酶增高,在心肌炎的早期诊断有提示意义。心肌肌钙蛋白的变化,对心肌炎有特异性诊断意义。

(3)病原学检查:疾病早期可从咽拭子、粪便、血液、心包液或心肌中分离出病毒。

2.X线检查 心脏可轻、中度增大,透视下心脏搏动减弱。

3.心电图检查 心律失常,包括各种期前收缩、室上性、室性心动过速,Ⅱ度、Ⅲ度房室传导阻滞,ST-T改变。

四、治 疗 原 则

以改善心肌代谢及心功能,促进心肌修复,减轻心脏负荷为原则。

1.休息　急性期卧床休息,减轻心脏负荷。

2.保护心肌的药物治疗

(1)大量维生素C治疗:维生素C是一种较强的抗氧化剂,有清除自由基的作用,从而保护心肌,改善心肌功能。疗程为3～4周。

(2)1,6-二磷酸果糖(FDP):可改善心肌细胞代谢,增加心肌能量,并可抑制中性粒细胞自由基生成,疗程1～3周。

(3)泛醌:又名辅酶Q_{10},对受病毒感染的心肌有保护作用,持续应用2～3个月。

(4)黄芪口服液:主要成分有黄芪、麦冬、金银花、龟板等。它对柯萨奇病毒有明显的抑制作用。能增强心肌收缩力和改善心肌供血。

3.应用肾上腺皮质激素　病程早期及轻症病例不必使用,病情严重应立即使用,病情缓解减量停药;反复发作或病情迁延者,可能与自身免疫有关,故主张使用。一般病例口服泼尼松1～1.5 mg/(kg·d),3～4周,症状缓解逐渐减量、停药;严重病例使用氢化可的松8～12 mg/(kg·d)或地塞米松0.2～0.4 mg/(kg·d)静脉滴注。

4.丙种球蛋白　用于重症病例,减轻心肌细胞损害。2 g/kg,2～3 d内静脉滴注。

5.应用少于常规剂量的洋地黄类药物　如地高辛、毛花苷C,以及血管活性药物如多巴胺、间羟胺以加强心肌收缩,维持血压。

五、护 理 诊 断

1.活动无耐力　与心肌收缩力下降,组织供氧不足有关。

2.潜在并发症　心律失常、心力衰竭、心源性休克。

3.知识缺乏　患儿和家长缺乏本病的护理知识。

六、护 理 措 施

(一)休息

急性卧床休息至热退后3～4周,病情基本稳定后,逐渐增加活动量,但休息不得少于6个月。有心脏扩大的患儿,卧床休息半年至1年以上,直至心脏大小和心功能恢复正常后,根据具体情况逐渐增加活动量,以不出现心悸为宜。

(二)严密观察病情,及时处理并发症

1.心律失常　密切观察并记录心率、脉搏的强弱和节律,注意血压、体温、呼吸及精神状态的变化。对严重心律失常者应持续进行心电监护,必要时配合医生采取紧急处理措施。

2.心力衰竭　严密观察生命体征、意识、皮肤黏膜颜色、尿量,注意有无呼吸困难、咳嗽、颈静脉怒张、水肿、奔马律、肺部湿啰音等表现。静脉输液过程中滴速不应太快,以免诱发心力衰竭。尽量避免呼吸道感染、剧烈运动、情绪激动、饱餐、寒冷、用力排便等。一旦发现有心力衰竭征象应立即给氧,置患儿于半卧位,保持安静,通知医生并协助处理。

（三）饮食护理

给以高热量、高蛋白、高维生素、清淡易消化、营养丰富的饮食,少量多餐,多食新鲜蔬菜及水果(含维生素 C),但不要暴饮暴食,以免胃肠道负担过重,机体抵抗力下降,易外感风寒,引发疾病。

（四）用药护理

遵医嘱给以营养心肌的药物,向患儿及家长讲明药物治疗的重要性,嘱患儿按时服药,坚持服药,不能因自觉症状好转,认为疾病痊愈,而放松治疗,使疾病复发。

（五）预防感染

保护性隔离,应积极预防各种感染,避免去人多的公共场所,防止各种感染的发生。

（六）健康教育

强调休息对心肌炎恢复的重要性。对患儿和家长介绍本病知识,减少患儿和家长紧张、焦虑、恐惧心理,嘱咐患儿保持情绪稳定,避免情绪紧张及激动。教会患儿和家长测脉率、节律,告知家长抗心律失常药物的使用方法及其副作用。指导患儿饮食,保持大小便通畅,防止便秘发生。告知患儿和家长预防呼吸道感染和消化道感染的常识。定期门诊复查,出院后分别在 1 个月、3 个月、6 个月、1 年时到医院复查。

复习导航

1. 小儿循环系统解剖生理特点　心脏的胚胎发育→胎儿血液循环及出生后改变→正常各年龄小儿心脏、心率、血压的特点。

2. 先天性心脏病患儿的护理

(1)先天性心脏病概述:遗传和环境→分类(左向右分流型、右向左分流型、无分流型)。

(2)常见先天性心脏病:室间隔缺损、房间隔缺损、动脉导管未闭→缺氧、发绀、生长发育迟缓、乏力、喂养困难、心脏杂音、艾森曼格综合征、差异性青紫。

(3)法洛四联症→蹲踞症状、缺氧发作。

(4)先天性心脏病患儿的护理:护理评估→护理诊断(活动无耐力、营养失调、生长发育迟缓、有感染的危险、潜在并发症、焦虑、知识缺乏)→预期目标→护理措施(休息、病室环境、观察病情、饮食护理、对症护理、用药护理、预防感染、心理护理、健康教育)→护理评价。

3. 病毒性心肌炎　病毒→心悸、气短、胸闷、头晕、乏力、心前区痛、心率过速或过缓、心律不齐、严重心律失常→改善心肌代谢及心功能,促进心肌修复,减轻心脏负荷→护理措施(休息、观察病情、饮食护理、用药护理、预防感染、健康教育)。

考点检测

一、选择题

（一）A1 型题

1.95% 的小儿动脉导管在生后闭合的年龄是

　A.3 个月内　　　B.6 月内　　　C.1 岁内　　　D.2 岁内　　　E.3 岁内

2.小儿心脏卵圆孔解剖上关闭的时间是出生后

　A.6～8 周　　　B.3～5 个月　　　C.5～7 个月　　　D.8～9 个月　　　E.10～12 个月

3.1岁以内婴儿的正常心率是

    A. 120～140次/分   B. 100～130次/分

    C. 110～130次/分   D. 80～100次/分

    E. 70～90次/分

4.正常5岁小儿的血压为

    A. 90/60 mmHg   B. 95/60 mmHg

    C. 100/70 mmHg   D. 104/68 mmHg

    E. 108/70 mmHg

5.先天性心脏病,肺动脉瓣区第二音亢进和固定分裂,常见于

    A. 房间隔缺损   B. 室间隔缺损

    C. 动脉导管未闭   D. 法洛四联症

    E. 肺动脉狭窄

6.评估先天性心脏病患儿的健康史时,应重点评估母亲怀孕前3个月是否

    A. 细菌感染   B. 病毒感染   C. 糖尿病   D. 严重贫血   E. 接触过X线

7.不是动脉导管未闭的特征性体征是

    A. 左心房、左心室增大   B. 股动脉枪击音

    C. 胸骨左缘第2肋间连续性机器样杂音

    D. 水冲脉   E. 严重贫血

8.最常见的先天性心脏病是

    A. 室间隔缺损   B. 房间隔缺损   C. 动脉导管未闭   D. 法洛四联症   E. 肺动脉狭窄

9.属青紫型先天性心脏病的是

    A. 室间隔缺损   B. 房间隔缺损   C. 动脉导管未闭   D. 法洛四联症   E. 肺动脉狭窄

10.室间隔缺损可引起下列哪一房室增大?

    A. 左、右室肥大   B. 右房、右室肥大   C. 左室、左房肥大   D. 右室肥大   E. 左室肥大

11.法洛四联症患儿出现蹲踞现象,是为了

    A. 增加心脑血供应量   B. 缓解疲劳   C. 减少回心血量

    D. 增加体循环压力,减少静脉回心血量,减轻心脏负荷   E. 减少下肢耗氧量

12.法洛四联症患儿突然缺氧发作,是由于

    A. 长期脑缺氧   B. 并发脑血栓   C. 并发脑脓肿

    D. 心力衰竭   E. 肺动脉狭窄处肌肉痉挛

13.护士评估先天性心脏病患儿时,如发现下半身青紫,应考虑

    A. 室间隔缺损   B. 房间隔缺损   C. 动脉导管未闭   D. 法洛四联症   E. 肺动脉狭窄

14.右向左分流型先天性心脏病由于畸形的存在,使含氧量低的右心血流入体循环而出现

    A. 多汗   B. 消瘦   C. 气促   D. 青紫   E. 疲劳

15.易并发脑血栓的先天性心脏病是

    A. 室间隔缺损   B. 房间隔缺损   C. 动脉导管未闭   D. 法洛四联症   E. 肺动脉狭窄

16.法洛四联症的病理改变不包括

    A. 肺动脉狭窄   B. 主动脉骑跨   C. 右心室肥厚   D. 房间隔缺损   E. 室间隔缺损

17. 护理青紫型先天性心脏病病儿时,尤其要注意

    A. 休息   B. 给氧   C. 补充水分

    D. 供给足够的营养   E. 纠正贫血

18. 评估充血性心力衰竭患儿时,不可能有的是

    A. 呼吸困难,青紫突然加重,安静时呼吸达每分钟 60 次以上

    B. 安静时心率增快,婴儿>180 次/分,幼儿>160 次/分

    C. 突然出现烦躁不安,面色苍白   D. 心音明显低钝或出现奔马律   E. 尿多,脱水

19. 法洛四联症患儿脑缺氧发作时,护士应立即将患儿置于

    A. 仰卧位   B. 侧卧位   C. 膝胸卧位   D. 平卧位   E. 半坐卧位

20. 护士使用洋地黄药物治疗急性心力衰竭时,以下哪项是错误的

    A. 每次用药前应测量患儿脉搏,婴儿脉率小于 90 次/分应停药

    B. 注意按时按量给药   C. 注意观察有无恶心、呕吐、色视等

    D. 同时给服钙剂以增强其作用   E. 鼓励患儿进食含钾丰富的食物

21. 法洛四联症患儿的青紫程度取决于

    A. 室间隔缺损的大小   B. 肺动脉狭窄的程度

    C. 主动脉骑跨的程度   D. 房间隔缺损的程度

    E. 右心室肥厚的程度

(二)A2 型题

22. 一个 3 岁的男孩,自幼青紫,生长发育落后,活动后喜蹲踞,现突然发生晕厥、抽搐。护士应意识到孩子最可能的情况是

    A. 低钙抽搐   B. 化脓性脑膜炎   C. 高血压脑病

    D. 法洛四联症脑缺氧发作   E. 低血糖

23. 一个 4 岁的女孩,曾诊断为"先天性心脏病"。2 d 前出现发热、咳嗽,2 h 前出现烦躁、气促、发绀,护士应首先采取下述哪一措施

    A. 吸氧   B. 镇静   C. 给强心剂   D. 给利尿剂   E. 给扩血管药

(三)A3 型题

    患儿,女,2 岁。自幼青紫,生长发育落后于同龄小儿,反复上呼吸道感染,现因发热、咳嗽 3 d 入院。查:体温 38.5 ℃,口唇发绀,咽部充血,双肺呼吸音粗,无干湿啰音,心率 136 次/分,胸骨左缘 2~4 肋间可闻及Ⅱ~Ⅲ级喷射性收缩期杂音,指(趾)端发绀明显,有杵状指。

24. 护士认为该患儿可能患的疾病是

    A. 室间隔缺损   B. 房间隔缺损   C. 动脉导管未闭   D. 法洛四联症   E. 肺动脉狭窄

25. 患儿拟做胸部 X 线检查,护士预计其结果可能是

    A. 肺野充血   B. 肺血管影增粗,肺动脉段突出

    C. 心尖圆钝上翘,肺动脉凹陷,呈靴状心影

    D. 两侧肺纹理增粗,有斑片状阴影   E. 左、右心室扩大

26. 患儿入院后 1 h,因哭闹后突然晕厥、抽搐,护士意识到可能出现了

    A. 脑缺氧发作   B. 脑脓肿   C. 脑血栓   D. 中毒性脑病   E. 脑出血

27.此时护士应首先采取下述哪一措施

    A.吸氧   B.镇静   C.置患儿于膝胸卧位

    D.报告医生   E.准备吗啡、普萘洛尔等抢救药品

    患儿,男,2岁半。多汗、消瘦、生长发育落后于同龄小儿,哭闹时出现下半身青紫,现因发热、咳嗽、气急2 d入院。查:体温39.2 ℃,口唇发绀,双肺呼吸音粗,可闻及细湿性啰音,心前区隆起,心率140次/分,胸骨左缘第2肋间可闻及粗糙响亮的连续性机器样杂音,肺动脉瓣区第二音增强,有毛细血管搏动征。

28.护士认为该患儿可能患的疾病是

    A.室间隔缺损   B.房间隔缺损   C.动脉导管未闭 D.法洛四联症   E.肺动脉狭窄

29.该患儿已出现的并发症是

    A.支气管肺炎   B.心力衰竭   C.脑血栓

    D.亚急性细菌性心内膜炎   E.脑脓肿

30.患儿出现毛细血管搏动征的原因是

    A.收缩压增高   B.收缩压降低   C.舒张压增高

    D.舒张压降低,脉压差增大   E.收缩压和舒张压均降低

31.患儿出院时,护士对其家长做健康指导,以下哪项不妥

    A.合理安排患儿的饮食、生活   B.按时进行预防接种

    C.避免到公共场所、人群集中的地方 D.应卧床休息,手术前避免一切活动

    E.定期复查,择期手术

二、名词解释

1.艾森曼格综合征   2.差异性青紫   3.室间隔缺损(VSD)

4.房间隔缺损(ASD)   5.动脉导管未闭(PDA)

三、问答题

1.概述小儿先天性心脏病的分类。

2.简述室间隔缺损的病理生理改变。

3.如何收集左向右分流型先天性心脏病患儿的临床资料?

4.使用洋地黄制剂治疗心力衰竭时,护理方面应注意哪些问题?

5.简述胎儿血循环的特点及生后的改变。

6.简述充血性心力衰竭患儿的健康教育。

【参考答案】

一、选择题

1~5 CCCAA   6~10 BEADA   11~15 DECDD   16~20 DAECD   21~25 BDADC

26~30 ACCAD   31 D

(曾丽娟)

消化系统疾病患儿的护理

消化系统是人类吸收营养的重要通道,其中又以肠胃为最重要的器官,肠胃运作正常,身体就健康,肠胃若虚弱则百病丛生,所以调理肠胃是医疗中最应注意的一环,而调理肠胃又以饮食的节制与调理最为重要。

小儿生长发育的速度快,需要大量的营养,而他们的肠胃发育尚未完全,消化负担重,对疾病的抵抗力弱,稍有不慎便易受病菌侵袭,在外容易受到环境变化的影响,在内则易为饮食所伤害,不仅容易发病,而且病情转变迅速,不易掌握,肠胃一虚弱又百病丛生,常叫妈妈们焦头烂额,所以帮助调理肠胃实为护理宝宝健康的当务之急。

◤ 学习目标

知识目标:掌握消化系统疾病的临床表现、液体疗法和护理措施;熟悉消化系统疾病的护理诊断、辅助检查和治疗要点;了解消化系统解剖生理特点,消化系统疾病的病因和发病机制。

技能目标:能对消化系统疾病患儿提供正确的护理,能协助医生对腹泻患儿提供正确的液体疗法,能对患儿及家长进行健康教育。

素质目标:护理活动中细致、认真,及时将排泄物送检,确保标本质量。

工作任务一　认识小儿消化系统解剖生理特点

◈学习主题

重点:唾液分泌的时间,不同年龄小儿食管的长度、胃的容量、肝脏和肋缘的关系,胰酶的分泌时间,不同喂养儿肠道菌群的特点。

难点:不同喂养儿粪便的区别。

多媒体课件

◈思考

小儿消化系统解剖生理特点与成人有什么不同?为什么小儿易患腹泻?

一、口　　腔

足月新生儿出生时已具有较好的吸吮和吞咽功能,两颊脂肪垫发育良好,有助于吸吮活动,早产儿则吸吮和吞咽功能均较差。新生儿及婴幼儿口腔黏膜薄嫩,血管丰富,唾液腺不发达,唾液分泌少,口腔黏膜干燥,易损伤和感染。3个月以下小儿唾液中淀粉酶含量低,故3个月以下小儿不宜喂淀粉类食物。3~4个月时唾液分泌开始增加,5~6个月时明显增多。此外,由于婴儿不能及时吞咽所分泌的唾液,常出现生理性流涎。

二、食　　管

小儿不同年龄阶段食管长度不同,新生儿为8~10 cm,1岁时为12 cm,5岁时为16 cm,学龄儿童为20~25 cm,成人为25~30 cm,该数据可作为临床护理插胃管的依据。婴儿食管呈漏斗状,黏膜纤弱,腺体缺乏,弹力组织及肌层不发达,食管下端贲门括约肌发育不成熟,易发生胃食管反流,小儿长至8~10个月时此症状消失。

三、胃

婴儿胃呈水平位,幽门括约肌发育良好而贲门括约肌发育不成熟,加上吮奶时常吞咽过多空气,易发生溢奶和呕吐。虽然胃黏膜有丰富的血管,但腺体和杯状细胞较少,盐酸和各种酶的分泌均比成人少且酶活力低,消化功能差。新生儿胃容量30~60 mL,1~3个月90~150 mL,1岁时250~300 mL,因哺乳不久幽门开放,胃内容物逐渐流入十二指肠,故实际哺乳量常超过上述胃容量。胃排空时间因食物种类不同而异:水为1.5~2 h,母乳2~3 h,牛乳为3~4 h。早产儿胃排空慢,易发生胃潴留。

四、肠

婴儿肠道相对较长,分泌面及吸收面较大,黏膜血管丰富,有利于消化吸收;然而因肠系膜相对较长而且柔软,黏膜下组织松弛,升结肠与后壁固定差,肠活动度大,易发生肠套叠、肠扭转。早产儿肠蠕动协调能力差,易发生粪便滞留、胎粪延迟排出,甚至发生功能性肠梗阻;肠乳糖酶活性低,易发生乳糖吸收不良。小婴儿尤其是未成熟儿肠壁薄,通透性高,肠黏膜屏障作用差,肠内毒素、过敏原及不完全分解产物可经肠黏膜吸收进入人体,引起全身性感染或变态反应性疾病。

五、肝

年龄越小肝相对越大,婴幼儿在右肋缘下 1～2 cm 易触及,6 岁后不能触及。婴儿肝脏结缔组织发育较差,肝细胞再生能力强,不易发生肝硬化。肝细胞发育不完善,肝功能不成熟,解毒能力较差,在感染、缺氧、中毒等情况下易发生肝充血肿大和变性。肝脏血管丰富,心功能衰竭时易发生淤血肿大。肝糖原储存较少,易发生低血糖。婴儿期胆汁分泌较少,影响脂肪的消化吸收。

六、胰　　腺

出生时胰液分泌量少,3～4 个月时增多。胰液内含各种消化酶,最先出现的是胰蛋白酶,其次是脂肪酶,最后是胰淀粉酶。婴幼儿时期胰液及其消化酶的分泌易受天气和疾病的影响而被抑制,导致发生消化不良。新生儿及幼婴胰脂肪酶和胰蛋白酶的活性均较低,对脂肪和蛋白质的消化和吸收功能较差。6 个月以内小儿的胰淀粉酶活性较低,1 岁后始接近成人,故生后 3～4 个月以前不宜过早喂淀粉类食物。

七、肠 道 细 菌

胎儿消化道内无细菌,出生后数小时细菌即从空气、奶头、用具等经口、鼻或肛门侵入至肠道。一般情况下胃内几乎无菌,十二指肠和上部小肠也较少,以结肠和直肠细菌最多。肠道菌群受食物成分影响,单纯母乳喂养儿以双歧杆菌为主;人工喂养儿和混合喂养儿肠内的大肠杆菌、嗜酸杆菌、双歧杆菌及肠球菌所占比例几乎相等。正常肠道菌群对侵入肠道的致病菌有一定的拮抗作用,而婴幼儿肠道正常菌群脆弱,易受许多内外界因素影响而致菌群失调,易发生消化功能紊乱。

八、健康小儿粪便

1.胎粪　新生儿生后 12 h 内开始排胎粪,深墨绿色、黏稠、无臭味,由胎儿肠道脱落的上皮细胞、消化液及吞下的羊水组成,总量为 $100\sim200$ g。若喂乳充分,$2\sim3$ d 后逐渐过渡为正常粪便。如出生后 24 h 内无胎粪排出,应注意检查有无肛门闭锁等消化道畸形。

2.母乳喂养儿粪便　呈金黄色,多为均匀糊状,偶有细小乳凝块,有酸味,不臭,每日 $2\sim4$ 次。一般在添加辅食后次数减少,1 周岁后减至 $1\sim2$ 次/日。

3.牛、羊乳喂养儿粪便　呈淡黄色,较干厚,多成形,含乳凝块较多、较大,呈碱性或中性反应,量多,较臭,每日 $1\sim2$ 次,易发生便秘。

4.混合喂养儿粪便　与喂牛乳者相似,但质地较软、颜色较黄。无论人乳或牛、羊乳喂养,添加辅食后,粪便性状逐渐接近成人。

工作任务二　口炎患儿的护理

◈学习主题

重点:三种口炎的病原体、临床表现及护理措施。

难点:三种口炎用药的区别。

多媒体课件

◈预习案例

患儿,男,1 岁。发热 2 d,拒食、烦躁 1 d。查体:体温 39 ℃,脉搏 140 次/分,呼吸 42 次/分。口腔黏膜充血水肿,右颊、牙龈及上腭处见 4 个大小不等、界线清楚的溃疡,边缘规则,有较厚的白膜,剥离后可见出血性糜烂面。双侧颌下淋巴结如蚕豆大。

◈思考

1.考虑该患儿为什么疾病?

2.列出主要的护理诊断。

3.针对该患儿病情,该如何护理?

口炎(stomatitis)是指口腔黏膜由于病毒、细菌、真菌或螺旋体引起的炎症。病变限于局部可称为舌炎、牙龈炎或口角炎等,可单独发病亦可继发于全身疾病,如急性感染、腹泻、营养不良、维生素 B 或维生素 C 缺乏,久病体弱等。在儿童时期较为多见,特别是婴幼儿期更常见。

一、病　　因

婴幼儿口腔黏膜柔嫩、血管丰富,唾液腺分泌少,口腔黏膜比较干燥,易于微生物繁殖。食具不洁、口腔卫生不良或由于各种疾病导致机体抵抗力下降等因素均有利于口炎的发生。

1.鹅口疮(thrush,oral candidiasis)　又名雪口病,由白色念珠菌感染所致。多见于新生儿、营养不良、腹泻、长期应用广谱抗生素或激素的患儿。使用污染的奶具或新生儿在出生时经产道感染。

2. 疱疹性口炎 (herpetic stomatitis) 由单纯疱疹病毒感染引起,全年可发病,1～3岁小儿多见,传染性强,可在集体托幼机构引起小流行。

3. 溃疡性口炎 (ulcerative stomatitis) 又称急性球菌性口炎,主要由金黄色葡萄球菌、链球菌、肺炎链球菌引起。多见于婴幼儿,常发生于急性感染、长期腹泻等抵抗力下降时,口腔不洁更利于细菌繁殖而致病。

二、临床表现

1. 鹅口疮 本病特征是在口腔黏膜上出现白色或灰白色乳凝块样物质,略高于黏膜表面,粗糙无光、最常见于颊黏膜,其次是舌、牙龈、上腭,甚至蔓延到咽部。起初呈点状和小片状,可逐渐融合成片.形似乳凝块,但不易拭去,若强行擦拭剥落,局部黏膜潮红粗糙,可有溢血。患处不痛、不流涎,一般无全身症状,偶可累及食管、肠道、喉、气管、肺等,出现呕吐、吞咽困难、声音嘶哑或呼吸困难。

2. 疱疹性口炎 起病时发热,有低热或高热,体温可达 38～40 ℃,牙龈红肿(牙龈炎)。触之易出血,在牙龈、舌、唇内和颊黏膜等口腔黏膜上可见单个、一簇或几簇小疱疹直径 2～3 mm,周围绕以红晕,迅速破裂后形成浅表溃疡,上面覆盖黄白色膜样渗出物。多个小溃疡可融合成不规则的较大溃疡,周围黏膜充血,有时累及上腭及咽部。局部疼痛,出现流涎、拒食、烦躁、颌下淋巴结肿大。病程较长,发热可持续 5～7 d;溃疡 10～14 d 愈合;淋巴结肿大 2～3 周消退。

> **学习贴士:**
>
> 本病须与疱疹性咽峡炎鉴别,后者由柯萨奇病毒引起,多发生于夏秋季,疱疹主要在咽部和软腭,有时可见于舌,但不累及牙龈和颊黏膜,颌下淋巴结不肿大。

3. 溃疡性口炎 口腔的各部位均可发生,初起时口腔黏膜充血水肿,继而形成大小不等的糜烂面或浅溃疡,边界清楚,表面有纤维素状炎症渗出物形成的灰白色假膜,拭去假膜可见渗血现象,不久又被假膜覆盖。局部疼痛、烦躁、拒食、流涎、哭闹、常伴发热,体温可达 39～40 ℃,局部淋巴结肿大,白细胞总数和中性粒细胞增多。严重者可因进食过少出现脱水和酸中毒。

三、辅助检查

1. 鹅口疮 取少许白膜放在载玻片上,加 1 滴 10%氢氧化钠,显微镜下可见真菌的菌丝和孢子。

2. 疱疹性口炎 血常规白细胞总数正常或偏低。

3. 溃疡性口炎 涂片染色可见大量细菌;血常规白细胞总数和中性粒细胞增多。

四、治 疗 原 则

以清洁口腔和局部涂药为主,发热时可用退热剂,有继发细菌感染时可选用有效抗生素。注意水分和营养的补充。

1.鹅口疮　用2%碳酸氢钠溶液于哺乳前后清洁口腔。病变广泛者,局部涂抹10万～20万U/ml制霉菌素鱼肝油混悬溶液,每日2～3次。

2.疱疹性口炎　要勤喝水。局部涂锡类散、冰硼散等中药,疼痛重者进食前在局部涂2%利多卡因。为预防疱疹破溃后继发细菌感染可涂2.5%～5%金霉素鱼肝油。

3.溃疡性口炎　患处涂5%金霉素鱼肝油、锡类散等,口唇干裂者可涂液体石蜡。

五、护 理 诊 断

1.口腔黏膜的改变　与口腔不洁、抵抗力低下造成感染有关。
2.疼痛　与口腔黏膜炎症有关。
3.体温过高　与感染有关。
4.营养失调:低于机体需要量　与疼痛引起拒食有关。
5.知识缺乏　患儿及家长缺乏本病的预防及护理知识。

六、护 理 措 施

1.口腔护理　用2%碳酸氢钠溶液或3%过氧化氢溶液清洗溃疡面后涂2.5%～5%金霉素鱼肝油,较大儿童可用含漱剂。进食后漱口,鼓励多饮水,保持口腔黏膜湿润和清洁。对流涎者,及时清除流出物,保持皮肤干燥、清洁,避免引起皮肤湿疹及糜烂。

2.正确涂药　为了确保局部用药达到目的,涂药前应先将纱布或干棉球放在颊黏膜腮腺管口处或舌系带两侧,以隔断唾液,防止药物被冲掉;再用干棉球将病变部黏膜表面吸干净后方能涂药。涂药后嘱患儿闭口10 min,然后取出隔离唾液的纱布或棉球,并叮嘱患儿不立即漱口、饮水或进食。

3.饮食护理　以高热量、高蛋白、含丰富维生素的温凉流质或半流质为宜,食物宜甜、不宜咸,避免摄入酸、辣或粗、硬食物。对因口腔黏膜糜烂、溃疡引起疼痛影响进食者,在进食前用2%利多卡因涂局部,同时避免摄入刺激性食物;对不能进食者,应予肠道外营养,以确保能量与水分供给。患儿使用的食具应煮沸消毒或高压灭菌消毒。

4.发热护理　密切监测体温变化,体温超过38.5 ℃时,给予松解衣服、置冷水袋、冰袋等物理降温,必要时给予药物降温。观察退热效果,做好皮肤护理。

5.健康教育　向家长讲解口炎发生的原因、影响因素以及口炎发生后的护理。教育患儿养成良好的卫生习惯,纠正吮指、不刷牙等不良习惯。宣传均衡营养对提高机体抵抗力的重要性,避免偏食、挑食,培养良好的饮食习惯。指导家长食具专用,患儿使用过的食具应煮沸消毒或压力灭菌消毒。

工作任务三　小儿腹泻的护理

◈学习主题

重点:腹泻的临床表现,轻型与重型腹泻的区别,护理措施。

难点:腹泻的发病机制,脱水的程度和性质的区分,酸中毒和低钾、低钙、低镁的临床表现。

多媒体课件

◈预习案例

　　患儿,女,1岁。呕吐、腹泻4d,加重伴高热、昏睡1d入院。8h未排尿。查体:昏睡状,体温39.5℃,脉搏140次/分,呼吸54次/分,体重8kg。呼吸急促且较深,口唇轻度樱桃红色,前囟凹陷,皮肤弹性差,四肢末端可见花纹。心音稍低钝,腹胀。肛门周围皮肤发红,肌张力低下,腱反射减弱。

◈思考

　　1.该患儿腹泻的程度是?

　　2.怎样对该患儿做好饮食护理?

　　3.如何给予健康指导?

　　小儿腹泻(infantile diarrhea),或称腹泻病,是由多种病原、多因素引起的,以大便次数增多和大便性状改变为特点的一组临床综合征。发病年龄以2岁以下为主,其中1岁以下者约占半数。一年四季均可发病,但夏秋季发病率最高。严重者可引起脱水和电解质紊乱,并可造成小儿营养不良、生长发育障碍和死亡。

一、病　　因

(一)易感因素

　　1.消化系统发育不成熟　婴幼儿胃酸和消化酶分泌不足,消化酶活性低,对食物质和量的较大变化耐受力差。

　　2.生长发育快　对营养物质的需求相对较多,消化道负担较重。

　　3.机体防御能力较差　婴儿血清免疫球蛋白、胃肠道SIgA水平及胃内酸度均较低。

　　4.肠道菌群失调　新生儿出生后尚未建立正常肠道菌群,或因使用抗生素等引起肠道菌群失调,使正常肠道菌群对入侵致病微生物的拮抗作用丧失,而引起肠道感染。

　　5.人工喂养　由于不能从母乳中得到SIgA、乳铁蛋白等体液因子、巨噬细胞和粒细胞等有很强抗肠道感染作用的成分,加上食物、食具易被污染等因素,人工喂养儿肠道感染发生率明显高于母乳喂养儿。

（二）感染因素

1.肠道内感染　可由病毒、细菌、真菌、寄生虫引起，尤以病毒和细菌多见。

（1）病毒感染：寒冷季节的婴幼儿腹泻80％由病毒感染引起，以轮状病毒引起的秋冬季腹泻最为常见。

（2）细菌感染：以致腹泻大肠杆菌为主要病原。

（3）真菌感染：也可引起急慢性肠炎，小儿以白色念珠菌多见。长期应用广谱抗生素引起肠道菌群失调或长期应用肾上腺皮质激素使机体免疫功能低下，亦易发生白色念珠菌或其他条件致病菌肠炎而引起腹泻。

（4）寄生虫感染：常见为蓝氏贾第鞭毛虫、阿米巴原虫和隐孢子虫等。

2.肠道外感染　如上感、中耳炎、肺炎、皮肤感染以及急性传染病等，由于发热、病原体毒素、抗生素治疗、直肠局部激惹作用而发生腹泻，有时病原体可同时感染肠道。

（三）非感染因素

1.饮食因素　喂养时间不定时、饮食量不当、食物种类改变太快以及食物成分不适宜，过早给予淀粉或脂肪类食品引起。

2.气候因素　天气突然变冷、腹部受凉导致肠蠕动增加或者因为天气过热消化液分泌减少等，都可能诱发消化功能紊乱而引起腹泻。

3.过敏因素　个别婴儿对牛奶、豆浆或某些食物成分过敏或不耐受而引起腹泻。

其他因素还包括原发性或继发性双糖酶缺乏，乳糖酶的活力降低，肠道对糖的消化吸收能力下降，使乳糖积滞引起腹泻。

二、发病机制

导致腹泻发生的机制包括肠腔内存在大量不能吸收的具有渗透活性的物质（渗透性腹泻）；肠腔内电解质分泌过多（分泌性腹泻）；炎症所致的液体大量渗出（渗出性腹泻）以及肠道运动功能异常（肠道运动功能异常性腹泻）等。临床上不少腹泻是多种机制共同作用的结果。

1.感染性腹泻　病原微生物多通过污染的水、食物、日用品、手、玩具等进入消化道，或通过带菌者传播。病原微生物能否引起肠道感染，取决于宿主的防御能力、病原微生物数量的多少及毒力。病原体侵入消化道，可致肠黏膜发生充血、水肿、炎症细胞浸润、溃疡和渗出等病变，使食物的消化、吸收发生障碍，未消化的食物被细菌分解（腐败、发酵），其产物造成肠蠕动亢进及肠腔内渗透压升高引起腹泻。另外，病原体产生毒素，使小肠液分泌增加，超过结肠的吸收能力导致腹泻。腹泻后丢失大量的水和电解质，引起脱水、酸中毒及电解质紊乱。

2.非感染性腹泻　主要由饮食不当引起。当摄入食物量过多或食物的质发生改变，食物不能被充分消化吸收而堆积于小肠上部，使局部酸度减低，肠道下部细菌上移和繁殖，使未消化的食物发生腐败和发酵造成消化功能紊乱、肠蠕动亢进，引起腹泻、脱水、电解质紊乱。

三、临床表现

腹泻根据病因分为感染性腹泻和非感染性腹泻。

根据病程分为:急性腹泻(病程<2周)、迁延性腹泻(病程在2周~2个月)、慢性腹泻(病程>2个月)。

根据病情分为轻型腹泻及重型腹泻。

(一)轻型腹泻

多为饮食因素或肠道外感染引起,或由肠道内病毒或非侵袭性细菌感染引起。起病可急可缓,以胃肠道症状为主,主要表现为食欲不振,偶有恶心、呕吐或溢乳。大便次数增多及性状改变,一天大便可达10次左右,每次大便量少、呈黄色或黄绿色、有酸味、粪质不多,常见白色或黄白色奶瓣(皂块)和泡沫,可混有少量黏液。排便前常因腹痛而哭闹不安,便后恢复安静。一般无脱水及全身中毒症状。大便镜检可见大量脂肪球和少量白细胞。

(二)重型腹泻

多为肠道内感染所致。起病常比较急,除有较重的胃肠道症状外,还有明显的脱水、电解质紊乱及全身中毒症状,如发热、烦躁、精神萎靡、嗜睡甚至昏迷、休克。

1. 胃肠道症状 食欲低下,常伴有呕吐,有时甚至进水即吐,严重者可吐咖啡样液体。大便次数明显增多,每天十次至数十次,多呈黄绿色水样便或蛋花汤样便,量多,可有少量黏液。大便镜检可见脂肪球及少量白细胞。少数患儿也可有少量血便。

2. 水、电解质和酸碱平衡紊乱症状

(1)脱水:由于吐泻丢失体液以及摄入量的不足,使体液总量尤其是细胞外液量减少,导致不同程度脱水(图12-1、表12-1)。由于腹泻时水和电解质两者丧失的比例不同,造成等渗、低渗或高渗性脱水(表12-2),临床上以等渗性、低渗性脱水最常见。

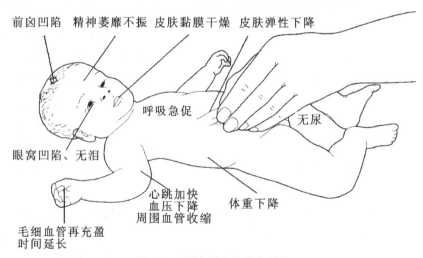

前囟凹陷 精神萎靡不振 皮肤黏膜干燥 皮肤弹性下降

呼吸急促

无尿

眼窝凹陷、无泪

心跳加快
血压下降
周围血管收缩

体重下降

毛细血管再充盈
时间延长

图 12-1 脱水程度的临床判断

表 12-1 不同程度脱水的临床表现

	轻度	中度	重度
失水占体重百分比	3%～5%（30～50 mL/kg）	5%～10%（50～100 mL/kg）	＞10%（100～120 mL/kg）
精神状态	精神稍差	萎靡、烦躁	淡漠、昏睡或昏迷
皮肤弹性	干、弹性可	干、弹性差	干、弹性极差
前囟、眼窝	稍凹陷	明显凹陷	深度凹陷,眼睑不能闭合
眼泪	有	少	无
口腔黏膜	稍干燥	干燥	极干燥或干裂
尿量	稍减少	明显减少	极少或无
末梢循环	正常	四肢稍凉	四肢厥冷
心率	正常	快	快、弱
血压	正常	正常或稍低	下降
休克症状	无	无	有

表 12-2 不同性质脱水的临床表现

	低渗性	等渗性	高渗性
血钠(mmol/L)	＜130	130～150	＞150
口渴	不明显	明显	极明显
皮肤弹性	极差	稍差	尚可
血压	明显下降	下降	正常/稍低
神志	嗜睡/昏迷	萎靡	烦躁/惊厥

（2）代谢性酸中毒:由于吐泻丢失大量碱性物质;进食少,摄入热能不足,机体因得不到正常热能供应而体内脂肪分解增加,产生大量酮体;脱水时血容量减少,血液浓缩、血流缓慢,使组织灌注不良、缺氧和乳酸堆积;脱水使肾血流量不足,尿量减少,酸性代谢产物潴留。因此,腹泻时,绝大多数患儿都存在代谢性酸中毒(表 12-3),而且脱水越重,酸中毒也越严重。轻度或幼婴发生酸中毒常缺乏典型症状。

表 12-3 代谢性酸中毒的分度及临床表现

	轻度	中度	重度
精神状态	正常	精神萎靡、烦躁不安	昏睡、昏迷
呼吸改变	呼吸稍快	呼吸深大	呼吸深快、节律不整、有烂苹果味
口唇颜色	正常	樱桃红	发绀

（3）低钾血症:由于腹泻、呕吐丢失大量钾盐;进食少而致钾摄入不足;肾脏保钾功能比保钠差,在缺钾时仍排出一定量的钾。上述因素使腹泻患儿都有不同程度缺钾,尤其是久泻以及营养不良的患儿。但在脱水未纠正前,由于血液浓缩、酸中毒时钾由细胞内向细胞外转

移及尿少致排钾量减少等原因,体内钾总量虽减少,但血钾多数正常。当输入不含钾的溶液时,随着血液被稀释、脱水和酸中毒被纠正、利尿后随尿排钾增加以及大便继续失钾等,血钾迅速下降。一般当血钾低于 3.5 mmol/L 时,即出现不同程度的缺钾症状。

(4)低钙、低镁、低磷血症:由于进食少,吸收不良和腹泻,呕吐丢失钙、镁、磷,患儿多有钙、镁、磷缺乏,尤其是腹泻较久、营养不良或有活动性佝偻病的患儿更多见。但在脱水和酸中毒时,由于血液浓缩,患儿可不表现出相应的症状。当脱水和酸中毒被纠正时,大多表现有钙、磷缺乏,少数可有镁缺乏。低血钙或低血镁时表现为手足抽搐、惊厥、震颤;重症低血磷时出现嗜睡、精神错乱或昏迷,肌肉、心肌收缩无力,等。

> **学习贴士:**
>
> 　　下列几种情况下可出现低钾血症:小儿腹泻、急性肾衰竭等。低血钾首要的表现为疲乏无力。下列几种情况下可出现低钙血症:小儿腹泻、维生素 D 缺乏性搐搦症、甲状旁腺误切、枸橼酸钠中毒等。

(三)几种常见急性感染性肠炎的临床特点

1.轮状病毒肠炎　　好发于秋、冬季,以秋季流行为主,故又称秋季腹泻,多见于 6～24 个月的婴幼儿。潜伏期 1～3 d,起病急,常伴有发热和上呼吸道感染症状。病初即出现呕吐,大便次数多、量多,呈黄色或淡黄色,水样或蛋花汤样,无腥臭味,常并发脱水、酸中毒。本病为自限性疾病,数日后呕吐渐停,腹泻减轻,不喂乳类的患儿恢复更快,3～8 d 自行恢复。

2.大肠杆菌肠炎　　多发生在 5—8 月气温较高季节,营养不良儿、人工喂养儿或更换饮食时更易发病。

致病性大肠杆菌肠炎和产毒性大肠杆菌肠炎大便呈蛋花汤样或水样、混有黏液,常伴呕吐,严重者可伴发热、脱水、电解质紊乱和酸中毒。

侵袭性大肠杆菌肠炎可排出痢疾样黏液脓血便,常伴恶心、呕吐、腹痛和里急后重,可出现严重的全身中毒症状甚至休克。

出血性大肠杆菌肠炎开始为黄色水样便,后转为血水便,有特殊臭味,伴腹痛,大便镜检有大量红细胞,一般无白细胞。

3.抗生素诱发的肠炎　　继发于使用大量抗生素后,营养不良、免疫功能低下,长期应用肾上腺皮质激素者更易发病。病程和症状常与耐药菌株的不同及菌群失调的程度有关。婴幼儿病情多较重。真菌性肠炎多为白色念珠菌所致,常并发于其他感染。大便次数增多,黄色稀便,泡沫较多带黏液,有时可见豆腐渣样细块(菌落);大便镜检有真菌孢子体和菌丝。

(四)迁延性腹泻和慢性腹泻

迁延性腹泻和慢性腹泻多与营养不良和急性期未彻底治疗有关,以人工喂养儿、营养不良儿多见。表现为腹泻迁延不愈,病情反复,大便次数和性质极不稳定,严重时可出现水、电解质紊乱。

(五)生理性腹泻

多见于出生 6 个月以内的婴儿,外观虚胖,常有湿疹,生后不久即出现腹泻,但除大便次数增多外,无其他症状,食欲好,生长发育正常。可能与婴儿食奶较多,小肠乳糖酶相对不足有关,或由于母乳中前列腺素 E_2 含量较高所致。添加辅食后,大便即逐渐转为正常。

四、辅助检查

1.大便检查　大便常规内无或偶见白细胞者常为侵袭性细菌以外的病因引起,大便内有较多的白细胞者常由于各种侵袭性细菌感染引起。轻型腹泻患儿粪便镜检可见大量脂肪球;中重度腹泻患儿粪便镜检可见大量白细胞,有些可有不同数量红细胞。

2.大便培养　可检出致病菌。

3.血液生化检查　血钠、血钾、血气分析可了解体内酸碱平衡紊乱的程度和脱水的性质,必要时查血钙和血镁。

4.血常规　白细胞总数及中性粒细胞增多提示细菌感染,降低提示病毒感染,嗜酸性粒细胞增多多属寄生虫感染或过敏性病变。

五、治疗原则

腹泻的治疗原则为调整饮食;合理用药,控制感染;纠正水、电解质和酸碱平衡紊乱;预防并发症的发生。

1.调整饮食　腹泻时进食减少、吸收不良,而营养需要量增加,如限制饮食过严,过久常造成营养不良,易并发酸中毒,以致病情迁延不愈影响生长发育,故应强调继续进食。但需根据疾病的特殊病理生理状况、个体消化吸收功能和平时的饮食习惯进行合理调整,以满足生理需要,补充疾病消耗,缩短腹泻后的康复时间。

2.控制感染　病毒性肠炎以饮食疗法和支持疗法为主,一般不需应用抗生素;细菌感染者,一般需抗生素治疗;抗生素诱发性肠炎需停用原来的抗生素,改用万古霉素等。

3.纠正水、电解质紊乱和酸碱失衡　无脱水者口服ORS溶液预防脱水;轻、中度脱水并无明显周围循环衰竭者口服ORS溶液纠正脱水;中、重度脱水伴周围循环衰竭者静脉补液;重度酸中毒或经补液后仍有酸中毒症状者,补充碱性溶液碳酸氢钠或乳酸钠,纠正低钾、低钙和低镁血症。

4.预防并发症　迁延性、慢性腹泻常伴有营养不良和其他并发症,病情复杂,必须采取综合治疗措施。

六、护理评估

1.健康史　详细了解喂养史包括喂养方式,人工喂养儿喂何种乳品,冲调浓度、喂哺次数及量,添加辅食及断奶情况。注意有无不洁饮食史和食物过敏史;询问患儿腹泻开始时间,大便次数、颜色、性状、量、气味,有无发热、呕吐、腹胀、腹痛、里急后重等不适;既往有无腹泻史,有无其他疾病及长期使用抗生素史。

2.身体状况　观察患儿生命体征如神志、体温、脉搏、呼吸、皮肤、黏膜情况和营养状态;记录24 h出入量,测量患儿体重以及前囟、眼窝、皮肤弹性、循环情况和尿量等,评估脱水的程度和性质;检查肛周皮肤有无发红、发炎和破损。

了解血常规、大便常规、大便致病菌培养和血生化等化验结果。

3.心理社会状况 了解家长的心理状态及对疾病的认识程度,有无缺乏小儿喂养和卫生知识;评估患儿家庭居住环境条件、经济状况、家长的文化程度。

七、护理诊断

1.腹泻 与喂养不当、胃肠道功能紊乱有关。

2.体液不足 与腹泻、呕吐导致体液丢失过多和摄入不足有关。

3.有皮肤完整性受损的危险 与大便次数增多刺激臀部皮肤有关。

4.营养失调:低于机体需要量 与呕吐、腹泻丢失营养过多及摄入减少有关。

5.体温过高 与肠道感染有关。

6.潜在并发症 电解质及酸碱平衡紊乱。

7.知识缺乏(家长) 家长缺乏喂养知识及相关护理知识。

八、预期目标

(1)患儿腹泻、呕吐次数逐渐减少至停止,大便性状正常。

(2)患儿获得足够的液体和电解质,脱水、电解质紊乱得以纠正,尿量正常。

(3)患儿体温逐渐恢复正常。

(4)患儿能保持皮肤的完整性,无红臀发生。

(5)患儿不发生酸中毒、低血钾等并发症。

(6)家长能说出婴儿腹泻的病因和易感因素、体重恢复正常,预防措施和喂养知识,能协助医护人员护理患儿。

九、护理措施

1.饮食护理 腹泻脱水患儿除严重呕吐者暂禁食4~6 h(不禁水)外,均应继续进食。母乳喂养者继续哺乳,缩短每次哺乳时间,少量多次喂哺,暂停辅食;人工喂养者,可喂以等量米汤或稀释的牛奶或其他代乳品,腹泻次数减少后,给予半流质如粥、面条等,少量多餐,随着病情稳定和好转,逐步过渡到正常饮食。病毒性肠炎多有双糖酶缺乏,不宜用蔗糖,对可疑病例暂停乳类喂养,改为豆制代用品或发酵奶,以减轻腹泻,缩短病程。腹泻停止后,继续给予营养丰富的饮食,并每日加餐1次,共2周,以赶上正常生长。对少数严重病例口服营养物质不能耐受者,应加强支持疗法,必要时全静脉营养。

2.控制感染 严格消毒隔离,护理患儿前后认真洗手,对患儿的食具、玩具、衣物、被服、尿布等要进行消毒处理,防止交叉感染。选用针对病原菌的抗生素,并随时进行调整。

3.补液护理 根据病情可选择口服补液或(和)静脉补液。服用ORS溶液期间,指导家长让患儿多饮水,以防高钠血症;静脉补液时准确调整输液速度,并记录第一次排尿时间及24 h出入量,以此作为调整补液方案的依据。

4.维持皮肤完整性　腹泻时,大便次数频繁而且性质改变,肛门周围皮肤容易发生糜烂甚至引起溃疡及感染。需选用柔软布类尿布,勤更换,每次便后用温水清洗臀部并吸干,局部皮肤发红处涂以 5％鞣酸软膏或 40％氧化锌油并按摩片刻,促进局部血液循环。皮肤溃疡局部可用灯泡照射。避免使用不透气塑料布或橡皮布,防止尿布皮炎发生。因为女婴尿道口接近肛门,应注意会阴部的清洁,预防上行性尿路感染。

5.严密观察病情

(1)监测生命体征:对高热者给予头部冰敷等物理降温措施,擦干汗液,及时更衣,做好口腔护理及皮肤护理。

(2)观察记录大便次数、颜色、气味、性状、量,及时送检,采集标本时注意应采集黏液脓血部分。作好动态比较,为输液方案和治疗提供可靠依据。

(3)密切观察代谢性酸中毒表现:当患儿出现呼吸深长、精神萎靡、口唇樱红,血 pH 下降时,应及时报告医师及时使用碱性药物纠正。

(4)密切观察低血钾表现:当发现患儿全身乏力、哭声低下或不哭、吃奶无力、肌张力低下、反应迟钝、恶心、呕吐、腹胀及听诊肠鸣音减弱或消失时,提示有低血钾存在,应及时补充钾盐。

6.健康教育

(1)宣传母乳喂养的优点,指导合理喂养,避免在夏季断奶防止过食、偏食及饮食结构突然变动。

(2)指导患儿家长配制和使用 ORS 溶液。按时逐步添加辅食。

(3)注意食物新鲜、清洁和食具消毒,避免肠道内感染。教育儿童饭前便后洗手,勤剪指甲。

(4)及时治疗营养不良、佝偻病等,加强体格锻炼,适当户外活动。

(5)气候变化时防止受凉或过热,夏天多喝水。

(6)避免长期滥用广谱抗生素。

十、护 理 评 价

患儿大便次数是否减少;脱水、电解质及酸碱平衡紊乱是否得到纠正,尿量有无增加;体温及体重是否恢复正常;臀部皮肤是否保持正常;家长能否掌握儿童喂养知识及腹泻的预防、护理知识。

拓展学习

小儿腹泻的按摩疗法

1.摩腹　即用一手掌在患儿腹部轻柔地打圈,范围以肚脐为中心,由小到大,至整个腹部,2～3 min。先逆时针摩两分钟,再顺时针摩一分钟。

注意事项:①摩腹速度宜慢,约两秒钟一圈,速度太快,会致患儿腹部不适,甚至出现呕吐,若出现上述情况,宜立即停止摩腹,并将患儿抱起,轻拍背部,以顺气止呕。②动作沉稳,即摩腹时能带动患儿腹部皮下组织,速度均匀,不要时快时慢。

2.揉脐 用示、中、无名三指的指端螺纹面在脐部按揉,力量稍重(三指按于肚脐,指下感觉有物顶住即可),1~2 min。注意揉按时力量不要太重,否则患儿会感觉不适而哭闹,影响治疗的进行。

3.揉龟尾 龟尾位于背部尾骨端,用中指在龟尾穴处按揉,力度同揉脐,2~3 min。揉按时力量可比揉脐稍大些,若患儿感觉不适而哭闹,可减轻揉按之力。

4.推上七节骨 七节骨即背部脊柱尾端的七节,从龟尾向上数七节即是。用示、中二指从龟尾穴沿七节骨向上推擦,动作轻快,每分钟 100 次左右,推擦 100~300 次。行推擦手法前,一定要在局部涂抹介质,如润滑油、爽身粉等,以免擦破小儿的幼嫩皮肤。

上述方法可反复交替进行,每次治疗总时间约 20 min。一般每日按摩 1~2 次,腹泻较重者可每日 3~4 次。

工作任务四　小儿液体疗法及其护理

❖学习主题

重点:补液的护理。

难点:几种常用混合溶液的组成、张力的计算以及补液的定量、定性和定速。

多媒体课件

❖预习案例

患儿,女,7个月,因吐泻 3 d,加剧 1 d,尿少入院。2 d 来大便质稀,蛋花汤样,15~20 次/日,伴低热,偶有呕吐,1 d 来尿量减少,6 h 以来无尿。查体:T 37.8 ℃,脉搏 140 次/分,呼吸 50 次/分,体重 7 kg,精神萎靡,皮肤弹性差,黏膜干燥,口唇樱红,眼窝及前囟凹陷明显,四肢厥冷。血清钠 120 mmol/L,血清钾 4 mmol/L。

❖思考

1.该患儿的医疗诊断是什么?(什么病?什么程度什么性质的脱水?)

2.观察病情时需注意观察哪些方面?

3.第一日静脉补液的总量为多少?

一、小儿体液平衡的特点

体液是人体的重要组成部分,保持体液平衡是维持生命所必需的条件。体液平衡包括维持水、电解质、酸碱度和渗透压的正常,主要依赖于神经、内分泌系统和肺、肾脏等器官的正常调节功能。小儿由于体液占体重比例较大、器官功能发育不成熟、体液平衡调节功能差等生理特点,极易受疾病和外界环境的影响而发生体液平衡失调,如处理不当或不及时,可危及小儿生命,因此液体疗法是儿科治疗中的重要内容。

(一)体液的总量和分布

体液由血浆、间质液、细胞内液 3 部分组成,前两者合称为细胞外液,后者称为细胞内液。细胞内液和血浆液量相对稳定,间质液量变化较大。年龄越小,体液总量相对愈多,间质液量所占的比例也越大。因此,小儿发生急性脱水时,由于细胞外液首先丢失,脱水症状可在短期内立即出现。小儿体液分布见表12-4。

表 12-4　不同年龄的体液分布(占体重的％)

年龄	细胞内液	间质液	血浆	体液总量
新生儿	35	37	6	78
～1 岁	40	25	5	70
2～14 岁	40	20	5	65
成人	40～45	10～15	5	55～60

(二)体液的电解质组成

小儿体液的电解质组成与成人相似,细胞外液的电解质以 Na^+、Cl^-、HCO_3^- 等离子为主,其中 Na^+ 对维持细胞外液的渗透压起主导作用。细胞内液以 K^+、Mg^{2+}、HPO_4^{2-} 和蛋白质为主,其中 K^+ 对维持细胞内液的渗透压起主导作用。新生儿生后数日血钾、氯、磷和乳酸偏高,血钠、钙和碳酸氢盐偏低。

(三)水代谢特点

小儿年龄愈小,每日需水量愈多;小儿排泄水的速度较成人快,年龄愈小,出入量相对愈多,婴儿体内水的交换率比成人快 3～4 倍。婴儿对缺水的耐受性差,易发生脱水。小儿体液调节功能不成熟,年龄愈小,肾脏的浓缩功能愈不成熟,排泄同量溶质所需水量较成人为多,尿量相对较多,当入水量不足或出水量增加时,易发生代谢产物滞留和高渗性脱水;小儿肾脏稀释功能较好,但肾小球滤过率低,当摄入水量过多又易引起水肿和低钠血症。

二、液体疗法

(一)常用溶液

1.非电解质溶液　常用5％和10％的葡萄糖溶液。5％葡萄糖溶液为等渗液,最常用。10％葡萄糖溶液为高渗液。主要用以补充水分和部分热量,不能起到维持血浆渗透压的作用,故视为无张力溶液。

2.电解质溶液　主要用于补充损失的液体和所需的电解质,纠正体液的渗透压和酸碱平衡失调。

(1)生理盐水(0.9％氯化钠溶液)和复方氯化钠溶液(Ringer):为等张液,含 Na^+ 和 Cl^- 各 154 mmol/L,钠含量接近血浆浓度,但氯比血浆浓度(血 Cl^- 103 mmol/L)高出 1/3,输入过多引起高氯性酸中毒。复方氯化钠溶液还含有与血浆相同的 K^+ 和 Ca^{2+}。

(2)碱性溶液:主要用于纠正酸中毒。常用的碱性溶液如下。

1)碳酸氢钠溶液:1.4％碳酸氢钠为等渗溶液,市售为 5％碳酸氢钠高渗溶液,可用 5％

或 10%葡萄糖稀释 3.5 倍,即为等渗液。在抢救重度酸中毒时,可不稀释而直接静脉注射,但不宜多用。

2)乳酸钠溶液:需在有氧条件下,经肝脏代谢产生 HCO_3^- 而起作用,显效较缓慢。因此在肝功能不全、缺氧、休克、新生儿期以及乳酸潴留性酸中毒时,不宜使用。1.87%乳酸钠为等渗液,市售为 11.2%乳酸钠溶液,稀释 6 倍即为等渗液。

(3)氯化钾溶液:用于纠正低钾血症,制剂为 10%溶液,静脉滴注时稀释成 0.2%~0.3%浓度,不可静脉直接推注,以免发生心肌抑制而死亡。

学习贴士:

补钾"五不宜",即不宜过早、不宜过浓、不宜静推、不宜过量、不宜过快。

3.混合溶液 将各种不同渗透压的溶液按不同比例配成混合溶液,目的是减少或避免各自的缺点,而更适合于不同情况液体疗法的需要。几种常用混合溶液的简便配制方法见表 12-5。

表 12-5 几种临床常用混合液的组成

溶液种类	0.9%氯化钠(份)	5%或 10%葡萄糖(份)	1.4%碳酸氢钠或 1.87%乳酸钠(份)	电解质渗透压(张力)
2∶1 液	2	—	1	1
1∶1 溶液	1	1	—	1/2
1∶2 溶液	1	2	—	1/3
1∶4 溶液	1	4	—	1/5
2∶3∶1 溶液	2	3	1	1/2
4∶3∶2 溶液	4	3	2	2/3
2∶6∶1 溶液	2	6	1	1/3

学习贴士:

液体的张力,不需要死记。只需理解葡萄糖进入体内后被氧化成二氧化碳和水,不产生张力即可。混合溶液的张力是由溶液中的电解质产生的,如 4∶3∶2 溶液的张力为:(4+2)/(4+3+2)=2/3 张。

4.口服补液盐溶液(oral rehydration salts,ORS) 近年来世界卫生组织(WHO)推荐用口服补液盐溶液(ORS 溶液)给急性腹泻脱水患儿进行口服补液疗法,经临床应用已取得良好疗效。传统配方由氯化钠 3.5 g,碳酸氢钠 2.5 g,氯化钾 1.5 g,葡萄糖 20 g 加温开水 1 000 mL 配制而成,张力为 2/3 张,含钾浓度为 0.15%,一般适用于轻度或中度脱水无严重呕吐者,在用于补充继续损失量和生理需要量时需适当稀释。新配方由氯化钠 2.6 g,枸橼酸钠 2.9 g,氯化钾 1.5 g,葡萄糖 13.5 g 加温开水 1 000 mL 配制而成,为低渗透压口服补液盐溶液,使用更安全。

（二）液体疗法

液体疗法是儿科护理的重要环节。其目的是通过补充不同种类的液体来纠正水、电解质和酸碱平衡紊乱，以保证正常的生理功能。在静脉补液的实施过程中需做到三定（定量、定性、定速）、三先（先盐后糖、先浓后淡、先快后慢）及两补（见尿补钾、惊跳补钙）。

第一天补液总量应包括累积损失量、继续损失量、生理需要量3个部分（表12-6）。

表 12-6　液体疗法的定量、定性与定时

		累积损失量	继续损失量	生理需要量
定量	轻度脱水	30～50 mL/kg	10～40 mL/kg	60～80 mL/kg
	中度脱水	50～l00 mL/kg		
	重度脱水	100～120 mL/kg		
定性	低渗性脱水	2/3 张～等张	1/3～1/2 张	1/4～1/5 张
	等渗性脱水	1/2～2/3 张		
	高渗性脱水	1/3～1/4 张		
定时		于 8～12 h 内输入 8～10 mL/(kg·h)	于补完累积损失量后的 12～16 h 输入 5 mL/(kg·h)	

1.累积损失量　即发病后至补液时水和电解质总的损失量。

(1)定量：根据脱水的程度决定。原则上轻度脱水 30～50 mL/kg，中度脱水 50～100 mL/kg，重度脱水 100～120 mL/kg。

(2)定性：根据脱水的性质决定。低渗性脱水补给 2/3 张～等张含钠液；等渗性脱水补给 1/2～2/3 张含钠液；高渗性脱水补给 1/3～1/4 张含钠液。若临床上判断脱水性质有困难时，可先按等渗性脱水处理，同时应测血钠、钾、氯含量，以确定脱水性质，指导补液。

(3)定速：补液速度取决于脱水程度，原则上应先快后慢。累计损失量应在 8～12 h 内补足，滴速为 8～10 mL/(kg·h)。重度脱水或有周围循环衰竭者应首先静脉推注或快速滴入 2：1 等张含钠液 20 mL/kg，总量不超过 300 mL，于 30～60 min 内静脉输入，以扩充血容量，改善血液循环和肾功能。

2.继续损失量　在液体疗法实施过程中，腹泻、呕吐、胃肠引流等损失可继续存在，使机体继续丢失体液，此部分按实际损失量及性质予以补充。

(1)定量：腹泻患儿一般按每天 10～40 mL/kg 计算。

(2)定性：一般常用 1/3～1/2 张含钠液，同时应注意钾的补充。

(3)定速：于补充累积损失量完成后的 12～16 h 均匀滴入，每小时约 5 mL/kg。

3.生理需要量　生理需要量包括能量、液量和电解质3个方面的需要量。

(1)定量：每天需水量为 60～80 mL/kg。

(2)定性：可用 1/4～1/5 张液补充，尽量口服，不能口服或口服量不足者可静脉滴注生理维持液（1/5 张含钠液含 0.15% 氯化钾）。

(3)定速：同继续损失量。

实际补液中，应对上述三方面进行综合分析，混合使用。腹泻引起脱水第一天的补液总量，一般轻度脱水为 90～120 mL/kg，中度脱水为 120～150 mL/kg，重度脱水为 150～180 mL/kg。

注意钾的补充。再根据治疗反应,随时进行适当调整。

第二天及以后的补液需根据病情轻重估计情况来决定,一般只需补充继续损失量和生理需要量,继续补钾,供给热量,于12～24 h内均匀输入,能够口服者应尽量口服。

(三)护理要点

1.补液前准备阶段

(1)了解小儿病情:补液开始前应全面了解患儿的病史、病情、补液目的及其临床意义,应以高度的责任心,迅速认真地做好补液的各种准备工作。

(2)熟悉常用溶液的种类、成分及配制方法,根据患儿脱水状况准备各种溶液,所需仪器和用物。

(3)解释治疗目的:向家长及患儿解释治疗目的,以利配合。对家长应解释治疗的原因、液体疗法需要的时间及可能发生的情况,使其了解整个治疗过程,并指导家长参与治疗过程。对年长患儿亦应做好鼓励和解释工作,以消除其恐惧心理。

2.输液过程中注意事项

(1)按医嘱要求全面安排24 h的液体总量,并遵循"补液原则"分期分批输入。

(2)严格掌握输液速度:明确每小时输入量,计算出每分钟输液滴数,防止输液速度过快或过缓。有条件最好使用输液泵,以便更精确地控制输液速度。

一般情况下:1 mL＝20滴

<1岁:3 kg	3滴/分	>1岁:1～2岁	12～15滴/分
4 kg	4滴/分	2～3岁	15～20滴/分
5 kg	5滴/分	>3岁	25滴/分
6 kg	6滴/分	>5岁	30滴/分

最多不超过12滴/分

(3)密切观察病情变化

1)注意观察生命体征:对于水、电解质紊乱患儿,应注意观察体温、脉搏、血压、呼吸等生命体征,并监测体重变化。若生命体征突然变化,或异常的生命体征仍持续,应及时记录并报告,以调整治疗方案。

2)观察输液反应:输液中若出现寒战、发热、恶心、呕吐等,应暂停输液并及时报告医生,查明原因,妥善处理。

3)保证输液管道通畅:注意针头是否滑脱、液体有无外渗,局部有无红肿。一旦出现上述情况,应及时采取措施补救。

4)观察脱水情况:注意患儿的神志状态,有无口渴,皮肤、黏膜干燥程度,眼窝及前囟凹陷程度,尿量多少,呕吐及腹泻次数及量等。比较治疗前后的变化,判断脱水减轻或加重。

5)观察酸中毒表现:最重要的表现是呼吸改变,其次为口唇樱红和神经精神系统抑郁征象,如乏力、精神不振、呕吐、嗜睡。

6)观察低血钾表现:注意观察患儿有无神经、肌肉兴奋性降低,如腹胀、肠鸣音减弱、腱反射消失等;有无心音低钝或心律不齐等。补充钾时应按照见尿补钾的原则。

7)观察低血钙表现:当酸中毒被纠正后,由于血浆稀释、离子钙降低,可出现低钙惊厥。个别抽搐患儿用钙剂无效,应考虑到低镁血症的可能。补液中应注意碱性液体及钙剂勿漏出血管外,以免引起局部组织坏死。

(4)准确记录液体出入量:24 h 液体入量包括静脉输液量、口服液体量及食物中含水量。液体出量包括尿量、呕吐量、大便丢失的水分和不显性失水。计算并记录 24 h 液体出入量,是液体疗法时护理工作的重要内容。

复习导航

　　1.小儿消化系统解剖生理特点　口腔、食管、胃、肠、肝、胰腺、肠道细菌、健康小儿粪便。

　　2.口炎患儿的护理　病毒、细菌、真菌→鹅口疮、疱疹性口炎、溃疡性口炎→清洁口腔和局部涂药→口腔黏膜的改变、疼痛、体温过高、营养失调、知识缺乏→护理措施(口腔护理、正确涂药、饮食护理、发热护理、健康教育)。

　　3.小儿腹泻　易感因素,感染因素(病毒、细菌),非感染因素(饮食、气候、过敏)→感染性腹泻、非感染性腹泻→轻型腹泻(胃肠道症状)、重型腹泻(脱水、电解质紊乱、全身中毒症状)→调整饮食,控制感染,纠正水、电解质和酸碱平衡紊乱,预防并发症→护理评估→护理诊断(腹泻、体液不足、有皮肤完整性受损的危险、营养失调、体温过高、潜在并发症、知识缺乏)→预期目标→护理措施(饮食护理、控制感染、补液护理、维持皮肤完整性、严密观察病情、健康教育)→护理评价。

　　4.小儿液体疗法及其护理　小儿体液平衡的特点→液体疗法(常用溶液:非电解质溶液、电解质溶液、混合溶液、口服补液盐溶液;液体疗法:三定、三先、两补;护理要点)。

考 点 检 测

一、选择题

(一)A1 型题

1.患儿 2 个月,因腹泻入院,近 2 日臀部皮肤发红,伴有皮疹,护理时应采取的措施是

　　A.每天便后冲洗臀部,吸干,涂软膏　　　　　　　B.涂青霉素软膏

　　C.涂龙胆紫　　　　　　　D.保暖　　　　　　　E.用塑料布包裹

2.1 岁小儿因呕吐、腹泻 5 d,4 个小时无尿入院。体检:重度脱水貌,四肢凉,首选的措施是

　　A.快速滴注 2∶1 等张含钠液 20 mL/kg　　　　　B.快速滴注生理盐水 20 mL/kg

　　C.快速滴注 5% 碳酸氢钠 20 mL/kg　　　　　　　D.快速滴注 1/2 张含钠液 20 mL/kg

　　E.快速滴注 5% 葡萄糖液 20 mL/kg

3.WHO 推荐使用的口服补液盐的张力是

　　A.2/3 张　　　　　B.2/5 张　　　　　C.1/3 张　　　　　D.1/4 张　　　　　E.1/5 张

4.女婴 9 个月,腹泻 2 d,轻度脱水、酸中毒,在无明显呕吐、腹胀时,第一天补液首选

　　A.3∶2∶1 液静脉滴注　　　　　B.2∶1 液静脉滴注

　　C.4∶3∶2 液静脉滴注　　　　　D.ORS 溶液　　　　　E.1∶4 液静脉滴注

5.以下哪项不是引起婴儿溢乳的原因

　　A.胃呈水平位　　　　B.常发生胃肠逆蠕动　　　　C.幽门括约肌发育好

　　D.胃酸分泌少　　　　E.贲门括约肌较松弛

6. 以下口腔炎的护理哪项不妥

　　A. 保持口腔清洁　　　　　　　　　B. 清洗口腔应在饭后立即进行

　　C. 饮食以微温或凉的流质为宜　　　D. 清洗口腔时动作应轻、快、准

　　E. 局部涂药后勿立即饮水或进食

7. 5 岁小儿因腹泻入院,入院后查体,见其精神萎靡,听诊心音低钝,有腹胀,肠鸣音减弱,腱反射减弱等,该患儿最大的可能是发生

　　A. 低钙血症　　B. 低钾血症　　C. 低镁血症　　D. 酸中毒血症　　E. 毒血症

8. 迁延性腹泻的病程为

　　A. 2 周内　　　B. 2 周~2 个月　　C. 2 个月以上　　D. 3 个月以上　　E. 2~3 个月

9. 3 个月小儿,腹泻 2 d,每天约 10 余次,稀水便,呕吐,尿少,前囟凹陷,精神萎靡,呼吸深快,口唇樱红,考虑腹泻伴有

　　A. 休克　　　　B. 酸中毒　　　　C. 中毒性脑病　　D. 低钾血症　　E. 败血症

10. 鹅口疮的病原体为

　　A. 葡萄球菌　　B. 变形杆菌　　C. 白色念珠菌　　D. 乳酸杆菌　　E. 双歧杆菌

11. 与婴儿腹泻中度脱水不相符的条件是

　　A. 失水占体重的 10% 以上　　　　B. 烦躁或嗜睡　　C. 尿量明显减少

　　D. 口唇黏膜明显干燥　　　　　　　E. 皮肤弹性较差

12. 婴儿腹泻重症区别于轻症的主要点是

　　A. 蛋花汤样大便　　B. 每日大便可达十余次　　　C. 大便腥臭有黏液

　　D. 水、电解质紊乱及酸中毒　　　　　　　　　　E. 大便镜检有大量脂肪球

13. 腹泻、脱水患儿经补液治疗后已排尿,按医嘱继续输液 400 mL 需加入 10% 氯化钾最多不应超过

　　A. 6 mL　　　　B. 8 mL　　　　C. 10 mL　　　　D. 12 mL　　　　E. 14 mL

14. 引起秋季腹泻最常见的病原体是

　　A. 柯萨奇病毒　　　　　　B. 诺沃克病毒　　　　　　C. 轮状病毒

　　D. 致病性大肠埃希菌　　　E. 金黄色葡萄球菌

15. 护理腹泻患儿时,哪一项措施不正确

　　A. 详细记录出入水量　　　　B. 加强臀部护理

　　C. 腹胀时应注意有无低钾血症　　D. 急性腹泻早期应使用止泻剂

　　E. 呕吐频繁者应禁食补液

16. 婴儿腹泻引起的等渗性脱水,补累积损失量宜用下列哪一种张力的液体?

　　A. 1/2 张含钠液　　B. 1/3 张含钠液　　C. 1/4 张含钠液　　D. 1/5 张含钠液　　E. 等张含钠液

(二)A2 型题

17. 男,3 岁,昨日因腹泻脱水、电解质紊乱而入院治疗,经 6 h 补液后患儿出现明显眼睑水肿,说明

　　A. 输入葡萄糖液过多　　　　B. 补液量不足　　C. 血容量未恢复

　　D. 酸中毒未纠正　　　　　　E. 输入电解质溶液过多

18. 7 个月小儿,生后人工喂养,因婴儿腹泻伴中度等渗性脱水入院。经补液治疗后,该患儿脱水体征基本消失,呼吸平稳,但精神仍差,腹胀明显,四肢软弱无力,应考虑合并

  A. 低血糖   B. 低钙血症   C. 低钾血症

  D. 低镁血症   E. 代谢性酸中毒

(三)A3 型题

  1 岁患儿,呕吐、腹泻稀水便 5 d,1 d 来尿量极少,精神萎靡,前囟及眼窝极度凹陷,皮肤弹性差,四肢发凉,脉细弱,血清钠 125 mmol/L。

19. 请判断该患儿脱水程度与性质

  A. 轻度低渗性脱水   B. 重度低渗性脱水 C. 中度等渗性脱水

  D. 重度等渗性脱水   E. 中度高渗性脱水

20. 根据患儿脱水程度和性质,应首先给下列哪一种液体

  A. 2∶1 等张含钠液   B. 1/2 张含钠液   C. 1/3 张含钠液

  D. 1/4 张含钠液   E. 1/5 张含钠液

  11 个月患儿,因呕吐、腹泻 3 d 来院,初步诊断为婴儿腹泻伴脱水。

21. 考虑为等渗性脱水,应选用下列哪种液体?

  A. 等张含钠液   B. 1/2 张含钠液   C. 1/5 张含钠液

  D. 1/3 张含钠液   E. 1/4 张含钠液

22. 患儿经输液 6 h 后,脱水情况好转,开始排尿,但又出现精神萎靡,心音低钝,腹胀,肠鸣音减弱,这时应首先考虑为

  A. 酸中毒未纠正   B. 中毒性肠麻痹   C. 低血钾

  D. 低血钙   E. 低血镁

23. 如患儿需要补钾,应把氯化钾稀释至何种浓度而后静脉缓慢点滴

  A. 0.2%～0.3%   B. 0.3%～0.5%   C. 0.5%～1.0%   D. 1.0%～1.5%   E. 1.5%～3.0%

  6 个月小儿,因腹泻、呕吐 2 d,伴口渴、尿少半天,门诊以婴儿腹泻伴脱水收入院。体检:枕秃,脱水征明显,精神萎靡,呼吸深快,口唇樱红。

24. 该患儿呼吸深快最可能是由以下哪种因素引起

  A. 休克   B. 代谢性酸中毒   C. 中毒性脑病

  D. 低钾血症   E. 败血症

25. 该患儿此时应做的主要辅助检查为

  A. 血常规   B. 尿常规   C. 血生化

  D. 大便常规   E. 大便细菌培养

26. 若需给该患儿补钾,以下哪项不正确

  A. 有尿后补钾   B. 必要时可静脉缓慢推注   C. 静脉补钾的浓度不超过 0.3%

  D. 滴注速度不宜过快   E. 尽量口服

二、名词解释

1. 等渗性脱水   2. 低渗性脱水   3. 高渗性脱水   4. ORS 补液盐

5. 2∶1 等张含钠液 6. 3∶2∶1 液   7. 4∶3∶2 液   8. 口炎   9. 溃疡性口炎

10. 疱疹性口炎   11. 鹅口疮   12. 小儿腹泻   13. 肠套叠

三、问答题

1.简述静脉补钾的原则。

2.举例说明小儿腹泻脱水的分度。

3.轮状病毒性肠炎的临床特征有哪些?

4.简述婴儿腹泻的饮食护理。

5.小儿消化功能有何特点?

6.常见口炎患儿的护理评估要点及护理措施。

7.腹泻患儿的护理评估。

8.腹泻患儿的护理诊断和护理措施。

四、病例分析

女孩,7个月,主因呕吐、腹泻于11月10日入院。患儿系人工喂养,3 d前开始腹泻,7~8次/天,为水样便,食后呕吐1~2次/天,次日大便10余次,持续至今,食欲差,吃后即吐,频泻,已12 h无尿。病儿为足月顺产,出生体重3 kg,无窒息史。

查体:体温:38.5 ℃,体重6 kg,神志朦胧,呼吸快,口唇樱红色,前囟及眼窝凹陷,皮肤弹性极差,心率125次/分,心音低钝,四肢厥冷,脉弱,哭无泪。血钠126 mmol/L,血钾3.5 mmol/L,CO_2CP11.0 mmol/L。医疗诊断为病毒性肠炎。

问题:

1.该患儿属于哪种程度、何种性质脱水?第一天补液总量应为多少?

2.患儿首批输液宜选用何种液体?张力为多少?量为多少?在多长时间内输完?滴速为多少?

3.补充患儿累积损失量宜选用何种液体?量为多少?在多长时间内输完?

4.当输液瓶中还剩100 mL液体时患儿开始排尿,在100 mL液体中最多只能加10%氯化钾多少毫升?

5.该患儿入院当晚已排尿3次,脱水征消失,但又吐一次,大便3~4次,突然全身抽搐两眼上翻。应考虑伴发什么?处理措施为什么?

6.列出该患儿的主要护理诊断及护理措施。

7.当该患儿出院时,请你为患儿家长进行健康指导。

【参考答案】

一、选择题

1~5 AAADC 6~10 DBBBB 11~15 CADDC 16~20 DAEBA 21~25 BCABC

26 B

(曾丽娟)

血液系统疾病患儿的护理

　　血液系统是机体维持正常新陈代谢、免疫、防止出血等功能的重要组成部分。血液具有多项功能,最重要的就是运送氧气。人体内的血细胞就好像一棵大树上的树叶一样,缺少了它们之后,人也就无法生存。那么各类血细胞在小儿体内起什么作用呢? 我们先说说红细胞吧。红细胞的主要作用是运载氧气。人若缺少氧气就无法生活。白细胞的作用好像国家的保卫战士,对一切病原体入侵要作出反应,进行抵抗。血液和血细胞的生成主要来源于摄入的食物,因此,造血系统正常功能的维持是以充足的营养为基础的。如果小儿出现营养失调会引起哪些造血成分缺失的血液系统疾病? 小儿又会出现哪些特征性的表现呢?

学习目标

知识目标:掌握小儿血液系统常见疾病的临床表现及护理措施;熟悉小儿血液系统常见疾病的护理诊断、辅助检查及治疗要点;了解小儿造血和血液特点,小儿血液系统常见疾病的病因及发病机制。

技能目标:能根据血液检查结果判断小儿的贫血程度,能对血液系统常见疾病的患儿提供正确地护理,能对患儿及家长进行健康教育。

素质目标:同情患儿,爱护患儿,抽取血液标本时动作轻柔。

工作任务一　认识小儿造血和血液特点

◆学习主题

重点:小儿骨髓的特点、黄骨髓出现的时间,髓外造血、生理性贫血、中性粒细胞和淋巴细胞交叉的时间。

难点:生理性贫血的原理。

多媒体课件

一、造血特点

小儿造血分胚胎期造血及生后造血。

(一)胚胎期造血

1.中胚叶造血期　从胚胎第3周起,在卵黄囊上形成许多血岛,其间的细胞分化为原始的血细胞,至胚胎第6周后造血开始减退。

2.肝(脾)造血期　胚胎第6~8周时肝出现活动的造血组织,并成为胎儿中期的主要造血部位,主要造有核红细胞,也可造粒细胞和巨核细胞,胚胎4~5个月时达高峰,6个月以后逐渐减退,至生后4~5 d完全停止造血。脾脏在胚胎第8周开始造血,主要造红细胞、粒细胞、淋巴细胞及单核细胞,5个月后逐渐停止造红细胞和粒细胞,仅保留造淋巴细胞功能。

3.骨髓造血期　胚胎第6周开始出现骨髓,但至第4~5个月才开始造血活动,直至生后2~5周成为唯一的造血场所。

(二)生后造血

1.骨髓造血　婴幼儿时期,所有骨髓都为红骨髓,全部参与造血,5~7岁后,黄骨髓逐渐代替长骨中的红骨髓,仅在肋骨、胸骨、脊椎、骨盆、颅骨、锁骨和肩胛骨有红骨髓。因此,婴幼儿因缺乏黄骨髓,造血潜力较差,需要造血增加时,则出现骨髓外造血。

2.骨髓外造血　在正常情况下,骨髓外造血极少。当严重感染或溶血性贫血等需要增加造血时,肝、脾和淋巴结可恢复到胎儿时期的造血状态,出现肝、脾、淋巴结肿大,外周血液中出现有核红细胞和(或)幼稚中性粒细胞。这是小儿造血器官的一种特殊反应,当病因祛除后又恢复正常。

二、血液特点

(一)红细胞和血红蛋白量

由于胎儿时期处于相对缺氧状态,红细胞生成素合成增加,故红细胞和血红蛋白量较高。新生儿出生时红细胞计数$(5\sim7)\times10^{12}$/L,血红蛋白量150~220 g/L。生后由于自主呼吸的建立,血氧含量增高,红细胞生成素减少,骨髓造血功能暂时性降低,胎儿红细胞寿命较短,且破坏较多,加上婴儿生长发育迅速、循环血量迅速增加等因素,红细胞数和血红蛋白量逐渐降低,至生后 2~3 个月时红细胞数降至 $3×10^{12}$/L,血红蛋白量降至 110 g/L 左右而出现轻度贫血,称为"生理性贫血",以后又逐渐增加,约于 12 岁达成人水平。

(二)白细胞计数及分类

新生儿出生时白细胞总数达 $(15~20)×10^9$/L,生后 6~12 h 可达 $(21~28)×10^9$/L,然后逐渐下降,婴儿期白细胞数维持在 $(10~12)×10^9$/L,8 岁后接近成人水平。白细胞分类主要是粒细胞与淋巴细胞的比例变化,出生时中性粒细胞约占 65%,淋巴细胞约占 30%;随着白细胞总数的减少,中性粒细胞比例也逐渐下降,生后 4~6 d 时中性粒细胞和淋巴细胞比例相等(第一次交叉);以后整个婴幼儿期均以淋巴细胞占优势,至 4~6 岁时两者再次相等(第二次交叉),6 岁后逐渐与成人相似。

(三)血小板数

与成人相似,为 $(150~250)×10^9$/L。

(四)血红蛋白

出生时,血红蛋白以胎儿血红蛋白(HbF)为主,约占 70%。出生后 HbF 迅速被成人血红蛋白(HbA)取代,至 4 月龄时 HbF<20%,1 岁时 HbF<5%,2 岁后达成人水平,HbF<2%。

(五)血容量

小儿血容量相对较成人多,新生儿血容量约占体重的 10%,儿童 8%~10%,成人占体重的 6%~8%。

工作任务二　认识小儿贫血

✿学习主题

重点:小儿贫血的标准及程度。

难点:贫血的分类。

一、贫血的定义

贫血(anemia)是指末梢血中单位容积内红细胞数或血红蛋白量低于正常。

小儿贫血的国内诊断标准是:新生儿期血红蛋白(Hb)<145 g/L,1~4 个月时 Hb<90 g/L,4~6 个月时 Hb<100 g/L;6 个月以上则按世界卫生组织标准;6 个月~6 岁者 Hb<110 g/L,6~14 岁 Hb<120 g/L 为贫血;海拔每升高 1 000 m,血红蛋白上升 4%。

小儿贫血可以是独立疾病,也可以是多种疾病的一种临床表现。

二、贫血的分度

根据外周血中血红蛋白含量或红细胞数可将贫血分为轻、中、重、极重 4 度(表 13-1)。

表 13-1　贫血的分度

	轻度	中度	重度	极重度
血红蛋白量(g/L)	120～90	90～60	60～30	<30
红细胞数(×10^{12}/L)	4～3	3～2	2～1	<1

三、贫血的分类

一般采用病因学和形态学分类。

1.病因分类　根据引起贫血的原因和发病机制可分为如下 3 类。

(1)红细胞及血红蛋白生成不足(生成不足):①造血物质缺乏(原料不足,婴幼儿最常见贫血原因),如铁缺乏——缺铁性贫血,维生素 B_{12} 或叶酸缺乏——巨幼红细胞贫血;②造血功能障碍,再生障碍性贫血(原发性及继发性),由于骨髓造血功能衰竭所致;其他如感染性、炎症性及铅中毒等等引起骨髓造血功能抑制。

(2)溶血性贫血(破坏过多):各种因素引起红细胞破坏过多。如遗传性球形细胞增多症、G-6-PD 缺陷症、珠蛋白生成障碍性贫血,以及感染、化学物质等及免疫性溶血性贫血。

(3)失血性贫血(丢失过多):包括急性和慢性失血性贫血。

2.形态分类　根据红细胞平均容积(MCV)、红细胞平均血红蛋白(MCH)、红细胞平均血红蛋白浓度(MCHC)的值将贫血分为 4 类(表 13-2)。

表 13-2　贫血的细胞形态分类

	MCV(fL)	MCH(pg)	MCHC(%)
正常值	80～94	28～32	32～38
正细胞性	80～94	28～32	32～38
大细胞性	>94	>32	32～38
单纯小细胞性	<80	<28	32～38
小细胞低色素性贫血	<80	<28	<32

工作任务三　营养性缺铁性贫血患儿的护理

◇学习主题

重点:营养性缺铁性贫血的临床表现、辅助检查、护理措施。

难点:营养性缺铁性贫血的发病机制。

◇预习案例

患儿,男,10 个月。因面色苍白、精神不振、食欲差 3 个月来就诊。患儿自 6 个月起除添

多媒体课件

加米粉外未添加其他辅食。查体:体温 37 ℃,脉搏 110 次/分,呼吸 32 次/分,体重 8 kg,面色苍黄,口唇黏膜苍白,精神萎靡,反应差。实验室检查:Hb80 g/L,RBC 2.9×10^{12}。

❀思考

1.考虑该患儿患了什么疾病?

2.列出主要的护理诊断。

3.如何补充所缺物质?

缺铁性贫血(iron deficiency anemia,IDA)是由于体内铁缺乏致使血红蛋白合成减少而引起的一种小细胞低色素性贫血。是小儿贫血中最常见者,以 6 个月～2 岁的婴幼儿发病率最高,是我国重点防治的小儿疾病之一。

一、病　　因

铁是构成血红蛋白必需的原料。任何引起体内铁缺乏的原因均可导致贫血。

1.先天储铁不足　胎儿在孕期后 3 个月从母体获得的铁最多,平均每日可获得 4 mg 铁,贮存铁及出生后红细胞破坏所释放的铁足够出生后 4～5 个月内造血之需。如贮铁不足,则婴儿期易较早发生缺铁性贫血。特别是因早产、双胎、多胎、胎儿失血、孕母患严重缺铁性贫血等均可致胎儿储存铁减少。

> **知识卡片:**
>
> 　有研究显示:出生后结扎脐带的时间延迟一些,并用手将脐带内血挤净,可使新生儿多得 75 mL 血或 35 mg 铁。

2.铁摄入不足　饮食中铁的供给不足为缺铁性贫血的主要原因。人奶和牛奶含铁量均低,如婴儿单用奶类喂养又不及时添加含铁较多的辅食,则易发生缺铁性贫血。动物性食物铁的吸收率大于植物性食物中的铁吸收率,如年长儿偏食、挑食可导致铁摄入不足。

3.生长发育快　婴儿期和青春期的儿童生长发育迅速,血容量增加快,铁的需要量大;早产儿生长发育更快,故婴儿期尤其是早产儿最易发生缺铁性贫血。若不及时添加含铁丰富的食物,易发生缺铁。

4.铁吸收减少　饮食搭配不合理影响铁的吸收,胃肠炎、消化道畸形、慢性腹泻、肠吸收不良等可减少铁的吸收。在急慢性感染时,患儿食欲下降,胃肠道吸收不良,可减少铁的吸收,也可增加铁的消耗,影响铁的利用。

5.铁丢失过多　失血是缺铁性贫血的常见原因。用未经加热的鲜牛奶喂养婴儿,可因对蛋白过敏而发生小量肠出血;肠息肉、钩虫病、鼻出血等引起慢性失血;初潮后少女月经量过多等均可致铁丢失过多。

> **学习贴士:**
>
> 　小儿缺铁性贫血的主要原因与成人不同。小儿为铁摄入不足;成人为慢性失血。

二、发病机制

铁缺乏对造血及多种组织器官的功能均有影响。

1.对造血的影响　经小肠吸收的食物铁或衰老红细胞破坏释放的铁经运铁蛋白转运至幼红细胞及储铁组织。幼红细胞摄取的铁在线粒体内与原卟啉结合,形成血红素。后者再与珠蛋白结合形成血红蛋白。缺铁时血红素形成不足,血红蛋白合成减少,新生的红细胞内血红蛋白含量不足,细胞质较少,细胞变小;而缺铁对细胞的分裂、增殖影响小,故红细胞数量减少的程度不如血红蛋白减少明显,从而形成小细胞低色素性贫血。

人体总铁量的60%～70%分布于血红蛋白和肌红蛋白中,约30%以铁蛋白及含铁血黄素形式存储于肝脾及骨髓中为储存铁,极少量存于含铁酶及血中。当铁供应不足时,储存铁可供造血所需,故缺铁早期无贫血表现。如铁缺乏进一步加重,使储存铁耗竭时,即有贫血表现。因此,缺铁性贫血是缺铁的晚期表现。

2.对非造血系统的影响　铁缺乏时使体内含铁酶和铁依赖酶活性下降,细胞功能紊乱而出现一些非血液系统表现。如上皮细胞退变、萎缩,出现口腔炎、舌炎、胃酸缺乏;小肠黏膜变薄致消化吸收功能减退,反甲;神经功能紊乱出现精神神经行为;T_4分泌减少,细胞免疫功能及中性粒细胞功能下降致抗感染能力减低。

三、临床表现

任何年龄均可发病,以6个月～2岁最多。大多起病缓慢。

1.一般表现　皮肤黏膜逐渐苍白,以唇、口腔黏膜及甲床最明显;常有烦躁不安或精神不振,不活泼,厌食、体重不增或增加缓慢。年长儿可诉头晕、眼前发黑、耳鸣等。

2.髓外造血表现　肝、脾轻度肿大;年龄愈小、病程愈长、贫血愈重,肝脾肿大愈明显。淋巴结肿大较轻。

3.非造血系统表现

(1)消化系统:可出现食欲减退,呕吐、腹泻,少数有异食癖(如喜吃泥土、煤渣等),还可出现口腔炎、舌炎或舌乳头萎缩,重者可出现萎缩性胃炎或吸收不良综合征等。

(2)神经系统:可出现注意力不集中,易激惹,多动,记忆力减退,智力发育迟滞,智能多较同龄儿低。

(3)心血管系统:在严重贫血时心率加快,心脏扩大,严重者并发心力衰竭。

(4)其他:如皮肤干燥、毛发枯黄易脱落、反甲、免疫功能低下易合并感染等。

四、辅助检查

1.血象　Hb降低较RBC减少明显,呈小细胞低色素性贫血。红细胞大小不等,以小细胞居多,中央淡染区扩大。网织红细胞正常或轻度减少。

2.骨髓象　骨髓幼红细胞增生活跃,以中、晚幼红细胞增生为主,各期红细胞均较小。

胞质含量少,染色偏蓝,胞质成熟落后于胞核。

3.有关铁代谢的检查 血清铁蛋白(SF)$<12\ \mu g/L$,血清铁(SI)$<10.7\ \mu mol/L$,总铁结合力(TIBC)$>62.7\ \mu mol/L$,红细胞内游离原卟啉(FEP)$>0.9\ \mu mol/L$,转铁蛋白饱和度(TS)$<15\%$。

五、治 疗 原 则

关键是去除病因和铁剂治疗。

1.去除病因 喂养不当者应合理安排饮食,纠正不良的饮食习惯和食物组成,增加含铁丰富及富含维生素 C 的食物,积极治疗原发病如驱除钩虫、手术治疗消化道畸形、控制慢性失血等。

2.铁剂治疗 治疗缺铁性贫血的特效药。

(1)口服铁剂:多采用口服,为首选补铁途径,剂量以元素铁计算,一般为每次 1～2 mg/kg,每日 2～3 次。疗程至血红蛋白达正常水平后 2 个月左右停药。常用口服制剂依次有硫酸亚铁,富马酸亚铁,葡萄糖酸亚铁等。

(2)注射铁剂:口服铁剂不能耐受或因长期腹泻、呕吐、胃肠手术等致吸收不良者可采用注射铁剂,如右旋糖酐铁、含糖氧化铁等。

> **知识卡片:**
>
> 近年来的补铁新观念:①补铁方法改变为间隙补铁:部分的动物试验和人体试验均证明间隙补铁即每 3 d 或每周补充 1 次铁剂治疗有效,可减少肠道副作用,避免铁吸收的阻隔状态。②剂型改进——GDS(胃肠道释放系统)的作用:即各种缓释剂型的开发,可减少服药的剂量和次数,提高服药医从性。

3.输血治疗 一般病例不需输血。严重贫血并发心功能不全者可少量多次输注浓缩红细胞或压积红细胞,以尽快改善贫血症状。注意输注的量和速度。

六、护 理 评 估

1.健康史 向家长了解患儿的喂养方法和饮食习惯,是否及时添加辅食,饮食结构是否合理,有无偏食、挑食等;小婴儿还应了解其母孕产史,如孕期母亲有无严重贫血,是否早产、双胎、多胎及胎儿失血等;了解有无生长发育过快,有无慢性疾病如慢性腹泻、肠道寄生虫、吸收不良综合征、反复感染等及青春期少女月经量过多等致铁吸收减少,消耗、丢失过多的因素。

2.身体状况 了解患儿贫血程度,观察皮肤黏膜颜色及毛发、指甲情况,了解有无乏力、烦躁或萎靡、记忆力减退、成绩下降等,年长儿有无头晕、耳鸣、眼前发黑,贫血严重者要注意有无心率增快、心脏扩大及心力衰竭表现,还应了解患儿有无异食癖、口腔炎、舌炎及生长发育情况。

了解血液及骨髓检查结果,有无 RBC、Hb、SI 下降,红细胞形态改变及骨髓增生情况。

3. 心理社会状况　评估患儿及家长的心理状态,患儿有无因记忆力减退、成绩下降或智力低于同龄儿而产生自卑、焦虑或恐惧等心理;患儿及家长对本病的病因及防护知识的了解程度,对健康的需求及家庭背景等。

七、护理诊断

1. 活动无耐力　与贫血致组织、器官缺氧有关。
2. 营养失调:低于机体的需要量　与铁的供应不足吸收不良、丢失过多或消耗增加有关。
3. 潜在并发症　感染。
4. 知识缺乏　与家长及年长患儿的营养知识不足,缺乏本病的防护知识有关。

八、护理目标

(1)患儿倦怠乏力有所减轻,活动耐力逐渐加强。
(2)家长能正确选择含铁较多的食物,能遵指导协助患儿正确服用铁剂,保证铁的摄入。
(3)家长及年长患儿能叙述其发病的原因,积极主动配合治疗,纠正不良的饮食习惯,合理搭配饮食。

九、护理措施

1. 适当安排休息和活动　轻、中度贫血患儿,让其生活有规律,安排患儿进行适合自身状态、喜欢且力所能及的活动,限制危险性较大的活动,防止出现意外;严重贫血者应卧床休息以减轻心脏负担,定时测量心率,观察有无心悸、呼吸困难等,必要时吸氧。

2. 正确指导,合理安排饮食
(1)协助纠正不良的饮食习惯。
(2)指导合理搭配患儿的饮食。告知家长含铁丰富且易吸收的食物如动物血、肉类、鱼类、肝脏及豆制品;维生素C、氨基酸、果糖、肉类可促进铁的吸收,可与铁剂或含铁食品同时进食;茶、咖啡、牛奶、蛋类、麦麸、植物纤维可抑制铁的吸收,应避免与含铁食品同食;鲜牛奶必须加热处理后才能喂养婴儿,以减少因过敏而致肠出血。
(3)婴儿提倡母乳喂养,按时添加含铁丰富的辅食或补充铁强化食品如铁强化奶、铁强化食盐。人乳含铁虽少,但吸收率高达50%,而牛奶中铁的吸收率仅为10%～25%。婴儿6个月后应逐渐减少奶类的每日摄入量,以便增加含铁丰富的固体食物,可给予铁强化食物如铁强化奶、铁强化食盐。
(4)指导家长对早产儿和低体重儿自2个月左右给铁剂预防。

3. 指导正确应用铁剂,观察疗效与副作用
(1)指导正确用药:服用铁剂的正确剂量和疗程,注意药物应放在患儿不能触及之处且不能存放过多,以免误服过量中毒。

（2）口服铁剂对胃肠道有刺激，可致恶心、呕吐、腹泻或便秘、厌食、胃部不适及疼痛。宜从小剂量开始逐渐加至足量，副作用明显者可饭后服用，或者两餐之间服药，以减少胃肠道刺激利于吸收。液体铁剂可使牙齿染黑，应用吸管或滴管服之。铁剂可与稀盐酸和（或）维生素 C、果糖等同服，以利吸收；忌与抑制铁吸收的食物如牛乳、钙片、茶或咖啡同服。服用铁剂后，大便变黑或呈柏油样，停药后恢复，应向家长说明原因，消除紧张心理。

（3）注射铁剂时应分次深部肌肉注射，每次更换注射部位，可采用"Z"字形注射、注射前更换新针头或注射器内留微量（约 0.1 mL）气体，以防药液漏入皮下组织致局部坏死。

（4）观察疗效：用药后症状 12～24 h 好转。36～48 h 骨髓出现红系增生现象；网织红细胞 2～3 d 升高，5～7 d 达高峰，2～3 周降至正常；血红蛋白 1～2 周逐渐上升，3～4 周达正常。

> **学习贴士：**
>
> 　我们要记住能与铁剂同服的有稀盐酸、维生素 C 和果汁等。

4.预防感染　居室应阳光充足、空气新鲜，温、湿度要适宜，根据气温变化及时增减衣服，尽量不到人群集中的公共场所；鼓励患儿多饮水，保持口腔清洁，必要时每日进行 2 次口腔护理；观察皮肤、黏膜、呼吸系统等有无感染迹象，随时给予护理。

5.防止心力衰竭　密切观察病情，注意心率、呼吸、面色、尿量等变化，若出现心悸、气促、肝脏增大等心力衰竭的症状和体征，应及时通知医生，并按心力衰竭患儿进行护理，如卧床休息、取半卧位、酌情吸氧等。

6.健康教育　向家长及年长患儿讲解疾病的有关知识和护理要点。宜教科学喂养的方法，及时添加辅食，改善饮食习惯；指导口服铁剂的方法及注意事项；解除思想压力，对活动无耐力的患儿要多给予关怀、疏导、理解和鼓励，对有异食癖的患儿，应正确对待，不可过多的责备；加强预防宣教，强调孕妇及哺乳期妇女预防，婴儿应提倡母乳喂养，并及时添加辅食，早产儿从 2 个月开始补充铁剂，足月儿从 4 个月开始。

十、护　理　评　价

患儿倦怠乏力症状有无减轻，活动耐力是否加强。家长能否正确选择含铁较多的食物，合理安排患儿的饮食，并能正确指导患儿服用铁剂。家长及年长患儿是否知道本病的发病原因，并积极配合治疗，参与护理患儿。

工作任务四　营养性巨幼红细胞性贫血患儿的护理

✣学习主题

重点：营养性巨幼红细胞性贫血的临床表现、辅助检查、护理措施。

难点：营养性巨幼红细胞性贫血的发病机制。

多媒体课件

⬦预习案例

患儿,女,11 个月。因面色蜡黄,精神萎靡不振 2 周来院就诊。患儿生后纯母乳喂养,母亲以素食为主,很少食肉、蛋类食物。近一个月来发现孩子不会翻身、不会爬,反应迟钝,少哭不笑。查体:毛发稀黄,面色蜡黄,反应差,贫血貌,独坐不稳,不会爬,头部时有不自主震颤。腹平软,肝肋下 3.5 cm。四肢活动正常,有不自主震颤。实验室检查:Hb 81 g/L,RBC $1×10^{12}$,血清维生素 B_{12} 86 ng/L。

⬦思考

1. 该患儿患了什么类型的贫血?

2. 治疗原则是什么?

3. 针对该患儿病情,该如何护理?

营养性巨幼细胞性贫血(nutritional megaloblastic anemia,NMA)是由于缺乏维生素 B_{12} 和(或)叶酸所引起的一种大细胞性贫血,多见于 2 岁以下婴幼儿。主要临床特点为贫血,红细胞的胞体变大,神经精神症状,骨髓中出现巨幼红细胞,用维生素 B_{12} 和(或)叶酸治疗有效。

一、病　　因

维生素 B_{12} 主要存在于动物食品中,肝、肾、肉类较多,奶类含量甚少。食物中的维生素 B_{12} 进入胃内后与内因子结合,然后在远端回肠吸收入血,主要贮存于肝脏。体内贮量可供数年之需。

人体所需的叶酸主要来自食物,部分由肠道细菌合成。绿色新鲜蔬菜、水果、酵母、谷类和动物内脏(肝、肾)等含丰富叶酸,但经加热易被分解破坏。食物中叶酸主要在十二指肠及空肠中吸收,分布于各组织中,其中主要贮存于肝脏。小儿体内贮存的叶酸可供 4 个月生理之需。

引起维生素 B_{12} 和叶酸缺乏的常见原因如下。

1. 先天贮存不足　胎儿可通过胎盘获得维生素 B_{12} 和叶酸贮存在肝脏中,早产、双胎先天储备不足。如孕妇患维生素 B_{12} 或叶酸缺乏时则新生儿贮存少,易发生缺乏。

2. 摄入量不足　单纯母乳喂养而乳母又长期素食或单纯乳类喂养(特别是羊乳喂养)而未添加动物性辅食的婴儿容易出现维生素 B_{12} 或(和)叶酸摄入不足。年长儿挑食或偏食也易致缺乏。

3. 吸收和利用障碍　慢性腹泻、小肠病变等可致维生素 B_{12} 和叶酸吸收减少,肝脏病、急性感染,胃酸减少或维生素 C 缺乏,可影响维生素 B_{12} 和叶酸的代谢或利用。

4. 需要量增加　婴幼儿生长发育较快,尤其是早产儿,对维生素 B_{12} 和叶酸的需要量增加。

5. 疾病或药物的影响　维生素 C 缺乏可使叶酸消耗增加,严重感染可致维生素 B_{12} 消耗量增加;长期服用广谱抗生素、抗叶酸药物、抗癫痫药等均可导致叶酸缺乏。

二、发病机制

维生素 B_{12} 和叶酸在 DNA 合成和红细胞生成过程中存在相辅作用,但不能相互代替。当叶酸吸收进入人体后,被还原为四氢叶酸,维生素 B_{12} 在叶酸转变为四氢叶酸过程中起催化作用,促进 DNA 的合成。维生素 B_{12} 和叶酸缺乏,均引起 DNA 合成减少,DNA 合成障碍使红细胞的分裂和增殖时间延长,红细胞核发育落后于细胞质,形成巨幼红细胞。

维生素 B_{12} 与神经髓鞘中脂蛋白的形成有关,能保持中枢和外周髓鞘神经纤维的完整功能,当其缺乏时,可引起周围神经变性、脊髓亚急性联合变性和大脑损害,出现神经精神症状;还可使中性粒细胞和巨噬细胞作用减退而易感染。

叶酸缺乏主要引起情感改变,偶见深感觉障碍。

三、临床表现

1. 一般表现　多呈虚胖体型或轻度水肿,毛发稀疏、发黄,偶见皮肤出血点。

2. 贫血表现　轻度或中度贫血占大多数。表现为面色蜡黄,疲乏无力,可有轻度黄疸,结膜、口、唇、指甲等处明显苍白。常伴有肝、脾、淋巴结肿大。

3. 精神神经系统症状　患儿可出现烦躁不安、易怒等。维生素 B_{12} 缺乏者,可导致神经精神异常如表情呆滞、嗜睡、对外界反应迟钝,智力和动作发育落后等。还可出现肢体躯干、头部和全身震颤,甚至抽搐等。

4. 消化系统症状　出现较早,常有食欲不振、厌食、恶心、腹泻、呕吐和舌炎等;因震颤可致舌下溃疡。粪便微绿色,稀薄,含有少量黏液,无白细胞,便秘者罕见。

5. 其他　易发生感染和出血,如皮肤出血点或淤斑。重症者心脏扩大或心力衰竭。

四、辅助检查

1. 血象　末梢血红细胞数、血红蛋白量均低于正常,红细胞数减少比血红蛋白量减少更明显,呈大细胞性贫血。MCV、MCH 升高,MCHC 正常。血涂片可见红细胞大小不等,以大细胞为多,中央淡染区不明显,中性粒细胞呈分叶过多现象。网织红细胞、白细胞、血小板计数常减少。

2. 骨髓象　红细胞系统增生明显活跃,粒、红细胞系统均出现巨幼变,表现为胞体变大、胞核的发育落后于细胞质。中性粒细胞的细胞质空泡形成,核分叶过多。巨核细胞的核有过度分叶现象。

3. 血清维生素 B_{12} 和叶酸测定　血清维生素 B_{12}<100 ng/L(正常值 $200\sim800$ ng/L),血清叶酸<3 μg/L(正常值 $5\sim6$ μg/L)。

五、治疗原则

1. 去除病因　去除导致维生素 B_{12} 和叶酸缺乏的病因。

2. 一般治疗　加强营养、防治感染、坚持足疗程用药。

3. 维生素 B_{12} 和叶酸治疗　维生素 B_{12} 肌内注射,每次 $100\ \mu g$,每周 2～3 次,叶酸口服每次 5 mg,每日 3 次,连用数周,直到临床症状好转、血象恢复正常为止。单纯维生素 B_{12} 缺乏者补充维生素 B_{12},不合用叶酸。以免加重精神神经症状。因使用抗叶酸制剂致病者给甲酰四氢叶酸钙(亚叶酸钙)治疗。

4. 其他　重症贫血并发心功能不全或明显感染者可输入红细胞。有明显肌肉震颤者可应用镇静剂。

六、护理诊断

1. 营养失调:低于机体需要量　与维生素 B_{12} 和叶酸缺乏有关。

2. 活动无耐力　与贫血致组织、器官缺氧有关。

3. 生长发育改变　与营养不足、贫血及维生素 B_{12} 缺乏,影响生长发育有关。

4. 有感染的危险　与长期贫血,机体抵抗力下降有关。

5. 知识的缺乏　与家长的营养知识不足、喂养不当、缺乏本病的防护知识有关。

七、护理措施

1. 注意休息,适当活动　根据患儿的耐受情况安排其休息与活动,一般不需卧床,严重贫血者适当限制活动。有烦躁、震颤、抽搐者限制活动,必要时遵医嘱使用镇静剂。

2. 指导喂养　改善母亲营养,及时添加富含维生素 B_{12} 的食物,如肝、肾、肉类、蛋类、海产品等。给予富含叶酸的食物,如绿色新鲜蔬菜、水果、酵母、谷类和动物肝、肾等。合理搭配患儿食物,对年幼儿要耐心喂养,少量多餐,改变烹调方法,注意食物的色、香、味、形的调配,以唤起患儿食欲。年长儿预防偏食、挑食,养成良好的饮食习惯,对震颤严重不能吞咽者可鼻饲流食。

3. 按医嘱用药,观察用药疗效　一般用药 2～4 d 后患儿症状逐渐好转、食欲增加,网织红细胞上升,2～6 周红细胞和血红蛋白恢复正常,然而神经精神症状恢复较慢。维生素 C 有助叶酸的吸收,建议同时服用。恢复期需加用铁剂,防止红细胞增加过快时出现缺铁症状。

4. 控制感染　减少探视,保持环境清洁、整齐、空气新鲜,避免与感染的患儿接触。遵医嘱给予抗生素治疗。加强口腔护理,指导患儿多饮水,进食后需漱口。口腔炎严重时应按口腔炎护理,禁食辛、辣、冷、油炸食物,预防感染。

5. 监测生长发育　评估患儿的体格、智力、运动发育情况,对发育落后者加强训练和教育。

6.预防受伤　由于维生素 B$_{12}$ 缺乏的患儿可出现全身震颤、抽搐、感觉异常、共济失调等,容易发生外伤,需要密切观察,适当限制活动。震颤严重者应按医嘱给予镇静剂、维生素 B$_6$;上下门齿之间可垫缠有纱布的压舌板,以防咬破口唇、舌尖。

7.健康教育　向患儿及家长介绍本病的表现和预防措施,强调预防的重要性,提供有关营养方面的资料。积极治疗和去除影响维生素 B$_{12}$ 和叶酸吸收的因素。指导合理用药。定期体检。

拓展学习

其他常见贫血疾病的比较见表 13-3。

表 13-3　其他常见贫血疾病的比较

疾病	病因	临床表现	实验室检查	治疗	护理
红细胞葡萄糖 6-磷酸脱氢酶缺陷症（G-6-PD 缺陷症）	G-6-PD 缺乏,与遗传有关	常见于吃蚕豆或服药后出现黄疸、血红蛋白尿、贫血	Hb、RBC 减少,网织红细胞计数增高,血间接胆红素增高,G-6-PD 活性下降	除去诱因,碱化尿液,输给血 G-6-PD 正常的红细胞	避免食用蚕豆及其制品,忌服氧化型药物,观察溶血症状,防治感染,高发区进行普查
珠蛋白生成障碍性贫血	血红蛋白 β 链缺陷	发病早,2~6 月开始发病,慢性进行性贫血、肝脾肿大、生长发育不良、轻度黄疸、特殊面容	Hb、RBC 减少,网织红细胞计数增高,骨髓红细胞系增生明显活跃,HbF 或 HbH 增加	输血,脾切除,造血干细胞移植	注意休息与营养,防治感染,开展人群普查与遗传咨询
遗传性球形细胞增多症	常染色体显性遗传,红细胞膜缺陷	贫血、黄疸、脾肿大	Hb、RBC 减少,网织红细胞计数增高,球形红细胞增多,红细胞通透性增加	脾切除	防治感染,注意溶血危象的发生
再生障碍性贫血	原发性或因物理、化学、生物等因素使骨髓造血功能受抑制	进行性贫血、出血、反复感染,肝、脾、淋巴结一般不肿大	全血细胞、Hb 减少,骨髓增生低下	激素、中药、输血、抗生素、造血干细胞移植	加强营养,防治感染,贫血和出血的护理,去除病因,忌用抑制骨髓的药物

281

工作任务五 特发性血小板减少性紫癜患儿的护理

◇**学习主题**

    重点:特发性血小板减少性紫癜的临床表现、辅助检查、护理措施。

    难点:特发性血小板减少性紫癜的发病机制。

◇**预习案例**

    患儿,女,3岁。1周前曾患感冒,今晨家长发现其眼眶周围密集针尖大小的出血点,全身皮肤有散在淤点,下肢尤多见。门诊检查:血小板数 $45×10^9$/L。

◇**思考**

    1.患儿可能患有何种疾病?

    2.引起患儿出血的主要原因是什么?

    3.该患儿可能存在哪些护理问题?应采取哪些护理措施?

    特发性血小板减少性紫癜(idiopathic thrombocytopenic purpura,ITP)是一种免疫性疾病,又称自身免疫性血小板减少性紫癜,是小儿最常见的出血性疾病。临床上以皮肤、黏膜自发性出血、血小板减少、出血时间延长、血块收缩不良、束臂试验阳性为特征。本病多见于1～5岁小儿,男女发病无差异,春季发病数较高。

一、病因及发病机制

    目前认为ITP是一种自身免疫性疾病。患儿在发病前常有病毒感染史,病毒感染不是导致血小板减少的直接原因,而是由于病毒感染后机体产生相应的抗体,这类抗体可与血小板发生交叉反应,使血小板受到损伤而被单核-巨噬细胞系统所清除;此外,在病毒感染后,体内形成抗原-抗体复合物可附着于血小板表面,也使血小板易被单核-巨噬细胞系统吞噬和破坏,导致血小板寿命缩短、数目减少。感染可加重血小板减少或使疾病复发。血小板的数量减少是导致出血的主要原因。

二、临床表现

    本病可分为急性、慢性两型。

    1.**急性型** 较多见,占70%～90%,好发于婴幼儿。多数发病前1～3周有急性病毒感染史。起病急,有发热,以自发性皮肤、黏膜出血为突出表现,多为针尖大小出血点,或淤斑、紫癜,皮疹分布不均,以四肢为多,在易于碰撞的部位更多见,常伴有鼻出血、齿龈出血,偶见便血、呕血和血尿。少数有结膜下或视网膜出血。颅内出血少见,如一旦发生则预后不良。

本病呈自限性经过,85%～90%患儿在发病后1～6个月内痊愈,10%～20%的患儿呈慢性病程。病死率为0.5%～1%,主要致死原因为颅内出血。

2.慢性型　病程超过6个月,多见于学龄儿童,男女发病数约为1:3。起病缓慢,出血症状相对较轻,主要为皮肤、黏膜出血,可持续性或反复发作性出血,约1/3患儿发病数年后自然缓解。反复发作者脾脏常轻度肿大。

三、辅 助 检 查

1.血象　最主要改变是血小板减少,出血程度与血小板计数成正比。血小板计数$<50\times10^9/L$时可见自发性出血,$<20\times10^9/L$时出血明显,$<10\times10^9/L$时出血严重。失血较多时可致贫血,白细胞正常;出血时间延长,凝血时间正常,血块收缩不良;血清凝血酶原消耗不良。

2.骨髓象　急性病例巨核细胞数正常或增多,慢性者巨核细胞显著增多;幼稚巨核细胞增多,核分叶减少,核-浆发育不平衡,产生血小板的巨核细胞明显减少。

四、治 疗 原 则

避免外伤,预防及控制出血,早期、大量、短程应用肾上腺糖皮质激素,重度出血患儿可静脉输入大剂量丙种球蛋白,严重出血时可输入新鲜血或血小板。

1.预防创伤出血　急性期出血明显者卧床休息,避免外伤;忌用抑制血小板功能的药物如阿司匹林等。

2.肾上腺糖皮质激素治疗　常用泼尼松,每日1.5～2 mg/kg,分3次口服。严重出血者可用冲击疗法:地塞米松每日1.5～2 mg/kg静脉滴注,连用3日,症状缓解后改用泼尼松口服。2～3周后逐渐减量停药,一般不超过4周。

3.大剂量丙种球蛋白　每日0.4 g/kg,静脉滴注,连用5日,或1 g/kg静脉滴注1～2日,3～4周后再给药一次。

4.输注血小板和红细胞　因输入的血小板很快被破坏,故通常不主张输血小板,只有在颅内出血或急性内脏大出血危及生命时才输注血小板,并需给予大量肾上腺糖皮质激素,以减少输入血小板破坏。贫血者可输浓缩红细胞。

另外,激素和丙种球蛋白治疗无效及慢性难治性病例可给免疫抑制剂治疗或行脾切除术。

五、护 理 诊 断

1.皮肤黏膜完整性受损　与血小板减少致皮肤黏膜出血有关。

2.有感染的危险　与糖皮质激素和(或)免疫抑制剂应用致免疫功能下降有关。

3.潜在并发症　内脏出血。

4.恐惧　与严重出血有关。

六、护理措施

1.止血　采取止血措施:口、鼻黏膜出血可用浸有1%麻黄碱或0.1%肾上腺素棉球、纱布或吸收性明胶海绵局部压迫止血。无效者请医生会诊,以油纱条填塞,2~3 d后更换。严重出血者按医嘱用止血药或输血小板。

2.避免损伤　尽量减少肌内注射或深静脉穿刺抽血,必要时应延长压迫时间,以免形成深部血肿;提供安全的生活环境,家具用软垫包上;限制剧烈运动及玩锐利玩具;禁食坚硬、多刺的食物;保持大便通畅,防止用力大便时诱发颅内出血。

3.预防感染　对患儿应进行保护性隔离,保持出血部位清洁,注意个人卫生;及时增减衣服,避免受凉;不到人多的公共场所。

4.密切观察病情　监测生命体征,观察神志、面色,记录出血量。及时发现出血的危重情况,如面色苍白加重、呼吸、脉搏增快,出汗,血压下降提示失血性休克;若患儿烦躁、嗜睡、头痛、呕吐,甚至惊厥、昏迷等,提示颅内出血;若呼吸变慢或不规则,双侧瞳孔不等大,对光反射迟钝或消失,提示合并脑疝。

5.消除恐惧心理　关心、安慰患儿及家长,介绍疾病的基本知识及预后,增强信心,取得配合。

6.健康教育

(1)指导预防损伤,如不做剧烈的、有对抗性的游戏,不玩尖锐的玩具,常剪指甲,用软毛牙刷等。

(2)指导进行自我保护,如忌服阿司匹林类药物,服药期间不与感染病人接触,去公共场所时戴口罩,衣着厚薄适度,尽量避免感冒等。

(3)教会家长识别出血征象和学会压迫止血方法,一旦发现出血,立即到医院复查或治疗。

(4)脾切除的患儿易患呼吸道和皮肤化脓性感染,且易发展为败血症。在术后2年内应定期随诊,并遵医嘱应用抗生素和丙种球蛋白,以增强抗感染能力。

工作任务六　血友病患儿的护理

✥学习主题

重点:血友病的临床表现、辅助检查、护理措施。

难点:血友病的发病机制。

✥预习案例

患儿,男,1岁。半月前因碰伤后出现皮肤淤斑,未重视,7 d前牙龈碰伤后出血不止,经一般压迫止血无效,渗血长达60 h。面色苍白,有针刺后出血不易止住病史。查体:T 38.2 ℃,

HR 136 次/分,R 28 次/分,体重 12 kg。精神欠佳,上肢可见 2 个 1 cm×1 cm 大小的淤斑,面色、口唇苍白,牙龈与唇可见米粒大伤口,有渗血,咽充血。实验室检查:部分凝血活酶时间 68.8 s,凝血因子活性测定:因子Ⅷ促凝活性明显减少。

◈思考

1.该患儿患了什么疾病?

2.可能存在哪些护理问题?

3.如何护理?如何预防再次出血?

血友病(hemophilia)是一组遗传性凝血功能障碍的出血性疾病。包括:①血友病甲,即因子Ⅷ(抗血友病球蛋白,AHG)缺乏症;②血友病乙,即因子Ⅸ(血浆凝血活酶成分,PTC)缺乏症;③血友病丙,即因子Ⅺ(血浆凝血活酶前质,PTA)缺乏症。临床以血友病甲最常见,血友病乙次之。其共同特点:终生在轻微损伤后发生长时间出血。

一、病因及发病机制

血友病甲、乙为Ⅹ-连锁隐性遗传,由女性传递,男性发病;多数有家族病史;无家族病史者,可能为基因突变或家族中轻型病例未被发现。

血友病丙为常染色体显性或不完全性隐性遗传,两性均可发病,双亲均可传递。

由于因子Ⅷ、Ⅸ、Ⅺ缺乏可使凝血过程的第一阶段中凝血活酶生成减少,引起血液凝固障碍,导致出血倾向。

二、临床表现

出血是本病的主要表现。血友病甲、乙出血症状较重,且与血浆因子Ⅷ、Ⅸ的活性水平相关;血友病丙的出血症状较轻,与因子Ⅺ活性高低不相关。

患儿大多在 2 岁时发病,重者新生儿期即发病。发病后即终生易出血,常有皮肤淤斑、黏膜出血,皮下组织及肌肉血肿,关节腔出血及积血,也可出现消化道、泌尿道等内脏出血,颅内出血较少,但常危及生命,是最常见的致死原因之一。

肌肉及关节腔内出血是血友病的特征。肌肉出血以下肢、前臂和臀部肌肉出血较为多见,多伴局部血肿形成。关节出血以膝、踝和肘关节最常受累,且同一部位反复发生,表现为关节红肿、疼痛、活动受限。初发血肿可于数日或数周内完全吸收,疼痛消失,功能恢复。反复出血可致慢性关节炎,滑膜增厚、骨质破坏、关节纤维化,而致关节强直畸形、功能丧失。

三、辅　助　检　查

凝血时间延长,部分凝血活酶时间延长,凝血酶原消耗不良,凝血活酶生成试验异常。出血时间、凝血酶原时间和血小板正常。凝血因子活性测定可鉴别三种血友病。

四、治 疗 原 则

尚无根治疗法。治疗关键是预防出血、局部止血、补充凝血因子及药物治疗。

1.预防出血 减少和避免损伤出血。

2.局部止血 可采用压迫止血、加压包扎、局部冷敷等。

3.输注凝血因子 补充凝血因子是目前防治血友病病人出血最重要的措施。常用制剂主要有新鲜全血、新鲜血浆或冷冻血浆、冷沉淀物、凝血酶原复合物、FⅧ的浓缩剂或基因重组的纯化FⅧ。

4.药物治疗

(1)去氨加压素(DDAVP):该药系一种人工合成的抗利尿激素类物质,有抗利尿和动员体内贮存因子Ⅷ释放的作用,可用于轻症血友病甲患儿。

(2)其他药物:达那唑和复方炔诺酮有减少血友病甲患儿的出血作用。

5.其他 目前血友病已开始试用基因治疗。

五、护 理 诊 断

1.潜在并发症 出血。

2.组织完整性受损 皮肤、黏膜、关节或深部组织出血与凝血因子缺乏有关。

3.疼痛 与关节腔出血及皮下、肌肉血肿有关。

4.躯体移动障碍 与关节腔积血、肿痛、活动受限及关节畸形、功能丧失有关。

5.有受伤的危险 与凝血因子缺乏,患儿年龄小,对疾病认识不足/不能识别危险有关。

6.自尊紊乱 与疾病终身性有关。

7.知识缺乏 与对疾病的认识不足有关。

六、护 理 措 施

1.防治出血

(1)预防出血:注意避免外伤,尽量避免肌内注射及深部组织穿刺,必须穿刺时,须选小针头,拔针后延长按压时间,以免出血和形成深部血肿。尽量避免手术,必须手术时,应在术前、术中、术后补充所缺乏的凝血因子。

(2)局部止血:皮肤、黏膜出血可局部压迫止血,口鼻出血也可用浸有0.1%肾上腺素或新鲜血浆的棉球、吸收性明胶海绵压迫;对表面创伤除压迫止血外,也可用纤维蛋白泡沫、吸收性明胶海绵蘸组织凝血活酶或凝血酶敷于伤口处;早期关节出血者宜卧床休息,并用弹力绷带加压包扎,局部冷敷,抬高患肢、制动并保持其功能位,出血停止时可作适当体疗以防关节畸形。

(3)按医嘱尽快输注凝血因子:因子Ⅷ的半衰期为8～12 h,需每12 h输注1次。因子Ⅸ的半衰期为18～24 h,常24 h输注1次。认真阅读说明书,按要求稀释后输注。输注时严密观察有无发热、寒战、头痛等不良反应。有反应者酌情减慢输注速度；严重不良反应者，需停止输入，并将制品和输液器保留送检。

2.观察病情 观察生命体征，神志，皮肤黏膜淤斑、淤点增减及血肿消退情况。记录出血量，及时发现内脏出血及颅内出血，并组织抢救。

3.减轻疼痛 疼痛主要发生在出血的关节和肌肉部位，可用冰袋冷敷出血部位，抬高患肢并制动，避免过度搬动病儿。遵医嘱给予镇静剂或止痛剂。

4.预防致残 关节出血停止，肿痛消失后，应逐渐增加活动，以防畸形。反复关节出血致慢性关节损害者，应进行康复指导与训练。严重关节畸形可行手术矫正。

5.提供心理支持 维护患儿自尊，鼓励年长儿参与自身的护理。鼓励年长儿表达想法，减轻焦虑和挫折感。提供适龄的游戏活动，安排同伴探望，可减轻孤独感。

6.健康教育

(1)指导家长采取预防措施，减少或避免损伤出血，让患儿养成良好的安全习惯，为患儿提供安全的家庭环境，将病情告知患儿老师、学校卫生员，并告知其应限制活动。

(2)教会家长及年长儿必要的应急护理，如局部止血方法等。

(3)关节出血停止后，鼓励患儿逐渐增加活动，规律、适度的体格锻炼和运动，以防畸形。

(4)对家长进行遗传咨询，使其了解本病的遗传规律。基因携带者孕妇应行基因分析产前检查，如确定胎儿为血友病，可及时终止妊娠。

工作任务七　白血病患儿的护理

✧学习主题

重点：白血病的临床表现及护理措施。

难点：白血病的发病机制。

✧预习案例

患儿，男，8岁。近1个月颜面、口唇进行性苍白，乏力，间断性发热，可触及肝、脾淋巴结肿大，外周血白细胞及血小板均减少。

✧思考

1.该患儿可能患有什么疾病？

2.患儿可能存在哪些并发症？该如何防治？

3.该患儿可能存在哪些护理问题？应采取哪些护理措施？

白血病(leukemia)是小儿造血系统的恶性增生性疾病，其特点为造血组织中某一血细胞系统过度增生，进入血流并浸润到各组织和器官，引起一系列临床表现。是儿童时期最常见的恶性肿瘤。任何年龄均可发病，以学龄前期多见，男性高于女性。儿童主要为急性白血病，占90%以上，慢性白血病仅占3%～5%。

一、病因及发病机制

目前病因尚不清楚,可能与下列因素有关。

1. *病毒感染*　属于 RNA 病毒的反转录病毒,又称人类 T 细胞白血病病毒,可引起人类 T 细胞白血病。病毒感染宿主后,激活宿主癌基因的癌变潜力,从而导致白血病的发生。

2. *物理与化学因素*　电离辐射、核辐射及细胞毒药物、苯及其衍生物、氯霉素、保泰松等化学物质可激活隐藏体内的白血病病毒,使癌基因畸变,或抑制机体的免疫功能而导致白血病。

3. *遗传因素*　白血病不属遗传性疾病,但与遗传有关。研究证明患有其他遗传性疾病或严重免疫缺陷病的患儿,白血病的发病率明显高于一般儿童;白血病患儿家族中可有多发性恶性肿瘤现象;同卵双生中一个儿童发生白血病,另一个儿童患白血病的可能为 20%。

二、分类和分型

根据增生的白细胞种类不同可分为急性淋巴细胞性白血病(acute lymphoblastic leukemia;简称急淋,ALL)和急性非淋巴细胞性白血病(acute nonlymphoblastic leukemia;简称急非淋,ANLL)两大类,前者在小儿中的发病率较高。近些年常采用形态学(M)、免疫学(I)、细胞遗传学(C)和分子生物学(M),即 MICM 综合分型,更有利于对白血病的治疗指导和判断预后。

三、临 床 表 现

各型白血病的临床表现大致相同。主要表现为发热、贫血、出血和白血病细胞浸润所致的肝、脾、淋巴结肿大和骨、关节疼痛等。

1. *起病*　大多较急,早期可出现面色苍白、精神不振、乏力、食欲差、鼻及齿龈出血等,少数患儿以发热和骨关节疼痛为首发症状。

2. *发热*　为白血病患儿最常见的症状。多数起病时即有发热,热型不定,一般不伴寒战,抗生素治疗无效;合并感染时常伴持续高热,多为呼吸道炎、齿龈炎、皮肤疖肿、肾盂肾炎和败血症等。

3. *贫血*　出现较早,随病情进展而逐渐加重,表现为面色苍白、虚弱无力、活动后气促等。贫血主要是骨髓干细胞受到抑制所致。

4. *出血*　以皮肤、黏膜出血多见,表现为皮肤紫癜、淤斑,可见鼻及齿龈出血、消化道出血、血尿等。偶有颅内出血,是造成死亡的重要原因之一。出血的原因是多方面的,主要是由于骨髓被白血病细胞浸润,巨核细胞受抑制使血小板的生成减少。

5. *白血病细胞浸润的表现*

(1)肝、脾、淋巴结增大:增大的肝、脾质地柔软,表面光滑,可有压痛。全身淋巴结轻度增大,多局限于颈部、颌下、腋下及腹股沟等处。有时可引起压迫症状,如纵隔淋巴结肿大时可出现呛咳、呼吸困难和静脉回流受阻等。

（2）骨和关节浸润：白血病细胞易侵犯红骨髓，故白血病儿童骨、关节疼痛较常见，如胸骨压痛，四肢长骨、肩、膝、腕、踝等关节疼痛。

（3）中枢神经系统浸润：白血病细胞侵犯脑实质或脑膜时引起中枢神经系统白血病（CNSL），患儿可出现头痛、呕吐、嗜睡、惊厥甚至昏迷等颅内压增高的表现，查体可见脑膜刺激征、脑神经麻痹等。因多数化疗药物不能通过血—脑屏障，中枢神经系统浸润发生率较高，是导致白血病复发的主要原因。

（4）睾丸白血病：白血病细胞浸润睾丸时引起睾丸白血病，表现为睾丸局部增大、触痛、阴囊皮肤呈红黑色，由于化疗药物不易进入睾丸，是白血病复发的另一重要原因。

（5）绿色瘤：白血病细胞浸润眶骨、颅骨、胸骨、肋骨或肝、肾、肌肉等组织，在局部呈块状隆起形成绿色瘤。

（6）其他器官浸润：白血病细胞浸润皮肤，出现丘疹、斑疹、结节或肿块；心脏浸润可引起心脏扩大、传导阻滞、心包积液及心力衰竭等；肾浸润可出现肾增大、血尿、蛋白尿、管型尿等；消化系统浸润可出现口腔溃疡、局部肿胀、食欲减退、腹痛、腹泻、便血等。

四、辅 助 检 查

1.血象　白细胞计数可正常、减低或增高，增高者占 50% 以上，可见原始细胞和（或）幼稚细胞；血红蛋白和红细胞均减少，多为正常细胞性贫血；血小板减少；网织红细胞大多降低。

2.骨髓象　是确定诊断及判断疗效的重要依据。典型的骨髓象是：该类型白血病的原始及幼稚细胞极度增生，幼红细胞和巨核细胞减少。

3.组织化学染色　协助鉴别白血病细胞类型。

4.溶菌酶检查　利于鉴别白血病细胞类型。

五、治 疗 原 则

急性白血病的治疗主要以化疗为主的综合治疗，其原则是：早诊断、早治疗；严格分型、按照类型选择不同的治疗方案；加强支持疗法。

1.化学药物治疗　目的是杀灭白血病细胞，解除白血病细胞浸润引起的症状，使病情缓解，以至治愈。应采取联合、足量、间歇、交替、长期的方针，并按次序、分阶段进行：①诱导缓解：联合数种化疗药物，最大限度杀灭白血病细胞，使达完全缓解。②巩固治疗：在缓解状态下最大限度杀灭微小残留白血病细胞，防止早期复发。③预防髓外白血病：防止骨髓复发和治疗失败，使患儿获得长期生存。④维持及加强治疗：巩固疗效，达长期缓解或治愈。总疗程需持续完全缓解 2.5～3.5 年方可停止治疗，并继续追踪观察数年。小儿白血病常用化疗药物见表 13-4。

表 13-4 小儿白血病常用化疗药物简介

药物	主要作用	给药途径	剂量和用法	毒性作用
泼尼松（Pred）	溶解淋巴细胞	口服	40～60 mg/(m² · d)，分3次	高血压，Cushing's 综合征，骨质疏松，易感染
氨甲蝶呤（MTX）	抗叶酸代谢，阻止四氢叶酸生成，抑制DNA合成	肌注或静滴鞘内注射	每次 15～20 mg/m²，每周1～2次，鞘注剂量依年龄而定	骨髓抑制，肝损害，口腔、胃肠道溃疡，恶心、呕吐
环磷酰胺（CTX）	抑制DNA合成，使细胞停止在分裂期，阻止进入S期	口服 静滴	2～3 mg/(kg · d)，每日1次 200～400 mg/m²，每周1次	骨髓抑制，脱发，出血性膀胱炎，肝损害，口腔溃疡
6-巯嘌呤（6-MP）	抗嘌呤合成，使DNA和RNA合成受抑制	口服	每次 50～90 mg/m²，每日1次	骨髓抑制，肝损害
6-硫鸟嘌呤（6-TG）	同 6-MP	口服	每次 75 mg/m²，每日1次	同 6-MP
阿糖胞苷（Ara-c）	抗嘧啶代谢，抑制DNA合成	静滴 肌注 鞘注	100～200 mg/(m² · d)，分2次 每次 30 mg/m²，隔日1次或每周1次	骨髓抑制，恶心、呕吐，脱发，口腔溃疡
柔红霉素（DNR）	抑制DNA和RNA合成	静滴	每次 30～40 mg/m²，每日1次，共2～4次	骨髓抑制，心肌损害，胃肠反应，局部刺激
去甲氧柔红霉素（IDA）	抑制DNA合成	静滴	每次 10 mg/m²，每日1次，共2 d	骨髓抑制，心脏毒性，肝损害，胃肠反应
阿霉素（ADM）	抑制DNA和RNA合成	静注	每次 40 mg/m²，每日1次，共3 d	骨髓抑制，心脏毒性，脱发，胃肠反应
门冬酰胺酶（ASP）	溶解淋巴细胞，分解门冬酰胺	静滴	0.6万～1万 IU/(m² · d)，隔日1次，共6～10次	肝损害，过敏反应，胰腺炎，氮质血症，糖尿，低血浆蛋白
长春新碱（VCR）	抑制细胞有丝分裂	静注	每次 1.5～2 mg/m²，每周1次	周围神经炎，脱发
三尖杉酯碱（H）	抑制蛋白质合成，水解门冬酰胺	静滴	每次 4～6 mg/m²，每日1次，共5～7 d	骨髓抑制，心脏损害，胃肠反应
依托泊苷/足叶乙苷（VP16）	抑制DNA和RNA合成	静滴	每次 100～150 mg/m²，每日1次，共2～3 d	骨髓抑制，肝肾损害，胃肠反应
替尼泊苷（VM26）	破坏DNA	静滴	同 VP16	同 VP16

2.支持治疗 包括防止感染、营养支持、成分输血、高尿酸血症的防治以及骨髓抑制明显者予以集落刺激因子等。

3.干细胞治疗 有条件者可采用造血干细胞移植，不仅可提高患儿的长期生存率，而且还可能根治白血病。一般在第一次化疗完全缓解后进行。

六、护 理 诊 断

1.体温过高　与大量白血病细胞浸润、坏死和(或)感染有关。

2.有感染的危险　与中性粒细胞减少、免疫功能下降有关。

3.活动无耐力　与贫血致组织、器官缺氧有关。

4.潜在并发症　出血、药物副作用。

5.疼痛　与白血病细胞浸润有关。

6.营养失调：低于机体需要量　与消耗过多或化疗药物副作用有关。

7.执行治疗方案无效的危险　与治疗方案复杂、时间长、患儿与家长难于坚持,家长缺乏白血病的相关知识等有关。

8.预感性悲哀　与白血病久治不愈有关。

七、护 理 措 施

1.维持正常体温　居室要保持一定的温、湿度,鼓励患儿多饮水。监测体温,患儿高热时可进行物理降温,或根据医嘱给予药物降温;忌用安乃近和酒精擦浴,以免降低白细胞和增加出血倾向。及时更换汗湿的衣裤。

2.休息　卧床休息,减少剧烈活动,在疾病急性期需绝对卧床休息。

3.预防感染　感染是患儿最常见、最危险的并发症,也是最主要的死亡原因之一。因此,预防感染尤为重要。

(1)白血病患儿应与其他病种患儿分室居住,以免交互感染;室内应相对清洁无菌,每日进行消毒;对粒细胞数明显降低的患儿应住单间,有条件者住空气层流室或无菌单人层流床。限制探视人数,进入病室应更换拖鞋、穿隔离衣、戴口罩、洗手,有感染者禁止进入病室。

(2)注意保持口腔清洁,进食前后用温开水或漱口液漱口;每日清洁鼻前庭并涂氯已定油膏;勤换衣裤,每日沐浴有利于汗液排泄,以减少发生毛囊炎和皮肤疖肿;保持大便通畅,便后用温水或盐水清洁肛周,防止肛周脓肿。

(3)对粒细胞减少的患者进行穿刺操作时,除常规消毒外,宜用浸过乙醇的无菌纱布覆盖局部皮肤 5 min 再行穿刺;各种管道或伤口敷料应定时更换。

(4)化疗期间避免接种减毒活疫苗如麻疹、风疹、水痘、流行性腮腺炎、脊髓灰质炎糖丸等,以防发病。

(5)密切观察感染早期征象,如注意体温变化,有无牙龈肿胀、咽部充血、吞咽不适等;观察皮肤有无破损、红肿,外阴、肛周有无溃烂、脓肿等。一旦发现感染表现,应立即给予相应护理并通知医生,按医嘱局部或全身应用抗生素。

4.预防出血

(1)监测生命体征,观察有无出血的征象,警惕失血性休克、颅内出血、消化系统及泌尿系统出血等,及时通知医生并配合各项抢救。

(2)提供安全的居住环境,禁止玩不安全的玩具;避免吃坚硬的食物;宜用软毛牙刷或海

291

绵刷牙,禁用牙签;禁挖鼻孔,每日早晚各 1 次用液状石蜡或氯己定油膏涂鼻;保持大便通畅,防止用力大便诱发颅内出血;限制剧烈运动,防止碰伤及摔伤出血。

(3)尽量减少穿刺注射,进行各种穿刺后按压穿刺部位时间需延长,以免出血或形成深部血肿。

5.止血

(1)鼻出血:鼻出血可用 1/1 000 肾上腺素湿棉球填塞或用吸收性明胶海绵剪条行填塞鼻孔,大量出血请耳鼻喉科医生用碘附纱条作填塞。

(2)牙龈出血:最常见,出血时使用无菌棉球或明胶海绵局部压迫止血,或用 4% 碘甘油涂于牙龈的边缘处,有消炎止痛和止血作用。加强口腔护理。忌食过热、过硬、油炸、刺激性食品。

(3)颅内出血:保持环境安静,患儿应绝对卧床休息,所有操作和护理时应尽量集中进行,动作轻柔。减少头部搬动。出血量多时会压迫呼吸中枢,应立即给氧吸入、头部置冰袋、吸痰、保持呼吸道通畅,遵医嘱给予呼吸兴奋剂,严密观察神志、瞳孔、呼吸、血压等病情变化。做好一切抢救准备。

(4)胃肠道出血:密切观察生命体征,随时观察大小便颜色,以免引起失血性休克。

6.正确输血 白血病患儿在治疗过程中,常需输血。输注时应严格输血制度,观察疗效及有无输血反应。

7.增加营养,注意饮食卫生 给予高蛋白、高维生素、高热量易消化的饮食,提高对化疗的耐受性。不能进食者,可鼻饲或静脉补充营养。注意饮食卫生,食具应消毒,水果应洗净、去皮。化疗期间胃肠道反应明显者,可按医嘱应用止吐药物。

8.正确给药,观察疗效及药物副作用

(1)正确给药:①化疗药物多为静脉给药,且有较强的刺激性,按医嘱调节滴速,避免药液外渗而导致局部疼痛、红肿,甚至软组织坏死;出现外渗时,立即停止注射,局部用 25% 硫酸镁热敷或局部封闭;②光照可使某些药物如依托泊苷、替尼泊苷等分解,在静脉滴注时宜用黑纸包裹避光;③某些药物如门冬酰胺酶可引起过敏反应,用药前要询问用药史及过敏史;④护士要注意自我保护。

知识卡片: **植入式静脉输液港**

植入式静脉输液港(venous port access,VPA)简称输液港,是一种完全植入的血管通道系统,它为患者提供长期的静脉血管通道。适于需要长期或重复给药、需使用化疗药物的患者。其优点为皮下埋植,降低了感染的风险;也减少穿刺血管的次数,保护血管,减少药物外渗的机会。输液港可将各种药物通过导管直接输送到中心静脉处,依靠局部大流量、高流速的血液迅速稀释和播散药物,防止刺激性药物对静脉的损伤(图 13-1)。

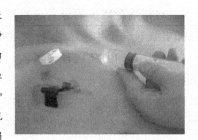

图 13-1 静脉注射时的输液港

---

(2)观察及处理药物副作用:①骨髓抑制,定期监测血象,观察有无出血倾向,防治感染;②消化道反应,可将化疗安排在患儿进食后,并在化疗前、化疗中、化疗后给予止吐药如多潘

立酮等;③口腔黏膜损害,给予清淡、易消化的流质或半流质饮食,疼痛明显者进食前可给局麻药或敷以溃疡膜、溃疡糊剂等;④泌尿系统表现,环磷酰胺可致出血性膀胱炎,应让患儿多饮水以利尿,并给予碳酸氢钠碱化尿液;⑤心、肝、肾损害,定期了解心、肝、肾的功能状态,并加以保护;⑥脱发,可在化疗前先将头发剃去,或戴假发、帽子或围巾,减轻心理压力;⑦糖皮质激素长期应用可致高血压、免疫功能降低、Cushing's 综合征、骨质疏松等,要定期监测血压,补充钙剂,让患儿及家长了解出现的形象改变,并告知停药后可恢复正常。

9.减轻疼痛　尽量减少因治疗给患儿带来的痛苦,如化疗可采用经外周静脉置入中心静脉导管术(PICC)置管,腰穿尽量穿刺一次成功。在医生的指导下,适当应用止痛药,以减轻患儿痛苦。

10.解除恐惧　向家长和患儿宣传白血病的有关知识,了解治疗进展,树立战胜疾病的信心;让患儿及家长了解定期进行各项检查的必要性及操作过程中可能出现的不适,告知如何配合;对可能出现的如自我形象紊乱、失望及恐惧心理及时进行心理疏导;定期召开病友联谊会,让患儿、家长相互交流、调整心理状态,增强治愈的信心。

11.健康教育　讲解白血病的有关知识,化疗药的作用和毒副作用。教会家长和年长患儿预防感染和观察感染及出血现象,教会自我护理技巧;告诉家长定期检查的必要性和坚持定期化疗的重要性。化疗间歇期可出院,酌情到学校学习,但应按医嘱用药及休养,并定期随访;在身体条件许可的情况下,鼓励患儿做一些家务或参加一些社会活动及体格锻炼,增强抗病能力,认识珍惜生命的重要意义,使其身心全面正常发展。

复习导航

1.小儿造血和血液特点　造血特点(胚胎期造血、生后造血)→血液特点。

2.小儿贫血概述　贫血的定义→贫血的分度(轻、中、重、极重度)→贫血的分类。

3.营养性缺铁性贫血患儿的护理　铁摄入不足→小细胞低色素性贫血→皮肤黏膜苍白、髓外造血、异食癖、记忆力减退,智力发育迟滞,心力衰竭→去除病因、铁剂治疗→护理评估→护理诊断(活动无耐力、营养失调、潜在并发症、知识缺乏)→护理目标→护理措施(休息、合理安排饮食、正确应用铁剂、预防感染、防止心力衰竭、健康教育)→护理评价。

4.营养性巨幼红细胞性贫血患儿的护理　缺乏维生素 B_{12} 和(或)叶酸→大细胞性贫血→虚胖、面色蜡黄、疲乏无力、表情呆滞、嗜睡、震颤、食欲不振、心力衰竭→维生素 B_{12} 和叶酸治疗→护理措施(注意休息、指导喂养、按医嘱用药、控制感染、监测生长发育、预防受伤、健康教育)。

5.特发性血小板减少性紫癜患儿的护理　免疫性疾病→急性、慢性两型,自发性皮肤、黏膜出血→避免外伤,预防及控制出血→护理措施(止血、避免损伤、预防感染、密切观察病情、消除恐惧心理、健康教育)。

6.血友病　遗传性凝血功能障碍→出血→预防出血、局部止血、补充凝血因子及药物治疗→护理措施(防治出血、观察病情、减轻疼痛、预防致残、提供心理支持、健康教育)。

7.白血病患儿的护理　病毒、物理与化学因素、遗传→发热、贫血、出血,肝、脾、淋巴结肿大,骨、关节疼痛→化疗→护理措施(维持正常体温、休息、预防感染、预防出血、止血、正确输血、增加营养、饮食卫生、正确给药、减轻疼痛、解除恐惧、健康教育)。

考 点 检 测

一、选择题

（一）A1 型题

1.营养性缺铁性贫血的临床特点是

    A.婴幼儿发病率高   B.为小细胞性贫血   C.皮肤黏膜苍白

    D.血红蛋白减少   E.红细胞和血红蛋白均减少

2.下列哪种物质可有利于铁的吸收

    A.牛奶   B.蛋   C.茶   D.维生素 C   E.豆浆

3.服用铁剂的最佳时间是

    A.餐前   B.餐后   C.晨起时   D.临睡时   E.两餐之间

4.引起婴幼儿缺铁性贫血的最主要原因是

    A.体内储备铁不足   B.铁的摄入不足   C.生长发育快，需铁量增加

    D.某些疾病的影响   E.铁丢失过多

5.长期单纯以羊乳喂养小儿易发生的贫血是

    A.白血病   B.缺铁性贫血   C.溶血性贫血

    D.再生障碍性贫血   E.营养性巨幼红细胞性贫血

6.预防缺铁性贫血的关键是

    A.母乳喂养   B.及时添加蔬菜、水果   C.经常口服铁制剂

    D.人工喂养   E.及时添加鸡蛋黄、豆类、动物肝脏、瘦肉等

7.营养性缺铁性贫血铁剂治疗需用至

    A.症状消失   B.血红蛋白恢复正常   C.血红蛋白及红细胞均正常

    D.血红蛋白恢复正常后再用 2 个月   E.肝脾肿大消失

8.营养性缺铁性贫血，铁剂治疗一周，首先出现的治疗反应是

    A.红细胞计数增加   B.白细胞计数增加

    C.网织红细胞计数增加   D.血红蛋白量增加

    E.血小板计数增加

9.小儿贫血病人中最多见

    A.营养性缺铁性贫血   B.营养性巨幼红细胞性贫血   C.溶血性贫血

    D.再生障碍性贫血   E.感染性贫血

10.小儿重度贫血时血红蛋

    A.＞110 g/L   B.＞90 g/L   C.＞60 g/L   D.＞30 g/L   E.＜30 g/L

11.治疗营养性缺铁性贫血时下列哪项正确

    A.服用高价铁   B.服用二价铁   C.饭前服用

    D.与牛奶同服   E.血红蛋白恢复正常后即可停药

12.生理性贫血最明显的时间为

    A.1 个月以内   B.2～3 个月   C.4～5 个月   D.6 个月以后   E.1 岁以内

13.以下哪项不符合营养性缺铁性贫血

    A.贫血外貌   B.肝、脾、淋巴结肿大   C.四肢颤抖

    D.血红蛋白降低比红细胞减少明显   E.血清总铁结合力增加

14.营养性缺铁性贫血多见于

    A.新生儿   B.6个月至2岁 C.婴儿   D.幼儿   E.任何年龄

15.单纯叶酸缺乏引起的营养性巨幼红细胞性贫血可无

    A.面色苍黄   B.肝、脾、淋巴结肿大   C.反应迟钝

    D.肢体震颤   E.少哭不笑

16.营养性巨幼红细胞性贫血的特异表现是

    A.肝脾肿大   B.神经精神症状 C.面色蜡黄

    D.头发稀疏   E.感染中毒表现

17.口服铁剂的给药时间最佳选择是

    A.饭前   B.饭后   C.进餐时   D.睡前   E.两餐之间

（二）A2 **型题**

18.男婴,10个月,因巨幼红细胞性贫血需口服叶酸治疗,为提高疗效,可同时服用

    A.维生素 B_{12} B.维生素 B_6 C.维生素 C   D.维生素 D   E.维生素 E

（三）A3 **型题**

    患儿,8个月,一直母乳喂养,从未加辅食,现面色苍白,精神差,心前区可闻及Ⅱ级吹风样杂音,肝肋下2.5 cm,脾肋下1.0 cm,血常规检查:血红蛋白60 g/L,红细胞 $2.5×10^{12}$/L。

19.你考虑该患儿可能发生的疾病是

    A.营养性巨幼红细胞性贫血   B.营养性缺铁性贫血

    C.营养性混合性贫血   D.溶血性贫血   E.感染性贫血

20.最主要的护理诊断是

    A.活动无耐力与贫血致组织缺氧有关

    B.营养失调(铁缺乏)低于机体需要量

    C.有感染的危险:与机体免疫功能下降有关

    D.潜在并发症

    E.知识缺乏

21.下列哪项护理措施是不恰当的

    A.强调增加日光照射   B.及时添加辅食   C.预防感染

    D.治疗慢性腹泻   E.加强锻炼

22.遵医嘱口服铁剂时,以下哪项不正确

    A.最好在两餐之间服用   B.与维生素C同服 C.加服钙剂以利吸收

    D.不宜有牛乳、茶水同服   E.注意观察服药后的副反应

23.口服铁剂治疗贫血时,大便颜色可呈

    A.白色   B.黄色   C.绿色   D.黑色   E.红色

二、填空题

1.小儿造血分为_____和_____两个造血期。

2.WHO 提出:6个月～6岁血红蛋白低于_____,6～14岁血红蛋白低于_____作为小
　儿贫血的诊断指标。

三、名词解释

1.髓外造血　　　　2.生理性贫血　　3.贫血　　　　　4.缺铁性贫血(IDA)

5.营养性巨幼红细胞性贫血(NMA)

四、问答题

1.怎样收集营养性缺铁性贫血和营养巨幼红细胞性贫血患儿的评估资料?

2.如何预防营养性缺铁性贫血?

3.试述营养性巨幼红细胞性贫血的血象特点及骨髓象特点。

4.骨髓外造血的特点。

5.试述小儿贫血的标准及分度。

6.营养性缺铁性贫血患儿应用铁剂的注意事项。

【参考答案】

一、选择题

1～5　BDEBE　6～10　EDCAD　11～15　BBCBD　16～20　BEABA　21～23　ECD

二、填空题

1.胚胎期　生后　2.110 g/L　120 g/L

（胡馨方）

泌尿系统疾病患儿的护理

　　泌尿系统由肾、输尿管、膀胱及尿道组成。泌尿系统的功能是通过尿的形成和排出，清除体内新陈代谢产物，维护身体内环境的恒定。尿是在肾内形成的，肾是正常生命必需的器官。任何全身或本系统的疾病，损害了肾功能都会影响健康，威胁生命。

　　泌尿系统各器官都可发生疾病，并波及整个系统。泌尿系统的疾病既可由身体其他系统病变引起，又可影响其他系统甚至全身。其主要表现在泌尿系统本身，如排尿改变、尿的颜色改变、疼痛等，但亦可表现在其他方面，如眼睑或全身水肿、高血压、贫血等。在泌尿科临床护理中，我们要学会联系全身状况来考虑问题。

学习目标

知识目标：掌握泌尿系统疾病的临床表现和护理措施；熟悉泌尿系统疾病的护理诊断、辅助检查和治疗要点；了解泌尿系统解剖生理特点，泌尿系统疾病的病因和发病机制。

技能目标：能判断小儿排尿异常，能对泌尿系统疾病患儿提供正确的护理，能对患儿及家长进行健康教育。

素质目标：善于沟通，对患儿及家长耐心解释每日限制水、钠、蛋白质的摄入量，认真观察患儿的水肿及尿量情况。

工作任务一　认识小儿泌尿系统解剖生理

◈**学习主题**

　　重点:新生儿出生后排尿时间,不同年龄小儿排尿次数及尿量,尿蛋白、尿红细胞、尿白细胞和管型的正常范围。

　　难点:小儿泌尿系统生理特点。

多媒体课件

◈**思考**

　　多大的小儿可自主排尿?不同年龄小儿每日排尿次数及尿量的标准一样吗?为什么小儿尤其女婴容易患泌尿系感染?

一、解　剖　特　点

　　1.肾脏　小儿年龄越小,肾脏相对越大。婴儿期肾脏位置较低,下端位于髂嵴以下平第4腰椎,2岁以后才达髂嵴以上,故2岁以内小儿腹部触诊时容易扪及。婴儿肾脏表面呈分叶状,2～4岁时分叶消失。

　　2.输尿管　婴幼儿输尿管长而弯曲,管壁肌肉及弹力纤维发育不良,容易受压及扭曲而导致梗阻,易发生尿潴留而诱发感染。

　　3.膀胱　婴幼儿膀胱位置较高,尿液充盈时,在耻骨联合上容易扪及,膀胱排尿受脊髓和大脑控制,至1.5岁左右时可自主排尿。膀胱容量(mL)约为(年龄＋2)×30。年龄单位为岁。

　　4.尿道　新生儿女婴尿道仅长1 cm(性成熟期3～5 cm),外口暴露且接近肛门,易受粪便污染,故上行性感染比男婴多。男婴尿道虽长,但常有包茎,积垢时也可引起上行性细菌感染。

二、生　理　特　点

　　新生儿出生时肾单位数量已达到成人水平,但其生理功能尚不完善,调节能力较弱,且储备能力差。儿童肾功能一般到1～1.5岁时始达成人水平。

　　新生儿出生时肾小球滤过率较低,平均为每分钟约20 mL/1.73 m²,早产儿更低,生后1周时为成人的1/4,3～6个月为成人的1/2,6～12月为成人的3/4,故此期过量的水分和溶质不能有效地排出。新生儿及幼婴肾小管的功能不够成熟,对水、钠的负荷调节较差,在应激状态下,往往不能做出相应的反应,容易发生水钠潴留。初生婴儿对尿的浓缩能力不及年长儿与成人,尿最高渗透压仅达700 mmol/L(成人可达1 400 mmol/L),至1～2岁时接近成人水平。因此为排出相同溶质所需液量增多,故此期如有脱水易发生钠潴留。新生儿对药物排泄功能差,用药种类及剂量均应慎重选择。

新生儿的肾已具有内分泌功能,可产生肾素、激肽释放酶、促红细胞生成素和 1,25$(OH)_2D_3$等近 10 种激素和生物活性物质,对机体血压、水、电解质平衡、红细胞生成和钙、磷代谢等起着重要调节作用。

三、排尿及尿液特点

1.**排尿次数**　约 93％的新生儿在出生后 24 h 内,99％在 48 h 内开始排尿。生后最初数日每日排尿 4～5 次,由于小儿新陈代谢旺盛,进水量较多而膀胱容量较小,排尿次数频繁,1 周后可增至 20～25 次,1 岁时每日排尿 15～16 次,学龄前每日 6～7 次。

2.**尿量**　小儿尿量个体差异较大。新生儿正常尿量每小时为 1～3 mL/kg,正常婴儿每日排尿量为 400～500 mL,幼儿 500～600 mL,学龄前小儿为 600～800 mL,学龄期小儿 800～1 400 mL。正常每日尿量(mL)约为(年龄－1)×100＋400。学龄儿童每日尿量<400 mL,学龄前儿童<300 mL,婴幼儿<200 mL,新生儿尿量每小时<1.0 mL/kg 即为少尿。每日尿量<50 mL 为无尿,新生儿每小时尿量<0.5 mL/kg 即为无尿。小儿每小时尿量>3 mL/kg 或每日尿量>2 400 mL,14 以上>2.5 L 为多尿。

学习贴士:

各年龄阶段小儿尿量,见表 14-1。

表 14-1　各年龄阶段小儿尿量

年龄	正常尿量(mL/d)	少尿(mL/d)	无尿(mL/d)	多尿(mL/d)
婴儿期	400～500	<200	<50	>2 400
幼儿期	500～600			
学龄前期	600～800	<300		
学龄期	800～1 400	<400		

3.**排尿控制**　3 岁以前排尿由低位脊髓神经控制,3 岁以后排尿由大脑控制,能够有意识的控制排尿。若 3 岁后仍保留这种脊髓排尿机制,不能控制膀胱逼尿肌收缩,则常表现为白天尿频尿急,偶然尿失禁和夜间遗尿,称为不稳定膀胱。

4.**小儿尿液特点**

(1)尿色及酸碱度:出生最初几天尿液酸性较强,以后接近中性或弱酸性。生后头几天尿色较深,稍混浊,放置后有红褐色沉淀,为尿酸盐结晶。正常婴幼儿尿液淡黄透明,但在寒冷季节放置后可出现乳白色沉淀,此为盐类结晶而使尿液变混。

(2)尿渗透压和尿比重:新生儿尿渗透压平均为 240 mmol/L,比重为 1.006～1.008,1 岁后接近成人水平;儿童尿渗透压通常为 500～800 mmol/L,尿比重通常为 1.011～1.025。

(3)尿蛋白:正常小儿尿蛋白定性试验阴性,定量不超过每天 100 mg/m^2,随意尿蛋白(mg/dL)/肌酐(mg/dL)≤0.2。若尿蛋白>150 mg/d 或>100 mg/L,定性检查阳性为异常。

(4)尿细胞和 Addis 计数:正常小儿清洁新鲜尿液离心后沉渣镜检,红细胞<3 个/HP,白细胞<5 个/HP,管型一般不出现,12 h 尿细胞计数(Addis 计数)蛋白含量<50 mg,红细胞<50 万,白细胞<100 万,管型<5 000 个。

工作任务二　急性肾小球肾炎患儿的护理

◇学习主题

重点:急性肾小球肾炎的四大典型临床表现、并发症、护理措施。

难点:急性肾小球肾炎的发病机制。

◇预习案例

患儿男,7 岁。因全身水肿、血尿 3 d 就诊。患儿于病前 2 周曾患呼吸道感染。入院前 3 d,家长发现患儿晨起眼睑水肿,次日加重,尿量减少,尿色洗肉水样。患儿自感乏力、头痛。查体:Bp 140/90 mmHg,体重 26 kg,颜面水肿,睑结膜略苍白。咽部充血,扁桃体Ⅱ°肿大。双下肢水肿,按之无凹陷。实验室检查:尿常规:红细胞 248 个/HP,白细胞 10 个/HP,蛋白(+),潜血(+++),抗"O"530 IU/mL。

◇思考

1.考虑该患儿患了什么疾病?

2.该病潜在的并发症有哪些?

3.针对该患儿病情,应采取哪些护理措施?

急性肾小球肾炎(acute glomerulonephritis,AGN)简称急性肾炎,是一组由不同病因所致感染后免疫反应造成的急性弥漫性肾小球损害的疾病,也是小儿泌尿系统最多见的疾病。最常见的是 A 组 β 溶血性链球菌感染后肾小球肾炎(acute post-streptococcal glomerulonephritis,APSGN)。多见 5～14 岁小儿,男女之比为 2∶1。临床多有前驱感染,以水肿、少尿、血尿、高血压为特点。

由其他感染后引起的急性肾炎,称为急性非链球菌感染后肾炎。通常临床所谓急性肾炎指急性链球菌感染后肾炎。

一、病因与发病机制

最常见的病因是 A 组 β 溶血性链球菌引起的急性上呼吸道感染或皮肤感染后的一种免疫复合物性肾小球肾炎。

急性链球菌感染后肾炎的发病通常为 A 组 β 溶血性链球菌中的致肾炎菌株引起的上呼吸道感染、或皮肤感染后的一种免疫反应。链球菌抗原和抗体结合后,以循环免疫复合物形式沉积于肾小球基底膜上皮侧;也可以先"植入"毛细血管壁,再与抗体形成原位免疫复合物。免疫复合物在局部激活补体系统,引起免疫和炎症反应,使基底膜断裂,血液成分漏出毛细血管,尿中出现蛋白、红细胞、白细胞和各种管型。与此同时,细胞因子等又能刺激肾小球内皮和系膜细胞增生,严重时可有新月体形成,使滤过率降低,严重者尿量显著减少,发生急性肾衰竭。因滤过率降低,水钠潴留,细胞外液和血容量增多,临床上出现不同程度的水肿,循环充血和高血压,严重者可出现高血压脑病。

二、临 床 表 现

急性肾炎临床表现轻重不一,轻者甚至无临床症状,仅于尿检时发生异常;重者在病期两周以内可出现循环充血、高血压脑病、急性肾衰竭而危及生命。

（一）前驱表现

患儿多数在急性肾炎发病前 1～3 周有前驱感染史。在秋、冬季,呼吸道感染是急性肾炎主要的前驱病,尤以咽扁桃体炎常见;夏秋则为皮肤感染,偶见猩红热。呼吸道感染至肾炎发病 1～2 周,而皮肤感染则稍长,2～3 周。

（二）典型表现

起病时可有低热、疲倦、乏力、食欲减退、头晕、腰部钝痛等一般症状。部分患者尚可见呼吸道或皮肤感染病灶。主要症状如下。

1. 水肿　70% 患儿有水肿,初为晨起双睑水肿,以后发展至下肢或遍及全身。水肿多数为非凹陷性。程度与饮水量有关,水、钠摄入过多者水肿严重,一般多为轻、中度水肿。

2. 少尿　在水肿同时尿量明显减少。水肿一般于病程 2～3 周内消退,尿量随之增多。

3. 血尿　起病几乎都有血尿,轻者仅有镜下血尿,30%～50% 患儿有肉眼血尿,呈茶褐色或烟蒂水样(酸性尿),也可呈洗肉水样(中性或弱碱性尿)。肉眼血尿多在 1～2 周消失,少数持续 3～4 周,而镜下血尿一般持续数月,运动后或并发感染时血尿可暂时加剧。

4. 高血压　30%～70% 可有高血压,因水钠潴留血容量扩大所致,一般学龄前儿童＞120/80 mmHg,学龄儿童＞130/90 mmHg,多为轻度或中度增高,出现剧烈头痛、恶心、呕吐者并不多见。一般在 1～2 周内随尿量增多而恢复正常。

（三）严重并发症

部分患儿在病期 2 周内可出现下列严重症状。如不早期发现及时治疗,可危及生命。

1. 严重循环充血　由于水钠潴留,血浆容量增加而出现循环充血。表现为明显气急、端坐呼吸、频繁咳嗽、咯粉红色泡沫痰;听诊:两肺布满湿啰音,心率增快,有时可出现奔马律;外周静脉压升高。危重病例可因急性肺水肿于数小时内死亡。

2. 高血压脑病　血压骤升,超过脑血管代偿性收缩机制,使脑组织血液灌注急剧增多而致脑水肿。出现烦躁不安、剧烈头痛、恶心呕吐、甚至惊厥和昏迷等症状。若能及时控制血压,症状可迅速消失。

3. 急性肾衰竭　表现为严重少尿或无尿,氮质血症,电解质紊乱和代谢性酸中毒症状。一般持续 3～5 日,在尿量逐渐增多后,病情好转。

（四）非典型表现

1. 无症状病例　有前驱感染病史,患儿仅有镜下血尿而无水肿、高血压等临床症状,血清链球菌抗体可增高,补体 C3 降低。

2.肾外症状性肾炎　患儿有水肿和(或)高血压,有时甚至出现高血压脑病或严重循环充血,而尿改变轻微或无改变。

3.具肾病表现的急性肾炎　以急性肾炎起病,但水肿和蛋白尿突出,呈肾病综合征表现,症状持续时间长,预后较差,部分病儿可演变为慢性进行性肾炎。此类患儿不多见。

三、辅 助 检 查

1.尿常规　尿蛋白＋～＋＋＋之间,镜下见大量红细胞,可见透明、颗粒和红细胞管型。

2.血液检查

(1)血常规:常有轻中度贫血。

(2)免疫学检查:抗链球菌溶血素"O"(ASO)滴度多数升高,提示新近链球菌感染,是诊断链球菌感染后肾炎的依据。血清总补体(CH_{50})和 C_3 下降,多于起病后 6～8 周恢复正常。

(3)血沉:多数轻度增快。

(4)肾功能检查:血肌酐、尿素氮可增高,内生肌酐清除率降低。

四、治 疗 原 则

本病为自限性疾病,无特异疗法。主要是对症处理,加强护理,注意观察严重症状的出现并及时治疗。治疗原则:休息、限盐、利尿、降压及清除残存病灶。

1.一般处理

(1)休息:急性期卧床休息至临床症状消失,如水肿消退,血压正常,肉眼血尿消失。一般卧床 2 周。

(2)饮食:水肿高血压者限盐;氮质血症者限蛋白;尿少,循环充血者限水。

2.对因处理　抗生素:一般应用青霉素肌注 7～10 d;青霉素过敏者改用红霉素,避免使用肾毒性药物。

3.对症治疗

(1)利尿:是治疗本病的关键。有明显水肿、少尿或有高血压及全身循环充血者,应用利尿剂,可选用呋塞米(速尿),每次 1～2 mg/kg 口服;重症要用呋塞米肌注或静脉注射,剂量同前,每 6～8 h 1 次。

(2)降压:血压持续升高,当舒张压高于 90 mmHg(12.0 kPa)时应给降压药,首选硝苯地平(心痛定),每次 0.2～0.3 mg/kg,口服或舌下含服,每日 3～4 次。严重高血压患儿可以肌注利血平,每次 0.07 mg/kg(最大量不超过 1.5 mg/次),以后按每日 0.02 mg/kg 计算,分 3 次口服维持。

(3)高血压脑病时,降压药用硝普钠 25 mg 加入 5% 葡萄糖液 500 mL 中(50 μg/mL),以每分钟 0.02 mL/kg(1 μg/kg)速度静脉滴注。此药滴如入后即起降压效果,无效时可增加滴速,但最大不得超过每分钟 0.16 mL/kg。同时,给予地西泮(安定)止痉及呋塞米以利尿脱水等。

(4)严重循环充血:应严格限制水、钠入量和用强利尿剂(如呋塞米)促进液体排出;如已发生肺水肿则可用硝普钠扩张血管降压,适当使用快速强心药,如毛花苷 C,但剂量宜小,且不必维持治疗。

(5)急性肾功能衰竭:主要的治疗是使患儿能度过少尿期(肾衰期),使少尿引起的内环境紊乱减少至最低程度。具体措施有维持水电平衡,及时处理水过多、高钾血症和低钠血症等危及生命的水、电解质紊乱,必要时采用透析治疗。

五、护 理 评 估

1.健康史　询问患儿病前 1~4 周有无上呼吸道或皮肤感染史,目前有无发热、乏力、头痛、呕吐及食欲下降等全身症状;若主要症状为水肿或血尿,应了解水肿开始时间、持续时间、发生部位、发展顺序及程度。了解患儿 24 h 排尿次数及尿量、尿色。询问目前药物治疗情况,用药的种类、剂量、疗效及副作用等。

2.身体状况　重点评估患儿目前的体征,包括一般状态,如神志、体位、呼吸、脉搏、血压及体重等。检查水肿的部位、程度及指压迹,有无颈静脉怒张及肝大,肺部有无啰音,心率是否增快及有无奔马律等。

分析实验室检查结果,注意有无血尿、蛋白尿;有无低补体血症及抗链球菌溶血素"O"增高;血浆尿素氮、肌酐升高等。

3.心理社会状况　了解患儿及家长的心态及对本病的认识程度。患儿多为年长儿,心理压力来源较多,除因疾病和治疗对活动及饮食严格限制的压力外,还有来自家庭和社会的压力,如中断了日常与同伴的玩耍或不能上学而担心学习成绩下降等,会产生紧张、忧虑、抱怨等心理,表现为情绪低落、烦躁易怒等。家长因缺乏本病的有关知识,担心转为慢性肾炎影响患儿将来的健康,可产生焦虑、失望等心理,渴望寻求治疗方法,愿意接受健康指导并与医务人员合作。学龄期患儿的老师及同学因缺乏本病的有关知识,会表现出过度关心和怜悯,会忽略对患儿的心理支持,使患儿产生自卑心理。

六、护 理 诊 断

1.体液过多　与肾小球滤过率下降有关。
2.活动无耐力　与水肿、血压升高有关。
3.潜在并发症　高血压脑病、严重循环充血、急性肾衰竭。
4.知识缺乏　与患儿及家长缺乏本病的护理知识有关。

七、预 期 目 标

(1)患儿尿量增加、水肿消退。
(2)患儿肉眼血尿消失,血压维持在正常范围。
(3)患儿无高血压脑病、严重循环充血及肾功能衰竭等情况发生或发生时得到及时发现与处理。

(4)患儿及家长了解限制活动的意义及饮食调整方法,配合治疗及护理。

八、护 理 措 施

1.休息 原则:循序渐进。

一般起病2周内应卧床休息,待水肿消退、血压降至正常、肉眼血尿消失后,可下床轻微活动或户外散步;尿常规仅能检出少量红细胞、蛋白质、血沉正常后可上学,但需避免体育活动;Addis计数正常后恢复正常生活。

休息可减轻心脏负担,改善心功能,增加心排血量,使肾血流量增加,提高肾小球滤过率,减少水钠潴留,减少潜在并发症发生;同时又由于静脉压下降,降低了毛细血管血压,而使水肿减轻。

2.饮食管理 原则是依据患者的症状灵活调节水、盐、蛋白质的摄入,既保证有利于疾病康复,又保证能维持儿童正常生长发育需要的营养。

尿少水肿时期,限制钠盐摄入,严重病例钠盐限制于每日 $60\sim120$ mg/kg;有氮质血症时应限制蛋白质的入量,用优质蛋白,每日 0.5 g/kg;一般不必严格限水,除非严重少尿或循环充血;供给高糖饮食以满足小儿热量的需要;在尿量增加、水肿消退、血压正常后,可恢复正常饮食,以保证小儿生长发育的需要。

3.观察病情变化

(1)观察尿量、尿色,准确记录24 h出入水量,应用利尿剂时每日测体重,每周留尿标本送尿常规检查2次。如患儿尿量增加,肉眼血尿消失,提示病情好转;如尿量持续减少,出现头痛、恶心、呕吐等,要警惕急性肾功能衰竭的发生。

(2)观察血压变化,若出现血压突然升高、剧烈头痛、呕吐、眼花等,提示高血压脑病,除降压外需镇静,脑水肿时给脱水剂。

(3)密切观察呼吸、心率、脉搏等变化,警惕严重循环充血的发生。如发生循环充血将患儿安置于半卧位、吸氧,遵医嘱给予强心药。

4.用药护理

(1)应用利尿剂前后注意观察体重、尿量、水肿变化并做好记录,尤其是静脉注射呋塞米后要注意有无大量利尿、脱水和电解质紊乱等现象

(2)应用硝普钠应新鲜配制,放置4 h后即不能再用,整个输液系统须用黑纸或铝箔包裹遮光。快速降压时必须严密监测血压、心率和药物副作用。

5.健康教育 向患儿及家长宣传本病是一种自限性疾病,解除其心理焦虑等心理。患病前2周,强调限制患儿活动是控制病情进展的重要措施、关键阶段,嘱其卧床休息。注意根据季节做好防护措施,避免呼吸道和皮肤感染。一旦发生,应及早应用抗生素彻底治疗。

九、护 理 评 价

患儿尿量是否增加,水肿是否逐渐消退,血压能否维持在正常范围;患儿及家长是否掌握休息、饮食的调控方法,学会自我管理。

工作任务三　原发性肾病综合征患儿的护理

◆学习主题

重点:单纯性肾病的四大典型临床特点、并发症、护理措施。

难点:原发性肾病综合征的病理生理。

◆预习案例

5岁男孩,2 d来出现全身水肿,逐渐加重,尿少来诊。查体:颜面、手足明显水肿,阴囊水肿,按压凹陷。尿常规检查:尿蛋白(＋＋＋),红细胞5个/HP。血清白蛋白20 g/L,A/G倒置。

◆思考

1.患儿最可能的医疗诊断是什么?

2.该患儿的治疗原则是什么?

3.提出护理问题和护理措施。

肾病综合征(nephrotic syndrome,NS)是由于多种病因造成肾小球基底膜通透性增高,大量血浆蛋白从尿中丢失引起的一组临床症候群。临床具有四大特点:①大量蛋白尿;②低蛋白血症;③高胆固醇血症;④不同程度的水肿。

肾病综合征按病因可分为原发性、继发性和先天性三大类。原发性肾病病因不明,按其临床表现又分为单纯性肾病和肾炎性肾病两型,其中以单纯性肾病多见。小儿时期90%以上为原发性肾病,故本项目重点介绍原发性肾病。

一、病因和发病机制

病因尚未阐明。单纯性肾病可能与T细胞功能紊乱有关,肾炎性肾病患儿的肾组织中可见免疫球蛋白和补体成分沉积,提示与免疫病理损伤有关。

二、病 理 生 理

大量蛋白尿是肾病综合征最根本的病理生理特点,是引起其他三大症候:水肿、低蛋白血症、高胆固醇血症的基本原因。

1.**蛋白尿**　是由于肾小球毛细血管通透性增高所致。肾病时由于肾小球基底膜结构改变使血浆中分子量较大的蛋白能经肾小球滤出(非选择性蛋白尿);另一方面由于基底膜负电荷位点和上皮细胞表面的负电荷减少,使带负电荷的蛋白(如白蛋白)能大量通过(选择性蛋白尿)。长时间持续大量蛋白尿能促进肾小球系膜硬化和间质病变,可导致肾功能不全。

2. 低蛋白血症　大量蛋白由尿中丢失,及肾小管对重吸收的蛋白的分解是造成肾病低蛋白血症的主要原因;同时蛋白的丢失超过肝脏合成蛋白的速度也使血浆蛋白减低。

3. 高胆固醇血症　低蛋白血症促进肝合成蛋白增加,以及其中大分子脂蛋白难以从肾排出而导致患儿血清总胆固醇和低密度脂蛋白、极低密度脂蛋白增高,形成高脂血症,持续高脂血症可促进肾小球硬化和间质纤维化。

4. 水肿　水肿的发生与下列因素有关:①低蛋白血症使血浆胶体渗透压降低,水由血管内往外渗到组织间隙,当血浆白蛋白低于 25 g/L 时,液体主要在间质区潴留,低于 15 g/L 时可同时形成胸水和腹水。②由于水由血管内往外渗到组织间隙,有效血循环量减少,肾素—血管紧张素—醛固酮系统激活,造成水钠潴留,进一步加重水肿。③低血容量使交感神经兴奋性增高,近端小管钠的重吸收增加。

三、临床表现

起病前常有上呼吸道感染,男性发病率明显高于女性。

1. 单纯性肾病　发病年龄多为 2～7 岁,起病缓慢,主要表现为全身凹陷性水肿,以颜面、下肢、阴囊明显,严重者面色苍白、疲倦、厌食,可有腹水、胸水。由于高度水肿,皮肤发亮,出现白纹。尿量减少,颜色变深。

2. 肾炎性肾病　发病年龄多在学龄期。水肿一般不严重,除具备肾病四大特征外,尚有明显血尿、高血压、血清补体下降和不同程度的氮质血症。

3. 并发症

(1)感染:是最常见的并发症和引起死亡的原因。主要由于肾病患儿免疫功能低下,蛋白质营养不良及应用皮质激素和(或)免疫抑制剂治疗等,易合并各种感染,常见有呼吸道、皮肤、泌尿道感染和原发性腹膜炎等,其中以上呼吸道感染为主,而感染又可促使病情加重。

(2)电解质紊乱和低血容量:多由于长期应用利尿剂,肾上腺皮质激素以及饮食限制等引起低钠、低钾血症。由于钙结合蛋白的丢失,以及肾病时 25-(OH)维生素 D_3 结合蛋白的丢失等,可使血钙降低。此外,由于低蛋白血症使血浆胶体渗透压下降,液体外渗到组织间隙,导致血容量不足,在腹泻、呕吐或不恰当的利尿时易诱发低血容量性休克。

(3)高凝状态及血栓形成:由于肝脏合成凝血因子和纤维蛋白原增加,尿中丢失抗凝血酶Ⅲ,高脂血症使血液黏滞度增高,血流缓慢,血小板聚集增加等原因,易形成血栓。临床以肾静脉血栓最为常见,表现为腰痛或腹痛,肉眼血尿或急性肾衰。

(4)急性肾衰竭:多数为低血容量所致的肾前性急性肾衰竭,部分与原因未明的滤过系数降低有关,少数为肾组织严重增生性病变所致。

(5)生长延迟:主要见于频繁复发和长期接受大剂量皮质激素治疗的患儿。

四、辅助检查

1. 尿液检查　尿蛋白定性多为＋＋＋～＋＋＋＋,24 h 尿蛋白定量＞0.05 g～0.1 g/kg,或随机尿蛋白(mg/dL)/肌酐(mg/dL)＞3.5,可有透明管型和颗粒管型,肾炎性肾病者可有红细胞。

2.血液检查　血浆总蛋白及白蛋白降低,血清白蛋白浓度<30 g/L,白、球比例(A/G)倒置;血胆固醇>5.7 mmol/L;血沉明显增快;肾炎性肾病者可有血清补体降低,有不同程度的氮质血症。

五、治 疗 原 则

1.一般治疗

(1)休息:除严重水肿或严重高血压或并发症感染外,一般不需卧床休息。

(2)限制盐的摄入,补充维生素及矿物质,如维生素 D、钙剂等。

(3)防治感染:抗生素不作为预防用药,一旦发生感染则应积极选用抗生素控制感染。预防接种需在病情完全缓解且停用糖皮质激素 3 个月后进行。

2.对症治疗　水肿较重患儿可用氢氯噻嗪、螺内酯(安体舒通)、呋塞米利尿。对水肿显著的患儿可给低分子右旋糖酐,每次 10 mL/kg,静脉滴注 2 h 后再静脉推注呋塞米,常可产生良好的利尿效果;也可输注白蛋白,但反复输注可影响肾病的缓解,并对长期预后不利,故不宜多输。

3.激素治疗　肾上腺糖皮质激素为治疗肾病的首选药物。有短程及中、长程疗法,目前国内多采用中长程疗法。泼尼松每日 2 mg/kg(最大量每日不超过 60 mg),分次口服,尿蛋白转阴后再巩固 2 周,改为 2 mg/kg 隔日清晨顿服,4 周后每 2～4 周减量一次,直至停药。中程疗法总疗程 6 个月,长程疗法总疗程 9 个月。

激素疗效判断有 6 点。①激素敏感:泼尼松正规治疗 8 周内尿蛋白转阴,水肿消退。②激素部分敏感:治疗 8 周内水肿消退,尿蛋白仍在(＋)～(＋＋)。③激素耐药:治疗满 8 周尿蛋白仍在＋＋以上。④激素依赖:泼尼松治疗后尿蛋白转阴,但停药或减量在 2 周内复发,再次用药或恢复用量后尿蛋白转阴,且重复 2 次以上者,除外感染及其他因素。⑤复发或反复:尿蛋白转阴,停用激素 4 周以上,尿蛋白≥(＋＋)为复发;如在激素用药过程中出现上述变化为反复。⑥频繁复发或频繁反复:半年内复发或反复≥2 次,1 年内≥3 次。

4.免疫抑制剂治疗　适用于激素耐药、激素依赖及频繁复发或频繁反复病例。可选用环磷酰胺、苯丁酸氮芥、环孢素等。

5.其他治疗　血管紧张素转换酶抑制剂减少蛋白尿、保护肾功能,应用双嘧达莫(潘生丁)、肝素等抗凝治疗,可用左旋咪唑调节免疫及应用中药治疗。

六、护 理 诊 断

1.体液过多　与低蛋白血症导致的水潴留有关。

2.营养失调:低于机体需要量　与大量蛋白丢失有关。

3.潜在感染　与免疫力低下有关。

4.潜在并发症　药物副作用。

5.焦虑　与病程长和病情反复有关。

6.有皮肤完整性受损的危险　与高度水肿有关。

7.自我形象紊乱　与应用糖皮质激素有关。

七、护 理 措 施

1.适当休息　患者除严重水肿和高血压外,一般无需卧床休息,即使卧床也要经常变换体位,以防止血栓形成。不要过度劳累,以免病情复发。腹水严重时,出现呼吸困难,应采取半卧位。

2.饮食管理

(1)一般患儿不需要特别限制饮食,但因消化道黏膜水肿使消化能力减弱,应注意减轻消化道负担,给易消化的饮食。

(2)蛋白质的摄入控制在每日 1.5～2.0 g/kg,以高生物效价的优质蛋白如乳、蛋、禽、牛肉等为宜,鱼蛋白摄入过量造成肾小球高滤过,导致细胞功能受损。

(3)尿蛋白消失后长期用糖皮质激素治疗期间应多补充蛋白,因糖皮质激素可使机体蛋白质分解代谢增强,出现负氮平衡。为减轻高脂血症应少食动物脂肪,以植物性脂肪为宜,同时增加富含可溶性纤维的饮食如燕麦、米糠及豆类等。

(4)明显水肿或高血压时短期限制钠盐的摄入,一般供盐 1～2 g/d,病情缓解后不必继续限盐,因患儿水肿是低蛋白血症所致,过分限制易造成低钠血症及食欲下降。

(5)注意补充各种维生素和矿物质,如维生素 B、C、D、P 及叶酸、钙、锌等。

3.预防感染　首先向患儿家长解释预防感染的重要性,肾病患儿由于免疫力低下易继发感染,而感染又可导致病情加重或反复,甚至危及患儿生命。与感染性疾病患儿分室收治,病房每日进行空气消毒,减少探视人数。

4.皮肤护理　应注意保持皮肤清洁、干燥,及时更换内衣;保持床铺清洁、整齐,被褥松软、经常翻身;腋窝及腹股沟处每日擦洗 1～2 次,并保持干燥,预防感染;臀部及四肢水肿严重时,受压部位可垫棉圈,或用气垫床;阴囊水肿用棉垫或吊带托起,皮肤破损可涂碘附预防感染。严重水肿者应尽量避免肌内注射,因水肿严重,药物不易吸收,可从注射部位外渗,导致局部潮湿、糜烂、感染。

5.观察药物疗效及副作用

(1)激素治疗期间注意每日血压、尿量、尿蛋白、血浆蛋白的变化情况。泼尼松应用过程中,应严格遵医嘱发药,保证患儿服药。注意观察皮质激素的副作用,如高血压、库欣综合征、消化性溃疡、骨质疏松等,遵医嘱及时补充维生素 D、钙剂,以免发生骨质疏松或手足搐搦症。

(2)严重水肿的患儿应用利尿剂时应特别注意尿量和血压,因患儿循环血量低,大量利尿剂可加重血容量不足,导致低血容量性休克和静脉血栓。还应注意有否电解质紊乱,定期查血钾、血钠。

(3)应用免疫抑制剂如环磷酰胺时,注意白细胞计数、胃肠道反应及出血性膀胱炎等,注意用药期间多饮水和定期查血象。

(4)抗凝和溶栓疗法能改善肾病的临床症状。改变患儿对激素的效应,从而达到理想的治疗效果。用药过程中注意监测凝血时间及凝血酶原时间。

6.减轻焦虑

(1)护士应关心、体贴患儿及家长,多与他们交谈,鼓励其说出内心的感受。协助安排作息时间,根据病情适当娱乐、休息、和学习,以增强患儿信心,积极配合治疗。

(2)对由于担心形象改变而引起焦虑者,说明药物的暂时性,尤应注意不要以患儿的形象改变开玩笑,同时指导家长及老师、同学多给予患儿心理支持。其他见急性肾炎焦虑的护理。

7.健康教育

(1)使患儿及家长了解感染是本病最常见的并发症及复发诱因,因此积极有效预防措施至关重要。

(2)教会较大患儿或家长用试纸监测尿蛋白的变化。

(3)讲解激素治疗对本病的重要性,使患儿及家长主动配合与坚持按计划用药;指导家长做好出院后的家庭护理。

1)出院后继续给患儿服用糖皮质激素,不能随便停药,按医嘱缓慢减量最后停药。

2)病情缓解后可上学,但避免剧烈的活动。

3)患儿预防接种需在病情完全缓解且停用激素3个月后进行。

工作任务四　泌尿道感染患儿的护理

✧学习主题

重点:泌尿道感染的临床表现、辅助检查、护理措施。

难点:泌尿道感染的病因与发病机制。

✧预习案例

患儿男,2岁。于3d前始发热,体温39℃,食欲下降,伴恶心、呕吐,排尿时哭闹,无尿急、尿频。查体:T 38℃,精神不振,神志清。咽部充血。外阴部无异常。辅助检查:血常规,WBC $14×10^9$/L,Hb 105 g/L;尿常规,蛋白(+),白细胞15个/HP,可见白细胞管型,红细胞8个/HP,变形红细胞占20%。

✧思考

1.考虑该患儿患了什么疾病?

2.针对患儿病情该如何护理?

3.怎样对患儿家长进行健康教育?

泌尿道感染(urinary tract infection,UTI)是指病原体直接侵入尿路,在尿中生长繁殖并侵犯尿路黏膜或组织而引起损伤。按病原体侵袭的部位不同可分为肾盂肾炎、膀胱炎和尿道炎。肾盂肾炎又称上尿路感染,膀胱炎和尿道炎合称下尿路感染。由于小儿时期感染局限于泌尿系统某一部位者较少,且临床难以定位,故统称泌尿道感染。本病为儿科泌尿系统常见病之一,女孩发病率高于男孩,但在新生儿或婴幼儿早期,男孩发病率却高于女孩。

一、病因与发病机制

1.病原体　可为细菌、真菌、支原体、病毒,以细菌最常见。尿路感染的致病菌多为肠道革兰阴性菌,80%以上为大肠埃希菌,其次为克雷白杆菌、肠杆菌、变形杆菌,革兰阳性球菌少见,金黄色葡萄球菌见于血源性感染。

2.感染途径　上行感染是尿路感染最主要的感染途径,其他有血源感染等(继发于新生儿及婴幼儿败血症、菌血症等)、淋巴感染和直接感染。

3.易感因素

(1)小儿泌尿道解剖生理特点:小儿输尿管长而弯曲,管壁肌肉及弹力纤维发育不全,易于扩张而发生尿潴留而有利于细菌生长。女孩尿道短,尿道口接近肛门,易受粪便污染;男孩由于包皮过长,包茎积垢,均易引起上行感染;便秘和排尿功能障碍也易致尿路感染。

(2)先天畸形、尿路梗阻及膀胱输尿管反流:均可增加尿路感染的危险性,也是使尿路感染迁延不愈和导致重复感染的原因。

(3)泌尿道抵抗感染功能缺陷:如 IgA 抗体生成不足和局部黏膜缺血缺氧等,均可使细菌易于侵入。

(4)其他:如小儿未能控制大小便,不及时更换尿布,以及患糖尿病等慢性疾病、长期使用糖皮质激素或免疫抑制剂的患儿,也容易导致感染的发生。

二、临床表现

1.急性感染　不同年龄组临床表现差异较大。

(1)新生儿期:症状极不典型,多以全身症状为主,可有发热、体温不升、皮肤苍白、体重不增、拒乳、腹泻、嗜睡和惊厥,而局部的尿路刺激症状多不明显。

(2)婴幼儿期:仍以全身症状为主,可有高热、呕吐、面色苍白、腹胀、腹泻等,甚至出现精神萎靡和惊厥。局部症状表现为排尿时哭闹、排尿中断、夜间遗尿等,尿路刺激症状如尿频、尿急、尿痛随年龄增长而逐渐明显。

(3)儿童期:表现与成人相似,有些小儿以遗尿为首发症状,上尿路感染常有发热、腹痛、肾区叩痛、遗尿等。下尿路感染有尿频、尿急、尿痛。

2.慢性感染　指病程在 6 个月以上,可无明显症状,也可间断表现为发热、脓尿、菌尿等,或反复发作伴有乏力、贫血、体重减轻及肾功能减退。

三、辅 助 检 查

1.尿常规　清洁中段尿沉渣中白细胞>5 个/HP 即可怀疑尿路感染。如出现白细胞管型、蛋白尿,有助于肾盂肾炎的诊断,肾盏乳头处炎症及膀胱炎可出现血尿。

2.尿涂片找细菌　油镜下如每个视野都能找到一个细菌,表明尿内细菌数>10^5/mL 以上,有诊断意义。

3.尿培养　尿细菌培养及菌落计数是诊断尿路感染的主要依据,通常认为中段尿培养尿内菌落数$\geq 10^5$/mL 可确诊,$10^4 \sim 10^5$/mL 为可疑,$< 10^4$/mL 为污染。留尿时要注意外阴的清洁。中段尿标本及时送检,通过耻骨上膀胱穿刺获取的尿培养,只要发现有细菌生长,即有诊断意义。

4.影像学检查　包括肾盂造影、排泄性膀胱尿道造影、B 型超声波检查、动静态核素造影等,目的在于了解泌尿系统有无畸形或膀胱输尿管反流、肾脏有无瘢痕性损伤,辅助上尿路感染的诊断。

四、治 疗 原 则

治疗目的是控制症状,消除病原体,祛除诱发因素,预防复发。

1.一般治疗　多饮水、勤排尿,女孩应清洁外阴。供给足够的热卡、丰富的维生素和蛋白质,以增强机体的抵抗力。

2.抗感染药物的治疗　药物选择根据以下 4 点。①感染部位:上尿路感染应选择血浓度高的药物如氨苄西林、头孢类抗生素;下尿路感染应选尿浓度高的药物如磺胺甲噁唑及呋喃类;②尿培养及药敏试验结果,同时结合临床疗效;③对肾损害小的药物;④治疗效果如治疗 2～3 d 症状仍不见好转或菌尿继续存在,可能细菌对所用药物耐药,应及早调整,必要时可两种药物联合应用。

3.抗生素治疗疗程　正确地选用有效的抗生素。急性感染第一次发作,疗程 10～14 d。再发性感染(包括复发性及再感染)、急性发作用药 2 周左右,急性感染控制后改用小剂量长程抑菌治疗,疗程可持续 4～6 个月。

五、护 理 诊 断

1.体温过高　与感染有关。

2.排尿异常　与膀胱、尿道炎症有关。

3.潜在并发症　药物副作用。

六、护 理 措 施

1.一般护理

(1)休息:急性期需卧床休息,鼓励患儿大量饮水,通过增加尿量起到冲洗尿路作用,减少细菌在尿路的停留时间,促进细菌和细菌毒素排出;多饮水还可以降低肾髓质及乳头部组织的渗透压,不利于细菌生长繁殖。

(2)饮食:给予足够热量、丰富的蛋白质和维生素,易消化的食物,食物品种多样以促进食欲,增强机体抵抗力。发热患儿宜给予流质或半流质饮食。

2.对症护理　高热、头痛、腰痛的患儿遵医嘱应用解热镇痛剂缓解症状。尿道刺激症状明显者,酌情应用阿托品、山莨菪碱等抗胆碱药或应用碳酸氢钠碱化尿液。保持会阴部清洁,便后冲洗外阴,小婴儿勤换尿布,尿布用阳光暴晒或开水烫洗晒干,必要时煮沸、高压消毒。

3.观察病情变化　注意全身症状的变化,尤其是婴幼儿,除注意体温外,尚应观察消化道、神经系统等症状。

4.送检尿标本　应避免污染,常规清洁消毒外阴后取中段尿标本。

5.用药护理　注意用药的时间、方法和观察药物的副作用。口服抗菌药物可出现恶心、呕吐、食欲减退等现象,饭后服药可减轻胃肠道症状,若副作用仍明显,必要时减量或更改其他药物;服用磺胺药时应多喝水,并注意有无血尿、尿少、无尿、恶心、呕吐及食欲减退等副作用。

6.健康教育

(1)指导家长为婴儿勤换尿布,如幼儿不穿开裆裤或紧身裤,便后洗净臀部,保持清洁;女孩清洗外阴时从前向后擦洗,单独使用洁具,防止肠道细菌污染尿道,引起上行性感染;及时处理男孩包茎、女孩处女膜伞及蛲虫病等,积极减少感染因素。

(2)按时服药,完成疗程,定期复查,防止复发与再感染。在疗程结束后每月随访一次,连续3个月,反复发作者每3～6个月复查一次,共2年或更长时间,防止复发与再感染。

复习导航

1.小儿泌尿系统解剖生理特点　解剖特点(肾脏、输尿管、膀胱、尿道)→生理特点→排尿及尿液特点。

2.急性肾小球肾炎患儿的护理　水肿、少尿、血尿、高血压→A组β溶血性链球菌,肾小球滤过率降低→严重并发症(严重循环充血、高血压脑病、急性肾衰竭)→尿蛋白＋～＋＋＋,大量红细胞→休息、限盐、利尿、降压及清除残存病灶→护理评估→护理诊断(体液过多、活动无耐力、潜在并发症、知识缺乏)→预期目标→护理措施(休息、饮食管理、观察病情、用药护理、健康教育)→护理评价。

3.原发性肾病综合征患儿的护理　肾小球基底膜通透性增高→大量蛋白尿、低蛋白血症、高胆固醇血症、水肿→单纯性肾病、肾炎性肾病,并发症→尿蛋白＋＋＋～＋＋＋＋→对症治疗、激素、免疫抑制剂→护理措施(休息、饮食管理、预防感染、皮肤护理、观察药物疗效、减轻焦虑、健康教育)。

4.泌尿道感染　大肠埃希菌,上行感染,易感因素→急性感染(新生儿、婴幼儿、儿童期)、慢性感染→控制症状、消除病原体、祛除诱发因素、预防复发→体温过高、排尿异常、潜在并发症→护理措施(一般护理、对症护理、观察病情变化、送检尿标本、用药护理、健康教育)。

考 点 检 测

一、选择题

(一)A1 型题

1.急性肾炎的主要临床表现是

　　A.高血压、血尿、蛋白尿　　　　　　　　B.蛋白尿、高血压、水肿

　　C.水肿、高血压、血尿　　　　　　　　　D.少尿、水肿、高血压

E. 少尿、水肿、血尿、高血压

2. 治疗肾病综合征的首选药物是

  A. 抗生素   B. 利尿剂   C. 肾上腺糖皮质激素

  D. 环磷酰胺   E. 硝普钠

3. 急性肾炎小儿恢复上学的指标是

  A. 尿蛋白消失   B. 血沉正常   C. 镜下血尿消失

  D. 抗链"O"正常   E. 尿常规正常

4. 学龄前儿童尿量每日少于多少时称少尿

  A. 400 mL   B. 300 mL   C. 200 mL   D. 100 mL   E. 80 mL

5. 治疗急性肾炎的早期主要措施是

  A. 卧床休息   B. 忌盐饮食   C. 应用青霉素

  D. 应用利尿剂   E. 中医中药治疗

6. 单纯性肾病综合征有下列哪项表现

  A. 血尿   B. 蛋白尿   C. 氮质血症

  D. 高血压   E. 血 C3 补体降低

7. 最常见的儿童肾脏疾病是

  A. 急性肾小球肾炎   B. 慢性肾炎   C. 原发性肾病综合征

  D. IgA 肾病   E. 急慢性肾功能不全

8. 肾病综合征最常见的并发症是

  A. 低血容量   B. 电解质紊乱   C. 感染   D. 休克   E. 血栓形成

9. 肾病综合征患儿最主要的死亡原因是

  A. 低血容量   B. 电解质紊乱   C. 感染   D. 休克   E. 血栓形成

10. 急性肾小球肾炎患儿在病程早期突发惊厥,以下情况哪项可能性最大

  A. 高热惊厥   B. 低钙惊厥   C. 高血压脑病   D. 低钠血症   E. 低血糖症

11. 急性肾小球肾炎患儿应用青霉素是为了

  A. 治疗急性肾炎本身   B. 防止交叉感染   C. 预防肾炎复发

  D. 清除病灶内的残余链球菌   E. 治疗并发症

12. 肾病综合征出现低钙惊厥,主要是由于

  A. 使用利尿剂   B. 尿中白蛋白与钙结合排出   C. 甲状旁腺功能失常

  D. 进食少   E. 钙盐沉积于骨

13. 肾炎性肾病不同于单纯性肾病之处是

  A. 水肿明显   B. 大量蛋白尿   C. 有血尿和高血压

  D. 胆固醇增高   E. 血浆蛋白降低更明显

14. 急性肾炎合并高血压脑病,首选的降压药为

  A. 利血平   B. 硝普钠   C. 硝苯吡啶   D. 疏甲丙脯酸   E. 心痛定

15. 在静脉滴入硝普钠的过程中,要随时监测

  A. 呼吸   B. 心率   C. 血压   D. 脉搏   E. 体温

16.急性肾炎的水肿多从何处开始

    A.眼睑   B.面部   C.腰部   D.胫骨前   E.踝部

17.急性肾炎合并急性肾功能不全时,下列哪项提示病情危重

    A.头晕、头疼   B.恶心、呕吐   C.呼吸深快

    D.持续少尿、尿闭 E.嗜睡、乏力

18.关于急性尿路感染的预防,正确的是

    A.幼儿不穿开裆裤   B.婴儿应勤换尿布,便后洗净臀部

    C.根治蛲虫,去除尿道异物   D.避免不必要的导尿,留置尿管时间不可太长

    E.以上都正确

19.下列哪项是引起急性泌尿道感染的最常见致病菌

    A.金黄色葡萄球菌   B.真菌   C.大肠埃希菌

    D.溶血性链球菌   E.流感嗜血杆菌

20.关于小儿泌尿系解剖特点的描述,不正确的是

    A.肾脏位置偏低,2岁以内可触及   B.输尿管长而弯曲,易受压及扭曲

    C.膀胱位置偏高,充盈时可触及   D.女婴尿道较短,容易发生逆行感染

    E.男婴尿道较长,常有包茎,不易发生逆行感染

21.肾病综合征反复发作时可使用

    A.强的松   B.抗生素   C.利尿剂   D.硝普钠   E.免疫抑制剂

22.肾病综合征饮食上应给予

    A.长期低盐饮食   B.高蛋白饮食

    C.高热量饮食   D.注意补充维生素

    E.高蛋白和高热量饮食

23.当急性肾小球肾炎患儿出现心衰体征时,首选的治疗方案是

    A.强心、利尿   B.强心、降压   C.利尿、降压   D.利尿、透析   E.降压、透析

24.关于急性肾炎的临床表现,哪项是错误的

    A.多数病人都有血尿   B.起病后第1周常有高血压

    C.水肿为首发症状,常为上行性   D.起病1~2周内可发生严重循环充血

    E.血压突然升高,应注意有无高血压脑病

25.关于急性尿路感染的叙述,哪项是错误的

    A.新生儿期主要表现为败血症   B.婴幼儿期全身中毒症状重

    C.年长儿下尿路感染时,膀胱刺激症较突出

    D.年长儿下尿路感染时,可有腰痛和肾区叩击痛

    E.年长儿上尿路感染时,可有发热等全身症状

(二)A2型题

26.6岁男孩,血压90/60 mmHg,颜面及四肢凹陷水肿,血浆蛋白40 g/L,血浆白蛋白20 g/L,血胆固醇>7.2 mmol/L,BUN 5.3 mmol/L,尿蛋白+++,RBC 1~2/HP。此患儿诊断为

    A.急进性肾炎   B.急性肾炎   C.单纯性肾病   D.肾炎性肾病   E.肾功能衰竭

二、填空

1.小儿急性肾小球肾炎主要表现为_____、_____、_____、_____。

2.小儿肾病最常见的并发症是_____。

3.急性肾炎严重病例在第一周常合并_____、_____、_____。

三、名词解释

1.肾病综合征　　　　2.大量蛋白尿　　3.激素敏感　　　4.激素依赖　　　5.激素耐药

6.急性肾小球肾炎　　7.泌尿系感染

四、问答题

1.简述急性肾炎患儿的临床特征。

2.单纯性肾病与肾炎性肾病的主要不同点有哪些？

3.不同年龄阶段小儿正常尿量、少尿的标准。

4.如何预防小儿泌尿道感染？

5.急性肾炎患儿休息的标准有哪些？

6.肾病综合征患儿为何需要实施保护性隔离？

7.急性肾炎和肾炎性肾病患儿护理评估有何异同？

【参考答案】

一、选择题

1～5　ECBBA　6～10　BACCC　11～15　DBCBC　16～20　ADECE　21～25　EDCCD

26　C

二、填空题

1.水肿　血尿　少尿　高血压　2.感染　3.严重循环充血　高血压脑病　急性肾衰竭

（胡馨方）

神经系统疾病患儿的护理

　　神经系统是人体内起主导作用的功能调节系统。人体的结构与功能均极为复杂,体内各器官、系统的功能和各种生理过程都不是各自孤立地进行,而是在神经系统的直接或间接调节控制下,互相联系、相互影响、密切配合,使人体成为一个完整统一的有机体,实现和维持正常的生命活动。同时,人体又是生活在经常变化的环境中,环境的变化必然随时影响着体内的各种功能,这也需要神经系统对体内各种功能不断进行迅速而完善的调整,使人体适应体内外环境的变化。

　　由于小儿身体抵抗力比较弱,血脑屏障发育又不完善而且功能差,所以细菌很容易侵入神经系统引发各种小儿神经系统疾病。小儿神经系统疾病临床表现多种多样,我们该如何识别并做好相应的护理呢?

◢ 学习目标

知识目标:掌握常见神经系统疾病的临床表现和护理措施;熟悉神经系统疾病的护理诊断、辅助检查和治疗原则;了解神经系统特点,神经系统疾病的病因和发病机制。

技能目标:能辨别小儿正常的和病理的神经反射,能对神经系统疾病患儿提供正确的护理,能对患儿及家长进行健康教育。

素质目标:护理患儿时保持镇定,具有高度的责任心,仔细、认真、密切观察患儿的精神状态、神志和生命体征变化。

工作任务一　认识小儿神经系统特点

◇学习主题

重点：小儿的神经反射和正常脑脊液特点。

难点：小儿的神经反射。

多媒体课件

　　神经系统由脑和脊髓及周围神经组成，在小儿生长发育过程中，神经系统发育最早。由于小儿神经系统处于生长发育阶段，因此，不同年龄阶段的正常标准和异常表现也不相同，加之检查时小儿多不能很好地配合，所以检查方法和判断结果是否正常也有特点。通常需按不同年龄、患儿特点及不同病种选做必要的检查，检查时还需重视儿童的心理和生理特征，在比较中判断正常与异常，对婴幼儿宜通过游戏来完成。

　　1.脑　小儿出生时大脑的重量约370 g，占体重的1/8～1/9。其大脑的外观已与成人的大脑外观十分相似，脑表面有主要沟回，但较浅且发育不完善，皮质较薄，细胞分化较差，髓鞘形成不全，对外来刺激反应缓慢且易泛化。小儿的脑耗氧量，在基础代谢状态下占总耗氧的50％，而成人则为20％，对缺氧的耐受性较成人差。

　　2.脊髓　小儿脊髓的发育，在出生时已较为成熟，重2～6 g，是成人脊髓的1/4～1/5，脊髓的发育与运动发展的功能相平行，随着年龄的增长，脊髓加长增重，胎儿时，脊髓的末端在第2腰椎下缘，新生儿时达第3腰椎水平，随年龄增长，4岁时达第1腰椎上缘。所以腰椎穿刺时注意。

　　3.脑脊液　新生儿脑脊液量少（约50 mL）、压力低，腰椎穿刺时抽取脑脊液较困难。以后脑脊液的量和压力逐渐增加。正常脑脊液特点见表15-1。

表15-1　小儿脑脊液检查正常值

	婴儿（新生儿）	儿　童
总量（mL）	50（新生儿）	100～150
压力（mmH₂O）	30～80（新生儿）	70～200
细胞数	$(0\sim20)\times10^6$/L	$(0\sim10)\times10^6$/L
蛋白总量（g/L）	0.2～1.2（新生儿）	0.2～0.4
糖（mmol/L）	3.9～5.0	2.8～4.5
氯化物（mmol/L）	110～122	117～127

　　4.神经反射　小儿反射异常的表现有：①不对称；②该出现时未出现；③应消失时未消失；④出现病理反射征。

　　(1)出生时即存在，终生不消失的反射：角膜反射、瞳孔反射、结膜反射、吞咽反射。这些反射减弱或消失，提示神经系统有病理改变。

（2）出生时存在，以后逐渐消失的反射：觅食反射、拥抱反射、握持反射、吸吮反射、颈肢反射出生时存在，生后 3～6 个月消失。这些反射在新生儿时期减弱或到该消失时仍存在为病理状态。

（3）出生时不存在，以后逐渐出现并终生存在的反射：腹壁反射、提睾反射和各种腱反射在新生儿期不易引出，到 1 岁时才稳定。提睾反射正常时可有轻度不对称。这些反射该出现时未出现或减弱为异常。

（4）病理反射：包括巴宾斯基（Babinski）征、凯尔尼格（Kernig）征、布鲁津斯基（Brudzninski）征。2 岁以内引出踝阵挛、巴宾斯基征阳性为生理现象，若单侧出现或 2 岁后出现为病理现象。

（5）脑膜刺激征：重点检查颈阻力、凯尔尼格征、布鲁津斯基征等，因小婴儿屈肌张力紧张，故生后 3～4 个月阳性无病理意义。又因婴儿颅缝和囟门可以缓解颅内压，所以脑膜刺激征可能不明显或出现较晚。故应注意头围、头颅形状、前囟是否闭合及其张力等。

工作任务二　病毒性脑炎和脑膜炎患儿的护理

◇学习主题

重点：病毒性脑炎和脑膜炎的临床表现、脑脊液检查、护理措施。

难点：病毒性脑炎和脑膜炎的发病机制。

多媒体课件

◇预习案例

患儿，女，7 岁。因发热 1 d，反复抽搐 2 h，来院就诊。患儿于 1 周前有上呼吸道感染，治疗未见效果。2 h 前出现全身性抽搐，持续 1～3 min，给予镇静剂缓解后又反复发作，同时伴呕吐，呈喷射状。查体：体温 39 ℃，脉搏 108 次/分。昏睡状态，颈抵抗（＋），肌张力增高，腹壁反射弱，膝腱反射活跃，巴宾斯基征（±）。辅助检查：脑脊液压力 2.75 kPa，外观清亮，细胞数 $28×10^6$/L，以淋巴细胞为主，蛋白 0.3 g/L，糖 3.6 mmol/L，氯化物 117 mmol/L。

◇思考

1. 考虑该患儿患了什么疾病？

2. 存在哪些护理问题？

3. 针对该患儿病情，该如何护理？

病毒性脑膜炎和脑炎是（viral encephalitis，meningitis）由多种病毒引起的中枢神经系统感染性疾病。炎症过程在脑膜，临床重点表现为病毒性脑膜炎。累及大脑实质时，则以病毒性脑炎为临床表现。轻者能自行缓解，危重者可导致后遗症及死亡。

一、病　因

80％以上的病毒性脑膜炎、脑炎是由肠道病毒引起（如柯萨基病毒、埃可病毒），其次为虫媒病毒（如乙脑病毒）、腮腺炎病毒和疱疹病毒等。

二、发 病 机 制

病毒自呼吸道、胃肠道或经昆虫叮咬侵入人体，在淋巴系统内繁殖后经血循环（此时为病毒血症期）到达各脏器，在入侵中枢神经系统前即可有发热等全身症状。但在神经系统症状出现时，病毒血症就消失。此外病毒亦可经嗅神经或其他周围神经到达中枢神经系统。中枢神经系统的病变可是病毒直接损伤的结果，也可是"感染后"的"过敏性"脑炎改变，导致神经脱髓鞘病变、血管及血管周围的损伤。

三、临 床 表 现

病前1～3周多有上呼吸道及胃肠道感染史、接触动物或昆虫叮咬史。多呈急性或亚急性起病。

1.病毒性脑膜炎　急性起病，可先有数日前驱症状，主要症状为发热、恶心、呕吐，年长儿可自诉头痛、颈、背、下肢疼痛、畏光等，但意识多不受累，可有颈强直，无局限性神经系统体征。病程大多在1～2周。

2.病毒性脑炎　开始时症状较轻，为不同程度的发热，随后体温增高出现不同程度的意识障碍，轻者出现表情淡漠、嗜睡，重者神志不清、谵妄、昏迷，或出现精神障碍。颅内压增高，表现为头痛、呕吐、局限性或全身性抽搐，严重者引起脑疝，甚至呼吸、循环衰竭死亡。由于中枢神经系统受损部位不同，可出现不同局限性神经系统体征，如类似急性横贯性脊髓炎，多发性神经根炎，急性小儿偏瘫，脑神经核受累或急性小脑共济失调等。病毒性脑炎病程在2～3周，多数完全恢复，但少数留有智力发育落后、肢体瘫痪、癫痫等后遗症。

四、辅 助 检 查

1.脑脊液　压力增高，白细胞数大多在$(10～500)×10^6/L$，早期以中性粒细胞为主，后期以淋巴细胞为主，蛋白质轻度增高，糖和氯化物一般在正常范围。

2.病毒学检查　部分患儿脑脊液病毒培养及特异性抗体测试阳性。恢复血清特异性抗体滴度高于急性期4倍以上有诊断价值。

五、治 疗 原 则

本病无特异性治疗。

1.对症治疗　如降温、止惊、降低颅内压、改善脑微循环、抢救呼吸和循环衰竭。在急性期可采用地塞米松静脉滴入,疗程不超过 2 周(但作用尚有争议)。

2.抗病毒治疗　常选用利巴韦林,疱疹病毒性脑炎可选用阿昔洛韦等。

六、护理诊断

1.体温过高　与病毒血症有关。

2.急性意识障碍　与脑实质炎症有关。

3.躯体移动障碍　与昏迷、瘫痪有关。

4.营养失调:低于机体需要量　与摄入不足有关。

5.潜在并发症　颅内压增高。

七、护理措施

1.维持正常体温　监测体温观察热型及伴随症状。出汗后及时更换衣物,体温>38.5 ℃时给予物理降温或遵医嘱药物降温、静脉补液。

2.保证营养的摄入　耐心喂养,防止呛咳。对昏迷或吞咽困难的患儿,应尽早给予鼻饲,保证热卡供应,作好口腔护理。

3.促进脑功能的恢复

(1)向患儿介绍环境,以减轻其不安与焦虑。明确环境中可引起患儿坐立不安的刺激因素,使患儿离开刺激源。纠正患儿的错误概念和定向力错误。如患儿有幻觉,讨论幻觉的内容,以便采取适当的措施。为患儿提供保护性的看护和日常生活的细心护理。

(2)输注能量合剂营养脑细胞,促进脑功能恢复。

(3)控制惊厥、保持镇静,因任何躁动不安均能加重脑缺氧。遵医嘱使用镇静药、抗病毒药、激素、促进苏醒的药物等。

4.促进肢体功能的恢复

(1)作好心理护理,增强患儿自我照顾能力的信心。

(2)卧床期间协助患儿洗漱、进食、大小便及个人卫生等。

(3)教家长协助患儿翻身及皮肤护理的方法。适当使用气圈、气垫等,预防褥疮。

(4)保持瘫痪肢体于功能位置。病情稳定后,及早督促患儿进行肢体的被动或主动功能锻炼,活动时要循序渐进,加强防护措施,防碰伤。在每次改变锻炼方式时给予指导、帮助和正面鼓励。

5.注意病情观察

(1)患儿取平卧位,一侧背部稍垫高,头偏向一侧,以便让分泌物排出;上半身可抬高20°～30°,利于静脉回流,降低脑静脉窦压力,利于降颅压。

(2)每 2 h 翻身一次,轻拍其背促痰排出,减少坠积性肺炎。

(3)密切观察瞳孔及呼吸,以防因移动体位至脑疝形成和呼吸骤停。

(4)保持呼吸道通畅、给氧,如痰液堵塞,立即执行气管吸痰,必要时作气管切开或使用人工呼吸。

6.健康教育　向患儿及家长介绍病情,做好心理护理,增强战胜疾病的信心。向家长提供保护性看护和日常生活护理的有关知识。指导家长做好智力训练和瘫痪肢体功能训练。有继发癫痫者应指导长期正规服用抗癫痫药物。出院的患儿应定期随访。

拓展学习

瑞夷综合征

瑞夷综合征(Reye's syndrome)又称瑞氏综合征、雷氏综合征,是小儿时期一种原因不明的急性脑病综合征,其发生常与一些特异性病毒感染流行有关,如流感-B、水痘等。近年研究资料表明,水杨酸类药物的使用与本病的发生有密切关系。本病主要在15岁以下小儿中发生,婴幼儿、儿童均匀分布,偶见家族性病例。

雷氏综合征是可致命的疾病,会影响多个器官,尤其是脑部和肝脏。脑部损害为雷氏综合征最为突出的表现。可突然出现频繁呕吐和剧烈的头痛,开始时兴奋烦躁、精神错乱、嗜睡,随后转为惊厥、昏迷,乃至大脑强直状态,可因呼吸衰竭而死亡。肝脏损害表现为肝脏肿大、脂肪肝,伴有肝功能障碍。该病与小童使用阿司匹林治疗病毒感染疾病(如水痘)有关。及早治疗尤其重要,否则会导致死亡或脑部严重受损。

工作任务三　化脓性脑膜炎患儿的护理

✧学习主题

重点:化脓性脑膜炎的临床表现、脑脊液检查、护理措施。

难点:化脓性脑膜炎的发病机制。

多媒体课件

✧预习案例

患儿,男,9个月。以发热,频繁抽搐、呕吐1 d来就诊。病前1周曾患中耳炎,下午起呕吐,喷射状、量大。四肢强直性抽搐,持续1~5 min。查体:咽充血,体温39 ℃,呼吸35次/分,心率120次/分。患儿烦躁,前囟饱满,颈抵抗,肌张力略高。血常规:WBC 16×10^9/L。脑脊液:压力2.36 kPa,外观似米汤样,细胞数$1\,000\times10^6$/L,以中性粒细胞为主,糖2.6 mmol/L,蛋白质0.4 g/L,氯化物115 mmol/L。

✧思考

1.考虑患儿患了什么疾病?

2.可能有哪些潜在的并发症?

3.针对该患儿病情,该如何护理?

化脓性脑膜炎(purulent meningitis,PM)是由各种化脓性的细菌感染引起的脑膜炎症,是小儿常见的感染性疾病之一。临床表现以发热、呕吐、头痛、烦躁、嗜睡、惊厥、脑膜刺激征及脑脊液改变为主要特征。

一、病　因

约80％以上的化脓性脑膜炎是由肺炎链球菌、流感嗜血杆菌、脑膜炎球菌引起。其致病原因与年龄、季节、地区、机体免疫功能、头颅外伤以及是否有先天性的神经或皮肤缺陷有关。其中以年龄为最主要的因素。新生儿及2个月的婴儿以革兰阴性杆菌（大肠埃希菌）和金黄色葡萄球菌为主；2个月至儿童时期以流感嗜血杆菌、脑膜炎球菌、肺炎链球菌为主；12岁以后以脑膜炎球菌、肺炎链球菌为主。

肺炎链球菌及脑膜炎球菌性脑膜炎好发于晚冬及早春，流感嗜血杆菌性脑膜炎好发于晚秋及早冬。

二、发病机制

细菌大多从呼吸道侵入，也可由皮肤、黏膜或新生儿脐部侵入，经血循环到达脑膜。少数化脓性脑膜炎可因患中耳炎、乳突炎、脑脊膜膨出或头颅骨折时，细菌直接蔓延到脑膜所致。主要病变为脑膜表面血管极度充血、蛛网膜及软脑膜发炎，大量的脓性渗出物覆盖在大脑顶部、颅底及脊髓，并可发生脑室膜炎，导致硬脑膜下积液或/和积脓，脑积水。炎症还可损害脑实质、颅神经、运动神经和感觉神经而产生相应的临床神经系统体征。

三、临床表现

化脓性脑膜炎在小儿任何年龄均可发病。90％以上的病例在生后1个月～5岁发生。

1.暴发型　患儿起病急，发热、头痛、呕吐、烦躁、抽搐等，脑膜刺激征阳性。皮肤迅速出现出血点或淤斑、意识障碍、血压下降和弥散性血管内凝血，进行性休克的症状，治疗若不及时24 h内死亡。常见病原菌为脑膜炎奈瑟菌。

2.亚急型　发病前数日可有上呼吸道或胃肠道感染的症状，年长儿可诉头痛、肌肉酸痛，婴幼儿则表现发热、呕吐、烦躁、易激惹、精神萎靡、目光凝视、惊厥、昏迷。病原菌常见于流感嗜血杆菌或肺炎链球菌。

新生儿化脓性脑膜炎，缺乏典型的症状和体征。起病时表现与新生儿败血症相似，有发热或体温波动、面色青灰、拒乳、凝视、哭声调高而尖，心率慢，青紫、惊厥。神经系统表现为嗜睡、前囟紧张膨隆，但脑膜刺激征不明显。病原菌以大肠杆菌葡萄球菌多见，所以新生儿患败血症时应警惕化脓性脑膜炎的发生。

查体可见：颅内压增高、头痛、呕吐，婴幼儿可有前囟饱满、颅缝增宽、双侧瞳孔反射不对称，甚至出现脑疝。脑膜刺激征阳性，20％～30％可出现部分或全身惊厥。

多为急性起病，部分患儿于病前有上呼吸道或消化道感染症状。

3.并发症

(1)脑膜下积液:发生率较高。1岁以下婴儿多见。一般出现在化脓性脑膜炎开始正规治疗48~72 h以后。临床特点为经治疗发热、意识改变、颅内高压等临床表现不见好转,甚至逐渐加重,或在症状体征逐渐好转时病情又出现反复,并伴随进行性前囟饱满,颅缝分离。硬膜下试验穿刺是直接的确诊手段(正常液量在2 mL以下)。其发生的机制可能与炎症时血管通透性增加、血浆成分渗出以及发生炎性栓塞时局部渗透压增高、水分进入硬膜下腔有关。

(2)脑室管膜炎:多见于革兰阴性杆菌感染且延误治疗的婴儿。临床特点为经抗生素治疗发热、惊厥等症状持续存在,颈强直逐渐加重,脑脊液检查结果始终异常。易造成较高的死亡率和致残率。

(3)脑积水:由脑膜炎症造成的脑脊液循环障碍所致。除一般神经系统症状外,患儿头颅呈进行性增大,颅缝裂开,头皮静脉扩张,患儿额大面小,眼呈落日状,头颅有"破壶"音。长期持续的颅内压增高可造成大脑皮质退行性萎缩,患儿神经系统功能逐渐倒退。

(4)其他:炎症可导致各种神经功能障碍,如颅神经受累造成的耳聋、失明,以及脑实质病变产生的瘫痪、智力低下或癫痫等。

四、辅 助 检 查

1.脑脊液

(1)压力升高,外观混浊或呈脓性,白细胞数明显增多(>1 000×10⁶/L,中性粒细胞为主);蛋白明显增高,糖和氯化物含量显著下降。

(2)涂片革兰染色找菌(阳性率70%~90%)。

(3)脑脊液细菌培养加药敏。

(4)脑脊液检测细菌抗原。

2.血象　白细胞总数明显增高,可高达(20~40)×10⁹/L;分类以中性粒细胞增加为主,占80%以上。严重感染时,白细胞可不增高。

3.其他　血培养、皮肤淤斑涂片找菌阳性及头颅CT等。

五、治 疗 原 则

抗生素进行病原学治疗,早期用药、联合用药、坚持用药、对症处理、治疗并发症及支持疗法。

1.抗生素治疗　及早采用敏感的,可通过血-脑屏障的毒性较低的抗生素,联合用药,注意药物配伍。

(1)病原菌未明时,可选用第三代头孢菌素:头孢曲松或头孢噻肟。

(2)病原菌明确后,治疗应参照细菌药物敏感实验的结果,选用病原菌敏感的抗生素(表15-2)。

表 15-2　治疗化脓性脑膜炎的抗生素选择

病原菌	推荐的抗生素
流感嗜血杆菌	氨苄西林、氯霉素、头孢呋辛钠、头孢曲松钠
肺炎链球菌	青霉素-G、头孢噻肟钠
脑膜炎球菌	青霉素-G
革兰阴性细菌	头孢噻肟钠、丁氨卡那霉素
金黄色葡萄球菌	头孢噻肟钠、头孢呋辛钠、氨基糖贰类
新生儿脑膜炎	氨苄西林、氨基糖贰类、头孢呋辛钠、头孢曲松钠

疗程：静脉滴注抗生素 10～14 d。金黄色葡萄球菌和革兰阴性杆菌脑膜炎应在 21 d 以上。若有并发症，还应适当延长。

2.对症及支持治疗

(1)保持水、电解质的平衡。

(2)给予 20％甘露醇降低颅内压，防止脑疝的发生。

(3)处理高热，控制惊厥和感染性休克。

3.肾上腺皮质激素治疗　对多种炎性因子的产生有抑制作用。一般用地塞米松 0.6 mg/(kg·d)，分四次静脉给药，连续 2～3 d。

4.并发症的治疗　①硬膜下积液。少量液体不必穿刺，积液多时应反复穿刺，根据病情需要注入对病原菌敏感的抗生素。②脑室管膜炎。可作侧脑室引流，以减轻脑室压力。③脑性低钠血症。适当限制液体入量，逐渐补充钠盐，纠正低钠血症。

六、护 理 评 估

1.健康史　评估患儿病前有无呼吸道、消化道或皮肤感染史，新生儿应询问生产史、脐带感染史。

2.身体状况　测量体温、脉搏、呼吸，检查患儿有无发热、头痛、呕吐、惊厥、嗜睡及昏迷等症状，并判断症状的程度和性质。注意观察患儿的精神状态、面色、囟门是否隆起或紧张，有无脑膜刺激征。

分析血液、脑脊液检查结果。

3.心理社会状况　婴幼儿化脑病死率仍很高，在我国可达 80％，后遗症也较多。因此，应注意评估家长对疾病的了解程度、护理知识的掌握程度，对患儿健康的需求；是否有焦虑或恐惧。评估家庭对疾病治疗和护理的经济承受能力和社会的支持水平。

七、护 理 诊 断

1.体温过高　与细菌感染有关。

2.潜在并发症　颅内高压症。

3.营养失调：低于机体需要量　与摄入不足、机体消耗增多有关。

4.有受伤的危险　与抽搐有关。

5.恐惧(家长的)　与预后不良有关。

八、预 期 目 标

(1)患儿体温维持正常。

(2)患儿的颅内压能维持正常水平。

(3)患儿的营养供给能满足机体的需要。

(4)患儿在住院期间得到及时护理,没有受伤的情况发生。

(5)患儿家长能用正确的态度对待疾病,主动配合各项治疗和护理。

九、护 理 措 施

1.维持正常的体温　保持病室安静、空气新鲜。绝对卧床休息。每4 h测体温1次,并观察热型及伴随症状。鼓励患儿多饮水,必要时静脉补液。出汗后及时更衣,注意保暖。体温超过38.5 ℃时,及时给予物理降温或药物降温,以减少大脑氧的消耗,防止惊厥,并记录降温效果。遵医嘱给予抗生素治疗。

2.保证营养供应　保证足够热量摄入,根据患儿热量需要制定饮食计划,给予高热量、清淡、易消化的流质或半流质饮食。少量多餐,以减轻胃的饱胀感,并防止呕吐发生。注意食物的调配,增加患儿食欲。频吐不能进食者,应注意观测呕吐情况并静脉输液,维持水电解质平衡。监测患儿每日热能摄入量,及时给予适当调整。

3.防止外伤　协助患儿洗漱、进食、大小便及个人卫生等生活护理。做好口腔护理,呕吐后帮助患儿漱口,保持口腔清洁,及时清除呕吐物,减少不良刺激。做好皮肤护理,及时清理大小便,保持臀部干燥,适当使用气垫等抗压力器材,预防褥疮的发生。注意患儿安全,躁动不安或惊厥时防坠床发生,防舌咬伤。

4.病情观察、防治并发症

(1)监测生命体征:若患儿出现意识障碍、囟门及瞳孔改变、躁动不安、频繁呕吐、肢体发紧等惊厥先兆,说明有脑水肿。若呼吸节律不规则、瞳孔忽大忽小或两侧不等大、对光反应迟钝、血压升高,说明有脑疝及呼吸衰竭。应经常巡视、密切观察、详细记录,以便及早发现给予急救处理。

(2)做好并发症的观察:如患儿在治疗中发热不退或退而复升、前囟饱满、颅缝裂开、呕吐不止、频繁惊厥,应考虑有并发症存在。可作颅骨透照、头颅CT扫描检查等,以期早确诊并及时处理。

(3)做好抢救药品及器械的准备:做好氧气、吸引器、人工呼吸机、脱水剂、呼吸兴奋剂、硬脑膜下穿刺包及侧脑室引流包的准备。

(4)药物治疗的护理:了解各种药的使用要求及副作用。如静脉用药的配伍禁忌;青霉素稀释后应在1 h内输完,防止破坏,影响疗效;高浓度的青霉素须避免渗出血管外,防止组织坏死;注意观察氯霉素的骨髓抑制作用,定期做血象检查;静脉输液速度不宜太快,以免加重脑水肿;保护好静脉血管,保证静脉输液通畅;记录 24 h 出入水量。

5.健康教育

(1)加强卫生知识的大力宣传,预防化脓性脑膜炎。凡与流感嗜血杆菌性脑膜炎和流行性脑脊髓膜炎接触的易感儿均应服用利福平,每日 20 mg/kg,共 4 d。还可采用脑膜炎双球菌荚膜多糖疫苗在流行地区实施预防接种。

(2)对患儿及家长给予安慰、关心和爱护,使其接受疾病的事实,鼓励战胜疾病的信心。根据患儿及家长的接受程度,介绍病情,讲清治疗护理方法,使其主动配合。及时解除患儿不适,取得患儿及家长的信任。

(3)对恢复期和有神经系统后遗症的患儿,应进行功能训练,指导家长根据不同情况给予相应护理,促使病情尽可能的康复。

十、护 理 评 价

患儿体温是否维持正常范围;意识及精神状态是否恢复;惊厥发作时有无外伤、误吸情况;所需能量、水分及其他营养物质是否得到满足;体重是否维持在正常范围;患儿家长是否能正确对待疾病,焦虑心情是否得到改善,对后遗症的患儿是否掌握康复护理的方法。

工作任务四　脑性瘫痪患儿的护理

◆学习主题

重点:脑性瘫痪的临床表现和护理措施。

难点:脑性瘫痪的发病机制。

◆预习案例

患儿,男,5 岁,系早产儿。出生后 1 个月头颅 CT 示新生儿缺血缺氧性脑病,3～4 个月后头竖不起来;半岁时,手不能握持玩具;1 周岁时,只能用脚尖在大人的搀扶下走几步。查体:神清,反应稍差,发育、营养中等,患儿无法独立行走。

◆思考

1.该患儿患了什么疾病?

2.该患者存在哪些护理问题?

3.针对患儿病情,该如何护理?

脑性瘫痪(cerebral palsy,CP)简称脑瘫,是指从出生前到出生后的一个月内,由各种原因所致的非进行性脑损伤,临床以中枢性运动障碍和姿势异常为主要特征,严重病例还伴有智力低下,抽搐及视、听或语言功能障碍。其发病率国外报道为1.5‰～5‰,我国为 1.5‰～1.8‰,男孩多于女孩。脑瘫患儿越早发现治疗效果越好。

一、病　　因

1. 出生前　遗传因素(如家族中有脑瘫、智力低下等患者)、基因异常;染色体异常,母孕期受病毒感染、一氧化碳中毒或妊娠中毒症、先兆流产;胎盘异常等致胎儿期脑形成异常、宫内感染、胎儿宫内窘迫、双胎或多胎、脐带绕颈等。

2. 出生时　分娩过程不顺利,有早产、产时窒息、难产和各种产伤等。

3. 出生后　新生儿中枢神经系统感染、急性脑病、头部外伤、心跳停止;新生儿期呼吸障碍、惊厥;高胆红素血症(核黄胆)、新生儿低血糖症;脑血管病等。

目前,认为脑瘫发生的新 4 大因素是早产/低出生体重、新生儿窒息/HIE、新生儿高胆红素血症和宫内感染,且与遗传因素有关。

二、病 理 生 理

表现为不同程度的大脑皮质萎缩,脑回变窄,脑沟增宽。皮质下白质的神经纤维稀少,甚至囊变性、脑积水等。镜下可见各层神经细胞数目减少及退行性病变,胶质细胞增生。胆红素脑病时可见基底节对称性的异常髓鞘形成增多,呈大理石样变。

三、临 床 表 现

脑瘫临床表现多种多样,由于类型、受损部位的不同而表现各异,即使同一类型,在不同年龄阶段,表现也不一样。虽然临床表现错综复杂,但脑瘫小儿一般都有以下表现:

1. 中枢性运动功能障碍和运动发育落后

(1)粗大运动发育落后:抬头、翻身、坐、爬、站立等发育明显落后。

(2)精细运动发育落后:见物主动伸手、伸手主动抓物、手指捏物等精细动作明显落后。

(3)自主运动困难:动作僵硬,肌张力过高或过低,不能完成自主运动模式,出现异常运动模式。

(4)主动运动减少:①新生儿期吸吮能力差,很少啼哭;②2～3 个月双腿蹬踢少或单腿蹬,手活动少和无爬行等基本动作。

2. 异常姿势　如持续头易背屈、斜颈、四肢痉挛、手喜握拳、拇指内收、上臂常后伸、尖足、剪刀步和角弓反张等。

3. 肌力低和肌张力改变　肌张力增高、降低或混乱。

4. 异常反射　原始反射延迟消失、保护性反射不出现或减弱,可出现病理反射。

5. 并发症　脑瘫小儿常同时存在其他一些疾患,常见为癫痫、智力低下、行为及感知觉障碍等。

根据临床特点,脑瘫分为:痉挛型(70%)、手足徐动型、共济失调型、强直型、震颤型、肌张力低下型、混合型。按瘫痪部位分为:四肢瘫、双瘫、截瘫、偏瘫、双重性偏瘫、三肢瘫和单瘫等。按程度分为:轻度:可生活自理;中度:借助助具可生活自理;重度:不能生活自理,终身需照顾。

四、辅 助 检 查

1.影像学检查　CT 和 MRI 能了解颅脑结构有无异常,有助于探讨脑瘫病因及判断预后。

2.脑电图　协助诊断是否合并癫痫,对指导治疗有参考价值。

3.视觉、听觉功能检查。

4.智力测定　明确智力受损程度,可作为诊断和疗效评定的参考指标。

五、治 疗 原 则

(1)以康复治疗为主,早期进行功能训练,尤其超早期治疗,可获得较大效果。

(2)采用手术治疗,解除肌紧张,减轻肢体畸形。

(3)有癫痫发作者按发作类型给予抗癫痫药物治疗。

六、护 理 诊 断

1.生长发育改变　与脑损伤有关。

2.有废用综合征的危险　与肢体痉挛性瘫痪有关。

3.有皮肤完整性受损的危险　与躯体不能活动有关。

4.营养失调:低于机体需要量　与脑性瘫痪造成的进食困难有关。

七、护 理 措 施

1.促进成长　为患儿选择适合其智力、发育、活动能力的玩具和游戏。父母学会如何在不影响异常肌张力情况下,协助患儿处理穿衣、洗澡、吃饭、刷牙、大小便和游戏等日常生活。

2.功能锻炼　确诊时起即应开始功能锻炼。瘫痪的肢体应保持功能位,并进行被动或主动运动。可配合推拿、按摩、针灸、理疗。痉挛型双侧瘫的患儿,可以早期使用支持设备。对于偏瘫患儿,要采用跟腱切除术切除紧张的跟腱。可以给予四肢瘫患儿改造打字机、电动轮椅以及特殊的进食设备等。

3.皮肤护理　长期卧床患儿要评估皮肤受压程度,保持床单的干净、整洁、无渣屑、无皱折。对患侧肢体加以保护,防止不自主运动时损伤。也需要及时翻身、清理大小便、更换尿布,保持皮肤清洁,以防臀红及褥疮的发生。预防其他感染,若出现褥疮,则按褥疮的要求护理。

4.保证营养供应　需供给高热量、高蛋白及富有维生素、易消化的食物,喂食时保持患儿头处于中线位,避免头后仰导致误吸。牙齿紧咬时勿强行用匙喂食,以免损伤牙齿。训练并鼓励独立进食,训练手持汤匙及用手取物,尽量脱离他人喂食的境地。如热量不能保证,应行鼻饲或静脉补充。

5.心理护理　向家长及年长患儿介绍本病不是"不治之症",使其树立信心和耐心。不歧视、拒绝患儿,鼓励患儿多与正常儿童一起参与活动,多表扬他们的进步,调动其积极性,防止发生自卑、孤独心理;但应避免过于偏爱。

6.健康指导　指导家长正确护理患儿的方法,防止患儿的异常姿势,并教患儿练习应该完成而没有完成的动作。例如,翻身、爬行、用手持物、单膝跪立等。定期接种各种疫苗。

工作任务五　注意力缺陷多动症患儿的护理

❖学习主题

重点:注意力缺陷多动症的临床表现和护理措施。

难点:注意力缺陷多动症的发病机制。

❖预习案例

患儿,男,10岁。自幼哭闹无常,吃奶、睡眠缺乏规律,并且好动。1岁多能走后,喜欢到处奔跑攀爬,不惧生人,随父母外出之处翻箱倒柜,无视父母训斥。自上幼儿园中班起,表现为多动,注意力不集中。7岁入学起上课纪律差,扰乱课堂秩序;在家做作业不专心,边做边玩,作业脏、乱、草,经常做错或不按时完成作业。平时丢三落四,做事有始无终,缺乏耐心,不能坚持。脾气急躁,有要求马上就要满足,否则纠缠不休。学习成绩近一年下降明显。查体:尚合作,对答流畅。四肢活动自如,共济及协调动作好。双手精细动作不显笨拙。病理反射未引出。韦氏儿童智力测验:无智力缺陷。

❖思考

1.该患儿患了什么疾病?

2.存在哪些护理诊断?

3.如何针对性护理?

注意力缺陷多动症(attention-deficit hyperactivity disorder,ADHD)又称轻微脑功能障碍综合征,是以与年龄不相称的多动、注意力不集中、任性、易冲动为主要特征的行为障碍,是一种常见的儿童行为异常问题。本病通常于7岁前起病,应根据父母、老师对儿童行为的评估,病程持续半年以上者可考虑。

一、病因与发病机制

本病由多种因素引起。有研究证实ADHD有明显的遗传倾向;此外,与各种原因导致的脑损伤有关,如妊娠及分娩期脑轻微损伤、神经发育延迟或损害等;不良社会和家庭环境等也可能是致病因素。

二、临床表现

1. **多动**　不论在何种场合,都处于不停活动的状态中,如上课不断做小动作,敲桌子,摇椅子,咬铅笔,切橡皮,撕纸头,拉同学的头发、衣服等。平时走路急促,爱奔跑,轮流活动时迫不及待,经常无目的地乱闯、乱跑,手脚不停而又不听劝阻。

2. **注意力不易集中**　注意力很难集中,或注意力集中时间短暂,上课时,常东张西望,心不在焉,做作业时,边做边玩,随便涂改。不能集中注意力做一件事,做事常有始无终,虎头蛇尾。

3. **学习困难**　粗心大意,在朗读、作文、语言口头表达等方面存在问题。智商虽大多在正常范围,但考试成绩常常不理想。

4. **性格和/或行为障碍**　患儿多任性、倔强,情绪易冲动而缺乏自我克制能力,在集体生活中不合群,好与人争吵。行为幼稚或怪僻,行为无目的、贪玩、逃学、打架,甚至说谎、偷窃等。往往虽教育也无济于事。少数病例成年后,还留有性格和行为上的缺陷。

5. **其他**　还常常出现头痛、胃痛、下腹绞痛、腹泻、尿频(甚至遗尿)、呕吐等症状。这些症状的出现,是由于患儿把学习和生活中的紧张刺激所引起的焦虑情绪转移到身体上而引起的一些器官的功能紊乱。

本病缺乏特异性实验室诊断指标,主要诊断依据为:症状起始于学龄前;病程超过 6 个月;具有注意力障碍、多动及冲动行为。按照美国 DSM-IV(1991)标准,必须具备两项中各 4 种表现或其中一项的 8 种表现,方能诊断(表 15-3)。

表 15-3　ADHD 诊断项目

注意力缺陷项	多动项
易受外来影响而激动	在教室常常离开座位
无监督时难以有始有终地完成任务	常未加思考即开始行动
难于持久性集中注意力(作业、游戏)	集体活动中常不按次序
听不进别人说什么	常在问题尚未说完时即抢答
经常丢失生活和学习用品	难以安静地玩耍
在学校课堂注意力分散、成绩不佳	做出过分的行动如爬高、乱跑
不能组织达到一定目的的活动	参与危险活动
一事未完又做另一事	坐立不安、动手动脚
	常干扰别人
	说话过多

对于 7 岁前起病,根据父母、老师对儿童行为的评估,病程持续超过半年者可考虑本病,但应与某些器质性疾病或功能性精神病等鉴别。

三、治　疗　原　则

1. **教育-心理疗法**　注意教育方法,对于这类活动力过多的儿童要进行正面的引导。要组织他们多参加多种体育活动和室内外活动,使他们过多的精力能释放出来。加强集中注意力的培养,有所进步时,应及时表扬、鼓励,以利于强化。培养有规律的生活习惯,要按时饮食起居,有充足的睡眠时间。培养他们的自尊心和自信心。

2.药物疗法　常用的药物有中枢神经兴奋剂哌甲酯,使用兴奋剂无效的患儿,可用其他药物,如三环抗忧郁药;或抗精神病药(氯丙嗪)。

3.行为矫正　多鼓励儿童的适当行为,而淡化惩罚违纪行为。行为疗法是利用学习原理来纠正孩子的不适宜行为的一种方法。当他们在学习中出现适宜行为时,就及时给予奖励,以鼓励他们继续改进。

四、护 理 诊 断

1.思维紊乱　与注意力不集中、活动过度有关。

2.焦虑(家长)　与患儿常有攻击破坏行为和学习成绩落后有关。

3.社交障碍　与患儿任性、冲动、行为过激有关。

4.有外伤的危险　与患儿多动、冲动、行为过激有关。

五、护 理 措 施

1.心理护理

(1)家长、教师、医务人员密切配合,寻找并去除致病诱因,减轻患儿精神负担,减少不良刺激,发现优点及时表扬,保护患儿自尊心,增强其自信心。对于患儿的一些攻击和破坏性行为不可袒护,应严加制止,但要注意方式和方法。

(2)鼓励其参与文体活动,以释放多余精力并训练其注意力,同时增强其自信心。

(3)为患儿制定简单可行的生活制度,如吃饭时不看书、做作业时不玩玩具等,循序渐进地培养其注意力和控制力。

(4)针对其特点合理安排课程和学习计划,改进学习方法,提高学习成绩。

(5)指导患儿及家长采用专业的行为矫正治疗,如通过角色扮演、自我表扬、自我监督、自我强化等,矫正患儿的多动和冲动,提高其学习能力和社会交往能力。

2.用药护理　对需要药物治疗的患儿应指导用药方法,并注意对药物的疗效及副作用进行监测。以精神兴奋剂最为有效。用药从小剂量开始,早餐后顿服,节假日停服。6岁以下及青春期以后患者原则上不用药。该类药物可引起淡漠、刻板动作、食欲减退、影响发育等不良反应。

3.健康教育

(1)向患儿及家长介绍本病的病因、临床特点、治疗原则等相关知识,使其能正确认识本病。

(2)解释药物治疗同时加强教育及心理护理的重要性。

(3)同情、关心、爱护患儿。

(4)对有不良习惯和学习困难的患儿,应多给予具体指导。

（5）对于患儿的一些攻击性和破坏性行为不可袒护，要严加制止，但应注意方式方法。

（6）家庭、学校、社会应协调一致，共同教育，持之以恒，以取得最佳的教育效果。

复习导航

1. 小儿神经系统特点　脑、脊髓、脑脊液、神经反射。

2. 病毒性脑炎和脑膜炎患儿的护理　肠道病毒→病毒性脑膜炎（发热、恶心、呕吐，头痛、颈、背、下肢疼痛、畏光）、病毒性脑炎（意识障碍、颅内压增高、局限性神经系统体征）→脑脊液检查→对症治疗、抗病毒治疗→护理措施（维持体温、营养的摄入、脑功能的恢复、病情观察、健康教育）。

3. 化脓性脑膜炎患儿的护理　发热、呕吐、头痛、烦躁、嗜睡、惊厥、脑膜刺激征→致病原因与年龄有关→暴发型、亚急型、并发症→脑脊液混浊或脓性，白细胞数明显↑→抗生素、肾上腺皮质激素→护理评估→护理诊断（体温过高、潜在并发症、营养失调、有受伤的危险、恐惧）→预期目标→护理措施（维持体温、营养供应、防止外伤、病情观察、防治并发症、健康教育）→护理评价。

4. 脑性瘫痪患儿的护理　非进行性脑损伤→中枢性运动障碍和姿势异常→康复治疗→护理措施（促进成长、功能锻炼、皮肤护理、营养供应、心理护理、健康指导）。

5. 注意力缺陷多动症患儿的护理　多动、注意力不集中、学习困难、性格和/或行为障碍→教育-心理疗法、药物疗法、行为矫正→护理措施（心理护理、用药护理、健康教育）。

考 点 检 测

一、选择题

（一）A1 型题

1. 对于惊厥患儿防止外伤，下列哪项护理措施不正确

   A. 加强生活护理　　　B. 在上下牙间放置牙垫　　　C. 按住患儿防止坠床

   D. 遵医嘱应用镇静剂　　　　　　　　　　　　E. 远离尖锐物体

2. 新生儿患化脓性脑膜炎的典型表现是

   A. 拒食、吐奶　　　B. 面色青灰　　　C. 临床表现不典型

   D. 嗜睡、凝视、尖叫　　E. 脑膜刺激征阳性

3. 下列哪种情况不考虑化脓性脑膜炎并发硬脑膜下积液

   A. 治疗 4～6 d 后，脑脊液好转，但体温持续不退或退而复升

   B. 脑脊液正常，而前囟仍明显隆起　　　C. 一般症状好转后又发生原因不明的呕吐

   D. 持续嗜睡、昏迷或惊厥者　　　E. 头围增大、叩诊闻及破壶音

4. 化脓性脑膜炎患儿治疗一周后，病情明显好转，体温又复回升，嗜睡惊厥，囟门隆起，脑脊液蛋白增高，考虑为

   A. 继发病毒性脑膜炎　　　B. 并发脑积水　　C. 并发硬脑膜下积液

   D. 并发中毒性脑病　　　　E. 以上都不是

5. 化脓性脑膜炎细菌入侵的主要部位是

   A. 呼吸道　　　B. 皮肤　　　C. 新生儿脐部　　　D. 黏膜　　　E. 消化道

6.病毒性脑炎最主要的病原体是

　　A.乙脑病毒　　　　B.风疹病毒　　　　C.肠道病毒　　　　D.腮腺炎病毒　　　E.疱疹病毒

7.下列不是病毒性脑炎昏迷护理措施的是

　　A.禁食　　　　　　B.平卧位　　　　　C.每2 h翻身、拍背

　　D.保持呼吸道通畅　E.密切观察瞳孔、呼吸

8.对于惊厥发作患儿下列哪项护理不妥

　　A.立即送抢救室　　　　　　　　　B.解开衣领,头侧位平卧

　　C.轻轻将舌向外牵拉　　　　　　　D.手心和腋下放纱布

　　E.将用手绢包裹筷子或压舌板置于上下牙间

9.对高热患儿护理中下列护理措施不妥的是

　　A.卧床休息　　　　B.测体温每4 h一次　　　　　C.鼓励多饮水

　　D.冰袋放入头顶、足底处　　　　　　　　　　　　E.每日口腔护理2~3次

10.患儿如仰卧时间过久,最易发生褥疮的部位是

　　A.足跟部　　　　　B.肩胛部　　　　　C.髋部　　　　　D.骶尾部　　　　　E.膝部

11.为预防褥疮发生,其错误的护理方法是

　　A.鼓励常翻身　　　B.受压处多按摩　　C.骨隆突处可用气圈

　　D.调节夹板松紧度　E.保持皮肤清洁干燥

12.患儿出现颅内压增高的表现,遵医嘱静脉给予20%甘露醇,下列操作哪项是错误的

　　A.用药前要检查药液是否有结晶　　　　　　　B.不能与其他药液混合静脉滴注

　　C.若药液有结晶可加碱性液使其消失再用　　　D.静脉推注时不能漏到血管外

　　E.应在30 min内快速静脉滴注

(二)A2 型题

13.5 岁小儿,发热、头痛、呕吐,下列哪一项不符合化脓性脑膜炎的脑脊液改变

　　A.蛋白质 1.0 g/L　　　　　　　B.糖 1.8 mmol/L

　　C.白细胞数 1 000×10⁶/L　　　　D.氯化物 120 mmol/L

　　E.外观混浊

(三)A3 型题

　　4 个月患儿,发热、抽搐 2 d,神志不清 1 d 住院。查体:体温 38.7 ℃,脉搏 132 次/分,呼吸 42 次/分,表情呆滞,两眼凝视,时有上翻,口角抽动,前囟隆起,颈抵抗不明显,布氏征可疑,心、肺未见异常。血常规白细胞 13×10⁹/L,中性粒细胞 0.61,淋巴细胞 0.39。

14.经过评估该患儿的初步诊断为

　　A.婴儿手足搐搦征　　　　　B.病毒性脑炎和脑膜炎　　　　C.结核性脑膜炎

　　D.化脓性脑膜炎　　　　　　E.败血症

15.本病最可靠的诊断依据是

　　A.发热　　　　　　　　　B.惊厥　　　　　　　　　C.前囟隆起

　　D.脑脊液压力增高　　　　E.脑脊液中检出化脓菌

16.患儿感染化脓性脑膜炎的途径最多见于

　　A.皮肤　　　　　B.黏膜　　　　　C.消化道　　　　　D.脐部伤口　　　　E.上呼吸道

二、填空题

1.不同年龄小儿化脓性脑膜炎的病原菌不同,新生儿期以_____、_____、_____多见;婴幼儿期以_____、_____、_____多见;12岁以后以_____、_____多见。

2.化脓性脑膜炎的并发症有_____、_____、_____、_____。

3.脑膜刺激征包括_____、_____及_____阳性。

4.氯霉素治疗化脓性脑膜炎时,应注意观察氯霉素的_____作用,定期做_____检查。

三、问答题

1.简述化脓性脑膜炎的临床表现。

2.试述化脓性脑膜炎的抗菌疗法。

3.简述化脓性脑膜炎药物治疗的护理。

4.小儿神经反射有何特点?

5.化脓性脑膜炎护理评估要点及护理措施。

【参考答案】

一、选择题

1~5 CCECA 6~10 CAADD 11~15 BCDDE 16 E

二、填空题

1.大肠杆菌 金葡菌 流感嗜血杆菌 脑膜炎球菌 肺炎链球菌 脑膜炎球菌 肺炎链球菌

2.硬脑膜下积液 脑室管膜炎 脑积水 3.颈强直 柯氏征 布氏征 4.骨髓移植 血象

(曾丽娟 汪 慧)

内分泌系统疾病患儿的护理

内分泌系统与中枢神经系统在生理功能上,紧密联系,密切配合,相互作用,它分泌的各种激素调节机体的能量代谢、生长发育、水电解质平衡、应激能力、性成熟和生殖等,维持内环境的相对稳定,以适应机体内外环境的各种变化及需要。此外,内分泌系统间接或直接地接受中枢神经系统的调节,也可以把内分泌系统看成是中枢神经调节系统的一个环节。内分泌系统也影响中枢神经系统的活动。

当某些不良因素,如环境因素、免疫因素、遗传因素影响小儿内分泌系统后,会呈现什么样的后果呢? 我们该如何护理他们呢? 该如何预防疾病的发生呢?

学习目标

知识目标:掌握内分泌系统疾病的临床表现和护理措施;熟悉内分泌系统疾病的护理诊断、辅助检查、治疗原则和预防;了解内分泌系统疾病的病因和发病机制。

技能目标:能对内分泌系统疾病患儿提供正确的护理,能对患儿及家长进行健康教育。

素质目标:责任心强,具有细心、耐心、严谨的工作态度。

工作任务一　先天性甲状腺功能减退症患儿的护理

❖**学习主题**

　　重点:先天性甲状腺功能减退症的临床表现和护理措施。

　　难点:先天性甲状腺功能减退症的发病机制。

❖**预习案例**

　　患儿,男,5个月。患儿自出生后即出现少动,动作迟缓,舌头常伸出口外,吃奶量少,伴有便秘、少汗。查体:T36 ℃,P82 次/分,BP72/50 mmHg,体重 6.1 kg,身高 56 cm,发育落后,眼距稍宽,舌伸出口外。实验室检查:T 30.6nmol/L,T 41.5 μg/dL,TSH 60.0μU/mL。

❖**思考**

　　1.该患儿患了什么疾病?

　　2.该患儿存在哪些护理问题?

　　3.如何针对以上护理问题进行有效护理?

　　先天性甲状腺功能减退症(congenital hypothyroidism)是由于甲状腺激素合成或分泌不足所引起,以往称为呆小病或克汀病,是小儿最常见的内分泌疾病。可分为两类。①散发性:系先天性甲状腺发育不良、异位或甲状腺激素合成途径中酶缺陷所造成。②地方性:多见于甲状腺肿流行的山区,系由于该地区水、土和食物中缺乏碘所致。

一、病因与发病机制

(一)散发性先天性甲低

　　1.甲状腺不发育或发育不良　是造成先天性甲状腺功能低下的最主要的原因,约占90%,多见于女孩,女:男约为 2:1。其中 1/3 病例为甲状腺完全缺如,其余为发育不全或异位,部分完全丧失其功能。造成甲状腺发育异常的原因尚未明确,可能与遗传素质、免疫介导机制有关。

　　2.甲状腺激素合成途径缺陷　是引起先天性甲状腺功能低下的第 2 位原因。多由于甲状腺激素合成或分泌过程中酶的缺陷,造成甲状腺激素不足。大多为常染色体隐性遗传病。

　　3.促甲状腺激素(TSH)缺乏　因垂体分泌 TSH 障碍而造成甲状腺功能低下,常见于特发性垂体功能低下或下丘脑、垂体发育缺陷,其中因 TRH(促甲状腺激素释放激素)不足所致者较多见。TSH 缺乏常与 GH、LH 等其他垂体激素缺乏并存。

　　4.母亲在妊娠期应用抗甲状腺药物　该药可通过胎盘抑制胎儿甲状腺激素的合成,通常可在 3 个月内好转。

　　5.甲状腺或靶器官反应性低下　甲状腺细胞膜上受体缺陷,Gsa 蛋白缺陷,使 cAMP 生成障碍,对 TSH 不反应,与 TSH-R 基因突变有关;或是由于末梢组织靶器官受体对 T_4、T_3 不反应,与 β-甲状腺受体基因缺失有关。均为罕见病。

(二)地方性先天性甲低

多因孕妇饮食中缺碘,致使胎儿在胚胎期即因碘缺乏而导致甲状腺功能低下,从而造成不可逆的神经系统损害。

二、甲状腺素的合成、分泌和功能

1. 甲状腺素的合成与释放 甲状腺的主要功能是合成甲状腺素(T_4)和三碘甲状腺原氨酸(T_3)。甲状腺激素的主要原料为碘和酪氨酸。甲状腺激素的合成与释放受下丘脑分泌的促甲状腺激素释放激素(TRH)和垂体分泌的促甲状腺激素(TSH)控制,而血清 T_4 则可通过负反馈作用降低垂体对 TRH 的反应性,减少 TSH 的分泌。T_3 的代谢活性为 T_4 的 3～4 倍,机体所需的 T_3 约 80% 是在周围组织中经 5'-脱碘酶的作用下将 T_4 转化而成的。

2. 甲状腺素的主要生理作用 加速细胞内氧化过程,促进新陈代谢,增高基础代谢率;促进蛋白质合成,增加酶活性;提高糖的吸收和利用;加速脂肪分解、氧化;促进细胞、组织的分化、成熟;促进钙、磷在骨质中的合成代谢和骨、软骨生长;促进肌肉、循环、消化系统的功能;更重要的是促进中枢神经系统的生长发育(特别是胎儿期缺乏甲状腺素将造成脑组织严重损害)。

学习贴士:

甲状腺素的生理作用与甲状腺素不足的影响,见表 16-1。

表 16-1 甲状腺素的生理作用与甲状腺素不足的影响

甲状腺素主要作用	甲状腺素不足
促进新陈代谢	
提高基础代谢率,增加产热量	T、HR 、P 、R、BP ↓
促进蛋白质合成;促糖原分解	黏液水肿、肌肉松弛
促脂肪分解、利用	
提高中枢及交感神经兴奋性	表情淡漠、反射迟钝
促进脑细胞发育:分化、成熟,智力发育	智力低下
促进生长发育:体格发育	身材矮小
对维生素代谢作用:VitA、VitB、VitC	胡萝卜素血症
对其他器官系统功能的影响:心脏、消化	心脏扩大、心包积液、胸腔积液
	腹胀、便秘

三、临 床 表 现

甲状腺功能减退症的症状出现早晚及轻重程度与患儿残留的甲状腺组织多少及功能有

关。先天性无甲状腺组织或酶缺陷的患儿,在婴儿早期即可出现症状。腺体发育不良者多于生后 3~6 个月时出现症状,偶亦有数年之后开始出现症状者。患儿的主要特征为智能落后、生长发育迟缓及生理功能低下。

(一)新生儿期症状

生理性黄疸时间延长达 2 周以上,同时伴有反应迟钝、喂养困难、哭声低、腹胀、便秘、声音嘶哑、脐疝;患儿体温低、末梢循环差、四肢凉、皮肤出现斑纹或硬肿现象等(图 16-1)。

> **学习贴士:**
>
> 新生儿期症状(非特异性生理功能低下表现)
>
> 三超: 过期产、巨大儿、生理性黄疸延迟
>
> 三少: 少吃、少哭、少动
>
> 五低: 体温低、哭声低、血压低、反应低、肌张力低

(二)典型症状

1. 特殊面容　头大,颈短,皮肤苍黄、干燥,毛发稀少,面部黏液水肿,眼睑水肿,眼距宽、眼裂小,鼻梁宽平,舌大而宽厚、常伸出口外(图 16-2)。腹部膨隆,常有脐疝(图 16-3)。

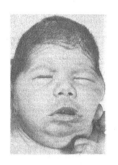 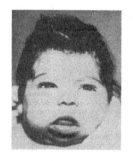 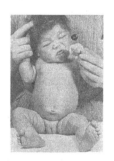

图 16-1　2 周　男孩(4.4 kg)　　图 16-2　典型的特殊面容　　图 16-3　6 周女婴

2. 生长发育落后　身材矮小,躯干长而四肢短,身体上部量与下部量之比>1.5(图 16-4、图 16-5);囟门关闭迟、出牙迟;行动迟缓,行走姿态如鸭步;牙齿发育不全;性发育迟缓,青春期延迟。

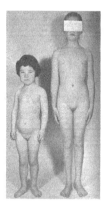 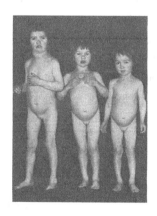

图 16-4　10 岁女孩　　　　图 16-5　家族性甲状腺功能减低症

3. 生理功能低下　精神、食欲差,不善活动,安静少哭,嗜睡、低体温、怕冷。脉搏及呼吸

均缓慢,心音低钝。腹胀、便秘,第二性征出现晚等。

4.神经系统症状　动作发育迟缓,智力低下,表情呆板、淡漠等。

(三)地方性甲状腺功能减退症

因胎儿期缺碘而不能合成足量的甲状腺激素,以致影响神经系统的发育。

1."神经性"综合征　以共济失调、痉挛性瘫痪、聋哑和智力低下为特征,但身材正常,且甲状腺功能正常或仅轻度减低。

2."黏液水肿性"综合征　以显著的生长发育和性发育落后、黏液水肿、智能低下为特征,血清 T_4 降低、TSH 增高。这两组症状有时会交叉重叠。

四、辅 助 检 查

1.新生儿筛查　采用出生后 2 d 的新生儿干血滴纸片检查 TSH 浓度作为初筛,结果＞20mU/L 时,再采集血标本检测血清 T_4 和 TSH 以确诊。

> **知识卡片:**
>
> 我国新生儿疾病筛查有:先天性甲低、苯丙酮尿症、听力障碍等。

2.血清 T_3、T_4、TSH 测定　T_3、T_4 下降,TSH 增高。

3.骨龄测定　手和腕部 X 线拍片可见骨龄落后。

4.TRH 刺激试验　若血清 T_4、TSH 均低,则疑 TRH、TSH 分泌不足,应进一步做 TRH 刺激试验:静注 TRH7 μg/kg,正常者在注射 20～30 min 内达高峰(TSH＞15 mU/L),90 min 后回至基础值。若未出现高峰(TSH＜15 mU/L),应考虑垂体病变;若 TSH 峰值出现时间延长,则提示下丘脑病变。

5.甲状腺扫描　可检查甲状腺先天缺如或异位。

6.基础代谢率测定　基础代谢率低下。

五、治 疗 原 则

不论何种原因引起者,应尽早开始甲状腺素的替代治疗。先天性者需终生治疗,以维持正常生理功能。常用药物有甲状腺素干粉片和左旋甲状腺素钠,开始剂量应根据病情轻重及年龄大小而不同,并根据患儿的发育状况随时调整剂量。甲状腺素干粉片的小剂量为 5～10 mg/d,每 1～2 周增加 1 次剂量,直至临床症状改善、血清 T_4 和 TSH 正常,即作为维持量使用,为每日 4～8 mg/kg。如用左旋甲状腺素钠,婴儿用量为每日 8～14 μg/kg,儿童为 4 μg/kg。一般在出生 3 个月内即开始治疗者,不致遗留神经系统损害,因此治疗开始时间越早越好。

六、护 理 评 估

1.健康史　询问家族中是否有类似的疾病;了解母亲的妊娠史,尤其注意母孕期的饮食习惯及是否服用过抗甲状腺药物等;详细询问患儿的体格及智力发育情况;评估患儿精神、食欲、活动情况,是否有喂养困难。

2.身体状况　观察患儿是否有特殊面容,测量身高、体重、头围、上部量与下部量,检查智力水平;分析手腕、膝关节 X 线片,血清 T_3、T_4、TSH 水平,甲状腺扫描,基础代谢率等检查结果。

3.心理-社会状况　注意了解家长是否掌握与本病有关的知识,特别是服药方法和副作用的观察,以及对患儿进行智力、体力训练的方法等;家庭经济及环境状况;父母角色是否称职;了解父母心理状况,是否存在焦虑。

七、护 理 诊 断

1.体温过低　与新陈代谢减低、活动量减少有关。

2.营养失调:低于机体需要量　与婴儿喂养困难、食量小有关。

3.便秘　与肌张力降低、肠蠕动减慢、活动量减少有关。

4.成长发展改变　与甲状腺功能减低,影响体格、智力发育有关。

5.知识缺乏　与家长对本病需要终生替代治疗知识不足有关。

八、预 期 目 标

(1)患儿体温保持正常。

(2)患儿营养均衡,体重增加。

(3)患儿大便通畅。

(4)患儿能掌握基本生活技能,无意外伤害发生。

(5)患儿及其父母掌握正确服药方法及药效观察。

九、护 理 措 施

1.保暖　注意室内温度,适时增减衣服,避免受凉,重视皮肤护理。

2.保证营养供给　指导喂养方法,供给高蛋白、高维生素、富含钙及铁剂的易消化食物。对吸吮困难、吞咽缓慢者要耐心喂养,提供充足的进餐时间,必要时用滴管喂或鼻饲,以保证生长发育所需。

3.保持大便通畅　提供充足液体入量;多吃水果、蔬菜;适当增加活动量;每日顺肠蠕动方向按摩数次;养成定时排便的习惯;必要时采用缓泻剂、软化剂或灌肠。

4.加强行为训练,提高自理能力　通过各种方法加强智力、行为训练,以促进生长发育,使其掌握基本生活技能。加强患儿日常生活护理,防止意外伤害发生。

5.用药护理

(1)胎儿甲减的治疗:产前检查可疑先天性甲减胎儿可行羊膜腔内注 T4 或者 T3 进行治疗。

(2)甲状腺素替代治疗:本病应早期确诊,尽早治疗,以避免对脑发育的损害。一旦诊断确立,应终生服用甲状腺制剂,不能中断,否则前功尽弃。并应注意观察药物的反应。常用甲状腺制剂有两种:①L-甲状腺素钠:含 T_4,半衰期为一周,血清浓度较稳定。婴儿用量为每日 8～14 μg/kg,儿童为每日 4 μg/kg。②甲状腺片片:是从动物甲状腺组织中提取,含 T_3、T_4,若长期服用,可使 T_3 升高,该制剂临床上已基本不用。

(3)在治疗过程中应注意随访,治疗开始时,每 2 周随访 1 次;血清 TSH、T_4 正常后,每 3 个月随访 1 次;服药 1～2 年后,每 6 个月随访 1 次。

6.健康教育

(1)指导用药:使家长及患儿了解终生用药的必要性,以坚持长期服药治疗,并掌握药物服用方法及疗效观察。甲状腺制剂作用缓慢,用药 1 周左右方达最佳效力,故服药后要密切观察患儿食欲、活动量及排便情况,定期测体温、脉搏、体重及身高。用药剂量随小儿年龄增长而逐渐增加。如药量过小,疗效不佳,患儿身高及骨骼生长迟缓;药量过大时,可引起烦躁、多汗、消瘦、腹痛和腹泻等症状。药物发生副作用时,轻者有发热、多汗、体重减轻、神经兴奋性增高;重者有呕吐、腹泻、脱水、高热,甚至痉挛及心力衰竭。服药期间应定期监测血清 T_3、T_4 和 TSH 的变化,随时调整剂量。

(2)宣传新生儿筛查的重要性:本病在遗传、代谢性疾病中发病率最高。早期诊断至为重要,生后 1～2 个月开始治疗者,可避免严重神经系统损害。

十、护 理 评 价

患儿体温是否保持正常;营养是否均衡,体重是否增加;大便是否通畅;患儿是否能掌握基本生活技能;患儿及其父母是否能掌握正确服药方法及药效观察。

工作任务二 糖尿病患儿的护理

◈学习主题

重点:儿童糖尿病、酮症酸中毒的临床表现、辅助检查、护理措施。

难点:儿童糖尿病的发病机制。

◈预习案例

患儿,女,10 岁。外出旅游途中突然出现昏迷、呕吐来医院就诊。既往有多饮病史,家长未予注意。体格检查:T36 ℃,P96 次/分,R30 次/分,体重 23 kg。意识不清,瞳孔等大、等圆。口唇黏膜干裂,呼吸深大,有烂苹果味。心率 96 次/分,四肢凉,腱反射亢进,病理反射未引出。实验室检查:血常规 WBC10×10^9/L,N 78％,L 22％,血糖 21 mmol/L。

◈思考

1.该患儿最可能患了什么疾病?

2.主要的护理问题有哪些?

3.应采取哪些护理措施?

糖尿病(diabetes mellitus,DM)是由于胰岛素绝对或相对不足引起的糖、脂肪、蛋白质代谢紊乱,致使血糖增高、尿糖增加的一种病症。糖尿病可分为:①胰岛素依赖型,即1型糖尿病,多见于青少年,必须胰岛素治疗;②非胰岛素依赖型,即2型糖尿病,多见于成人,儿童发病甚少;③其他类型,包括继发性糖尿病,如胰腺疾病、内分泌疾病、药物及化学物质引起的糖尿病,某些遗传综合征、胰岛素受体异常等。98%的儿童糖尿病为1型糖尿病,儿童患者易并发酮症酸中毒而成为急症之一,其后期伴发的血管病变,常累及眼和肾脏。我国儿童糖尿病发病率显著低于欧美国家。本项目重点介绍胰岛素依赖型。

一、病 因

1型糖尿病的发病机制迄今尚未完全阐明,目前认为与遗传、自身免疫反应及病毒感染等多因素有关。

1.遗传易感性 1型糖尿病的遗传易感性是多基因的。

2.自身免疫 免疫系统对自身组织的攻击可认为是发生1型糖尿病的病理生理基础。

3.环境因素 除遗传、自身免疫因素外,尚有外来激发因子的作用,如病毒感染(风疹、腮腺炎、柯萨奇病毒)、化学毒素(如亚硝胺)、饮食(如牛奶)、胰腺遭到缺血损伤等因素的触发。

二、发病机制

人体中有6种涉及能量代谢的激素:胰岛素、胰高血糖素、肾上腺素、去甲肾上腺素、皮质醇和生长激素。胰岛素为其中唯一促进能量储存的激素,其他5种激素在饥饿状态时促进能量的释放,因此称为反调节激素。1型糖尿病患儿β细胞被破坏,致使胰岛素分泌不足或完全丧失,是造成代谢紊乱的主要原因,同时由于胰岛素不足而使反调节激素分泌增加更加剧了代谢紊乱。

胰岛素具有促进葡萄糖、氨基酸和钾离子的膜转运,促进糖的利用和蛋白质合成,促进肝、肌肉和脂肪组织贮存多余的能量,抑制肝糖原和脂肪的分解等作用。当胰岛素分泌不足时,使葡萄糖的利用量减少,而增高的胰高血糖素、生长激素和皮质醇等又促进肝糖原分解和糖异生作用,脂肪和蛋白质分解加速,使血糖和细胞外液渗透压增高,导致渗透性利尿,患儿出现多尿症状,可造成电解质紊乱和慢性脱水;作为代偿,患儿渴感增加,饮水增多;同时由于组织不能利用葡萄糖,能量不足而产生饥饿感,引起多食;又由于蛋白质合成减少,使生长发育延迟和抵抗力降低,易继发感染。胰岛素不足和反调节激素的增高也促进了脂肪分解过程,使血循环中脂肪酸增高,大量的中间代谢产物不能进入三羧酸循环,使乙酰乙酸、β羟丁酸和丙酮酸等酮体长期在血中堆积,形成酮症酸中毒,酸中毒严重时二氧化碳潴留,为了排出较多的二氧化碳,及中枢兴奋而出现不规则的呼吸深快(Kussmaul 呼吸)深长,呼气中含有丙酮产生的烂苹果味。水、电解质紊乱及酮症酸中毒等代谢失衡最终可损伤中枢神经系统功能,严重可导致意识障碍或昏迷。

三、临床表现

儿童糖尿病起病较急剧,多数患儿表现为多尿、多饮、多食和体重下降"三多一少"的典型症状。但婴儿多饮、多尿不易被发现,很快发生脱水和酮症酸中毒。学龄儿可因遗尿或夜尿增多而就诊。部分患儿起病缓慢,表现为精神不振、疲乏无力、体重逐渐减轻等。

约有 40% 患儿首次就诊即表现为糖尿病酮症酸中毒,常由于急性感染、过食、诊断延误或突然中断胰岛素治疗等而诱发,且年龄越小者发生率越高。此时除多尿、多饮、体重减少外,还有恶心、呕吐、腹痛、食欲减退,并迅速出现脱水和酸中毒征象:皮肤黏膜干燥,呼吸深长、呼气中有酮味,脉搏细速、血压下降,随可出现嗜睡、昏迷甚至死亡。

体格检查除发现体重减轻、消瘦外,一般无阳性体征。酮症酸中毒时可出现呼吸深长、脱水症和神志改变。病程较久,糖尿病控制不好,可发生生长落后、身材矮小、智能发育迟缓、肝大,称为糖尿病侏儒(Mauriac 综合征)。晚期可出现白内障、视力障碍、视网膜病变,甚至双目失明。还可出现蛋白尿、高血压等糖尿病肾病表现、最后致肾功能衰竭。

四、辅 助 检 查

1. 尿液检查 尿糖阳性,其呈色强度可粗略估计血糖水平。通常分段收集一定时间内的尿液以了解 24 h 内尿糖的动态变化,如晨 8 时至午餐前;午餐后至晚餐前;晚餐后至次晨 8 时等。餐前半小时内的尿糖定性更有助于胰岛素剂量的调整。尿酮体阳性提示有酮症酸中毒;尿蛋白阳性提示可能有肾脏的继发损害。

2. 血糖 空腹全血或血浆血糖分别 $\geqslant 6.7$ mmol/L、$\geqslant 7.8$ mmol/L(120 mg/dL、140 mg/dL)。1 日内任意时刻(非空腹)血糖 $\geqslant 11.1$ mmol/L(200 mg/dL)可诊断为糖尿病。

3. 糖耐量试验(OGTT) 仅用于无明显临床症状、尿糖偶尔阳性而血糖正常或稍增高的患儿。通常采用口服葡萄糖法:试验当日自零时起禁食,在清晨按 1.75 g/kg 口服葡萄糖,最大量不超过 75 g,每克加水 2.5 mL,于 3~5 min 服完,在口服前(0 min)和服后 60 min、120 min 和 180 min,各采静脉血测定血糖和胰岛素含量。正常人 0 min 血糖 <6.2 mmol/L(110 mg/dL),口服葡萄糖后 60 min 和 120 min 时血糖分别低于 10.0 mmol/L 和 7.8 mmol/L(180 mg/dL 和 140 mg/dL),糖尿病患儿的 120 min 血糖值 >11.1 mmol/L(200 mg/dL),且血清胰岛素峰值低下。

4. 糖化血红蛋白(HbA$_{1c}$)检测 HbA$_{1c}$ 是血液中葡萄糖与血红蛋白非酶性结合的产物,可以反映过去 3 个月血糖的平均水平。因此,HbA$_{1c}$ 可作为患儿以往 2~3 个月期间血糖控制指标。正常人 HbA$_{1c}<7\%$,治疗良好的糖尿病患儿 $<9\%$,如 $>12\%$ 表示血糖控制不理想。

5. 血气分析 酮症酸中毒时,pH <7.30,HCO$_3^-$ <15 mmol/L 时即证实有代谢性酸中毒存在。

6. 其他 胆固醇、甘油三酯及游离脂肪酸均增高,胰岛细胞抗体可呈阳性。

五、治 疗 原 则

积极处理糖尿病酮症酸中毒,纠正代谢紊乱,采用胰岛素替代、饮食控制和运动锻炼相结合的治疗方案。治疗目的:①消除临床症状;②预防糖尿病酮症酸中毒的发生;③纠正代谢紊乱,力求病情平稳;④避免发生低血糖;⑤使患儿获得正常生长发育,保证其正常的生活活动;⑥预防糖尿病引起的血管损害并早期治疗并发症。

六、护 理 诊 断

1. 焦虑　与病程漫长、需长期用药和控制饮食有关。
2. 营养失调:低于机体需要量　与胰岛素缺乏致体内物质代谢紊乱有关。
3. 排尿异常　与渗透性利尿有关。
4. 有感染的危险　与蛋白质代谢紊乱、免疫功能减低有关。
5. 潜在并发症　酮症酸中毒、低血糖。
6. 执行治疗方案无效　与家长知识不足及患儿的自控能力差有关。

七、护 理 目 标

(1)患儿生长发育的需要基本得到满足,表现"三多一少"症状缓解、体重增加。
(2)患儿排尿恢复正常,脱水及酸中毒得到迅速纠正。
(3)住院期间患儿无新的感染发生。
(4)及时发现并发症的征象并报告医生,配合抢救。
(5)出院前患儿及家长能掌握尿糖测定及结果判断、胰岛素注射的方法、饮食控制及运动疗法等知识,树立战胜疾病的信心。

八、护 理 措 施

(一)饮食控制

食物的热量要适合患儿的年龄、生长发育和日常活动的需要,每日所需热卡为 1 000＋(年龄×80～100),对年幼儿宜稍偏高。饮食成分的分配为:糖 50％、蛋白质 20％、脂肪 30％。全日热量分 3 餐,早、午、晚分别占 1/5、2/5、2/5,每餐留少量食物作为餐间点心。当患儿游戏增多时可给少量加餐或适当减少胰岛素的用量。食物应富含蛋白质和纤维素,限制纯糖和饱和脂肪酸。每日进食应定时、定量,勿吃额外食品。饮食控制以能保持正常体重、减少血糖波动、维持血脂正常为原则。

(二)胰岛素的使用

1. 应用方案　新诊断的患儿一般用量为每日 0.5～1.0 U/kg。目前多采用每日皮下注射 2 次的方案:全日所需总量的 2/3 在早餐前 30 min 注射,1/3 在晚餐前 30 min 注射;每次注射用中效的珠蛋白胰岛素(NPH)和短效胰岛素(RI)按 2∶1 或 3∶1 混合(或将 RI 和长效的鱼精蛋白胰岛素(PZI)按 3∶1 或 4∶1 混合使用)。胰岛素的种类和作用时间见表 16-2。

表 16-2　胰岛素的种类和作用时间

胰岛素种类	开始作用时间(h)	作用最强时间(h)	作用最长时间(h)
短效 RI	0.5	3～4	6～8
中效 NPH	1.5～2	4～12	18～24
长效 PZI	3～4	14～20	24～36

2.胰岛素的注射　每次注射时尽量用同一型号的 1 mL 注射器以保证剂量的绝对准确。按照先 RI、后 NPH 顺序抽取药物,混匀后注射。注射部位可选用股前部、腹壁、上臂外侧、臀部(图 16-6),每次注射须更换部位,注射点相隔 1～2 cm,1 个月内不要在同一部位注射 2 次,以免局部皮下脂肪萎缩硬化。

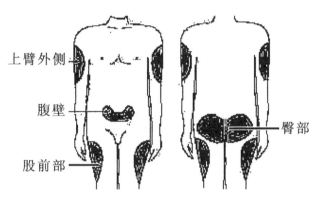

图 16-6　胰岛素注射部位

知识卡片:　　　　　　　　　　　　　　胰岛素泵(图 16-7)

　　胰岛素泵由泵、小注射器和与之相连的输液管组成。小注射器最多可以容纳 3 mL 的胰岛素,注射器装入泵中后,将相连的输液管前端的引导针用注针器扎入患者的皮下(常规为腹壁),再由电池驱动胰岛素泵的螺旋马达推动小注射器的活塞,将胰岛素输注到体内。胰岛素泵的基本用途是模拟胰腺的分泌功能,有波峰、波谷,按照人体需要的剂量将胰岛素持续地推注到使用者的皮下,保持全天血糖稳定,以达到控制糖尿病的目的,故称"人工胰腺"。

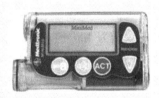

图 16-7　胰岛素泵

3.监测　根据尿糖监测结果,每 2～3 d 调整胰岛素剂量 1 次,直至尿糖呈色试验不超过"＋＋"。鼓励和指导患儿及家长独立进行血糖和尿糖的监测,教会其用纸片法检测末梢血糖值,用班氏试纸或试纸法作尿糖监测更有利于控制病情。

4.注意事项

(1)防止胰岛素过量或不足:胰岛素过量会发生 Somogyi 现象,即在午夜至凌晨时发生低血糖,随即反调节激素分泌增加,使血糖陡升,以致凌晨血、尿糖异常增高,只需减少胰岛素用量即可消除。当胰岛素用量不足时可发生"清晨现象",患儿不发生低血糖,却在清晨5—9时呈现血糖和尿糖增高,这是因为晚间胰岛素用量不足所致,可加大晚间胰岛素注射剂量或将 NPH 注射时间稍往后移即可。

(2)根据病情发展调整胰岛素剂量:儿童糖尿病有特殊的临床过程,应在不同病期调整胰岛素用量。①急性代谢紊乱期:约20%患儿表现为糖尿病酮症酸中毒;20%～40%为糖尿病酮症,无酸中毒;其余仅为高血糖、尿糖和酮尿。自症状出现到临床确诊,约数日至数周,一般不超过1个月,需积极治疗。②暂时缓解期:多数患儿经确诊和适当治疗后,临床症状消失、血糖下降、尿糖减少或转阴时,即出现暂时缓解期,此时胰岛 β 细胞恢复分泌少量胰岛素,患儿对外源性胰岛素的需要量减少,这种暂时缓解一般持续数周,最长可达半年以上。③强化期:经过缓解期后,患儿出现血糖增高、尿糖不易控制现象,必须注意随时调整胰岛素用量,直至青春期结束为止。在青春发育期,由于体内激素变化,增强了对胰岛素的拮抗,胰岛素用量逐渐或突然增多。因此该期病情不稳定。④永久糖尿病期:青春发育期后,病情渐趋稳定,胰岛素用量亦较固定。

(三)运动锻炼

经胰岛素治疗和饮食控制,糖尿病被控制的情况下,原则上不限制运动,但注意运动时间以进餐1 h后、2～3 h 以内为宜,不在空腹时运动,运动后有低血糖症状时可加餐。

(四)预防感染

保持良好的卫生习惯,避免皮肤的破损,坚持定期进行身体检查,特别是口腔、牙齿的检查,维持良好的血糖控制。

(五)预防并发症

按时做血糖、尿糖测定,根据测定结果调整胰岛素的注射剂量、饮食量及运动量,定期进行全面身体检查。

(六)糖尿病酮症酸中毒的护理

(1)密切观察病情变化,监测血气、电解质以及血和尿液中糖和酮体的变化。

(2)纠正水、电解质、酸碱平衡的紊乱,保证出入量的平衡。酮症酸中毒时细胞外液容量减少,脱水量为100 mL/kg(10%),多数是等渗性脱水,制定输液计划常以此为依据。注意调整输液速度,补液开始的第1 h,都按20 mL/kg 自静脉快速输入,以扩充血容量,改善微循环,以后补液速度可减慢,要求在首12 h 内至少补足累积损失量的一半,在此后的12 h 内,可视情况补充生理需要量和继续丢失液量。

(3)协助胰岛素治疗。现多常规采用小剂量胰岛素滴注,先自静脉推注 0.1 U/kg 胰岛素,然后按每小时 0.1 U/kg 计算,将胰岛素 25 U 加入等渗盐水 250 mL 中(0.1 U/mL),用微量泵自静脉途径缓慢输入,严密监测血糖波动,随时调整用药方案。

(4)控制感染。酮症酸中毒常并发感染,必须在急救的同时按医嘱应用有效的抗生素治疗。

(七)心理支持

针对患儿不同年龄发展阶段的特征,提供长期的心理支持,帮助患儿保持良好的营养状态、适度的运动并建立良好的人际关系以减轻心理压力。指导家长避免过于溺爱或干涉患儿的行为,应帮助患儿逐渐学会自我护理,以增强其战胜疾病的自信心。

(八)健康教育

(1)向患儿及家长解释严格遵守饮食控制的重要性。

(2)指导患儿及家属独立进行血糖和尿糖的监测。

(3)演示并指导病儿或家长正确掌握所需胰岛素剂量的计算方法、消毒技术和注射技术。

(4)定期复诊。

工作任务三　生长激素缺乏症患儿的护理

◈学习主题

重点：生长激素缺乏症的临床表现和护理措施。

难点：生长激素缺乏症的发病机制。

◈预习案例

患儿，男，3岁。生长发育迟缓2年来就诊。其母诉近2年来患儿生长发育比同龄小孩慢，身材矮小，智力正常。体格检查：面容幼稚，体重9 kg，身高75 cm。

◈思考

1.该患儿患了什么疾病？

2.该患儿存在哪些护理问题？

3.针对这些问题，该如何护理？

生长激素缺乏症(growth hormone deficiency, GHD)又称垂体性侏儒症，是由于腺垂体分泌的生长激素不足所引起的生长发育障碍，致使小儿身高低于正常儿两个标准差(-2SD)或在同龄健康儿童生长曲线第3百分位数以下。发生率为20/10万～25/10万，男：女为3：1，大多为散发性，少部分为家族遗传。

一、病　　因

导致生长激素缺乏的原因有原发性、继发性和暂时性3种。

(一)原发性(特发性)

1.遗传因素　占5%左右，大多有家族史。

2.特发性下丘脑、垂体功能障碍　下丘脑、垂体无明显病灶，但分泌功能不足，是生长激素缺乏的主要原因。

3.发育异常　GHD患儿中证实有垂体不发育、发育异常或空蝶鞍等并不罕见。合并有脑发育严重缺陷者常在早年夭折。

（二）继发性（器质性）

1.肿瘤　常见有下丘脑肿瘤如颅咽管瘤、神经纤维瘤和错构瘤，垂体腺瘤和神经胶质瘤等。

2.颅内感染　如脑炎、脑膜炎等。

3.放射性损伤　对颅内肿瘤或白血病脑部放疗以后。

4.头部外伤　常见于产伤、手术损伤或颅底骨折等，其中产伤是国内 GHD 患儿最主要的病因。

（三）暂时性

体质性青春期生长延迟、社会心理性生长抑制、原发性甲状腺功能低下等均可造成暂时性 GH 分泌功能低下，当不良因素刺激消除或原发疾病治疗后，这种功能障碍即可恢复。

二、发病机制

人生长激素(hGH)是由垂体前叶细胞合成和分泌，其释放受下丘脑分泌的两个神经激素，即促生长激素释放激素(GHRH)和生长激素释放抑制激素(GHIH)的调节。GHRH 促进垂体 GH 分泌细胞合成分泌 GH；GHIH 抑制多种促分泌剂对 GH 的促分泌作用。垂体在这两种多肽的相互作用下以脉冲方式释放 hGH，而中枢神经系统则通过多巴胺、5-羟色胺和去甲肾上腺素等神经递质调控着下丘脑 GHRH 和 GHIH 的分泌。小儿期每日 hGH 的分泌量超过成人，在青春发育期更为明显。

hGH 的基本功能是促进生长，同时也是体内代谢途径的重要调节因子，调节多种物质代谢。①促生长效应：促进人体各种组织细胞增大和增殖，使骨骼、肌肉和各系统器官生长发育，骨骼的增长即导致身体长高。②促代谢效应：hGH 的促生长作用的基础是促合成代谢，可促进蛋白质的合成和氨基酸的转运和摄取；促进肝糖原分解，减少对葡萄糖的利用，降低细胞对胰岛素的敏感性，使血糖升高；促进脂肪组织分解和游离脂肪酸的氧化生酮过程；促进骨骼软骨细胞增殖并合成含有胶原和硫酸粘多糖的基质。当下丘脑、垂体功能障碍或靶细胞对生长激素无反应时均可造成生长落后。

三、临床表现

（一）原发性生长激素缺乏症

1.生长障碍　出生时的身高和体重都正常，1 岁以后呈现生长缓慢，身高低于同年龄、同性别正常健康儿童生长曲线第 3 百分位数以下（或低于两个标准差），身高年增长速率小于5 cm。随着年龄增长，其外观明显小于实际年龄。身体各部比例正常，体型匀称，手足较小。

2.骨成熟延迟　出牙及囟门闭合延迟，由于下颌骨发育欠佳，恒齿排列不整。骨化中心发育迟缓，骨龄小于实际年龄 2 岁以上，但与其身高年龄相仿。骨骺融合较晚。

3.智力发育正常

4.青春发育期推迟

5.伴随症状　部分患儿同时伴有一种或多种其他垂体激素缺乏，这类患儿除生长迟缓外,尚有其他伴随症状:伴有促肾上腺皮质激素(ACTH)缺乏者容易发生低血糖;伴促甲状腺激素(TSH)缺乏者可有食欲不振、不爱活动等轻度甲状腺功能不足的症状;伴有促性腺激素缺乏者性腺发育不全,出现小阴茎(即拉直的阴茎长度小于 2.5 cm),到青春期仍无性器官和第二性征发育等。

(二)继发性生长激素缺乏症

可发生于任何年龄,并伴有原发疾病的相应症状,其中由围生期异常情况导致者,常伴有尿崩症状。颅内肿瘤则多有头痛、呕吐、视野缺损等颅内压增高和视神经受压迫等症状和体征。

四、辅 助 检 查

1.**生长激素刺激实验**　生长激素缺乏症的诊断依靠 GH 测定。正常人血清 GH 值很低,且呈脉冲式分泌,受各种因素影响,故随意取血测血 GH 对诊断没有意义,但若任意血 GH 水平明显高于正常($>10\ \mu g/L$),可排除 GHD。因此,怀疑 GHD 儿童必须做 GH 刺激试验,以判断垂体分泌 GH 的功能。常用测定 GH 分泌功能试验见表 16-3。

生理试验系筛查试验,药物试验为确诊试验。一般认为在试验过程中,GH 的峰值$<10\ \mu g/L$即为分泌功能不正常。GH 峰值$<5\ \mu g/L$,为 GH 完全缺乏;GH 峰值 $5\sim10\ \mu g/L$,为 GH 部分缺乏。由于各种 GH 刺激试验均存在一定局限性,必须两种以上药物刺激试验结果都不正常时,才可确诊为 GHD。一般多选择胰岛素加可乐定或左旋多巴试验。对于年龄较小的儿童,尤其空腹时有低血糖症状者给胰岛素要特别小心,因其易引起低血糖惊厥等严重反应。此外,若需区别病变部位是在下丘脑还是在垂体,须做 GHRH 刺激试验。

表 16-3　生长激素分泌功能试验

	试验	方法	采血时间
生理性	1.运动	禁食 $4\sim8$ h 后,剧烈活动 $15\sim20$ min	开始活动后 $20\sim40$ min
	2.睡眠	晚间入睡后用脑电图监护	Ⅲ～Ⅳ期睡眠时
药物刺激	1.胰岛素	$0.05\sim0.1$ U/kg,静注	0、15、30、60、90、120 min 测血糖、皮质醇、GH
	2.精氨酸	0.5 g/kg,用注射用水配成 $5\%\sim10\%$ 溶液,30 min 静滴完	0、30、60、90、120 min 测 GH
	3.可乐定	0.004 mg/kg,1 次口服	同上
	4.左旋多巴	10 mg/kg,1 次口服	同上

2.**胰岛素样生长因子-1(IGF-1)的测定**　目前一般可作为 5 岁到青春发育期前儿童 GHD 筛查检测。该指标有一定的局限性,还受营养状态、性发育程度和甲状腺功能状况等因素的影响,判断结果时应注意。

3.**其他辅助检查**

(1)X 线检查:常用左手腕掌指骨片评定骨龄。GHD 患儿骨龄落后于实际年龄 2 岁或 2 岁以上。

（2）CT或MRI检查：已确诊为GHD的患儿，根据需要选择头颅CT或MRI检查，以了解下丘脑—垂体有无器质性病变，尤其对肿瘤有重要意义。

4.根据临床表现可选择测定TSH、T_3、T_4或促甲状腺素释放激素（TRH）刺激试验和促黄体生成素释放激素（LHRH）刺激试验以判断有无甲状腺、性腺激素等缺乏。

五、治 疗 原 则

主要是采用激素替代治疗。

1.GH替代治疗 基因重组人生长激素（r-hGH）已被广泛应用，目前大多采用0.1 U/kg，每日皮下注射一次，每周6～7次的方案，治疗应持续至骨骺愈合为止。

2.合成代谢激素 因各种原因不能应用r-hGH时，可选用促合成代谢药物，常用有苯丙酸诺龙、美雄诺龙、氟甲睾酮等，国内现用康力龙（司坦唑醇），每日0.05 mg/kg。

3.性激素 同时伴有性腺轴功能障碍的GHD患儿在骨龄达12岁时即可开始用性激素治疗；以促使第二性征发育。男孩用长效庚酸睾酮，每月肌注一次，25 mg，每3个月增加剂量25 mg，直至100 mg；女孩用妊马雌酮，剂量自0.3 mg/d起，逐渐增加。

六、护 理 诊 断

1.成长发展改变 与生长激素缺乏有关。

2.自我形象紊乱 与生长发育迟缓有关。

七、护 理 措 施

1.指导用药，促进生长发育 生长激素替代疗法在骨骺愈合以前均有效，应掌握药物的用量。若使用促合成代谢激素，应注意其毒副作用，此类药物有一定的肝毒性和雄激素作用，有促使骨骺提前愈合而反使身高过矮的可能，因此需定期复查肝脏功能。严密随访骨龄发育情况。

2.监测生长发育指标 定期测身高、体重，观察骨骼系统发育情况并做好记录。

3.密切观察病情 当患儿出现甲状腺功能减低、低血糖或颅内压增高症状，应及时报告医生，并给予相应处理。

4.提供患儿及其家庭支持 运用沟通交流技巧，与患儿及其家人建立良好信任关系。鼓励患儿表达自己的情感和想法，提供其与他人及社会交往的机会，帮助其正确地看待自我形象的改变，树立正向的自我概念。

5.健康教育 向家长讲解疾病的相关知识和护理方法。教会家长掌握药物的剂量、使用方法和学会观察药物副作用。在治疗过程中，每3个月测量身高、体重1次，并记录生长发育曲线，以观察疗效。应向家长强调替代疗法一旦终止，生长发育会再次减缓。

复习导航

1.先天性甲状腺功能减退症患儿的护理　散发性先天性甲低、地方性先天性甲低→特殊面容、生长发育落后、生理功能低下、动作发育迟缓、智力低下→血清 T_3、T_4、TSH 测定→替代治疗→护理评估→护理诊断(体温过低、营养失调、便秘、成长发展改变、知识缺乏)→预期目标→护理措施(保暖、营养供给、大便通畅、行为训练、用药护理、健康教育)→护理评价。

2.儿童糖尿病患儿的护理　胰岛素绝对或相对不足→多尿、多饮、多食和体重下降→血糖检查→护理措施(饮食控制、胰岛素的使用、运动锻炼、预防感染、预防并发症、糖尿病酮症酸中毒的护理、心理支持、健康教育)。

3.生长激素缺乏症患儿的护理　原发性、继发性和暂时性→生长障碍、骨成熟延迟、智力发育正常、青春发育期推迟→激素替代治疗→护理措施(指导用药、监测生长发育指标、密切观察病情、提供患儿及其家庭支持、健康教育)。

考 点 检 测

一、选择题

(一)A1 型题

1.小儿最常见的内分泌疾病是

　　A.生长激素缺乏症　　　　　　　B.尿崩症

　　C.儿童糖尿病 2 型　　　　　　　D.先天性甲状腺功能减低症

　　E.儿童糖尿病 1 型

2.服用甲状腺素片治疗甲状腺功能减低症,下列正确的是

　　A.终生服药　　　　B.服至青春期开始停药　　　　C.服至青春期后停药

　　D.临床症状消失后停药　　　　　　　　E.临床症状消失后继续服 1 个月

3.有关先天性甲状腺功能低下所致特殊面容的叙述,错误的是

　　A.头大　　　　B.面容幼稚　　　　C.皮肤粗糙　　　　D.眼睑水肿　　　　E.鼻梁宽平

4.甲状腺制剂作用较慢,用药后达最佳效力的时间是

　　A.1 d 左右　　　　B.3 d 左右　　　　C.1 周左右　　　　D.2 周左右　　　　E.1 个月左右

5.甲状腺制剂用药期间定期监测项目不包括

　　A.体温　　　　B.脉搏　　　　C.体重　　　　D.身高　　　　E.血压

6.以下哪项与散发性甲状腺功能减低症的病因无关?

　　A.甲状腺无或少　　　　　　　　B.甲状腺激素合成障碍

　　C.促甲状腺激素缺乏　　　　　　D.母亲孕期饮食中缺碘

　　E.母孕期用抗甲状腺药物

7.散发性先天性甲状腺功能减低症最主要的病因是

　　A.母孕期碘缺乏　　　B.甲状腺发育异常　　　　C.甲状腺激素合成障碍

　　D.垂体促甲状腺激素分泌不足　　　　　E.母亲妊娠期应用抗甲状腺药物

8.服用甲状腺素片治疗甲状腺功能减低症,正确的是

　　A.终生服药　　　　B.服至青春期后停药　　　　C.临床症状消减后停药

D. 服至青春期开始停药   E. 临床症状消失后继续服 1 个月

9. 关于先天性甲状腺功能减低症的治疗,错误的是

  A. 诊断后尽快用甲状腺素治疗

  B. 用药后精神食欲好转,即可减量

  C. 血清 T_4、TSH 可作为调节用药的参考

  D. 甲状腺素治疗时,应注意适当补充营养

  E. 用药后如有烦躁不安,多汗消瘦时宜减量

10. 地方性先天性甲状腺功能减低症最主要的原因是

  A. 胚胎期缺碘   B. 甲状腺发育异常   C. 促甲状腺激素缺乏

  D. 甲状腺激素合成障碍   E. 甲状腺或靶器官反应低下

11. 先天性甲状腺功能减低症新生儿筛查是检测血清

  A. T_3 B. T_4 C. TSH   D. TRH   E. FSH

12. 先天性甲状腺功能减低症新生儿筛查采血标本的时间应是出生后

  A. 1 d 内   B. 2～3 d   C. 4～5 d   D. 6～7 d   E. 8～9 d

13. 先天性甲状腺功能减低症神经系统最突出的表现是

  A. 惊厥   B. 易激惹   C. 神经反射迟钝

  D. 智力发育低下   E. 运动发育障碍

14. 先天性甲状腺功能减低症与 21-三体综合征外观上有鉴别意义的是

  A. 伸舌   B. 眼距宽   C. 鼻梁低平   D. 表情呆滞   E. 面部黏液水肿

15. 先天性甲状腺功能减低症主要的治疗方法是

  A. 补碘   B. 营养神经   C. 激素替代疗法

  D. 激素冲击疗法   E. 低丙苯氨酸饮食

16. 先天性甲状腺功能减低症的治疗中,甲状腺素需服至

  A. 1 岁   B. 2 岁   C. 5 岁   D. 18 岁   E. 终身服用

(二) A2 型题

17. 1 个月女孩,喂养困难、吃奶少、少哭、哭声低微,5 d 排便 1 次。查体:仍有轻度皮肤黄染,血清 T_3 正常,T_4 降低,TSH 升高。对此患儿最主要的护理措施

  A. 碘油肌注   B. 碘化钾口服   C. 甲状腺片口服

  D. 及早加碘化食盐   E. 及早加含碘丰富的饮食

18. 患儿男,2 岁。因身材矮小就诊,10 个月会坐,近 1 岁 10 个月会走,平时少哭多睡,食欲差,常便秘。体检:头大,前囟未闭,乳齿 2 个,反应较迟钝,喜伸舌,皮肤较粗糙,有脐疝,心肺无特殊发现。对该患儿首先应做的检查是

  A. 智商测定   B. 染色体检查   C. 脑 CT 检查

  D. 血钙,血磷测定   E. T_3、T_4、TSH 测定

(三) A3 型题

  男婴,足月儿,25 d 龄,出生体重 4 100 g,生后母乳喂养困难。T35 ℃,P100 次/min,R30 次/min,皮肤黄染未退,少哭多睡,腹胀明显,大便秘结。摄膝部 X 线片未见骨化中心。诊断为先天性甲状腺功能减低症。

19.用甲状腺素治疗,正确的是

　　A.需终生用药　　　B.治疗至成年后停药　　　　　　C.治疗半年至1年后停药

　　D.治疗停用后有症状时再用药药　　　　　　　　E.治疗使症状好转后逐渐减量至停

20.若在用甲状腺素治疗期间患儿出现发热、烦躁、多汗、消瘦,应考虑

　　A.加服钙剂　　　　B.加服铁剂　　　C.立即停用甲状腺素

　　D.治疗的正常反应,无需处理　　　E.甲状腺素剂量过大,宜适当减量

二、填空题

1.先天性甲状腺功能减低症分为_____和_____。

2.早期发现先天性甲状腺功能减低症患儿最有效的措施为开展_____工作。

三、名词解释

先天性甲状腺功能减低症

四、简答题

简述应用甲状腺素的注意事项。

（曾丽娟）

免疫性疾病患儿的护理

　　免疫系统是机体执行免疫应答及免疫功能的一个重要系统,由免疫器官、免疫组织、免疫细胞和免疫分子组成,是防卫病原体入侵最有效的武器,它能发现并清除异物、外来病原微生物等引起内环境波动的因素。"免疫"是人体极其重要的自卫功能。人体依靠自身的免疫力,能抵御种类庞大的各种疾病。免疫性疾病是免疫调节失去平衡,影响机体的免疫应答而引起的疾病。如果小儿免疫系统功能缺陷、免疫力低下或亢进、免疫反应过强,或免疫系统误将自身成分当成外来物来攻击,好比一支军队误将它本该保护的主人当成了敌人,自己人打自己人,那后果将怎样? 会引发哪些疾病呢?

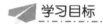 学习目标

知识目标:掌握常见免疫系统疾病的临床表现和护理措施;熟悉免疫系统疾病的护理诊断、辅助检查和治疗原则;了解免疫系统特点,免疫系统疾病的病因。

技能目标:能对免疫系统疾病患儿提供正确的护理,能对患儿及家长进行健康教育。

素质目标:同情患儿,责任心强,具有信心、耐心、严谨的工作态度。

工作任务一　认识小儿免疫系统发育特点

✿学习主题

重点:小儿免疫系统特点与本系统疾病的关系,5种抗体的区别。

难点:特异性免疫的特征。

免疫是机体的生理性保护机制,其本质是识别敌我,排除异己,其功能包括预防感染,清除衰老、损伤或死亡的细胞,识别和清除突变的细胞。免疫功能失调可致异常免疫反应,即变态反应、自身免疫反应、免疫缺陷和发生恶性肿瘤。人类免疫系统的发生、发育始于胚胎的早期,到出生时渐趋成熟,但由于未接触抗原,尚未建立免疫记忆,使小儿特别是婴幼儿,处于生理性免疫低下状态。

一、非特异性免疫特征

(一)皮肤、黏膜的屏障作用差

致密的上皮细胞具有机械屏障作用,上皮细胞的更新、呼吸道黏膜上皮细胞纤毛随呼吸的定向摆动及黏膜上皮细胞表面分泌液的冲洗作用,可直接阻止病原微生物侵入机体;此外,皮肤和黏膜分泌物中具有一些杀菌、抑菌物质,如皮脂腺分泌的脂肪酸、汗腺分泌的乳酸、胃液中的胃酸及唾液、呼吸道黏膜中的溶菌酶等。小儿尤其是新生儿皮肤角质层薄,细嫩松软,基底层发育不良,极易受损,屏障作用差;新生儿皮肤较成人偏碱性,易于细菌或真菌的繁殖;胃液分泌少,杀伤力弱,加上肠壁黏膜通透性高,病原微生物易进入血液,血脑屏障未发育成熟,以及呼吸道纤毛细胞发育不完善等,均导致新生儿和婴幼儿的非特异性免疫功能较差,易于感染。

(二)吞噬作用弱

血液中具有吞噬功能的细胞主要是中性粒细胞和单核/巨噬细胞。在胎龄第9周前后,末梢血中开始出现中性粒细胞。在胎龄34周,中性粒细胞的趋化、吞噬和细胞内杀菌功能已趋成熟。因以往未曾接触抗原,故未能建立免疫记忆反应。新生儿的各种吞噬细胞功能可呈暂时性低下,这与新生儿时期缺乏血清补体、调理素、趋化因子等有关。同时,新生儿中性粒细胞代谢率高,耗氧量大,也是吞噬功能减弱的原因之一。

(三)补体水平低

补体是正常血清中一组具有酶活性的蛋白质,补体通过趋化作用、调理作用和免疫粘连作用,扩大细胞吞噬功能。在抗体的参与下,补体还能表现出多种抗感染作用。补体缺损易发生细菌感染。由于孕母的补体不能传输给胎儿,故足月婴儿出生时血清补体含量低,一般在生后6~12个月,各补体浓度或活性才接近成人水平。新生儿补体经典、旁路途径活性均低于成人。

二、特异性免疫特征

特异性免疫反应包括细胞免疫(cell-mediated immunity)和体液免疫(humoral immunity)两种,T淋巴细胞主要担负细胞免疫功能,B淋巴细胞主要担负体液免疫功能。小儿均不健全。

(一)细胞免疫

细胞免疫是由T淋巴细胞介导产生的免疫反应。胸腺是T淋巴细胞发育成熟的重要场所。出生时胸腺7～15g,与体重之比值是一生中最大的,直到3～4岁胸腺X线影消失,到青春期后胸腺开始萎缩。T细胞是来自骨髓的淋巴干细胞,胎龄13周起出现对同种异型移植物的排斥反应,40周龄时具备对各种抗原的特异性细胞免疫应答。足月新生儿外周血T细胞绝对数已达到成人水平,小于胎龄儿和早产儿的T细胞数量少。成熟的T细胞中有的具有与T辅助/诱导活性相关的CD_4,有的具有与T抑制/细胞毒性相关的CD_8。其中CD_4细胞数较多,但其辅助功能低,且具有较高的抑制活性,一般生后6个月CD_4辅助功能趋于正常。

新生儿时期γ-干扰素(IFN-γ)量为成人的1/8～1/10,白细胞介素-4(IL-4)的产量为成人的1/3,约3岁时IL-4和IFN-γ达成人水平。

(二)体液免疫

1.淋巴结　骨髓是B细胞成熟的场所,淋巴结是B细胞富集的器官。颈和肠系膜淋巴结发育最早(胚胎10周);足月新生儿能扪及腹股沟浅表淋巴结;2岁后扁桃体增大,后稍缩小,6～7岁又增大。12～13岁淋巴结发育达顶点。

2.B细胞　比T细胞发育较迟。胎儿B细胞对抗原刺激可产生相应的IgM类抗体,而有效的IgG类抗体应答需在3个月才出现。足月新生儿外周血B细胞量略高于成人,小于胎龄儿出生时B细胞数量少。

3.免疫球蛋白　有抗体活性的球蛋白称为免疫球蛋白,是B系细胞最终分化为浆细胞的产物,存在于血管内外的体液中和B细胞膜上,分为IgG、IgA、IgM、IgD和IgE 5类(表17-1)。

(1)IgG:含量最多,占免疫球蛋白的75%,是唯一可通过胎盘的免疫球蛋白。母亲IgG在孕期32周进入胎儿循环明显增加,IgG在生后6个月内起重要抗感染作用,6个月后来自母体的IgG因小儿代谢分解而全部消失,故6个月后小儿易患感染性疾病。生后3个月虽然自身合成IgG能力增加,但来自母亲的IgG大量衰减,故3～6个月龄婴儿血清IgG水平降至最低点,至6～7岁时才接近成人水平。

(2)IgM:个体发育最早的免疫球蛋白。虽然胚胎12周时已能合成IgM,但因缺乏抗原刺激,胎儿自身合成的IgM量极少。母亲IgM不能通过胎盘,因而出生时脐血IgM水平很低;若发现脐血IgM水平升高(>0.2～0.3/L),即提示胎儿有宫内感染。出生后3～4个月为成人的50%,1岁时为75%,于6～8岁达成人水平。IgM是抗革兰阴性杆菌的重要抗体,因其在新生儿血液中含量较低,故新生儿易患革兰阴性杆菌,尤其是易患大肠杆菌败血症。

(3)IgA:个体发育最迟,是血清中增加较慢的一类Ig,分为血清型和分泌型两种。母体的IgA不能通过胎盘传给胎儿,故脐血IgA水平很低(多<0.05g/L),若脐血IgA水平升高也提示宫内感染。血清IgA于少年时期才达到成人水平。分泌型IgA可从母乳中获取,不

易被水解蛋白酶分解,是呼吸道、肠道、泌尿道黏膜局部抗感染的重要因素。新生儿、婴幼儿期分泌型 IgA 低下是易患呼吸道、消化道、尿路感染的原因。

(4)IgD 和 IgE:两者均难以通过胎盘,在新生儿血清中 IgD 和 IgE 含量极少,IgD 生物学功能不清楚。IgE 参与 I 型变态反应,与过敏性疾病有关。生后可从母乳中获取部分IgE,自身合成的能力也不弱。患过敏性疾病时血 IgE 水平可显著升高。

表 17-1　小儿免疫球蛋白水平及变化情况

免疫球蛋白	开始合成	合成情况	达成人水平时间
IgG	胚胎 12 周	1 岁时达成人 60%	8~10 岁
IgM	胚胎 12 周	3~4 个月达成人 50%,1 岁达成人 75%	6~8 岁
血清型 IgA	生后	1 岁时达成人 20%	12 岁
SIgA	生后	1 岁时达成人 3%	2~4 岁
IgD	生后	5 岁时达成人 20%	
IgE	生后	出生时达成人的 10%	7 岁

工作任务二　原发性免疫缺陷病患儿的护理

✿学习主题

重点:原发性免疫缺陷病的共同表现、护理措施。

难点:原发性免疫缺陷病的特殊表现。

原发性免疫缺陷病(primary immunodeficiency disease,PID)是由于免疫系统先天性发育不良而导致的免疫功能低下的一组疾病,多为遗传性。临床主要表现为抗感染功能低下,易发生反复而严重的感染,同时伴有自身稳定和免疫监护功能的异常,而发生自身免疫性疾病、过敏性疾病和恶性肿瘤。本病有遗传倾向,往往在婴幼儿和儿童期发病。

若因后天因素(理化因素、感染因素、营养因素、疾病因素、生理发育不成熟等)致免疫缺陷称为继发性免疫缺陷病。由人类免疫缺陷病毒(HIV)感染所致,称为获得性免疫缺陷综合征(AIDS)。

一、病因和发病机制

PID 的病因目前尚不清楚,可能与遗传因素、宫内感染等多种因素有关。①遗传因素:由于基因突变或基因复制过程异常所致。②宫内感染:风疹病毒、巨细胞病毒、疱疹病毒等感染胎儿后可引起免疫系统发育异常。

二、分　类

原发性免疫缺陷病涉及病种很多,目前尚无统一分类。一般根据 B 淋巴细胞和 T 淋巴细胞的功能缺乏或障碍分为两大类:①特异性免疫缺陷病:包括抗体免疫缺陷病、细胞免疫缺陷病、抗体和细胞联合免疫缺陷病,约占总发病人数的 90%,其中抗体免疫缺陷病发病率最高;②非特异性免疫缺陷病:包括吞噬细胞功能缺陷病和补体缺陷病。

三、临床表现

(一)共同表现

由于免疫功能缺陷的不同,临床表现差异很大,但共同表现非常一致,主要如下。

1.反复和慢性感染　感染是免疫缺陷最常见的症状,表现为反复、严重、持久的感染。感染源为不常见和致病力低的细菌。大多数患儿需持续使用抗菌药物预防感染。①感染的年龄:40%于 1 岁以内,T 细胞免疫缺陷为生后不久,抗体免疫缺陷多为 6~12 个月;1~5 岁占 40%,6~15 岁占 15%。②部位:呼吸道感染最常见,其次为胃肠道、皮肤、全身感染。③病原体:T 细胞缺陷多为病毒、结核菌、沙门氏菌、原虫、真菌感染,抗体缺陷多为化脓性感染。其毒力并不强,多为机会性感染。④过程:反复、迁延,使用杀菌剂量大、疗程长。

2.易并发自身免疫性疾病和恶性肿瘤　如未因严重感染死亡者,随年龄增长易发生自身免疫性疾病如溶血性贫血、血小板减少性紫癜、系统性红斑狼疮、血管炎、皮肌炎、I 型糖尿病、甲低、关节炎等。肿瘤尤其是淋巴系统肿瘤,较正常高 100 倍,淋巴瘤最常见。

3.其他伴随症状　常见有特殊面容、先天性心脏病、难以控制的惊厥、出血倾向等。

4.有遗传性　以 X-连锁遗传、常染色体隐性遗传多见。

(二)特殊表现

1.X-连锁无丙种球蛋白血症(X-linked agammaglobulinaemia,XLA)　又称 Bruton 病,仅男孩发病。多于生后 4~12 个月开始出现反复、严重的细菌感染,如肺炎、鼻窦炎、中耳炎、脑膜炎、败血症等。缺乏接种白喉、破伤风、百日咳疫苗后的抗体应答。患儿对病毒、真菌和原虫感染的抵抗力基本正常。易发生过敏性和自身免疫性疾病,扁桃体、淋巴结发育不良。外周血成熟 B 细胞(CD_{19}、CD_{20})缺如,血清总 $Ig<2$ g/L,IgM、IgG、IgA 和 IgE 极低,同族血凝素缺如,不能产生特异性抗体。如不积极治疗,约半数患儿于 10 岁之前死亡。

2.婴儿暂时性低丙种球蛋白血症　男女均可发生,患儿不能及时产生 IgG,推迟到生后 9~18 个月才开始出现(正常为 3 个月),至 2~4 岁其含量才达到正常水平。易患皮肤、肺部、脑膜和上呼吸道感染。血清 IgG、IgA、IgM 总量<4 g/L,IgG<2.5 g/L,循环中 B 细胞数和 T 细胞功能正常。本病属自限性疾病,预后良好。

3.常见变异型免疫缺陷病(CVID)　为一组病因不清,表现为 Ig 低下的综合征,病变严重程度一般低于 XLA。常发生于年长儿或成人。男女均可发病。反复呼吸道感染为其特征。外周淋巴结肿大和脾肿大。患儿自身免疫性疾病、淋巴系统肿瘤和胃肠道恶性瘤的发生率很高。B 细胞数量可能减少,血清 IgG、IgA 显著低于正常同龄人,SIgA 水平亦低下。

T 细胞功能也异常,如 CD_4/CD_8 细胞比率、IL-2、IL-5 和 IGF-1 活性下降。

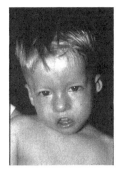

图 17-1　胸腺发育不全——特殊面容

4.先天性胸腺发育不全(DiGeorge anomaly,DA)　基因缺陷导致胸腺(常伴甲状旁腺)发育不全或不发育,部分缺失者称为不全性胸腺发育不全。特殊面容(面部较长,球形鼻尖,颧骨扁平,腭裂,耳郭发育不全)(图 17-1),心脏畸形(大血管异常、房缺、室缺),低钙抽搐。T 细胞减少,血清 Ig 水平往往不低。

5.联合免疫缺陷病　兼有细胞免疫和抗体免疫缺陷。不少病例主要是 T 细胞缺陷,并由此引起 B 细胞产生抗体的功能低下。婴儿期常发生致死性感染。

四、辅 助 检 查

1.实验室检查

(1)皮肤迟发型超敏反应和淋巴母细胞转化实验:测定细胞免疫的功能。

(2)血清免疫球蛋白含量的测定:以判断体液免疫功能。

(3)基因突变分析:基因测定能提高诊断准确率,以及提供遗传咨询、产前诊断。

2.影像学检查　婴儿期胸部 X 线片缺乏胸腺影,提示 T 细胞功能缺陷。

五、治 疗 原 则

1.保护性隔离　对患儿进行保护性隔离,尽量减少与感染源的接触。

2.合理防治感染　使用抗生素以清除或控制细菌感染。

3.免疫替代治疗　补充 Ig、免疫血清、白细胞、细胞因子。

4.免疫重建　通过骨髓移植、胎肝移植、胸腺移植、干细胞移植等免疫重建与基因治疗以恢复免疫功能。

5.合理处理特殊事件　禁忌活疫苗或活菌苗接种,T 细胞免疫缺陷患儿不宜输注血液制品等。患儿一般不做扁桃体和淋巴结切除术,脾切除术为禁忌,免疫抑制药应慎用。

六、护 理 诊 断

1.有感染的危险　与免疫功能缺陷有关。

2.焦虑　与反复感染、预后较差有关。

3.知识缺乏　患儿家长缺乏免疫缺陷病的知识。

七、护 理 措 施

1.隔离患儿　保护性隔离,不与感染性疾病患儿接触;医护人员严格执行消毒隔离制度;保持病室空气新鲜;勿食生冷饮食;做好口腔及皮肤的护理。

2.观察病情 密切观察病情,及时发现感染迹象;合并感染时,遵医嘱给予抗生素;应用免疫替代制剂,应注意过敏反应发生。

3.合理喂养 选择营养丰富且易消化食物,注意热量、蛋白质、维生素和微量元素的供给;注意食具定期消毒;提倡母乳喂养。

4.心理支持 患儿易产生焦虑、孤独、沮丧、恐惧心理,应加强与患儿及家长的沟通交流,给予心理支持,帮助其树立战胜疾病的信心。

5.健康教育 指导患儿及家属如何预防感染,宣传喂养知识,鼓励经治疗后的患儿尽可能参加正常生活。做好遗传咨询,检出致病基因携带者。对曾生育过免疫缺陷病患儿的孕妇应做羊水检查,以确定是否终止妊娠。

工作任务三 风湿热患儿的护理

✧学习主题

重点:风湿热的临床表现和护理措施。

难点:风湿热的发病机制及病理。

✧预习案例

患儿,女,8岁,因低热4周,游走性关节肿痛3周入院。患儿半月前曾患化脓性扁桃体炎。查体:神清,面色苍白,T37.9 ℃,躯干、四肢可见环形红色斑疹,咽充血,HR140 次/分,心尖部可闻及Ⅱ级收缩期杂音,主动脉瓣区闻及Ⅱ级舒张期杂音。实验室检查:WBC 12×10^9/L,ASO 800 U,血沉 29 mm/h,CPR(＋),心电图 P-R 间期延长。

✧思考

1.该患儿患了什么疾病?

2.该患儿目前的护理诊断有哪些? 护理的重点是什么?

风湿热(rheumatic fever)是一种具有反复发作倾向的全身结缔组织病,其发病与 A 组乙型溶血性链球菌感染密切相关。临床表现为发热,多伴有关节炎、心肌炎,较少出现环形红斑和皮下结节或舞蹈病。本病 3 岁以下少见,发病年龄以 6～15 岁多见,以冬春季节、寒冷、潮湿地区发病率高。治疗不彻底可形成慢性风湿性心瓣膜病。

一、病因及发病机制

尚不完全清楚,多数认为风湿热与 A 组乙型溶血性链球菌感染后的免疫反应相关。①链球菌抗原的分子模拟:A 组乙型溶血性链球菌的荚膜成分与人体滑膜及关节液中的透明质酸存在共同的抗原,细胞壁和细胞膜的蛋白成分也与人的心脏、肾、神经组织等的蛋白组成类似,当链球菌感染后,机体产生链球菌抗体,能够产生交叉反应诱发免疫损伤。②免疫复合物致病:链球菌抗原与链球菌抗体可形成循环免疫复合物,沉积于人体关节滑膜、心肌、心瓣膜后激活补体成分,产生炎性病变。此外,风湿热和其他自身免疫病一样,存在遗传易感性,多种基因可能与风湿热发病密切相关。

二、病　理

病变累及全身结缔组织,基本病变为炎症和具有特征性的"风湿小体"(Aschoff 小体)。病理过程可分为渗出、增生和硬化 3 期,但各期病变可同时存在。

1. 渗出期　3～4 周,可见变性、水肿,淋巴细胞、浆细胞浸润等渗出性炎症反应。主要累及心肌、心包膜、心内膜、关节、皮肤等组织。

2. 增生期　持续 3～4 个月,本期特点为风湿小体或风湿性肉芽肿的形成。小体中央为胶原纤维素样坏死组织,外周有淋巴细胞、浆细胞和巨大的多核细胞(风湿细胞)。病变主要存在于心肌和心内膜,是诊断风湿热的病理依据。

3. 硬化期　历时 2～3 个月,炎性细胞减少,风湿小体中央变性,坏死物质被吸收,纤维组织增生和瘢痕形成,造成二尖瓣、主动脉瓣的狭窄和关闭不全。

三、临床表现

约半数病例在发病前 1～4 周有上呼吸道感染史。关节炎通常呈急性起病,心肌炎及舞蹈病初发时多呈缓慢过程。风湿热临床表现轻重不一,取决于疾病侵犯的部位和程度。

(一)一般表现
发热,热型不规则,有面色苍白、食欲差、多汗、疲倦、腹痛等症状。

(二)主要表现

1. 心肌炎　是本病最严重的表现,小儿风湿热以心肌炎起病占 40%～50%,年龄愈小,心脏受累的机会愈多,以心肌炎及心内膜炎多见,亦可发生全心炎。

(1)心肌炎:轻者可无症状。重者可伴不同程度的心力衰竭,心率增快与体温升高不成比例,心脏扩大,心尖区第一心音减弱,心尖可闻及Ⅱ～Ⅲ收缩期杂音、奔马律,心电图有房室传导阻滞,ST 段下降。

(2)心内膜炎:主要侵犯二尖瓣,其次为主动脉瓣。心尖部收缩期Ⅱ～Ⅲ级和舒张中期隆隆样杂音,主动膜瓣区吹风样杂音。早期杂音可消失,反复发作后可使心瓣膜形成永久性瘢痕,发展为风湿性心脏瓣膜病。

（3）心包炎：有心包炎表现者，多存在全心炎，心前区疼痛，心动过速。积液不多，不易发现，可有一过性心底部摩擦音，常提示严重心肌炎和发生心力衰竭。

2.关节炎 年长儿多见，以游走性和多发性为特点，主要累及膝、踝、肩、肘、腕等大关节，局部出现红、肿、热、痛，以疼痛和功能障碍为主。经治疗关节功能可恢复，不留强直或畸形。

3.舞蹈病 女童多见，是一种累及椎体外系的风湿性神经系统疾病，表现为以四肢和面部肌肉为主的轻重程度不等的、不自主、不协调、无目的的快速运动，呈现皱眉、挤眼、努嘴、伸舌等奇异面容和颜面肌肉抽动、耸肩等动作，在兴奋或注意力集中时加剧，入睡后消失。

4.皮下结节 常见于复发病例，好发于肘、腕、膝、踝等关节伸侧的骨质隆起或肌腱附着处，为粟米到豌豆大小、可活动无压痛的硬结，常在起病数周后才出现，经2～4周自然消失。

5.环形红斑、结节性或多形性红斑以环形红斑最常见（图17-2），一般在风湿热后期出现，多分布于躯干及四肢屈

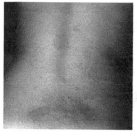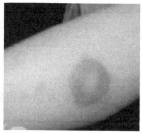

图 17-2　环形红斑（书末附彩图）

侧，呈环形或半环形，如钱币大小，色淡红或暗红，边缘可轻度隆起，环内肤色正常，多于数小时或1～2 d内消失，反复出现，不留痕迹。

学习贴士：

系统性红斑狼疮皮肤损害的特点是蝶形红斑，小儿风湿热以环形红斑最常见。

四、辅 助 检 查

1.风湿热活动期实验室指标 血沉增快、C反应蛋白和黏蛋白增高为风湿活动重要标志。

2.抗链球菌抗体测定 抗链球菌溶血素"O"（ASO）、抗链球菌激酶（ASK）和抗透明质酸酶（AH）增高，说明近期有过链球菌感染，提示风湿热可能。

3.血常规 常见轻度贫血，周围血白细胞总数和中性粒细胞增多、伴核左移现象。

4.心电图检查 P-R间期持续延长提示风湿活动。

知识卡片：

中性粒细胞核左移

中性粒细胞的核象是指粒细胞的分叶状况，它反映粒细胞的成熟程度，而核象变化则可反映某些疾病的病情和预后。

正常时外周血中中性粒细胞的分叶以3叶居多，杆状核与分叶核之间的正常比值为1:13，如杆状核粒细胞增多，或出现杆状以前幼稚阶段的粒细胞，称为核左移。常见于感染，尤其是化脓菌引起的急性感染，也可见于急性中毒、急性溶血、急性失血等。

病理情况下，中性粒细胞的分叶过多，可分4叶甚至于5～6叶以上，若5叶者超过3%时，称为中性粒细胞的核右移。核右移是由于造血物质缺乏，或造血功能减退所致。主要见于巨幼细胞性贫血、恶性贫血和应用抗代谢药物治疗后，感染的恢复期，也可出现一过性核右移现象。

五、治 疗 原 则

1.一般治疗　卧床休息,加强营养,补充维生素 A、C 等。

2.抗链球菌感染　青霉素每次 60 万～80 万 U,肌注,用药时间不少于 2 周,青霉素过敏者可改用红霉素,剂量每日 30～50 mg/kg,分 4 次口服。

> **学习贴士:**
>
> 　小儿急性肾小球肾炎、小儿风湿热均与链球菌感染有关,因此,两种疾病均首选青霉素抗链球菌感染。

3.抗风湿治疗　以应用水杨酸盐或肾上腺皮质激素为主。心肌炎时宜早期使用肾上腺皮质激素,常用泼尼松每日 1.5～2 mg/kg,或地塞米松每日 0.15～0.3 mg/kg,分次口服,重症可静脉滴注地塞米松,症状好转后逐渐减量至停药。总疗程 8～12 周。在停用激素之前要用阿司匹林治疗量接替,以防激素停药反跳。无心肌炎患儿可用阿司匹林,每日 80～100 mg/kg,分 4 次口服,至体温恢复正常、关节肿痛消失和实验室活动性指标正常后,剂量减半,总疗程 6～12 周。

4.舞蹈病治疗　药物疗效不佳,一般采用支持和对症疗法。可口服苯巴比妥、氯丙嗪和地西泮等镇静。

六、护 理 评 估

1.健康史　询问患儿发病前有无上呼吸道感染表现,有无发热、关节疼痛,是否伴有皮疹等,有无精神异常或不自主的动作表现。既往有无心脏病或关节炎病史。家庭居住的气候、环境条件如何,家庭成员中有无类似的疾病。

2.身体状况　测量生命体征,注意心率的加速与体温升高是否成比例,听诊有无心音减弱、奔马律及心脏杂音;检查四肢的大小关节有无红、肿、热、痛表现,有无活动受限;有无皮疹,尤其应注意躯干和关节伸侧。同时了解心电图、实验室检查结果。

3.心理-社会状况　因风湿热常反复发作,产生心脏损害,易导致慢性风湿性心脏病,严重的影响患儿的生命质量。所以应注意评估家长有无焦虑,对该病的预后、疾病的护理方法、药物的副作用、复发的预防等知识的认知程度。对年长儿还需注意评估有无因长期休学带来的担忧、由于舞蹈病带来的自卑等。了解患儿家庭环境及家庭经济情况,既往有无住院的经历。

七、护 理 诊 断

1.心输出量减少　与心脏受损有关。

2.疼痛　与关节受累有关。

3.体温过高　与感染有关。

4.焦虑　与疾病的威胁有关。

5.潜在并发症　药物不良反应。

八、预 期 目 标

(1)患儿保持充足的心排出量,表现为:生命体征在正常范围。

(2)患儿主诉疼痛减轻并能进行自理活动。

(3)患儿体温恢复正常。

(4)患儿表现出放松和舒适。

九、护 理 措 施

1.防止发生严重的心功能损害

(1)观察病情:注意患儿面色、呼吸、心率、心律及心音的变化,如有烦躁不安、面色苍白、多汗、气急等心力衰竭的表现,及时处理。

(2)限制活动:根据病情限制活动量。急性期卧床休息2周,有心肌炎时轻者绝对卧床4周,重者6～12周,至急性症状完全消失,血沉接近正常时方可下床活动,伴心力衰竭者待心功能恢复后再卧床3～4周。活动量应据心率、心音、呼吸、有无疲劳而调节。一般恢复至正常活动量所需时间是,无心脏受累者1个月,轻度心脏受累者2～3个月,严重心肌炎伴心力衰竭者6个月。

(3)加强饮食管理:给予易消化、富于营养的食物,少量多餐,有心力衰竭者适当限制盐和水,详细记录出入水量,并保持大便通畅。

(4)药物治疗:遵医嘱抗风湿治疗,有心力衰竭者加用洋地黄制剂,同时配合吸氧、利尿、维持水电解质平衡等治疗。

(5)做好一切生活护理。

2.减轻关节疼痛　关节痛时,可让患儿保持舒适的体位,避免痛肢受压,移动肢体时动作轻柔,用热水袋热敷局部关节以止痛,并做好皮肤护理。

3.心理护理　关心爱护患儿,耐心解释各项检查、治疗、护理措施的意义,争取合作。及时解除患儿的各种不适感,如发热、出汗、疼痛等,增强其战胜疾病的信心。

4.正确用药,观察药物作用　服药期间应注意观察药物副作用,如阿司匹林可引起胃肠道反应、肝功能损害和出血,饭后服用或同服氢氧化铝可减少对胃黏膜的刺激,加用维生素K可防止出血;泼尼松可引起消化道溃疡、肾上腺皮质功能不全、精神症状、血压增高、电解质紊乱、抑制免疫等,应密切观察;心肌炎时对洋地黄敏感且易出现中毒,服药期间应注意有无恶心、呕吐、心律不齐、心动过缓等副作用,并应注意补钾。

5.降低体温　密切观察体温变化,注意热型。高热时采用物理降温并遵医嘱抗风湿治疗。

6.健康教育　向患儿及家长讲解疾病的有关知识和护理要点,使家长学会病情观察、预防感染和防止复发的各种措施。坚持每月肌注长效青霉素120万单位进行"继发性预防"。

合理安排患儿的日常生活,防止受凉,改善居住条件,避免寒冷潮湿,避免去公共场所,不参加剧烈的活动以免过劳,定期门诊复查。

十、护 理 评 价

评价患儿是否:生命体征恢复正常;疼痛减轻并能进行自理活动;表现出放松和舒适;积极参与护理计划,配合治疗和护理。

工作任务四 儿童类风湿病患儿的护理

✧学习主题

重点:儿童类风湿病的临床表现和护理措施。

难点:儿童类风湿病的发病机制及病理。

儿童类风湿病(juvenile rheumatoid disease,JRD)是一种全身性结缔组织病,多发于16岁以下的儿童。临床主要表现为长期不规则发热及关节肿痛,常伴皮疹、肝脾淋巴结肿大,若反复发作可致关节畸形和功能丧失。年龄越小,全身症状越重,年长儿常以关节症状为主。

一、病因及发病机制

病因不清,一般认为与感染、自身免疫、遗传及寒冷、潮湿、疲劳、营养不良、外伤、精神因素等有关。

可能由于微生物(细菌、支原体、病毒等)感染持续地刺激机体产生免疫球蛋白,血清IgA、IgM、IgG增高,部分患儿抗核抗体滴度升高。患儿血清中存在类风湿因子,能与变性的IgG相互反应,形成免疫复合物,沉积于关节滑膜或血管壁,引起炎性组织损伤。患儿血清及关节滑膜液中补体水平下降及免疫复合物增高,提示本病为免疫复合物疾病。

二、病 理

本病的病理变化主要发生在关节,但也可涉及其他部位的结缔组织。

1. 关节病变 关节内滑膜首先受侵,早期有充血、水肿及淋巴细胞浸润,继而滑膜增厚呈绒毛状,最后形成肉芽组织。关节周围软组织亦肿胀。炎症继续发展,肉芽组织从关节软骨边缘处的滑膜开始渐向软骨面伸展,最后将软骨面覆盖,遮断了软骨从滑囊液中摄取营养,因此,软骨表面发生溃疡。同时软骨下的骨髓内亦有淋巴细胞浸润和肉芽组织形成,将软骨剥脱。最后软骨表面的肉芽组织纤维化甚至骨化,使上下关节融合而强直。关节附近的骨骼呈脱钙和骨质疏松,肌肉萎缩,关节囊和韧带也可被肉芽组织侵袭,引起关节脱位。

2.类风湿结节(皮下结节) 典型结节由 3 层组织组成,中心部是一团纤维素样坏死组织并含有沉积的 IgG 免疫复合物;中间层是呈放射状或栅状排列的成纤维细胞;外层为单核细胞浸润的纤维肉芽组织。这种病变具有特征性意义。

3.类风湿血管炎 可表现为多种形态,如皮肤血管炎、小静脉炎,末端动脉内膜增生和纤维化。主要累及小动脉。表现为皮肤溃疡、指(趾)动脉缺血、血栓病变或雷诺现象,指(趾)坏疽以及急性小动脉炎,甚至出现广泛而严重的坏死性动脉炎。

三、临床表现

本病临床表现各型极为不同,根据关节症状与全身症状分为 3 型。

1.全身型(still 病) 约占 20%,多见于 2~4 岁幼儿。以全身症状起病,发热和皮疹为典型症状,发热呈弛张热,常高达 40 ℃以上,可持续数周或数月,能自行缓解但易复发。发热期常伴一过性多形性皮疹,以胸部和四肢近端多见,随体温升降而时隐时现。关节症状较轻,部分病例后期出现多发性大关节炎症状。胸膜、心包或心肌可受累。肝、脾、淋巴结常有不同程度肿大。

2.多关节型 占 30%~40%,多见于学龄儿童。5 个或 5 个以上关节受累,起病缓慢,全身症状轻,仅有低热、食欲不振、消瘦、乏力、贫血。其特征是进行性多发性关节炎,随后伴关节破坏。关节炎可由一侧发展到对侧,由指、趾等小关节发展到膝、踝、肘等大关节;先呈游走性,后固定对称。发作时产生肿痛与活动受限,晨僵是本型的特点。反复发作者关节发生畸形和强直,并常固定于屈曲位置。

3.少关节型 占 40%~50%,多见于较大儿童。全身症状较轻,有低热或无发热,常侵犯单个或 4 个以内的关节,以膝、踝、肘大关节为主,多无严重的关节活动障碍。少数患儿伴虹膜睫状体炎,有的可出现髋及骶髂关节受累,甚至发展为强直性脊柱炎。由于慢性虹膜睫状体炎可致失明,故应对少关节型患儿每 3~4 个月定期进行裂隙灯检查,以便早期发现,及时治疗。

四、辅助检查

1.血液检查 在活动期可有轻度或中度贫血,多数患儿白细胞数增高,以中性粒细胞增高为主;血沉加快、C 反应蛋白、黏蛋白大多增高。

2.免疫检测 IgG、IgM、IgA 均增高,部分病例类风湿因子和抗核抗体可为阳性。

3.X 线检查 早期可见关节附近软组织肿胀;晚期可见骨质疏松和破坏,关节腔变窄,关节面融合,骨膜反应和关节半脱位。

五、治疗原则

本病治疗原则为减轻或消除症状,维持正常生活,保持关节功能,防止关节畸形。

1.一般治疗　急性期应卧床休息,合理饮食,病情好转后适当活动。有关节变形、肌肉萎缩、活动受限等病变时应配合理疗、热敷、红外线照射、按摩、医疗体育,必要时做矫形手术。

2.药物治疗　应用抗炎药物,根据药物作用长短分为快作用(非甾类抗感染药)类、慢作用(病情缓解药)类、类固醇激素和免疫抑制剂等。

(1)非甾类抗炎药(NSAID):是治疗早期 JRD、改善临床症状必不可少的药物。临床上可选用萘普生、布洛芬、吲哚美辛(消炎痛)、双氯芬酸(扶他林)、吡罗昔康(炎痛喜康)等。

(2)病情缓解药物(DMARD)或慢作用的抗风湿药:如 NSAID 类治疗 3~6 个月无效,加用羟氯喹、青霉胺、甲氨蝶呤等。

(3)类固醇激素:内脏受累,特别是伴有心肌和眼部病变者,宜早用激素,常用泼尼松。

(4)免疫抑制剂:适用于上述药物均无效或有严重反应者,或伴有严重并发症的重症JRD。常用硫唑嘌呤与环磷酰胺,可单独使用或与激素联合应用,应注意副作用。

六、护理诊断

1.体温过高　与非化脓性炎症损害有关。

2.疼痛　与关节肿胀及炎症有关。

3.躯体活动障碍　与关节疼痛、畸形有关。

4.潜在并发症　药物的副作用。

5.焦虑　与疾病的迁延和反复有关。

七、护理措施

1.降低体温

(1)密切监测体温变化,注意热型。观察有无皮疹、眼部受损及心功能不全表现,有无脱水体征。高热时采用物理降温法(有皮疹者忌用酒精擦浴),及时擦干汗液,更换衣服,保持皮肤清洁,防止受凉。

(2)保证患儿摄入充足水分及热量,并给予患儿高热量、高蛋白、高维生素、易消化饮食。

(3)遵医嘱使用抗炎药物进行病因治疗。

2.减轻关节疼痛,维护关节功能

(1)急性期应卧床休息,注意患儿体位。注意观察关节炎症状,如有无晨僵、疼痛、肿胀、热感、运动障碍及畸形。可利用夹板、沙袋固定患肢于舒适的位置以减轻关节疼痛,用被架保护患肢不受压。教给患儿用放松、分散注意力的方法控制疼痛或局部湿热敷止痛。

(2)急性期过后尽早开始关节的康复治疗,指导家长帮助患儿做被动关节运动和按摩,经常变换体位。鼓励患儿在日常生活活动中尽量独立,并提供帮助独立的设备。若运动后关节疼痛肿胀加重可暂时停止运动。

3.药物副作用的观察　非甾体类抗炎药常见副作用有胃肠道反应,此外对凝血功能、肝、肾和中枢神经系统也有影响。故长期用药应每2～3个月检查血象、肝、肾功能。

4.心理护理　关心患儿,多与患儿及家长沟通,了解病情,并给予精神安慰,帮助患儿克服因慢性病或残疾造成的自卑心理,提高他们战胜疾病的信心。

5.健康教育　指导患儿及家长作好受损关节的功能锻炼,鼓励父母不要过度保护患儿,多让患儿置身于现实生活的环境,并且多尝试新的活动,奖赏其独立性。指导患儿及家长有关疾病的观察、药物的使用,使其有效应对此慢性疾病。

工作任务五　过敏性紫癜患儿的护理

✥学习主题

重点:过敏性紫癜的临床表现和护理措施。

难点:过敏性紫癜的发病机制及病理。

✥预习案例

患儿,10岁。因受凉发生"上呼吸道感染",出现发热,体温39℃,治疗一周后下肢出现散布淤斑,来院就诊。查体:体温36℃,呼吸20次/分,脉搏80次/分,营养一般,心肺听诊正常,腹软,肠鸣音亢进,肝脾不大。双下肢有高出皮肤表面的紫癜,对称分布,皮疹分布处常伴皮肤胀痛。血常规:红细胞4×10^{12}/L,血红蛋白120 g/L,白细胞8.0×10^9/L,淋巴细胞30%,中性粒细胞65%,嗜酸粒细胞增多,血小板250×10^9/L。

✥思考

1.该患儿患了什么疾病?

2.该患儿目前的护理诊断有哪些?如何护理?

过敏性紫癜(anaphylactoid purpura),又称舒-亨综合征(Schonlein-Henoch syndrome)是小儿时期最常见的一种血管炎,以毛细血管变态反应性炎症为病理基础。临床特点除皮肤紫癜外,常有过敏性皮疹、关节肿痛、腹痛、便血和血尿等。主要见于学龄前和学龄期儿童,多见于2～8岁小儿,男孩多于女孩,四季均有发病,但春秋季多见。

一、病因及发病机制

病因不清,目前认为与某种致敏因素引起的自身免疫反应有关。致敏原可为病原体(细菌、病毒或寄生虫等)、药物(抗生素、磺胺药、异烟肼、水杨酸类、苯巴比妥钠等)、食物(鱼、虾、蟹、蛋、牛奶等)及其他(花粉吸入、昆虫叮咬、疫苗注射等)。

二、病 理

本病是常见的毛细血管变态反应性疾病,主要病理基础为广泛的毛细血管炎。

1.皮肤 真皮层小血管周围有中性粒细胞、嗜酸性细胞浸润,浆液和红细胞外渗以致间质水肿,血管壁可有纤维素样坏死。

2.肠道 因微血管血栓形成出血坏死。

3.肾脏改变 多为局灶性肾小球病变,毛细血管内皮增生,局部纤维化和血栓形成,灶性坏死,可有新月体形成。严重时整个肾小球均受累,呈弥漫性肾小球肾炎改变。免疫荧光检查:肾小管毛细血管有膜性和广泛性增殖性改变,并可见 IgA 颗粒纤维蛋白沉积。

三、临 床 表 现

多为急性起病,病前1～3周常有上呼吸道感染史。首发症状以皮肤紫癜为主,少数以腹痛、关节炎或肾脏症状首先出现,可伴有低热、食欲差、乏力等全身症状。

1.皮肤紫癜 病程中反复出现皮肤紫癜为本病特征。几乎所有患儿均见典型皮肤紫癜,常见于下肢和臀部,以下肢伸面为多,对称分布,严重者累及上肢、躯干,面部少见。初起呈紫红色斑丘疹,高出皮面,压之不褪色(图17-3),此后颜色加深呈暗紫色,继而呈棕褐色而消退。重症患儿紫癜可融合成大疱伴出血性坏死(图17-4)。伴有荨麻疹和血管神经性水肿。

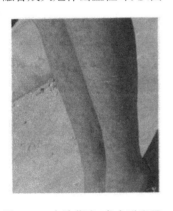 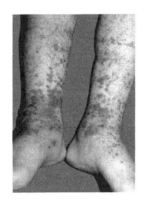

图 17-3 皮肤紫癜(书末附彩图) **图 17-4 紫癜融合成大疱伴出血性坏死(书末附彩图)**

2.消化道症状 约有2/3患儿可出现消化道症状,多出现在皮疹发生一周内,亦可发生于紫癜出现之前。患儿突发腹痛,伴恶心、呕吐或便血,腹痛位于脐周或下腹部,是由于肠道病变引起肠蠕动增强或痉挛所致。偶发肠套叠、肠梗阻、肠穿孔及出血坏死性小肠炎。此型临床称为"腹型"。

3.关节疼痛及肿胀 约1/3患儿出现关节肿痛,多累及膝、踝、肘等关节,可单发亦可多发,呈游走性,一般无红、热,有积液,不遗留关节畸形。偶尔关节炎出现在紫癜前1～2 d。此型临床称"关节型"。

4.肾脏症状 约半数患儿有肾脏损害的临床表现,尸检发现几乎百分之百患儿有不同程度肾病变。常在病程1～8周内出现,症状轻重不一。多数患儿出现血尿、蛋白尿及管型,伴血压增高和水肿,称为紫癜性肾炎。少数呈肾病综合征表现。此型临床称为"肾型"。

5.其他 中枢神经系统病变是本病潜在威胁之一,患儿偶可因颅内出血导致失语、瘫痪、昏迷、惊厥,以及肢体麻痹。个别患儿有鼻出血、牙龈出血、咯血等出血表现。

以上症状可单独出现,也可几种同时存在,同时存在几种临床表现时称"混合型"。

四、辅 助 检 查

1.血液检查 约半数患儿的毛细血管脆性试验阳性。外周血白细胞数正常或轻度增高,可伴嗜酸性粒细胞增高。血小板计数、出血和凝血时间、血块退缩试验和骨髓检查均正常。

2.尿液检查 与肾小球肾炎相类似,可有血尿、蛋白尿、管型。

3.大便潜血试验 可呈阳性反应。

4.其他 血清 IgA 浓度往往增高,IgG、IgM 水平升高或正常。

五、治 疗 原 则

本病无特效疗法。急性发作期注意卧床休息,控制感染,对症处理和积极寻找并避免过敏原。

1.应用肾上腺糖皮质激素与免疫抑制剂 皮质激素能有效缓解免疫损伤,解除肠道痉挛,减轻肠壁水肿,因此,对腹型紫癜最有效。但不能阻止病变发生或缩短病程,也不能防止复发。一般仅于急性发作症状明显时服用泼尼松,剂量:每日 $1\sim2$ mg/kg,症状缓解后即可停药。若并发肾炎且经激素治疗无效者,可试用环磷酰胺治疗,以抑制严重免疫损伤。

2.止血、脱敏等对症处理 卡巴克洛可增加毛细血管对损伤的抵抗力;用大剂量维生素 C($2\sim5$ g/d)、抗组胺药物或静脉滴注钙剂可减轻一些过敏反应强度,恢复毛细血管内壁完整性,缓解部分患儿腹痛症状。有感染者应积极应用有效抗生素治疗,控制感染。对于单纯皮肤和关节症状者应用阿司匹林,可使关节消肿减痛,但要注意防止引起肠道出血。

六、护 理 诊 断

1.皮肤完整性受损 与变态反应性血管炎有关。

2.舒适的改变 与关节和肠道变态反应性炎症有关。

3.潜在并发症 消化道出血、紫癜性肾炎。

七、护 理 措 施

1.促进皮肤恢复正常功能

(1)观察皮疹的形态、颜色、数量、分布,是否反复出现,可绘成人体图形,每日详细记录皮疹变化情况。

(2)保持皮肤清洁,防擦伤和小儿抓伤,如有破溃及时处理,防出血和感染;衣着宽松、柔软,保持清洁、干燥。

(3)避免接触可能的各种致敏原,同时遵医嘱使用止血药、脱敏药等。

2.减轻或消除关节肿痛与腹痛

(1)对关节型病例应观察疼痛及肿胀情况,保持患肢功能位置,协助患儿选取舒适体位,膝下放一小平枕。使膝关节处于伸展位;根据病情使用热敷或冷敷,教会患儿可用放松、娱乐等方法减轻疼痛。

(2)遵医嘱使用肾上腺皮质激素,以缓解关节痛和解除痉挛性腹痛。

3.密切观察病情

(1)观察有无腹痛、便血等情况,同时注意腹部体征并及时报告和处理。有消化道出血时,应卧床休息,限制饮食,给予无渣流食,出血量多时要考虑输血并禁食,经静脉补充营养。

(2)观察尿色、尿量、尿液性状及尿比重的改变,定时做尿常规检查,若有血尿和蛋白尿,提示紫癜性肾炎,按肾炎护理。

4.健康教育　应针对具体情况予以解释,帮助其树立战胜疾病的信心。做好出院指导,有肾及消化道症状者宜在症状消失后 3 个月复查;同时教会患儿和家长继续观察病情,合理调配饮食,定期来院复查,及早发现肾脏并发症。

工作任务六　皮肤黏膜淋巴结综合征患儿的护理

✧学习主题

重点:皮肤黏膜淋巴结综合征的临床表现和护理措施。

难点:皮肤黏膜淋巴结综合征的发病机制及病理。

✧预习案例

患儿,男,16 个月。发热 9 d,伴有反复皮疹而住院。体检:体温 39 ℃,呼吸 28 次/分,脉搏 140 次/分,营养一般,精神烦躁,眼结膜充血,但无脓性分泌物和流泪。口唇鲜红、干裂,口腔黏膜呈弥漫性充血,但无口腔炎或口腔溃疡。舌质深红,似杨梅舌。皮肤有浅红色斑丘疹,细小如猩红热样,右侧颈部淋巴结如花生米大小,轻度压痛,发硬但发红不明显,不化脓。心率 140/分,律整,两肺呼吸音粗糙,腹软,肝、脾未及。手掌、足底弥漫性红斑,指、趾端和甲床交界处呈膜状脱皮。白细胞 $11×10^9/L$,中性粒细胞 72%,淋巴细胞 28%。

✧思考

1.该患儿患了什么疾病?

2.该患儿目前的护理诊断有哪些? 如何护理?

皮肤黏膜淋巴结综合征(mucocutaneous lymphnode syndrome,MCLS)又称川崎病(Kawasake disease,KD),是一种以变态反应性全身小血管炎为主要病理改变的结缔组织病。临床特点为急性发热、皮肤黏膜病损和淋巴结肿大。婴幼儿多见。男:女为 1.5:1。本病虽四季可见,但每年4—5月及11月至次年1月发病相对较多。我国近年来该病发病率明显增高,多数自然康复,心肌梗死是主要死因。

一、病因及发病机制

病因尚未十分明确。一般认为可能与多种病原感染有关。微生物超抗原激活具有遗传易感性患儿的 T 细胞,引发异常免疫反应,导致免疫性损伤。目前认为川崎病是易患宿主对多种感染原触发的一种免疫介导的全身性血管炎。

二、病　　理

川崎病的基本病理改变是全身性血管炎,累及小、中、大动脉,易累及冠状动脉,病理过程分为4期。

Ⅰ期:1~2周,大、中、小血管炎和血管周围炎,白细胞浸润和水肿;以 T 淋巴细胞为主。

Ⅱ期:2~4周,主要影响中动脉,弹力纤维及肌层断裂和坏死,血栓形成,发生动脉瘤。

Ⅲ期:4~7周,中动脉发生肉芽肿,冠脉部分或完全阻塞。

Ⅳ期:7周~数年,血管内膜增厚,出现瘢痕,阻塞的动脉可再通。

三、临　床　表　现

病程多为 6~8 周,有心血管症状时可持续数月至数年。

1. 主要表现

(1)发热:为最早出现的症状,体温达38~40 ℃以上,呈稽留热或弛张热,持续1~2周,抗生素治疗无效。

(2)皮肤黏膜表现:①皮疹。在发热同时或发热后不久出现,呈向心性、多形性(图17-5),最常见为遍布全身的荨麻疹样皮疹,其次为深红麻疹斑丘疹,还可见到猩红热样皮疹,无水疱或结痂。②肢端变化。为本病特征,在急性发热早期,手足皮肤广泛硬性水肿(图17-6),指、趾关节呈梭形肿胀,并有疼痛和关节强直,继之手掌和脚底弥漫性红斑,体温渐降时,手足皮疹和硬性水肿也消退,同时出现指、趾端膜状脱屑,重者指、趾甲亦可脱落。③黏膜表现。双眼球结膜充血,但无脓性分泌物或流泪;口腔咽部黏膜呈弥漫性充血,唇红、干燥、皲裂、出血或结痂,舌乳头突起呈"杨梅舌"(图17-7)。充血症状持续于整个发热期。

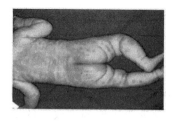

图 17-5　皮肤多型红斑(书末附彩图)

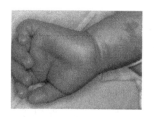

图 17-6　肢端硬性肿胀(书末附彩图)

（3）淋巴结肿大：一般在发热同时或发热后 3 d 出现颈部淋巴结非化脓性肿大（图17-8），常位于单侧颈部，少数为双侧，质硬，轻压痛，局部皮肤不发红、不化脓。有时枕后或耳后淋巴结亦可累及。

2.心血管症状和体征　少见，是川崎病最严重的表现。常于发病 1～6 周出现症状，也可迟至急性期后数月，甚至数年后才发生。在急性发热期可表现为心脏杂音、心律不齐、心脏扩大和心力衰竭等；在亚急性期和恢复期，可因冠状动脉炎和动脉瘤而发生心肌梗死，约半数病人的动脉瘤可在 1 年内消散。

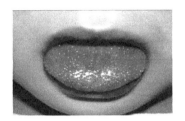

图 17-7　杨梅舌（书末附彩图）

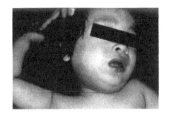

图 17-8　颈淋巴结肿大（书末附彩图）

知识卡片：　　　　　　　川崎病并发冠状动脉瘤的高危因素
①男孩；②年龄＜6 个月或＞3 岁；③发热持续 2 周以上或再次发热；④心脏扩大，有心律失常；⑤实验室检查：白细胞数＞（16～30×10⁹/L），血小板计数＞1 000×10⁹/L，血沉＞100 mm/h，或持续 5 周以上仍不下降；⑥复发的病例。

3.其他伴随症状　可出现脓尿和尿道炎，或呕吐、腹泻、腹痛，少数患儿可发生肝大、轻度黄疸和血清转氨酶活性升高等。

四、辅助检查

1.血液检查　轻度贫血，外周血白细胞计数升高，以中性粒细胞增高为主，有核左移现象。血沉增快，C 反应蛋白增高，免疫球蛋白增高，为炎症活动指标。血小板早期正常，第 2～3 周显著增高。部分病例转氨酶、血清胆红素增高。

2.心血管系统检查　有心脏受损者可见心电图和超声心动图改变。二维超声心动图是诊断及随访冠状动脉病变的最佳方法，安全、可靠、方便、重复性好。冠状动脉扩张，冠状动脉瘤样改变，于病程的第 2～3 周检出率最高，多在病程 1～2 年恢复。

3.其他　脑脊液白细胞增高，以淋巴细胞增高为主。尿沉渣中白细胞数增多，轻度蛋白尿。

五、治疗原则

除对症、支持疗法外，主要是减轻血管炎症和对抗血小板凝集，并预防冠状动脉瘤及动脉栓塞。

1.阿司匹林　为首选药物，具有抗炎、抗凝作用。早期与免疫球蛋白联用可控制急性炎症过程，减少冠状动脉病变。

2.双嘧达莫(潘生丁)　血小板显著增多或有冠状动脉病变、血栓形成者加用双嘧达莫。

3.大剂量丙种球蛋白静脉滴注(HDIVIG)　早期(病程 10 d 以内)应用可明显减少冠状动脉病变发生,尤其适用于具有发生动脉瘤高危因素者。用法:每日 400 mg/kg,连用 5 d,或单剂量丙种球蛋白 2 g/kg,于 12 h 内静脉点滴。

4.其他　应用抗生素控制继发感染;有心肌损害者可用 ATP、辅酶 A 等。

六、护 理 诊 断

1.体温过高　与感染、免疫反应等因素有关。

2.皮肤完整性受损　与小血管炎有关。

3.口腔黏膜改变　与小血管炎有关。

4.潜在并发症　心脏受损。

七、护 理 措 施

1.降低体温

(1)急性期患儿应绝对卧床休息。保证病室适当的温湿度。监测体温变化,观察热型及伴随症状,以便及时采取治疗护理措施,警惕高热惊厥的发生。

(2)评估患儿体液状态,给予清淡的高热量、高维生素、高蛋白质的流质或半流质饮食。鼓励患儿多饮水或静脉补液。

(3)遵医嘱进行病因治疗,注意观察药物的疗效和副作用,注意阿司匹林的出血倾向和丙种球蛋白的过敏反应,一旦发生及时处理。

2.促进皮肤恢复正常功能　评估皮肤病损情况。保持皮肤清洁,衣被质地柔软而清洁,以减少对皮肤的刺激。每次便后清洗臀部。勤剪指甲,以免抓伤、擦伤。对半脱的痂皮应用干净剪刀剪除,切忌强行撕脱,防止出血和继发感染。每日用生理盐水洗眼 1～2 次,也可涂眼膏,以保持眼的清洁预防感染。

3.促进口腔黏膜恢复,防止发生感染　评估患儿口腔卫生习惯及进食能力,观察口腔黏膜病损情况,每日口腔护理 2～3 次,晨起、睡前、餐前、餐后漱口,以保持口腔清洁,防止继发感染与增进食欲。口唇干裂时可涂护唇油;口腔溃疡涂碘甘油以消炎止痛。

4.观察病情　密切监测患儿有无心血管损害的症状,如面色、精神状态、心率、心律、心音、心电图改变等,如有以上变化立即进行心电监护,并及时处理。

5.健康教育　及时向家长交代病情,家长因患儿心血管受损及可能发生猝死而产生不安心理,应给予心理支持。患儿需定期做心电图、超声心动图等检查,应结合小儿年龄与家庭经济状况进行解释,以取得配合。对所有残留有冠状动脉病变的患儿密切随访,每 3～6 个月做一次超声心动图检查。多发或较大冠状动脉瘤尚未闭塞者不宜参加体育活动。

复习导航

1.小儿免疫系统发育特点　非特异性免疫→特异性免疫。

2.原发性免疫缺陷病患儿的护理　免疫系统发育不良→反复和慢性感染、并发自身免疫性疾病和恶性肿瘤→保护性隔离、防治感染、免疫替代、免疫重建→护理措施(隔离患儿、观察病情、合理喂养、心理支持、健康教育)。

3.风湿热患儿的护理　全身结缔组织病→A组乙型溶血性链球菌→发热、关节炎、心肌炎、环形红斑、皮下结节、舞蹈病→ASO测定→护理评估→护理诊断(心输出量减少、疼痛、体温过高、焦虑、潜在并发症)→预期目标→护理措施(防心功能损害、减轻关节疼痛、心理护理、正确用药、降低体温、健康教育)→护理评价。

4.儿童类风湿病患儿的护理　感染、自身免疫、遗传及寒冷、潮湿、疲劳、营养不良、外伤、精神因素→发热、关节肿痛、皮疹、肝脾淋巴结肿大、关节畸形和功能丧失→非甾类抗感染药、病情缓解药、类固醇激素和免疫抑制剂→护理措施(降低体温、减轻关节疼痛、维护关节功能、观察药物副作用、心理护理、健康教育)。

5.过敏性紫癜患儿的护理　血管炎→毛细血管变态反应→紫癜、过敏性皮疹、关节肿痛、腹痛、便血和血尿→卧床休息、控制感染、激素与免疫抑制剂、止血、脱敏、避免过敏原→护理措施(促进皮肤恢复正常功能、减轻或消除关节肿痛与腹痛、密切观察病情、健康教育)。

6.皮肤黏膜淋巴结综合征患儿的护理　变态反应性全身小血管炎→急性发热、皮肤黏膜病损和淋巴结肿大→心血管症状和体征、伴随症状→阿司匹林、双嘧达莫、丙种球蛋白→护理措施(降低体温、促进皮肤恢复正常功能、促进口腔黏膜恢复、观察病情、健康教育)。

考 点 检 测

一、选择题

(一)A1 型题

1.当护士向患有风湿热的 8 岁儿童的父母了解病史时,应重点询问病前有无

 A.泌尿道感染　　B.急性咽炎　　C.接触性皮炎　　D.急性肠胃炎　　E.贫血

2.一风湿热病儿就诊时,护士预料最严重的表现是

 A.心肌炎　　　　B.关节炎　　　C.舞蹈病　　　D.皮下结节　　　E.环形红斑

3.护士为风湿热病儿体检时,发现以下哪项是特征性体征

 A.关节红、肿　　B.心率增快　　C.环形红斑　　D.皮下结节　　E.面部肌肉抽动

4.护士指导风湿热病儿控制活动量时,以下哪项不妥

 A.无心肌炎者急性期卧床二周

 B.有心肌炎时轻者绝对卧床 4 周,重者 6～12 周

 C.无心脏受累者 1 个月后恢复正常活动

 D.轻度心脏受累者 2～3 个月后恢复正常活动

 E.严重心肌炎伴心力衰竭者 1 年后恢复正常活动

5.过敏性紫癜病儿腹痛时,护士采取的哪项措施不妥

 A.给予无动物蛋白的流质饮食　　B.严重者禁食　　C.注意大便性状

 D.留取大便标本及时送检　　　　E.腹部热敷

6.护士评估川崎病病儿时,认为其特征性的表现是

    A.发热   B.猩红热样皮疹   C.杨梅舌

    D.指、趾端甲床与皮肤交界处出现膜状脱皮   E.颈淋巴结肿大

7.护士护理川畸病病儿时,以下哪项不妥

    A.监测体温、观察热型   B.勤剪指甲,防止抓伤

    C.对半脱的痂皮应及时撕脱   D.口唇干裂时可涂护唇油

    E.给予高热量、高维生素、高蛋白质的流质或半流质饮食

(二)A2 型题

8.7 岁女孩,2 周前开始反复低热,伴咽喉疼痛,2 d 前诉胸闷、心悸、四肢关节疼痛,以"风湿热"入院。在护理计划中,护士应优先考虑下列哪项护理诊断

    A.心排出量减少   B.疼痛   C.焦虑   D.体温过高   E.活动无耐力

9.2 岁男孩,因心跳、呼吸骤停被送到急诊室,经抢救无效死亡。父母诉病儿曾患"川崎病",护士预计其死亡的原因是

    A.心肌炎   B.脑炎   C.心包炎   D.肺炎   E.心肌梗死

10.8 岁女孩,因反复双下肢皮疹 1 个月入院。诊断为"过敏性紫癜"。护士在进行饮食护理时,应强调

    A.暂时禁食   B.多吃含维生素丰富的食物   C.多饮水

    D.避免吃虾、蟹等海鲜   E.少食多餐

11.女孩,13 岁,发热 2 周余,胸腹部间断的出现环形红斑,化验:血红蛋白 100 g/L,WBC 13.6×10⁹/L,N 0.82,L 0.17,ESR 50 mm/h,CRP(+),ASO 500 U/mL,心电图正常,诊断为风湿热。应首选的药物为

    A.青霉素   B.阿司匹林   C.青霉素+泼尼松

    D.阿司匹林+泼尼松   E.青霉素+阿司匹林

12.6 岁小儿,因发热 2 周、双膝关节痛 1 周入院。查 T38 ℃,P101 次/分,咽稍充血,心肺(一),双膝关节红肿,活动受限。血沉 98 mm/h,CRP(+)。为证实风湿热的诊断,需化验的指标是

    A.ASO   B.尿常规   C.粘蛋白   D.血常规   E.血清抗核抗体

(三)A3 型题

    患儿,男,2 岁,因发热、双下肢不能行走 5 d 入院。患儿 5 d 前开始发热,体温波动在 39～40 ℃,拒绝下地走路,烦躁不安。查:体温 39.5 ℃,躯干部可见红色斑丘疹,双侧颈部淋巴结肿大,压痛,口唇干燥潮红、舌乳头突起呈杨梅舌,指、趾关节呈梭形肿胀。

13.根据以上资料,护士认为该患儿可能患的疾病是

    A.风湿热   B.过敏性紫癜   C.川崎病

    D.类风湿性关节炎   E.猩红热

14.护士在护理该患儿过程中,应优先考虑下列哪项护理诊断

    A.体温过高   B.有感染的危险   C.躯体移动障碍

    D.皮肤完整性受损   E.口腔黏膜改变

15.护士预计该患儿可能出现的最严重的表现是

  A. 心包炎   B. 心肌炎   C. 心内膜炎   D. 心律失常   E. 心肌梗死

二、填空题

1.风湿热心肌炎表现包括_____、_____、_____。

2.抗风湿治疗常用的药物有_____和_____。

三、名词解释

风湿热

四、简答题

1.解释儿童风湿热与类风湿病的异同点。

2.简答小儿风湿热的护理评估要点。

3.简答过敏性紫癜的护理评估要点。

4.简答风湿性心脏病的护理要点。

（曾丽娟）

遗传代谢性疾病患儿的护理

　　生物子代与父代之间或多或少保存着相似的特征,这种现象叫做遗传。遗传性疾病是指由于遗传物质改变而造成的疾病。我们已经知道人类遗传的奥秘在于细胞核中的基因,基因把握着遗传的"大权",如果它们出了毛病,人就会发生遗传病。来自父母的许多遗传信息通过基因由染色体携带给下一代。当父母带有缺陷基因或异常基因时,将会给下一代造成什么样的影响? 子代的机体会有哪些反应? 护理他们时有哪些注意事项呢?

◢ 学习目标

知识目标:掌握遗传代谢性疾病的临床表现和护理措施;熟悉遗传代谢性疾病的护理诊断、辅助检查和治疗原则;了解遗传代谢性疾病的病因和发病机制。

技能目标:能对遗传代谢性疾病患儿提供正确的护理,能对患儿及家长进行健康教育。

素质目标:责任心强,具有细心、耐心、严谨的工作态度。

工作任务一 认识遗传代谢疾病

◇学习主题

重点:遗传代谢性疾病的发生和预防要点。

难点:遗传代谢性疾病的分类。

一、遗传的物质基础

各种生物都能通过生殖产生子代,子代与亲代之间,不论在形态结构和生理功能特点上都很相似,这种现象称为遗传。每一种生物都具有一定数目和形态稳定的染色体。染色体的主要化学结构是 DNA(脱氧核糖核酸)与组蛋白构成。DNA 是一种双螺旋状的大分子物质,一个 DNA 分子中,可以携带大量的遗传信息,约 40 000 个碱基对,其中每一个碱基对排列顺序,代表一种遗传信息,从而构成多种多样的遗传物质。组蛋白与 DNA 结合,可调节其活性。

在染色体上,组成基因的 DNA 片段可分为编码顺序和非编码顺序,其中,编码顺序为外显子,而非编码顺序为内含子或间隔序列。

当某种原因引起 DNA 基因的突变,而体内又缺乏 DNA 修复损伤的核酸内切酶时,则造成染色体上的 DNA 发生改变,制造蛋白质的模板发生误差,不能合成具有正常功能的酶和蛋白质,造成机体内的酶的缺陷和蛋白质的异常,引起疾病的发生。遗传性疾病简称遗传病(genetic disease)是指人体由于遗传物质结构或功能改变所导致的疾病。迄今已知遗传性疾病达 9 800 多种。

二、遗传性疾病的分类

1. **染色体畸变** 染色体畸变包括数目的增加或减少以及形态结构的改变,排列顺序出现倒位、重复、缺失、易位等,使遗传物质失去正常状态,从而引起疾病。畸变的原因可为自发性的或诱发性的。已知某些辐射线,化学物质(氮芥、环氧化合物、亚硝酸、甲醛等物质)及温度的改变,均可诱发突变。

2. **单基因遗传病** 是指某种性状的遗传受一对等位基因控制。它们的遗传受孟德尔定律制约,又称孟德尔式遗传。人类单基因遗传分为五种主要遗传方式:常染色体显性遗传(寻常型鱼鳞病、遗传性出血性毛细血管扩张症等)、常染色体隐性遗传(白化病、肝豆状核变性等)、X 连锁显性遗传(抗维生素 D 佝偻病、遗传性肾炎等)、X 连锁隐性遗传(红绿色盲、血友病 A 等)、Y 连锁遗传(原发性血色病)。

3. **多基因遗传病** 一些遗传性状或遗传病是由二对以上的许多基因共同作用的结果,每对基因没有显性或隐性的关系,作用比较微效,但是各对基因却有累积的效应。多基因遗传性状除受微效基因作用外,还受环境因素的影响,因而是两种因素协同作用而形成的一种形状,因此又把这种遗传方式称为多因子遗传。多基因遗传病的遗传基础非常复杂,如人类的高血压、糖尿病、精神分裂症、哮喘等疾病。

知识卡片:
人类基因组研究计划

人类基因组研究计划(human genome project,HGP)是由美国科学家于 1985 年率先提出,于 1990 年正式启动的。美国、英国、法国、德国、日本和我国科学家共同参与了这一预算达 30 亿美元的人类基因组计划。按照这个计划的设想,要把人体内约 10 万个基因的密码全部解开,同时绘制出人类基因的图谱。换句话说,就是要揭开组成人体 4 万个基因的 30 亿个碱基对的秘密。人类基因组计划与曼哈顿原子弹计划和阿波罗计划并称为三大科学计划。1999 年 9 月,中国获准加入人类基因组计划,负责测定人类基因组全部序列的 1%,也就是 3 号染色体上的 3 000 万个碱基对。中国是继美、英、日、德、法之后第六个国际人类基因组计划参与国,也是参与这一计划的唯一发展中国家。

三、遗传性疾病的预防

1.**遗传咨询** 又称遗传商谈,是指医师或从事医学遗传工作者用遗传学和遗传医学的基本原理,对咨询者提出的有关遗传学的问题给予解答,并通过家系分析进行指导,避免近亲结婚,降低遗传病的发病率,改善社会人口素质。

2.**产前诊断** 又称宫内诊断。通过直接或间接的方法对胎儿做出某种疾病的诊断,确诊后,可及时终止妊娠,避免或减少患有严重遗传病的患儿出生。

3.**新生儿筛查** 是在新生儿阶段针对某种疾病进行的检查,以确定其是否患病。使某些遗传病能在症状出现前得以治疗,减轻病情对人体的损害。常见的筛查病种有苯丙酮尿症、先天性甲状腺功能低下、葡萄糖-6-脱氢酶缺乏症等。

4.**携带者的检出** 携带者就是表型正常带有致病物质的个体,将所携带的一个异常基因传给子代。携带者的检出方法有四大类,包括临床水平、细胞水平、酶和蛋白质水平、基因水平的实验方法。其中临床水平方法主要是从临床表现分析某人可能为携带者,但一般不能准确检出;细胞水平方法有染色体检查等,主要针对异常染色体携带者;酶和蛋白质水平方法主要检测酶和蛋白质量和活性;基因水平方法主要是在分子水平上直接检测致病基因。

工作任务二 21-三体综合征患儿的护理

✧学习主题

重点:21-三体综合征的临床表现和护理措施。

难点:21-三体综合征的发病机制。

✧预习案例

患儿,男,2 岁,以智力低下就诊。患儿出生后发育较同龄儿落后,1 岁方出牙,现个子矮,不会行走,不会说话。查体:两眼内眦距离宽,外眦上斜,鼻梁低平,耳郭小,舌外伸,通贯手。

✿思考

1.该患儿可能的医疗诊断是什么?

2.要确诊,需进一步做何检查?

3.该患儿的主要护理诊断和护理措施有哪些?

21-三体综合征(21-trisomy syndrome)又称先天愚型,也称唐氏综合征(Down 综合征),是儿科中最常见的染色体病,也是人类最早发现的常染色体畸变疾病。其发病率为 0.5‰～0.6‰,男性患儿多于女性。本病是由于 21 号染色体呈三体型,是生殖细胞在减数分裂过程中,由于某种因素的影响发生不分离所致,使体细胞内存在一额外的 21 号染色体。本病特征是特殊面容、身体和智力发育障碍,常伴有心脏畸形和免疫功能低下,易发生反复感染等,在婴幼儿期病死率较高。

一、病　　因

(1)母亲为高龄妊娠(35 岁以上)或年龄过小(20 岁以下),父亲年龄＞55 岁。母源性占95％,父源占 5％。

(2)致畸物质(放射线、化学药物、毒物等)。

(3)疾病影响(母亲妊娠期病毒感染、肝炎、自身免疫性疾病如慢性甲状腺炎)。

(4)遗传因素:父母染色体异常可能遗传给子代。

二、发　病　机　制

21 号染色体三体是生殖细胞(多为母方)在减数分裂过程中,由于某些因素的影响发生不分离,致使体细胞内存在一额外的 21 号染色体。按照核型分析可将 21-三体综合征患儿分为三型,其中标准型和易位型在临床上不易区别,嵌合型的临床表现差异悬殊,可以从接近正常到典型表型。

1.标准型　患儿体细胞染色体为 47 条,有一条额外的 21 号染色体,核型为 47,XX(或XY),＋21,此型占全部病例的 95％。双亲外周血淋巴细胞核型都正常。

2.易位型　占 2.5％～5％,染色体总数为 46 条。多为罗伯逊易位(Robertsonian translocation),是只发生在近端着丝粒染色体的一种相互易位,亦称着丝粒融合,其额外的 21 号染色体长臂易位到另一近端着丝粒染色体上。

(1)D/G 易位:最常见,D组中以 14 号染色体为主,即核型为 46,XX(或 XY),－14,＋t(14q21q);少数为 15 号,核型为 46,XX(或 XY),－15,＋t(15q21q)。这种易位型患儿约半数为遗传性,即亲代中有 14/21 平衡易位染色体携带者,核型为 45,XX(或 XY),－14,－21,＋t(14q21q)。

（2）G/G 易位：是由于 G 组中两个 21 号染色体发生着丝粒融合，形成等臂染色体 t(21q21q)，核型为 46，XX（或 XY），-21，+t(21q21q)。或一个 21 号易位到一个 22 号染色体上，核型为 46，XX（或 XY），-22，+t(21q22q)，较少见。

3.嵌合体型　占本症的 2%～4%，患儿体内有两种以上细胞株（以两种为多见），一株正常，另一株为 21-三体细胞，本型是因受精卵在早期分裂过程中染色体不分离所引起，其核型为 46，XX（或 XY）/47，XX（或 XY），+21。临床表现随正常细胞所占百分比而定。

三、临 床 表 现

1.特殊面容　出生时即可有明显的特殊面容（图 18-1），常呈现嗜睡状和喂养困难，小头，耳位低，眼距宽，眼裂小，外眼角上斜，内眦赘皮，鼻梁低平，腭弓高尖等，囟门关闭延迟，口常张开，舌大且常伸出口外，流涎，又称"伸舌样痴呆"。

2.明显的智力障碍　智力低下，智商在 20～25，生长发育迟缓，出生时身长、体重低于正常儿，骨龄常落后于年龄，出牙延迟且常错位。

3.皮肤纹理特征　通贯手，atd 角增大（正常人 t 点靠近腕部，atd 角≈40°；Down 综合征儿童 t 点移向掌心，atd 角>58°）（图 18-2、图 18-3）；第 4、5 指桡箕增多；脚趾球胫侧弓形纹，第 5 趾只有一条指横纹。

4.生长发育迟缓　随着年龄增长，其智能低下表现逐渐明显，动作发育和性发育延迟。骨龄落后于年龄，四肢短，由于韧带松弛，关节可过度弯曲，又称软白痴。手指粗短，小指向内弯曲。

5.多发畸形　约 5% 为先天性心脏病（常见房、室间隔缺损），也有胃肠道畸形。因免疫功能低下，易患各种感染，白血病的发生率也增高 10～30 倍。如存活至成人期，则常在 30 岁以后出现老年性痴呆症状。

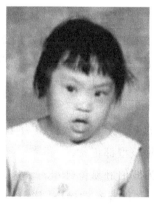

图 18-1　21-三体综合征患儿的面容

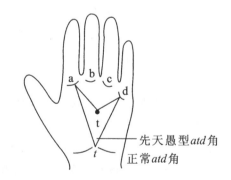

图 18-2　正常人和 21-三体综合征患儿的 atd 角比较

四、辅 助 检 查

1.染色体核型分析　外周血淋巴细胞或羊水细胞染色体核型检查可以发现本病患儿第

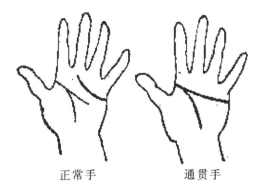

正常手　　　　　　　通贯手

图 18-3　正常人和 21-三体综合征患儿的掌纹比较

21号染色体比正常人多一条,即第21号染色体三体,细胞染色体总数为47条。

2.分子细胞遗传学检查　用荧光素标记的21号染色体的相应片段序列作探针,与病人外周血中的淋巴细胞或羊水细胞进行荧光原位杂交,细胞中呈现三个21号染色体的荧光信号。

五、预　　防

(1)做好婚前检查,生育指导。

(2)母>35岁,父>55岁,妊娠后做羊水细胞检查。

知识卡片:　　　　　　　　　　　**羊水细胞检查**

羊水检查多在妊娠16～20周期间进行,通过羊膜穿刺术(图18-4),采取羊水进行检查。医生在B超引导下用一根长针穿刺子宫羊膜,抽取羊水20～30 mL,羊水中含有胚胎细胞,在显微镜下检查这些细胞,就能发现正在发育过程中的胚胎是否患有遗传性疾病;这种检测能查出200多种遗传性疾病。

孕妇羊膜穿刺术后观察1 h,如无异常方可离院。嘱孕妇当天不要沐浴,避免过多活动及劳累,以免出血,观察穿刺点有无羊水渗出、渗血,如无渗出,24 h后可除去纱布。

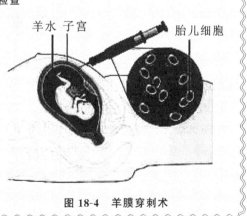

羊水　子宫　　　　　　　胎儿细胞

图 18-4　羊膜穿刺术

---

(3)孕期避免接触致畸、诱变物质。

(4)注意发现易位染色体携带者,凡30岁以下的母亲,子代有先天愚型者,或姨母、姨表姐妹中有先天愚型者,应及早检查亲代染色体核型。

六、遗 传 咨 询

标准型21-三体综合征的再发生风险率为1%,母亲年龄愈大,风险率愈高。37岁以上的孕妇,其再发风险率是群体的2倍。

易位型患儿的双亲应进行核型分析,以便发现平衡易位携带者:如母方为 D/G 易位,则每一胎都有 10% 的风险率;如父方 D/G 易位,则风险率为 4%;绝大多数 G/G 易位病例均为散发,父母亲核型大多正常,但亦有发现 21/21 易位携带者,其下一代 100% 患本病。

七、治 疗 原 则

目前尚无有效的治疗方法。以长期耐心训练与教育为主。对症治疗,注意预防感染,矫治畸形。

八、护 理 评 估

1. 健康史 了解家族中是否有类似疾病;询问父母是否是近亲结婚,母亲妊娠年龄,母孕期是否接触过放射线、化学药物及是否患过病毒感染性疾病,患儿是否有智力低下及体格发育较同龄儿落后。

2. 身体状况 观察患儿是否有特殊面容,是否有通贯手;测量身高、体重、头围大小;检查心脏是否有杂音;分析染色体核型检查结果。

3. 心理-社会状况 患儿的家长焦虑明显,存在负疚心理,既担心患儿的预后,又担心下一个孩子是否正常。注意了解家长是否掌握有关遗传病的知识,父母角色是否称职,家庭经济及环境状况等。

九、护 理 诊 断

1. 自理缺陷(self-care deficit) 与智能低下有关。
2. 形象紊乱 与特殊面容有关。
3. 焦虑(家长) 与儿童患病有关。
4. 知识缺乏 家长缺乏遗传病的相关知识。

十、预 期 目 标

(1)患儿能逐步自理生活,从事简单劳动。
(2)患儿家长达到良好的心理适应。
(3)患儿家长掌握有关疾病知识及对患儿进行教育、训练的技巧。

十一、护 理 措 施

1. 预防感染 保持室内空气新鲜、温湿适宜。每日测体温 2 次。如体温大于 38.5 ℃时,每 4 h 测体温一次。每日室内通风 2 次,每次 15～20 min。

2.加强营养 给予高蛋白、高热量、高维生素饮食,多食新鲜蔬菜及水果。

3.加强生活护理,培养患儿生活自理能力 帮助患儿家长制定生活干预计划,训练方案,使患儿通过训练逐步达到生活全部或部分自理。

4.合并感染时 需卧床休息,减少活动,根据病情出现的症状进行护理,如合并肺炎时,每4h观察生命体征及病情变化,遵医嘱给予抗生素治疗。翻身、拍背,雾化吸入,协助排痰。

5.健康教育 宣教预防措施,如避免近亲结婚,35岁以上的妇女及高危人群受孕后,应做产前诊断,如绒毛取样、羊膜穿刺等。如子代有畸形时,应及早做子亲代染色体核型检查。受孕后,应保持心情愉快,情绪稳定,不服用对蛋白质有影响的药物。避免接触过量的放射性物质,预防各种细菌感染和病毒感染性疾病。

十二、护理评价

患儿是否能逐步自理生活,从事简单劳动;患儿家长是否达到良好的心理适应,是否已掌握有关疾病知识及对患儿进行教育、训练的技巧。

工作任务三 苯丙酮尿症患儿的护理

◇学习主题

重点:苯丙酮尿症的临床表现和护理措施。

难点:苯丙酮尿症的病理生理。

◇预习案例

患儿,女,1岁,近1个月来出现反复抽搐,每日2～3次,从小喂养困难。查体:智力低下,表情呆滞,毛发浅褐色,皮肤白,尿有鼠尿臭味。

◇思考

1.该患儿最可能的医疗诊断是什么?

2.做何检查以明确诊断?

3.如何对患儿进行饮食管理?

苯丙酮尿症(phenylketonuria,PKU)是一种常见的氨基酸代谢病,是由于苯丙氨酸代谢途径中肝脏苯丙氨酸羟化酶缺乏或活性降低,致使苯丙氨酸不能转变成为酪氨酸,苯丙氨酸及其酮酸蓄积并从尿中大量排出而得名。为常染色体隐性遗传。不同国家和地区发病率有所不同,我国其发病率约为1∶11 000,父母均为携带者,下一代发病概率为1/4。

一、病　因

苯丙氨酸是体内合成蛋白质所必需的氨基酸之一。正常小儿每日需要量为 200～500 mg，其中 1/3 供机体合成组织蛋白，2/3 通过肝细胞中的苯丙氨酸-4-羟化酶的作用转化为酪氨酸，合成甲状腺素、多巴胺、肾上腺素和黑色素等。在苯丙氨酸羟化过程中，除了苯丙氨酸-4-羟化酶外，还有辅酶四氢生物蝶呤的参与，基因突变可导致苯丙氨酸代谢发生紊乱，导致苯丙氨酸发生异常累积。

二、病 理 生 理

本病根据酶缺陷的不同，分为典型和非典型两种，绝大多数患儿属于典型苯丙酮尿症。

1.典型苯丙酮尿症　患儿体内肝细胞缺乏苯丙氨酸代谢通路中所需要的苯丙氨酸羟化酶，不能将苯丙氨酸转化为酪氨酸，而只能转变为苯丙酮酸，从而导致苯丙氨酸在血、脑脊液各种组织中和尿液中浓度增高，过量的苯丙氨酸及其代谢产物在体内堆积，引起一系列临床症状。同时，酪氨酸的来源减少，使甲状腺、肾上腺和黑色素等合成不足，患儿的皮肤、毛发色素减少。头发黄，皮肤白。当大量的苯丙酮酸等代谢产物从尿中排出时，尿中出现"鼠尿味"。

2.非典型的苯丙酮尿症　又称四氢生物蝶呤缺乏性苯丙氨酸酮尿症，是由于尿苷三磷酸环化合成酶、6-丙酮酰四氢蝶呤合成酶或二氢生物蝶呤还原酶缺乏所致，使苯丙氨酸不能氧化成酪氨酸，而造成多巴胺、5-羟色胺等重要神经递质缺乏，加重神经系统的损害。

三、临 床 表 现

典型的 PKU：智力低下是临床上最主要的症状，患儿在新生儿时期发育基本正常，生后 3～6 个月可出现呕吐、喂养困难、生长缓慢等症状，逐渐加重，1 岁左右症状明显。90% 的患儿的毛发逐渐变为棕色或黄色、皮肤变白、1/3 患儿皮肤干燥，常有湿疹、虹膜色泽变浅，尿液和汗液有鼠尿味。智力发育明显落后于正常儿，语言障碍最明显，同时，还有行走困难、步态不稳，80% 的患儿有脑电图异常，25%～35% 患儿有癫痫发作，且不易控制。

非典型的 PKU：临床表现与典型的 PKU 症状基本相似。但神经系统症状明显。患儿出生时临床表现属于正常，但生后 3 个月时，即可出现吞咽困难、肌张力增强、惊厥等神经系统的症状。随着年龄的增加，症状逐渐加重，饮食治疗效果不佳。

四、辅 助 检 查

1.新生儿期的筛查　Guthrie 是国际采用的筛选方法，将干的血滤纸片放入与苯丙氨酸结构相似的细菌抑制剂的培养板上。当血标本中的苯丙氨酸含量在 4 mg/dL 时，能使受抑制的枯草杆菌生长，出现菌环。环的大小与苯丙氨酸的浓度成正比。Guthrie 测定在给小儿喂奶后 2～3 日,正常人血清苯丙氨酸的浓度为 1～3 mg/dL,而 PKU 患儿为正常的 2 倍 6 mg/dL,有时可高达 20 mg/dL 以上。

2.尿三氯化铁实验 取尿液 2～5 mL,滴入 10％三氯化铁数滴,如尿中有苯丙氨酸,便出现绿色。但特异性欠佳,有假阳性或假阴性的可能,一般作为大患儿的筛查。

3.尿蝶呤分析 应用高效液相层析(HPLC)测定尿液中新蝶呤和生物蝶呤的含量。以鉴别各型苯丙酮尿症。

4.血浆氨基酸分析和尿液有机酸分析 不仅为本病提供生化诊断依据,同时,可以鉴别其他可能的氨基酸、尿有机酸代谢缺陷。

5.基因诊断 可用 DNA 分析进行基因诊断、杂合子检出和产前诊断。

五、预　防

1.遗传咨询 避免近亲结婚。对有家族史的孕妇可采用 DNA 分析或检测羊水中蝶呤等方法对其胎儿进行产前诊断。

2.新生儿普查 开展新生儿筛查,以早期发现,尽早治疗。

六、治疗原则

本病是少数可治性遗传代谢病之一,应早期诊断、及时治疗,防止智力低下的发生。

(1)低苯丙氨酸饮食:限制饮食中苯丙氨酸的含量,给予低苯丙氨酸食物,以避免神经系统损害。

(2)监测血浆苯丙氨酸的水平。

(3)治疗开始越早,对智力损害越小。

(4)低苯丙氨酸饮食至少需要持续到 8～10 岁或青春期后。

七、护理诊断

1.自理缺陷 与智能低下有关。

2.生长发育改变 与高浓度的苯丙氨酸导致生长发育迟缓有关。

3.焦虑(家长) 与儿童患病有关。

4.知识缺乏 家长缺乏遗传病的相关知识。

八、护理措施

1.饮食控制 饮食控制成功与否直接影响患儿智力及体格发育。苯丙酮尿症的患儿,应在出生后 3 个月内开始饮食控制,鼓励母乳喂养或给予低苯丙氨酸蛋白饮食,原则上使摄入苯丙氨酸的量能保证生长发育和体内代谢的最低需要量,使血浆中的苯丙氨酸浓度维持在 0.12～0.6 mmol/L(2～10 mg/dL),因为母乳中的苯丙氨酸的含量为 2.4 mmol/L,比牛奶含量低,这样可减少苯丙氨酸的产生,避免脑损害。随着年龄的增长,可选用淀粉、蔬菜和水果等低蛋白食物为主,如大米、小米、白菜、土豆、菠菜等,根据年龄、体重、所需营养成分、量,制定成一定的食谱并交给家长。既限制苯丙氨酸的摄入,又能保证患儿的营养的需要。饮食控制期间,定期随访,监测血中苯丙氨酸浓度至8～10岁或青春期后。青春期后可放松对患儿饮食控制。凡出生后,能及早给予饮食控制的患儿,智力和生长发育可接近正常儿童。

2.保持皮肤清洁　剪短指甲或带防护手套,预防抓伤皮肤。每次便后用温水冲洗,局部给予鞣酸软膏涂抹。出现湿疹时,应及时给予治疗。及时更换衣服,保持衣服清洁、干燥,减少对皮肤的刺激。

3.健康教育　了解家长掌握本病相关知识的情况,特别是饮食控制的方法和意义,了解患儿的家庭环境和经济状况,制定合理的饮食食谱,使患儿饮食控制得以长期维持。做好预防宣教,避免近亲结婚,对有阳性家族史或父母一方为杂合子者,母体在怀孕时应做产前检查。

复习导航

1.遗传代谢疾病的基础知识　遗传的物质基础→遗传性疾病的分类→预防。

2.21-三体综合征患儿的护理　常染色体畸变→高龄妊娠、致畸物质、疾病、遗传→特殊面容、身体和智力发育障碍、心脏畸形、免疫低下→护理评估→护理诊断(自理缺陷、形象紊乱、焦虑、知识缺乏)→预期目标→护理措施(预防感染、加强营养、生活护理、症状护理、健康教育)→护理评价。

3.苯丙酮尿症患儿的护理　氨基酸代谢病→酶缺陷→智力低下、毛发棕色或黄色、皮肤变白、湿疹、虹膜变浅,尿液和汗液鼠尿味、脑电图异常→低苯丙氨酸饮食→护理措施(饮食控制、保持皮肤清洁、健康教育)。

考点检测

一、选择题

(一)A1型题

1.为诊断21-三体综合征最重要的检查是

　　A.骨穿　　　　　　　　　　B.腰穿　　　　　　　　　　C.血常规

　　D.甲状腺功能　　　　　　　E.染色体核型分析

2.小儿最常见的染色体病是

　　A.苯丙酮尿症　　　　　　　B.肝豆状核变性　　　　　　C.21-三体综合征

　　D.系统性红斑狼疮　　　　　E.先天性甲状腺功能减低症状

3.21-三体综合征标准型的核型是

　　A.47,XY(或XX),＋21　　　B.47,XY(或XX),＋22

　　C.46,XY(或XX),－14,＋t(14q21q)

　　D.46,XY(或XX),－15,＋t(15q21q)

　　E.46,XY(或XX),－21,＋t(21q21q)

4. 21-三体综合征最常见的伴发器官畸形是

　　A. 肾脏　　　　　　B. 心脏　　　　　　C. 消化道　　　　　　D. 呼吸道　　　　　　E. 生殖器

5. 21-三体综合征核型分析最常见的是

　　A. 标准型　　　　　B. 易位型　　　　　C. 嵌合体型　　　　D. D/G 易位型　　　E. G/G 易位型

6. 21-三体综合征患儿手皮纹征特点不包括

　　A. 通贯手　　　　　　　　　　　B. atd 角增大　　　　　　　　　　C. atd 角减小

　　D. 第 4、5 指桡箕增多　　　　　E. 第 5 指只有一条指褶纹

7. 苯丙酮尿症最突出的临床特点是

　　A. 皮肤白皙　　　　B. 智力低下　　　　C. 伴有惊厥　　　　D. 肌张力减低　　　E. 头发黄褐色

8. 典型苯丙酮尿症的病因是缺乏

　　A. 多巴胺　　　　　B. 5-羟色胺　　　　C. 四氢生物蝶呤

　　D. 酪氨酸羟化酶　　E. 苯丙氨酸羟化酶

9. 苯丙酮尿症患儿一般在生后何时初现症状

　　A. 1～2 个月　　　　　　　　　　B. 3～6 个月　　　　　　　　　　C. 7～12 个月

　　D. 13～18 个月　　　　　　　　　E. 19～24 个月

10. 苯丙酮尿症新生儿筛查应采用的试验是

　　A. 尿三氯化铁试验　　　　　　　B. 苯丙氨酸耐量试验

　　C. 血清苯丙氨酸浓度测定　　　　D. 尿 2,4-二硝基苯肼试验

　　E. GuthriE 细菌生长抑制试验

11. 苯丙酮尿症患儿的外观特点是

　　A. 眼裂小　　　　　B. 头发黑色　　　　C. 皮肤白皙　　　　D. 皮肤粗糙　　　　E. 眼外角上斜

12. 苯丙酮尿症患儿的尿液特点是

　　A. 血尿　　　　　　B. 甜味尿　　　　　C. 蛋白尿　　　　　D. 管型尿　　　　　E. 鼠尿臭味

13. 苯丙酮尿症患儿，低苯丙氨酸饮食需服用至

　　A. 3 岁　　　　　　B. 5 岁　　　　　　C. 10 岁　　　　　　D. 终生　　　　　　E. 青春期后

14. 苯丙酮尿症属于

　　A. 内分泌病　　　　　　　　　　B. 染色体畸变　　　　　　　　　　C. 免疫性疾病

　　D. 染色体隐性遗传　　　　　　　E. 染色体显性遗传

15. 21-三体综合征属于

　　A. 染色体疾病　　　　　　　　　B. 单基因遗传病　　　　　　　　　C. 多基因遗传病

　　D. 内分泌病　　　　　　　　　　E. 免疫缺陷症

16. 不属于 21-三体综合征常见体征的是

　　A. 眼距宽，眼外侧上斜　　　　　B. 骨龄落后　　　　C. 韧带松弛，四肢及指趾细长

　　D. 头围小于正常　　　　　　　　E. 舌常伸出口外

17. 21-三体综合征的诊断最有价值的是

　　A. 特殊面容　　　　B. 智能低下　　　　C. 通贯手　　　　　D. 身材矮小　　　　E. 染色体检查

18. 苯丙酮尿症属于

　　A. X 连锁显形遗传　　　　　　　B. X 连锁隐性遗传

C.常染色体显形遗传

D.常染色体隐性遗传

E.染色体疾病

19.21-三体综合征的临床表现,不符合的是

A.外耳小　　　B.身材矮小　　　C.皮肤粗糙　　　D.通贯手　　　E.手指粗短

20.苯丙酮尿症最主要的治疗方法是

A.大量维生素　　　B.限制苯丙氨酸摄入　　　C.对症治疗

D.补充 5-羟色氨　　　　　　　E.限制蛋白质摄入

（二）A2 型题

21.患儿,女,5 岁,身高 85 cm,身长的中点位于脐下缘,腕骨骨化中心 4 个,智力落后,皮肤粗糙,眼睑水肿,眼距宽,鼻梁宽平,常吐舌。考虑患儿为

A.先天愚型　　　　　　　B.侏儒症　　　　　　　C.苯丙酮尿症

D.糖原累积病　　　　　　E.先天性甲状腺功能减低症

22.男婴,11 个月,生后常便秘、腹胀、少哭。体检:36 ℃,心率 70/分,腹部膨隆,脐疝。四肢短粗,唇厚,舌大。最可能的诊断是

A.先天性甲状腺功能减低症　　　B.21-三体综合征　　　C.苯丙酮尿症

D.粘多糖病　　　　　　　E.软骨发育不全

23.患儿,男,8 个月,近 1 周来抽搐 3 次。体检:智力发育落后,表情呆滞,皮肤白嫩,头发枯黄,尿有鼠尿样臭味。考虑患儿最可能是

A.癫痫　　　　　　　B.糖原累积病　　　　　　　C.先天愚型

D.苯丙酮尿症　　　　E.侏儒症

24.患儿,2 岁,不会独站,不会说话,身矮,眼距宽,眼裂小,鼻梁低,皮肤细嫩,腹胀,小指中节短宽,胸骨左缘 2～3 肋间可闻及明显收缩期杂音。为明确诊断,应首选

A.颅脑 CT　　　　　　　B.心脏彩超　　　　　　　C.胸部 X 线摄片

D.染色体核型分析　　　E.血清 T4、TSH 测定

25.患儿,4 岁,身高 90 cm,体重 12 kg,刚会走路,不会说话,表情呆滞,眼外眦上斜,鼻梁低,伸舌流涎,皮肤弹性差。最可能的医疗诊断是

A.佝偻病　　　　　　　B.营养不良　　　　　　　C.苯丙酮尿症

D.21-三体综合征　　　E.先天性甲状腺功能减低症

26.9 个月男孩,反复抽搐 4 次,智力差,表情呆滞。皮肤白嫩,头发黄色,尿有霉臭味。为明确诊断,应选择的检查是

A.脑电图　　　　　　　B.腕部摄片　　　　　　　C.染色体检查

D.血 T_3、T_4、TSH　　　E.尿三氯化铁试验

27.2 岁男孩,生后 4 个月逐渐出现智力低下,毛发颜色变浅、皮肤白皙、抽搐三次来诊。本病可能的病因是

A.碘化酶缺乏　　　　　　　B.过氧化酶缺乏

C.酪氨酸羟化酶缺乏　　　　D.二氢喋啶还原酶缺乏

E.苯丙氨酸羟化酶缺乏

（三）A3 型题

女孩,2 岁,因抽搐就诊,不会独站,肌张力较高,不认识父母,皮肤白皙,头发浅黄,尿有怪臭味。

28.首先应考虑的诊断是

　　A.癫痫　　　　　B.苯丙酮尿症　　C.21-三体综合征

　　D.先天性甲状腺功能减低症　　　　E.维生素 D 缺乏性手足抽搐症

29.饮食护理措施应注意

　　A.高糖饮食　　　B.低盐饮食　　　C.低蛋白饮食

　　D.低脂肪饮食　　E.低苯丙氨酸饮食

二、填空题

1.21-三体综合征的染色体分型可分为_____、_____、_____。

2.小儿一经确诊为苯丙酮尿症,应立即给予_____饮食。

三、名词解释

苯丙酮尿症

四、简答题

21-三体综合征的病因及临床表现有哪些?

（曾丽娟　霍淑平）

学习项目十九

感染性疾病患儿的护理

微生物无处不在,如土壤中、淡水中、海水中,乃至海底下、空气中均有。每天我们都在吃入、饮入和吸入微生物。相对较少的微生物能直接引起疾病。多数感染性疾病是由侵入机体并进行繁殖的有害微生物所引起,这些有害微生物是机体的"敌人"。是哪种"敌人"对小儿进行了攻击?患病后对小儿机体会造成什么样的影响?机体会采取哪些抵抗措施?我们应怎样保护小儿免受攻击,预防患病呢?

◣ 学习目标

知识目标:掌握感染性疾病的临床表现和护理措施;熟悉感染性疾病的辅助检查和治疗原则、小儿常见传染病的病原学及流行病学;了解小儿传染病的护理管理。
技能目标:能对感染性疾病患儿提供正确的护理,能对患儿及家长进行健康教育。

感染性疾病的一般定义是指病原体(病毒、细菌、衣原体、立克次体、螺旋体、真菌和寄生虫)感染人体后产生的疾病。感染性疾病包括传染病和非传染病,其主要区别点在于前者具有传染性、流行性与免疫性。也就是说传染病是可传染的感染性疾病。而儿童时期由于免疫功能低下,传染病的发生率较成人高,且起病急、症状重,病情复杂多变,容易发生并发症。因此,护士必须熟悉传染病的有关理论知识,以采取适当的预防和支持措施控制传染病。

多媒体课件

工作任务一　传染病患儿的一般护理

✧学习主题

重点:传染病的基本特征和一般护理。

难点:传染病的预防。

传染病是由病毒、细菌、衣原体、立克次体、螺旋体、真菌和寄生虫感染人体后产生的有传染性的疾病。

一、传 染 过 程

传染过程简称传染,是指病原体侵入人体,人体与病原体相互作用、相互斗争的过程。是否引起疾病取决于病原体的致病力和机体的免疫力两个因素,而产生 5 种不同的结局:

病原体已清除;潜伏型感染;隐性感染(最多见);其次病原携带状态;而显性感染最少,但最易识别。

二、传染病的基本特征

传染病的基本特征与其他疾病的主要区别在于具有 4 个基本特征。

1.有病原体　大多数已知的传染病有明确的病原体,对诊断和治疗有重要的意义。

2.有传染性　是区别传染病和感染性疾病的主要依据。

3.有流行性、季节性、地方性

4.有免疫性　人体感染病原体后,均能产生特异性免疫。

三、传染病病程发展的阶段性

传染病的发展过程都有其自身的规律,一般都要经过以下几个阶段。

1.潜伏期　指病原体侵入机体之后至出现临床症状之前的这一阶段,了解潜伏期最重要的临床意义是可以确定检疫日期,并有助于传染病的诊断和流行病学调查。

2.前驱期　指起病至开始出现明显症状为止。

3.症状明显期　出现该传染病所特有的症状、体征。

4.恢复期　患儿症状、体征基本消失,如较长时间机体功能仍不能恢复正常则成为后遗症。

四、传染病流行的三个环节

传染病的流行就是传染病在人群中发生、发展和转归的过程。传染病在人群中的传播必须具备3个基本环节。

1. 传染源　病人、隐性感染者、病原携带者、受感染的动物。

2. 传播途径　空气、水、食物、虫媒、血液(血制品)、土壤及母婴传播。

3. 人群易感性　易感者在特定人群的比例。

五、影响流行过程的因素

传染病的流行受自然因素和社会因素的影响。

六、传染病的预防

1. 管理传染源　对传染病病人管理必须做到五早：即早发现、早诊断、早报告、早隔离、早治疗。

早发现、早诊断：建立健全城乡三级医疗卫生防疫网。

早报告：报告制度是早期发现传染病的重要措施，任何单位和个人发现传染病病人或者疑似病人时，应及时报告。

根据 2004 年 12 月 1 日实施的《中华人民共和国传染病防治法》规定，传染病分 3 类：

甲类：鼠疫、霍乱 2 种。为强制管理传染病，城镇 2 h 内上报，农村不超过 6 h。

乙类：传染性非典、艾滋病、病毒性肝炎、脊髓灰质炎、人感染高致病性禽流感、甲型 H1N1 流感、麻疹、流行性出血热、狂犬病、流行性乙型脑炎、登革热、炭疽、细菌性和阿米巴痢疾、肺结核、伤寒和副伤寒、流行性脑脊髓膜炎、百日咳、白喉、新生儿破伤风、猩红热、布鲁氏菌病、淋病、梅毒、钩端螺旋体病、血吸虫病、疟疾26 种。城镇 12 h 内，农村不超过 24 h。

丙类：流行性感冒、流行性腮腺炎、风疹、急性出血性结膜炎、麻风病、流行性和地方性斑疹伤寒、黑热病、包虫病、丝虫病、除霍乱、细菌性和阿米巴性痢疾、伤寒和副伤寒以外的感染性腹泻病、手足口病 11 种。为监测管理传染病，在监测点内按乙类传染病方法报告。

乙类传染病中传染性非典型肺炎、炭疽中的肺炭疽和人感染高致病性禽流感，甲型H1N1 流感采取甲类传染病的预防、控制措施。

2. 切断传播途径　了解传播途径。经呼吸道传播的有：麻疹、水痘、腮腺炎、百日咳、白喉、流脑等；经虫媒传播的有：流行性乙型脑炎；经胃肠道传播的有：中毒性痢疾、脊髓灰质炎、肝炎。

3. 保护易感人群　主动免疫保护作用可持续数年；被动免疫的保护作用时间较短。

七、传染病患儿的一般护理

小儿时期由于免疫功能低下，传染病发病率较成人高，且起病急、症状重、病情复杂多变、容易发生并发症。所以,对小儿传染病的护理,除执行儿科的一般护理要求外,还应注意做好以下几点。

1.**建立预诊制度** 儿童时期传染病多,门诊的预诊制度能及早发现传染病患儿,避免和减少交叉感染的机会。患儿预诊后需按不同传染病的病种分别在指定的诊室进行诊治。不同病种传染病应有独立诊疗室。目前,按系统分 7 种隔离要求:呼吸道隔离(蓝色标志),消化道隔离(棕色标志),严密隔离(黄色标志),接触隔离(橙色标志),血液(体液)隔离(红色标志),脓汁(分泌物)隔离(绿色标志);结核菌隔离(AFB 隔离)(灰色标志)。诊室内应有洗手、空气消毒设备。预诊处护士应掌握以上隔离要求和各种传染病的流行病学特点,及时分流传染病患儿。传染病门诊应有单独的治疗室、药房、化验室、留观室、厕所等。患儿诊治完毕后,由指定出口离院或入院。

2.**严格执行消毒隔离制度** 严格执行各种传染病的消毒隔离制度,将传染病患儿隔置于特定场所,使其和其他患儿及健康人分开,防止传染病的传播。采用物理或化学消毒方法,清除或杀灭人体表面及其周围环境中的病原体,包括对工作人员的手、病人的排泄物、生活用具及医用器械进行消毒处置,切断传播途径。并严格按消毒隔离规定,进行各项护理操作。

3.**报告疫情** 护理人员是传染病的法定报告人之一。发现传染病后应及时填写"疫情报告卡",并按国家规定的时间向防疫部门报告,以便采取措施进行疫源地消毒,并采取相应的隔离措施,

防止传染病的播散。对传染病接触者特别是托幼机构的儿童,应立即报告有关机构进行筛查,及时控制传染源。

4.**密切观察病情** 急性传染病的病情进展快、变化多,特别是婴幼儿不会述说,护理人员应掌握小儿常见传染病的临床表现及发病规律,及时仔细地观察病情变化、服药反应、治疗效果、特殊检查后的情况等。正确作出护理诊断,采取有效护理措施,做好各种抢救的准备工作。

5.**做好日常生活护理** 小儿生活自理能力差,在患急性传染病后更是如此,需要切实做好日常生活护理。

(1)休息:可减少机体消耗,减轻病损器官的负担,防止并发症的发生。传染病的急性期应绝对卧床休息,症状减轻后方可逐渐起床活动。病室内应保持空气新鲜,定时通风换气,光线充足。

(2)饮食:传染病患儿多有高热、新陈代谢旺盛而食欲减退,故饮食调配十分重要。可根据患儿的饮食习惯按病情要求给予流质、半流质、软食或普食,做到少量多餐,尽可能保证热量的摄入。鼓励患儿多饮水,维持水、电解质平衡和促进体内毒素的排泄。昏迷不能进食者,可鼻饲或静脉补液。

(3)做好皮肤黏膜的护理,防止口腔炎和褥疮的发生。

6.**对症护理** 许多传染病伴有皮疹,皮疹的性质、出疹时间、部位及出疹顺序对临床诊断有很大帮助,应加强对皮疹的观察和护理。保持皮肤清洁,防抓伤继发感染。皮疹瘙痒时可涂 5%碳酸氢钠溶液。

患急性传染病时,常有体温、脉搏、呼吸、血压、神志等生命体征的变化。高热增加氧耗

量,还可使患儿产生抽搐,因而做好高热护理极为重要。高热时应及时采取适当降温措施,高热伴循环不良时,禁用冰水擦浴或乙醇浴,以免加重循环障碍,出现虚脱。降温伴大汗亦应注意防止虚脱的发生。

神志改变可表示大脑皮质的功能状态和疾病的严重程度,应区别引起神志改变的不同原因给予相应护理,如降温、止痉、使用脱水剂、吸痰、给氧等。

7.预防和控制院内感染

8.**心理护理** 做好传染病患儿的心理护理是传染病护理的重要任务。传染病患儿住院常需要单独隔离,更易产生孤独、紧张、恐惧心理,患儿常表现出大哭大闹、拒食、抗拒治疗甚至逃跑等。患儿不良的心理反应可促使病情加重。护理人员对此应倍加关注,耐心劝导患儿安心休息、配合治疗。对恢复期患儿应认真安排好教养活动,如游戏、保健操、看电视、复习功课等。鼓励患儿适量活动,保持良好情绪,促进疾病康复。

9.**开展健康教育** 健康教育是搞好传染病护理的重要环节。护理人员应针对传染病的流行特点,通过个别交谈、墙报、宣传画等方式向患儿及其家长进行卫生知识的宣传。提高他们的卫生科普知识水平,使其认真配合好医院的隔离消毒工作,控制院内交叉感染。

工作任务二　麻疹患儿的护理

❖学习主题

重点:麻疹的流行特点、临床表现和护理措施。

难点:麻疹的病理。

❖预习案例

患儿,女,8岁。以"发热六天,皮疹两天"入院。患儿无诱因出现发热,体温38.5℃,伴畏光、流泪、鼻塞、流涕、咳嗽,体温逐渐升高达40℃,全身皮肤陆续出现淡红色皮疹,先于头面部,后遍及全身,无瘙痒。查体:体温38.6℃,呼吸28次/分,脉搏128次/分。全身皮肤可见散在分布的红色斑丘疹,大小不等,稍高于皮肤表面,压之褪色,疹间皮肤正常,局部皮疹融合成片,皮疹以面部及躯干为多。球结膜稍充血,口腔黏膜可见柯氏斑,咽充血明显,扁桃体Ⅰ度肿大。

❖思考

1.考虑该患儿患了什么疾病?

2.护理该患儿时禁用什么操作?

麻疹(measles,rubeola)是由麻疹病毒引起的急性呼吸道传染病,以发热、咳嗽、流涕、结膜炎、口腔麻疹黏膜斑及全身皮肤斑丘疹为主要表现。麻疹具有高度的传染性,每年全球有数百万人发病。近年来,在全国范围内出现了麻疹流行,8个月之前的婴儿患病和大年龄麻疹的出现,是我国麻疹流行的新特点。

一、病　因

麻疹病毒属副黏液病毒科,为 RNA 病毒,直径在 $100\sim250nm$ 之间,呈球形颗粒,有 6 种结构蛋白。仅有一个血清型,近年来发现该病毒有变异,其抗原性稳定。麻疹病毒在体外生活能力不强,对阳光和一般消毒剂均敏感,55 ℃ 15 min 即被破坏,含病毒的飞沫在室内空气中保持传染性一般不超过 2 h,在流通空气中或日光下 30 min 失去活力,对寒冷及干燥耐受力较强。麻疹疫苗需低温保存。

二、发病机制

麻疹病毒侵入易感儿后出现两次病毒血症。麻疹病毒随飞沫侵入上呼吸道、眼结膜上皮细胞,在其内复制繁殖并通过淋巴组织进入血流,形成第一次病毒血症。此后,病毒被单核巨噬细胞系统(肝、脾、骨髓)吞噬,并在其内大量繁殖后再次侵入血流,形成第二次病毒血症,引起全身广泛性损害而出现高热、皮疹等一系列临床表现。

三、病　理

麻疹是全身性疾病,皮肤、眼结合膜、鼻咽部、支气管、肠道黏膜及阑尾等处可见单核细胞增生及围绕在毛细血管周围的多核巨细胞,淋巴样组织肥大。皮疹是由麻疹病毒致敏了的 T 淋巴细胞与麻疹病毒感染的血管内皮细胞及其他组织细胞作用时,产生迟发性的变态反应,使受染细胞坏死、单核细胞浸润和血管炎样病变。由于表皮细胞坏死、变性引起脱屑。崩解的红细胞及血浆渗出血管外,使皮疹消退后留有色素沉着。麻疹黏膜斑与皮疹病变相同。麻疹的病理特征是受病毒感染的细胞增大并融合形成多核巨细胞。其细胞大小不一,内含数十至百余个核,核内外有病毒集落(嗜酸性包涵体)。

四、流行病学

1.传染源　病人是唯一的传染源。出疹前 5 d 至出疹后 5 d 均有传染性,如合并肺炎传染性可延长至出疹后 10 d。

2.传播途径　患者口、鼻、咽、气管及眼部的分泌物中均含有麻疹病毒,主要通过喷嚏、咳嗽和说话等空气飞沫传播。密切接触者可经污染病毒的手传播,通过衣物、玩具等间接传播者少见。

3.易感人群和免疫力　普遍易感,易感者接触病人后,90%以上发病,病后能获持久免疫。由于母体抗体能经胎盘传给胎儿,因而麻疹多见于 6 个月以上的小儿,6 个月～5 岁小儿发病率最高。

4.流行特点　全年均可发病,以冬、春两季为主,高峰在 2—5 月。自麻疹疫苗普遍接种以来,发病的周期性消失,发病年龄明显后移,青少年及成人发病率相对上升,育龄妇女患麻疹增多,并将可能导致先天麻疹和新生儿麻疹发病率上升。

五、临床表现

1. 潜伏期　平均 10 d(6～18 d),接受过免疫者可延长至 3～4 周,潜伏期末可有低热、全身不适。

2. 前驱期(发疹前期)　从发热至出疹,常持续 3～4 d,以发热、上呼吸道炎和麻疹黏膜斑为主要特征。此期患儿体温逐渐增高达 39～40 ℃。同时伴有流涕、咳嗽、流泪等类似感冒症状,但结膜充血、畏光流泪、及眼睑水肿是本病特点。90%以上的病人于病程的第 2～3 日,在第一白齿相对应的颊黏膜处,可出现 0.5～1 mm 大小的白色麻疹黏膜斑(柯氏斑Koplik spots)(图 19-1),周围有红晕,常在 2～3 日内消退,具有早期诊断价值。

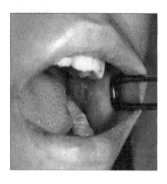
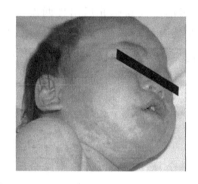

图 19-1　口腔麻疹黏膜斑(书末附彩图)　　　图 19-2　麻疹面部皮疹(书末附彩图)

3. 出疹期　多在发热后 3～4 d 出现皮疹,体温可突然升高到 40～40.5 ℃。皮疹初见于耳后发际,渐延及颈、面、躯干、四肢及手心足底,2～5 d 出齐。皮疹为淡红色充血性斑丘疹,大小不等,压之褪色,直径 2～4 mm,散在分布,皮疹痒,疹间皮肤正常。病情严重时皮疹常可融合呈暗红色,皮肤水肿,面部水肿变形(图 19-2)。此期全身中毒症状及咳嗽加剧,可因高热引起谵妄、嗜睡,可发生腹痛、腹泻和呕吐,可伴有全身淋巴结及肝、脾肿大,肺部可闻少量湿啰音。

4. 恢复期　出疹 3～5 d 后,体温下降,全身症状明显减轻。皮疹按出疹的先后顺序消退,可有麦麸样脱屑及浅褐色素斑,7～10 d 消退。

麻疹无并发症者病程为 10～14 d。少数病人,病程呈非典型经过。体内尚有一定免疫力者呈轻型麻疹,症状轻,常无黏膜斑,皮疹稀而色淡,疹退后无脱屑和色素沉着,无并发症,此种情况多见于潜伏期内接受过丙种球蛋白或成人血注射的患儿。体弱、有严重继发感染者呈重型麻疹,持续高热,中毒症状重,皮疹密集融合,常有并发症或皮疹骤退、四肢冰冷、血压下降等循环衰竭表现,死亡率极高。此外,注射过减毒活疫苗的患儿还可出现无典型黏膜斑和皮疹的无疹型麻疹。

麻疹的临床表现需与其他小儿出疹性疾病鉴别,见表 19-1。

表 19-1 小儿出疹性疾病鉴别

疾病	病原	发热与皮疹关系	皮疹特点	全身症状及其他特征
麻疹	麻疹病毒	发热 3～4 d,出疹期热更高	红色斑丘疹,自头部→颈→躯干→四肢,退疹后有色素沉着及细小脱屑	呼吸道卡他性炎症、结膜炎,发热第 2～3 d 口腔黏膜斑
风疹	风疹病毒	发热后半天至 1 d 出疹	面部→躯干→四肢,斑丘疹,疹间有正常皮肤,退疹后无色素沉着及脱屑	全身症状轻,耳后、枕部淋巴结肿大并触痛
幼儿急疹	人疱疹病毒 6 型	高热 3～5 d 热退疹出	红色斑丘疹,颈及躯干部多见,一天出齐,次日消退	一般情况好,高热时可有惊厥,耳后、枕部淋巴结亦可肿大
猩红热	乙型溶血性链球菌	发热 1～2 d 出疹,伴高热	皮肤弥漫充血,上有密集针尖大小丘疹,持续 3～5 d 退疹,1 周后全身大片脱皮	高热,中毒症状重,咽峡炎、杨梅舌,环口苍白圈,扁桃体炎
肠道病毒感染	埃可病毒柯萨奇病毒	发热时或退热后出疹	散在斑疹或斑丘疹,很少融合,1～3 d 消退,不脱屑,有时可呈紫癜样或水泡样皮疹	发热,咽痛,流涕、结膜炎,腹泻,全身或颈、枕后淋巴结肿大
药物疹		发热、服药史	皮疹痒感,摩擦及受压部位多,与用药有关,斑丘疹、疱疹、猩红热样皮疹、荨麻疹	原发病症状

5.并发症

(1)支气管肺炎:出疹 1 周内常见,占麻疹患儿死因的 90% 以上。

(2)喉炎:出现频咳、声嘶,甚至哮吼样咳嗽,极易出现喉梗阻,如不及时抢救可窒息而死。

(3)心肌炎:是少见的严重并发症,多见于 2 岁以下、患重症麻疹或并发肺炎者和营养不良患者。

(4)麻疹脑炎:多发生于疹后 2～6 d,也可发生于疹后 3 周内。与麻疹的轻重无关。临床表现与其他病毒性脑炎相似,多经 1～5 周恢复,部分病人留有后遗症。

(5)结核病恶化。

学习贴士:

> 麻疹、房间隔缺损、室间隔缺损的主要并发症均为支气管肺炎。

六、辅 助 检 查

1.一般检查 血白细胞总数减少,淋巴细胞相对增多。

2.病原学检查 从呼吸道分泌物中分离出麻疹病毒,或检测到麻疹病毒均可做出特异性诊断。

3.血清学检查 在出疹前 1～2 d 时用 ELSIA 法可检测出麻疹特异性 IgM 抗体,有早期诊断价值。

七、治 疗 原 则

目前尚无特异性药物,宜采取对症治疗、中药透疹治疗及并发症治疗等综合性治疗措施。麻疹患儿对维生素 A 的需求量加大,WHO 推荐,在维生素 A 缺乏地区的麻疹患儿应补充维生素 A,<1 岁的患儿每日给 10 万单位,年长儿 20 万单位,共两日,有维生素 A 缺乏眼症者,1~4 周后应重复。

八、护 理 评 估

1.健康史 询问患儿有无麻疹的接触史及接触方式,出疹前有无发热、咳嗽、喷嚏、畏光、流泪及口腔黏膜改变等;询问出疹顺序及皮疹的性状,发热与皮疹的关系;询问患儿的营养状况及既往史,有无接种麻疹减毒活疫苗及接种时间。

2.身体状况 评估患儿的生命体征,如体温、脉搏、呼吸、神志等;观察皮疹的性质、分布、颜色及疹间皮肤是否正常;有无肺炎、喉炎、脑炎等并发症。

分析辅助检查结果,注意有无血白细胞总数减少、淋巴细胞相对增多;有无检测到麻疹病毒特异性 IgM 抗体,或分离出麻疹病毒等。

3.心理-社会状况 评估患儿及家长的心理状况、对疾病的应对方式;了解家庭及社区对疾病的认知程度、防治态度。

九、护 理 诊 断

1.体温过高 与病毒血症、继发感染有关。

2.皮肤完整性受损 与麻疹病毒感染有关。

3.营养失调:低于机体需要量 与病毒感染引起消化吸收功能下降、高热消耗增多有关。

4.有感染的危险 与免疫功能下降有关。

5.潜在并发症 肺炎、喉炎、脑炎。

十、预 期 目 标

(1)患儿体温降至正常。

(2)患儿皮疹消退,皮肤完整、无感染。

(3)患儿住院期间能得到充足的营养。

(4)患儿不发生并发症或发生时得到及时发现和处理

十一、护理措施

（一）维持正常体温

1. **卧床休息** 绝对卧床休息至皮疹消退、体温正常为止。室内空气新鲜，每日通风 2 次（避免患儿直接吹风以防受凉），保持室温于 18～22 ℃，湿度 50％～60％。衣被穿盖适宜，忌捂汗，出汗后及时擦干更换衣被。

2. **高热的护理** 出疹期不宜用药物或物理方法强行降温，尤其是乙醇擦浴、冷敷等物理降温，以免影响透疹。体温＞40 ℃时可用小量的退热剂，以免发生惊厥。

（二）保持皮肤黏膜的完整性

1. **加强皮肤的护理** 保持床单整洁干燥和皮肤清洁，在保温情况下，每日用温水擦浴更衣一次（忌用肥皂），腹泻患儿注意臀部清洁，勤剪指甲防抓伤皮肤继发感染。及时评估透疹情况，如透疹不畅，可用鲜芫荽煎水服用并擦身（须防烫伤），以促进血循环，使皮疹出齐、出透，平稳度过出疹期。

2. **加强五官的护理** 室内光线宜柔和，常用生理盐水清洗双眼，再滴入抗生素眼液或眼膏（动作应轻柔，防眼损伤），可加服维生素 A 预防眼干燥症。防止呕吐物或泪水流入外耳道发生中耳炎。及时清除鼻痂、翻身拍背助痰排出，保持呼吸道通畅。加强口腔护理，多喂白开水，可用生理盐水或朵贝液含漱。

（三）保证营养的供给

发热期间给予清淡易消化的流质饮食，如牛奶、豆浆、蒸蛋等，常更换食物品种，少量多餐，以增加食欲利于消化。多喂开水及热汤，利于排毒、退热、透疹。恢复期应添加高蛋白、高维生素的食物。指导家长作好饮食护理，无需忌口。

（四）注意病情的观察

麻疹并发症多且重，为及早发现，应密切观察病情。出疹期如透疹不畅、疹色暗紫、持续高烧、咳嗽加剧、鼻扇喘憋、发绀、肺部啰音增多，为并发肺炎的表现，重症肺炎尚可致心力衰竭；患儿出现频咳、声嘶、甚至哮吼样咳嗽、吸气性呼吸困难、三凹征，为并发喉炎表现；患儿出现嗜睡、惊厥、昏迷为脑炎表现。病期还可导致原有结核病的恶化。如出现上述表现应予以相应护理。

（五）预防感染的传播

麻疹是可以预防的，为控制其流行，应加强社区人群的健康宣教。

1. **管理好传染源** 对患儿宜采取呼吸道隔离至出疹后 5 d，有并发症者延至疹后 10 d。接触的易感儿隔离观察 21 d。

2. **切断传播途径** 病室要注意通风换气，进行空气消毒，患儿衣被及玩具暴晒 2 h，减少不必要的探视，预防继发感染。因麻疹可通过中间媒界传播，如被病人分泌物污染的玩具、书本、衣物，经接触可导致感染，所以医务人员接触患儿后，必须在日光下或流动空气中停留 30 min 以上，才能再接触其他患儿或健康易感者。流行期间不带易感儿童去公共场所，托幼机构暂不接纳新生。

3. **保护易感儿童** ①被动免疫：对年幼、体弱的易感儿肌注人血丙种球蛋白或胎盘球蛋白,接触后 5 日内注射可免于发病,6 日后注射可减轻症状,有效免疫期 3～8 周。②主动免疫:为提高易感者免疫力,对 8 个月以上未患过麻疹的小儿可接种麻疹疫苗。接种后 12 日血中出现抗体,一个月达高峰,故易感儿接触病人后 2 日内接种有预防效果。由于麻疹疫苗免疫接种后阳转率不是 100%,且随时间延长,免疫效果可变弱。1989 年美国免疫咨询委员会提出:4～6 岁儿童进幼儿园和小学时,应第二次接种麻疹疫苗,进入大学的年轻人要再次进行麻疹免疫。急性结核感染者如需注射麻疹疫苗应同时进行结核治疗。

> **学习贴士:**
> 　　对麻疹接触患儿注射丙种球蛋白,可直接为其提供保护性抗体,从而避免发病。

(六)健康教育

流行季节做好宣教工作,叮嘱易感儿童尽量少去公共场所。无并发症患儿可在家治疗护理。护士应指导患儿家长进行隔离消毒、皮肤护理及病情观察等,防止继发感染。

十二、护理评价

评价患儿体温是否降至正常,皮疹是否出齐、出透,皮肤是否完整,是否合并其他感染,能否得到充足的营养;患儿家长是否了解麻疹的有关知识,能否配合好消毒隔离、家庭护理等。

工作任务三　水痘患儿的护理

◈学习主题

重点:水痘的流行特点、临床表现和护理措施。

难点:水痘的发病机制和病理。

◈预习案例

患儿男,5 岁,发热 2 d 伴皮疹半天。患儿 2 日前出现发热,咳嗽,流涕,即服用小儿速效感冒冲剂、抗病毒口服液,流涕减少。今天中午躯干部出现数个疱疹,疱浆清亮,故来诊。就诊时发现同时有红色小丘疹,体温 38 ℃,精神好。

◈思考

1.考虑该患儿患了什么疾病?

2.护理该患儿时忌用哪种药物?

水痘(varicella)是由水痘-带状疱疹病毒(varicella-zoster virus,VZV)所引起的传染性较强的儿童常见急性传染病。临床以轻度发热、全身性分批出现的皮肤黏膜斑疹、丘疹、疱疹和结痂并存为特点,全身中毒症状轻。水痘的传染性极强,易感儿接触水痘患儿后,几乎均可患病。原发感染表现为水痘,一般预后良好,病后可获持久免疫。成年以后再次发病时表现为带状疱疹。

一、病　　因

水痘-带状疱疹病毒属 a 疱疹病毒亚科,病毒核心为双股 DNA,只有一个血清型。该病毒在儿童时期,原发感染表现为水痘,恢复后病毒可长期潜伏在脊髓后根神经节或颅神经的感觉神经节内,少数人在青春期或成年后,当机体免疫力下降或受冷、热、药物、创伤、恶性病或放射线等因素作用,病毒被激活,再次发病,表现为带状疱疹。水痘-带状疱疹病毒在外界抵抗力弱,不耐热和酸、对乙醚敏感,在痂皮中不能存活,但在疱疹液中可长期存活。

二、发 病 机 制

水痘-带状疱疹病毒主要由飞沫传播,也可经接触感染者疱液或输入病毒血症期血液而感染,病毒侵入机体后在呼吸道黏膜细胞中复制,而后进入血流,形成病毒血症。在单核巨噬细胞系统内再次增殖后释放入血,形成第二次病毒血症。由于病毒入血往往是间歇性的,导致患儿皮疹分批出现,且不同性状皮疹同时存在。皮肤病变仅限于表皮棘细胞层,故脱屑后不留瘢痕。

三、病　　理

水痘的皮损为表皮棘细胞气球样变性、肿胀,胞核内嗜酸性包涵体形成,临近细胞相互融合形成多核巨细胞,继而有组织液渗出形成单房性水泡。泡液内含大量病毒。由于病变浅表,愈后不留疤痕。黏膜病变与皮疹类似。

四、流 行 病 学

1.传染源　水痘病人是唯一传染源,病毒存在于患儿上呼吸道鼻咽分泌物、皮肤黏膜斑疹及疱疹液中。出疹前 1 日至疱疹全部结痂时均有传染性,且传染性极强,接触者 90% 发病。

2.传播途径　主要通过空气飞沫传播。亦可通过直接接触疱液、污染的用具而感染。孕妇分娩前患水痘可感染胎儿,在出生后 2 周左右发病。

3.易感人群　普遍易感,以 1～6 岁儿童多见,6 个月以内的婴儿由于有母亲抗体的保护,很少患病。但如孕期发生水痘,则可从胎盘传给新生儿。水痘感染后一般可获得持久免疫,但可以发生带状疱疹。

4.流行特点　本病一年四季均可发病,以冬、春季高发。

五、临床表现

(一)典型水痘

1. 潜伏期　12～21 d,平均 14 d。

2. 前驱期　可无症状或仅有轻微症状,全身不适、乏力、咽痛、咳嗽,年长儿前驱期症状明显,体温可达 38.5 ℃,持续 1～2 d 迅速进入出疹期。

3. 出疹期　发热第 1 天就可出疹,其皮疹特点如下。

(1)皮疹按斑疹、丘疹、疱疹、结痂的顺序演变。连续分批出现,一般 2～3 批,每批历时 1～6 日,同一部位可见不同性状的皮疹(图 19-3)。

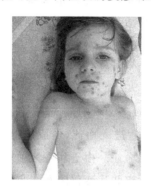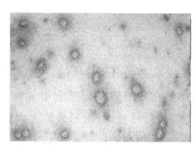

图 19-3　水痘皮疹(书末附彩图)

(2)疱疹形态呈椭圆形,3～5 mm 大小,周围有红晕,无脐眼,经 24 h,水痘内容物由清亮变为混浊,疱疹出现脐凹现象,泡壁薄易破,瘙痒感重,疱疹 3～4 d 在中心开始干缩,迅速结痂,愈后多不留疤痕。

(3)皮疹为向心性分布,躯干部皮疹最多,四肢皮疹少,手掌和足底更少。皮疹的数目多少不一,皮疹愈多,全身症状愈重。

(4)水痘病变浅表,愈后多不留瘢痕。部分患儿疱疹可发于口腔、咽喉、结膜和阴道黏膜,破溃后形成溃疡。

水痘为自限性疾病,一般 10 日左右自愈。

(二)重型水痘

少数体质很弱或正在应用肾上腺皮质激素的小儿,如果感染水痘,可发生出血性和播散性皮疹,病儿高热,疱疹密布全身,疱疹内液呈血性,皮肤黏膜可出现淤点和淤斑,病死率高。

(三)先天性水痘

妊娠早期发生水痘,偶可引起胎儿畸形,致新生儿患先天性水痘综合征。接近产期感染水痘,新生儿病情多严重,病死率高达 30%。

(四)并发症

水痘患儿可继发皮肤细菌感染、肺炎和脑炎等,水痘脑炎一般于出生后 1 周左右发生。水痘应注意与天花、丘疹样荨麻疹鉴别。

六、辅 助 检 查

1.血常规　外围血白细胞正常或稍低。

2.疱疹刮片检查　可发现多核巨细胞及核内包涵体。

3.血清学检查　作血清特异性抗体 IgM 检查,抗体在出疹 1～4 d 后即出现,2～3 周后滴度增高 4 倍以上即可确诊。

七、治 疗 原 则

1.对症治疗　可用维生素 B_{12} 肌内注射,如有高热可给予退热剂但避免使用阿司匹林,以免增加 Reye 综合征的危险。可给予人血丙种球蛋白免疫治疗及血浆支持,以减轻症状和缩短病程。对免疫功能受损或正在应用免疫抑制剂的患儿,应尽快将糖皮质激素减至生理量并尽快停药。

2.抗病毒治疗　阿昔洛韦(无环鸟苷,ACV)为目前首选抗水痘病毒的药物,但只有在水痘发病后 24 h 内用药才有效。

八、护 理 诊 断

1.皮肤完整性受损　与病毒感染及细菌继发感染有关。

2.有传播感染的危险　与呼吸道及疱疹液排出病毒有关。

3.潜在并发症　脑炎、肺炎、血小板减少、心肌炎。

九、护 理 措 施

1.恢复皮肤的完整性

(1)室温适宜,衣被不宜过厚,以免造成患儿不适,增加痒感。勤换内衣,保持皮肤清洁,防止继发感染。剪短指甲,婴幼儿可戴并指手套,以免抓伤皮肤,继发感染或留下疤痕。

(2)皮肤瘙痒吵闹时,设法分散其注意力,或用温水洗浴、局部涂 0.25％冰片炉甘石洗剂或 5％碳酸氢钠溶液,亦可遵医嘱口服抗组织胺药物。疱疹破溃时涂 1％甲紫,继发感染者局部用抗生素软膏,或遵医嘱给抗生素口服控制感染。有报道用麻疹减毒活疫苗 0.3～1 mL 一次皮下注射,可加速结痂,不再出现新皮疹,疗效明显。

2.病情观察　注意观察精神、体温、食欲及有无呕吐等,如有口腔疱疹溃疡影响进食,应给予补液。如有高热,可用物理降温或适量退热剂,忌用阿司匹林,以免增加 Rcye 综合征的危险。水痘临床过程一般顺利,偶可发生播散性水痘、并发肺炎或脑炎,应注意观察,及早发现,并予以相应的治疗及护理。

3.避免使用肾上腺皮质激素类药物(包括激素类软膏)　应用激素治疗其他疾病的患儿一旦接触了水痘病人,应立即肌内注射较大剂量的丙种球蛋白 0.4～0.6 mL/kg,或带状疱疹免疫球蛋白 0.1 mL/kg,以期减轻病情。如已发生水痘,肾上腺皮质激素类药物应争取在短期内递减,逐渐停药。

4.预防感染的传播

(1)管理传染源:大多数无并发症的水痘患儿多在家隔离治疗,应隔离患儿至疱疹全部结痂或出疹后 7 日止。

(2)保护易感者:保持室内空气新鲜,托幼机构宜采用紫外线消毒。避免易感者接触,尤其是体弱、免疫缺陷者更应加以保护。如已接触,应在接触水痘后 72 h 内给予水痘—带状疱疹免疫球蛋白(VZIG)125～625 U/kg 肌注,或恢复期血清肌内注射,可起到预防或减轻症状的作用。孕妇如患水痘,则终止妊娠是最好的选择,母亲在分娩前 5 d 或新生儿生后 2 d 患水痘,也应使用 VZIG。近年来国外试用水痘—带状疱疹病毒减毒活疫苗效果满意,副作用少,接触水痘后立即给予即可预防发病,即使患病症状也很轻微。所以凡使用免疫抑制剂或恶性病患儿在接触水痘后均应立即给予注射。

5.健康教育　水痘传染性强,对社区人群除进行疾病病因、表现特点、治疗护理要点知识宣教外,为控制疾病的流行,重点应加强预防知识教育。如流行期间避免易感儿去公共场所。介绍水痘患儿隔离时间,使家长有充分思想准备,以免引起焦虑。告之卧床休息时间及至热退及症状减轻。保证患儿足够营养,饮食宜清淡、富含营养,多饮水。为家长示范皮肤护理方法,注意检查,防止继发感染。

工作任务四　流行性腮腺炎患儿的护理

◇学习主题

重点:流行性腮腺炎的流行特点、临床表现和护理措施。

难点:流行性腮腺炎的病理。

◇预习案例

患儿,男,4 岁,发热 2 d,右侧耳下肿痛半天,轻咳。患儿 2 d 前突然发热,咽干不适,体温持续于 37.8～38.3 ℃,今发现右侧耳下肿痛,张口及咀嚼时疼痛,自服退热药未好转来诊,症见右耳垂下肿胀,压痛,边缘不清,右侧口腔白齿上方黏膜可见红肿充血点,咽充血(＋),扁桃体肿大Ⅰ度。

◇思考

1.考虑该患儿患了什么疾病?

2.如何做好饮食护理?

流行性腮腺炎(epidemic parotitis,mumps)是由腮腺炎病毒侵犯腮腺引起的急性呼吸道传染病。临床表现为腮腺非化脓性肿大、疼痛,伴发热、咀嚼受限,偶可累及其他腺体。亦可有脑膜炎、睾丸炎等并发症。本病好发于晚冬、早春,以儿童及青少年多见。

一、病　　因

腮腺炎病毒为 RNA 病毒,属副黏液病毒,仅一个血清型,存在于患者唾液、血液、尿及脑脊液中。此病毒对理化因素抵抗力不强,一般室温 2～3 d 即可失去传染性,加热 55～60 ℃ 20 min 就失去活性,甲醛、紫外线等很容易使其灭活,但在低温条件下可存活较久。人是病毒的唯一宿主。

二、发 病 机 制

腮腺炎病毒经口、鼻侵入人体,在局部黏膜上皮细胞中增殖,引起局部炎症和免疫反应。然后入血液产生病毒血症。病毒经血液至全身各器官,首先使腮腺、颌下腺、舌下腺、胰腺、性腺等发生炎变,也可侵犯神经系统。在这些器官中病毒再度繁殖,并再次侵入血液循环,散布至第一次未曾侵入的其他器官,引起炎症,临床上呈现不同器官相继出现病变的症状。

三、病　　理

病变腺体呈非化脓性炎症,包括间质水肿、点状出血、淋巴细胞浸润和腺泡坏死等,致使腺管被炎性渗出物阻塞,唾液淀粉酶排出受阻,经淋巴系统进入血液,而使血、尿淀粉酶均增高。其他器官如胰腺、睾丸等亦可发生类似的病理改变。

四、流 行 病 学

1.传染源　早期患者和隐性感染者,腮腺肿大前 1 d 至消肿后 3 d 均具传染性。

学习贴士:

现将小儿传染病的传染性作如下总结。

麻疹:出疹前 5 日至出疹后 5 日均有传染性。

水痘:出疹前 1 日至疱疹全部结痂时均有传染性。

流行性腮腺炎:腮腺肿大前 1 日至消肿后 3 日均具传染性。

2.传播途径　主要通过直接接触、飞沫传播,也可经唾液污染的食具、玩具等途径传播。

3.易感人群　15 岁以下小儿是主要的易感者。在幼儿园中容易造成流行,感染后可获持久免疫。

4.流行特点　全年可发病,但以冬、春季为主,有时在儿童机构可形成暴发。感染后一般能获持久的免疫力。

五、临床表现

典型病例临床上以腮腺炎为主要表现。潜伏期 14～25 d,平均 18 d。

本病前驱期很短,可有发热、头痛、乏力、肌痛、厌食等。腮腺肿大常是疾病的首发体征(图 19-4)。通常先起于一侧,2～3 d内波及对侧,也有两侧同时肿大或始终限于一侧者。肿胀以耳垂为中心,向前、后、下发展,局部不红,边缘不清,轻度压痛,咀嚼食物时疼痛加重,在上颌第 2 磨牙旁的颊黏膜处,可见红肿的腮腺管口,但无分泌物。腮腺肿大 3～5 d达高峰,1 周左右逐渐消退。颌下腺和舌下腺也可同时受累。不典型病例可无腮腺肿胀,而以单纯睾丸炎或脑膜脑炎的症状出现。

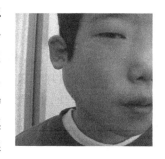

图 19-4　腮腺肿大

腮腺炎病毒有嗜腺体和嗜神经性,故病毒常侵入中枢神经系统、其他腺体或器官而产生下列症状。

1.脑膜脑炎　是腮腺炎最常见并发症,可在腮腺炎出现前、后或同时发生,也可发生在无腮腺炎时。表现为发热、头痛、呕吐、颈项强直,少见惊厥和昏迷。脑脊液呈无菌性脑膜炎样改变。大多预后良好,但也偶见死亡及留有神经系统后遗症者。

2.睾丸炎　是男孩最常见的并发症,多为单侧受累,睾丸肿胀疼痛,约半数病例可发生萎缩,双侧萎缩者可导致不育症。

3.急性胰腺炎　较少见。常发生于腮腺肿胀数日后。出现中上腹剧痛,有压痛和肌紧张,伴发热、寒战、呕吐、腹胀、腹泻或便秘等。

4.其他　可有心肌炎、肾炎、肝炎等。

六、辅助检查

1.血常规　白细胞总数正常或稍低,淋巴细胞相对增多。有并发症时白细胞总数及嗜中性粒细胞可增高。

2.血清、尿淀粉酶测定　90%患儿血、尿淀粉酶增高,并与腮腺肿胀平行,第 1 周达高峰,第 2 周左右恢复正常。血脂肪酶增高,有助于胰腺炎的诊断。

3.特异性抗体测定　血清特异性 IgM 抗体阳性提示近期感染。

4.病毒分离　患者唾液、脑脊液、尿或血中可分离出病毒。

七、治疗原则

主要为对症处理及支持治疗。严重头痛和并发睾丸炎者可酌情应用止痛药。也可采用中医中药内外兼治。并发睾丸炎者应局部冷敷并用阴囊托将睾丸抬高以减轻疼痛。重症脑膜脑炎、睾丸炎或心肌炎者必要时可用中等量激素治疗 3～7 d。氦氖激光局部照射治疗腮腺炎,对止痛、消肿有一定疗效。

八、护 理 诊 断

1.疼痛　与腮腺的非化脓性感染有关。

2.体温过高　与病毒感染有关。

3.潜在并发症　脑膜脑炎、卵巢炎。

4.有传播感染的可能　与病原体排出有关。

九、护 理 措 施

1.减轻疼痛

(1)患儿因张口及咀嚼食物使局部疼痛加重,影响进食,应给予富有营养、易消化的半流质或软食。忌酸、辣、硬而干燥的食物,以免引起唾液分泌增多,肿痛加剧。

(2)减轻腮腺肿痛,采用局部冷敷收缩血管,减轻炎症充血程度及疼痛。用茶水或食醋调中药如意金黄散敷于患处,保持药物湿润,以发挥药效并防止干裂引起疼痛。或采用氦氖激光局部照射减轻局部症状。

(3)用温盐水漱口或多饮水,保持口腔清洁,以防继发感染。

2.降温　控制体温,采用头部冷敷、温水浴进行物理降温或服用适量退热剂。

3.病情观察　脑膜脑炎多于腮腺肿大后1周左右发生,应密切观察,及时发现以相应脱水治疗和护理。注意观察睾丸有无肿大、触痛,有无睾丸鞘膜积液和阴囊皮肤水肿。可用丁字带托起阴囊或局部冰袋冷敷止痛。

4.预防感染的传播

(1)隔离患儿:采取呼吸道隔离至腮腺肿大完全消退后3 d为止。有接触史的易感儿应观察3周。

(2)切断传播途径:居室应空气流通,对患儿呼吸道的分泌物及其污染的物品应进行消毒。在流行期间应加强托幼机构的晨检。

(3)保护易感人群:对易感儿接种腮腺炎减毒活疫苗,90%可产生抗体。

5.健康教育　单纯腮腺炎患儿可在家隔离、治疗与护理,须指导家长作好隔离、用药、饮食、退热等护理。学会观察病情。在病情恢复过程中,患儿体温若再度升高,并伴有并发症相应的表现时,应立即就诊。做好患儿和家长的心理护理,介绍减轻疼痛的方法,使患儿配合治疗。

工作任务五　猩红热患儿的护理

✧学习主题

重点:猩红热的流行特点、临床表现和护理措施。

难点：猩红热的病理。

✿预习案例

患儿女，4岁，发热、咽痛2 d伴皮疹1 d。体检：T 38.5 ℃，HR 105次/分，R 25次/分。急性病容，全身大部分皮肤可见分布均匀的针尖大小的丘疹，压之褪色，触之有砂纸感，伴有痒感，疹间皮肤弥漫充血，腋下、腘窝有紫红色线状疹。咽充血，扁桃体Ⅱ度肿大，有脓性分泌物，草莓舌。

✿思考

1. 考虑该患儿患了什么疾病？
2. 护理该患儿时有什么禁忌？

猩红热（scarlet fever）是由A组乙型溶血性链球菌引起的急性呼吸道传染病，常在冬末春初流行，多见于3岁以上儿童。临床以发热、咽峡炎、草莓舌、全身弥漫性鲜红色皮疹和疹退后片状蜕皮为特征。少数起病后1～5周可发生变态反应性风湿病及急性肾小球肾炎。

一、病　　因

A组乙型溶血性链球菌是唯一对人类致病的链球菌，具有较强的侵袭力，能产生致热性外毒素，又称红疹毒素，是本病的致病菌。该菌外界生命力较强，在痰液和渗出物中可存活数周，但对热及一般消毒剂敏感。

二、发病机制

病原菌及其毒素等产物在侵入部位及其周围组织引起炎症和化脓性变化，并进入血液循环，引起败血症，致热毒素引起发热和红疹。

三、病　　理

链球菌及其毒素侵入机体后，主要产生如下3种病变。

1. 化脓性病变　病原菌侵入咽部后，由于A组菌的M蛋白能抵抗机体的白细胞的吞噬作用，因而可在局部产生化脓性炎症反应，引起咽峡炎、化脓性扁桃体炎。

2. 中毒性病变　细菌毒素吸收入血后引起发热等全身中毒症状。红疹毒素使皮肤和黏膜血管充血、水肿、上皮细胞增殖与白细胞浸润，以毛囊周围最明显，出现典型猩红热皮疹。

3. 变态反应性病变　病程2～3周。少数病人发生变态反应性病理损害，主要为心、肾及关节滑膜等处非化脓性炎症。

人体可对红疹毒素产生较持久的抗体，一般人一生只得一次猩红热。再次感染这种细菌时仅表现为化脓性扁桃体炎。

四、流 行 病 学

1. 传染源　病人及带菌者为主,自发病前24 h至疾病高峰传染性最强。

2. 传播途径　主要通过空气飞沫直接传播,亦可由食物、玩具、衣服等物品间接传播。偶可经伤口、产道污染而传播。

3. 易感人群　人群普遍易感。10岁以下小儿发病率高。

4. 流行特征　四季皆可发生,但以春季多见。

五、临 床 表 现

(一)普通型

1. 潜伏期　1~12 d,一般2~5 d。

2. 前驱期　数小时至1 d。起病急、畏寒、高热,多为持续性,常伴头痛、恶心呕吐、全身不适、咽部红肿、扁桃体发生化脓性炎症。

3. 出疹期

(1)皮疹:多在发热后第2 d出现,始于耳后、颈部及上胸部,24 h左右迅速波及全身。皮疹特点为全身弥漫性充血的皮肤上出现分布均匀的针尖大小的丘疹,压之褪色,触之有砂纸感,疹间无正常皮肤,伴有痒感。皮疹约48 h达高峰,然后体温下降、皮疹按出疹顺序2~4日内消失(图19-5)。

(2)特殊体征:腋窝、肘窝、腹股沟处可见皮疹密集并伴出血点,呈线状,称为帕氏线(图19-6)。面部潮红,有少量皮疹,口鼻周围无皮疹,略显苍白,称为口周苍白圈(图19-7)。杨梅舌是指病初舌被覆白苔,3~4日后白苔脱落,舌乳头红肿突起(图19-8)。

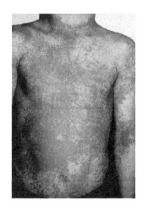

图 19-5　猩红热皮疹(书末附彩图)

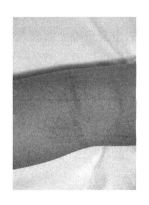

图 19-6　帕氏线(书末附彩图)

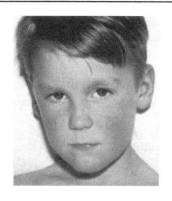

图 19-7 口周苍白圈（书末附彩图）

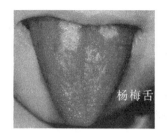

图 19-8 杨梅舌（书末附彩图）

4.脱屑期 多数病人于病后1周末,按出疹顺序开始脱屑,躯干为糠皮样脱屑,手掌、足底可见大片状脱皮,呈"手套""袜套"状。脱皮持续1~2周。无色素沉着(图19-9)。

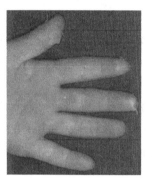
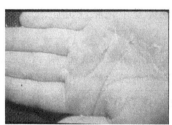

图 19-9 手掌大片状脱皮

5.并发症 为变态反应性疾病,多发生于病程的2~3周,主要有急性肾小球肾炎、风湿病、关节炎等。

（二）轻型

起病缓,低热,全身中毒症状轻,咽部稍充血,皮疹稀少,色淡或隐约可见。

（三）重症

发病急,中毒症状重,咽峡炎明显,皮疹呈片状红斑,甚至为出血疹,常有高热、烦躁或嗜睡,甚至昏迷、惊厥、休克,易并发肺炎、蜂窝织炎、急性肾小球肾炎、风湿性关节炎等。

（四）外科猩红热

多继发于皮肤创伤、烧伤或产道感染,皮疹常在创口周围出现,然后波及全身,全身症状轻,预后好。

六、辅 助 检 查

1.血常规 白细胞总数增高,可达$(10\sim20)\times10^9$/L,中性粒细胞占80%以上。

2.咽拭子培养 治疗前取咽拭子或其他病灶分泌物培养,可得到乙型溶血性链球菌。

七、治 疗 原 则

首选青霉素 G 治疗,中毒症状重或伴休克症状者。应给予相应处理,防治并发症。

学习贴士:

下列疾病均首选青霉素治疗:猩红热、肺炎球菌性肺炎、梅毒、小儿急性肾小球肾炎合并链球菌感染、小儿风湿热等。

八、护 理 诊 断

1.体温过高　感染、毒血症有关。

2.皮肤黏膜完整性受损　与皮疹、脱皮有关。

3.有传播的危险　与病原体播散有关。

4.舒适改变　与咽部充血、皮疹有关。

5.合作性问题　中耳炎、肺炎、蜂窝织炎、急性肾小球肾炎、风湿性关节炎。

九、护 理 措 施

1.发热护理

(1)急性期病人绝对卧床休息 2～3 周以减少并发症。高热时给予适当物理降温,但忌用冷水或酒精擦浴。

(2)急性期应给予营养丰富的含大量维生素且易消化的流质、半流质饮食,恢复期给软食,鼓励并帮助病人进食。提供充足的水分,以利散热及排泄毒素。

(3)遵医嘱及早使用青霉素 G,7～10 d。并给溶菌酶含片或用生理盐水、稀释 2～5 倍的朵贝尔液漱口,每天 4～6 次。

2.皮肤护理　观察皮疹及脱皮情况,保持皮肤清洁,可用温水清洗皮肤(禁用肥皂水),剪短患儿指甲,避免抓破皮肤。脱皮时勿用手撕扯,可用消毒剪刀修剪,以防感染。

3.密切观察病情　注意测量体温,观察咽部变化、皮疹的发生发展,有无中毒症状。

重型患儿应严密监测生命体征,密切观察精神状态、神志、周围循环,并注意观察血压变化,有无眼睑水肿、尿量减少及血尿等。每周送尿常规检查两次。

4.预防感染的传播

(1)隔离患儿:呼吸道隔离至症状消失后 1 周,连续咽拭子培养 3 次阴性后即解除隔离。有化脓性并发症者应隔离至治愈为止。

(2)切断传播途径:室内通风换气或用紫外线照射进行消毒,病人鼻咽分泌物须以 2%～3%氯胺或漂白粉澄清液消毒,被病人分泌物所污染的物品,如食具、玩具、书籍、衣被褥等,可分别采用消毒液浸泡、擦拭、蒸煮或日光曝晒等。

(3)保护易感人群:对密切接触者需医学观察 7 d,并可口服磺胺类药物或红霉素 3～5 d以预防疾病发生。

5.健康教育　向家长说明猩红热的发病原因、传染源、传播途径,呼吸道隔离的意义。密切接触者应医学观察 7～12 d。患儿的分泌物及污染物应消毒处理,患儿居室应进行空气消毒。多饮水有助于体内毒素的排出。

工作任务六　中毒型细菌性痢疾患儿的护理

◇学习主题

重点:中毒型细菌性痢疾的流行特点、临床表现和护理措施。

难点:中毒型细菌性痢疾的病理。

◇预习案例

5 岁患儿,于夏季高热 10 h,抽风 2 h,呕吐一次。居处蚊多,病前一日曾吃不洁水果。体温 39 ℃,昏睡状,面色苍白,颈抵抗,四肢紧张,肢冷,腱反射亢进,皮肤花纹状。克布巴氏征均阴性。血白细胞 $20.0×10^9$/L,N 0.81。粪检:WBC 4～7/Hp。脑脊液:透明,蛋白 0.3 g/L,糖 2.8 mmol/L,白细胞 $9.0×10^6$/L。

◇思考

1.首先考虑该患儿患了哪种疾病,确诊的依据是什么?

2.怎样预防感染的传播?

中毒型细菌性痢疾(bacillary dysentery,toxic type)是急性细菌性痢疾的危重型,临床特征为急起高热、反复惊厥、嗜睡、昏迷,迅速发生循环衰竭或(和)呼吸衰竭。而早期肠道症状可很轻或无。以 2～7 岁体质较好的儿童多见。该病病死率高,必须积极抢救。

一、病　　因

病原菌为痢疾杆菌,属志贺菌属,革兰染色阴性。痢疾杆菌对外界环境抵抗力较强,最适生长的温度为 37 ℃,在水果、蔬菜中能存活 10 d 左右,在牛奶中存活 20 d,在阴暗潮湿或冰冻的条件下,可存活数周。痢疾杆菌对理化因素敏感,日光照射 30 min 或加热 60 ℃,15 min 均可将其杀灭。常用的各种消毒剂也能迅速将其杀灭。

二、发病机制

痢疾杆菌致病性很强,可释放内毒素和外毒素,外毒素具有细胞毒性(可使肠黏膜细胞坏死)、神经毒性(吸收后产生神经系统表现)和肠毒性(使肠内分泌物增加)。痢疾杆菌经口进入结肠,侵入肠黏膜上皮细胞和黏膜固有层,在局部迅速繁殖并裂解,产生大量内毒素,形成内毒素血症,引起周身和(或)脑的急性微循环障碍,产生休克和(或)脑病。抽搐的发生与神经毒素有关。中毒性痢疾患者全身毒血症症状重而肠道炎症反应轻,可能与儿童的神经系统发育不完善、特异性体质对细菌毒素的反应过于强烈有关。血中儿茶酚胺等血管活性物质的增加致使全身小血管痉挛,引起急性循环障碍、DIC、重要脏器衰竭、脑水肿和脑疝。

三、流 行 病 学

1.传染源 病人和带菌者,其中慢性病人和轻型病人是重要的传染源。

2.传播途径 经粪-口途径传播,被粪便中病菌污染的食物、水或手,经口感染。

3.易感人群 普遍易感,儿童及青壮年多见。由于人感染后所产生的免疫力短暂且不稳定,因此易重复感染或复发。

4.流行特点 本病遍布世界各地,发病率高低取决于当地经济情况、生活水平、环境卫生和个人卫生。一全年均可发病,以夏、秋季为高峰。

四、临 床 表 现

潜伏期1~2 d,患儿起病急骤,高热甚至超高热,反复惊厥,迅速出现呼吸衰竭和循环衰竭。肠道症状轻微甚至缺如,需通过直肠拭子或生理盐水灌肠采集大便,镜下发现大量脓细胞和红细胞。

学习贴士:
高热为小儿细菌性痢疾的首要症状。

临床按其主要表现分为3型。

1.休克型 又称周围循环衰竭型。以周围循环衰竭为主要表现。面色苍白、四肢厥冷、脉搏细速、血压下降、皮肤花纹,可伴有心功能不全、少尿或无尿及不同程度的意识障碍。肺循环障碍时,突然呼吸加深加快,呈进行性呼吸困难,直至呼吸衰竭。

2.脑型 又称呼吸衰竭型。以缺氧、脑水肿、颅压增高,脑疝为主。此型患儿无肠道症状而突然起病,早期即出现嗜睡、面色苍白、反复惊厥、血压正常或稍高,很快昏迷,继之呼吸节律不整、双侧瞳孔不等大、对光反射迟钝或消失,常因呼吸骤停而死亡。

3.混合型 兼有上述两型的表现。是最凶险的类型,死亡率很高。

五、辅 助 检 查

1.血常规 周围血白细胞总数和中性粒细胞增加。

2.大便常规 大便黏液脓血样,镜检可见大量脓细胞、红细胞及巨噬细胞。

3.大便培养 从粪便培养出痢疾杆菌是确诊的最直接证据。送检标本应注意做到尽早、新鲜、选取黏液脓血部分多次送检,以提高检出率。

在夏秋季,2～7岁小儿突然高热、伴脑病或中毒性休克者应疑本病。立即做粪便检查,如当时病人尚无腹泻,可用冷盐水灌肠取便,必要时重复进行。

六、治 疗 原 则

1.病原治疗　选用对痢疾杆菌敏感的抗生素(如丁胺卡那霉素、氨苄西林、第三代头孢菌素等)静脉用药,病情好转后改口服,疗程不短于5～7 d,以减少恢复期带菌。

2.肾上腺皮质激素　具有抗炎、抗毒、抗休克和减轻脑水肿作用,选用地塞米松短疗程大剂量静脉滴注。

3.防治脑水肿及呼吸衰竭　综合使用降温措施:静脉推注20％甘露醇脱水治疗;反复惊厥者可用地西泮、水合氯醛止惊或亚冬眠疗法,使用呼吸兴奋剂或辅以机械通气等。

4.防治循环衰竭　扩充血容量,维持水电解质平衡,可用2：1等张含钠液或5％低分子右旋糖酐扩容和疏通微循环,用5％碳酸氢钠溶液纠正酸中毒,用莨菪碱类药物或多巴胺解除微循环痉挛,根据心功能情况使用毛花苷 C。

七、护 理 诊 断

1.体温过高　与毒血症有关。

2.组织灌注量不足　与微循环障碍有关。

3.潜在并发症　脑水肿、呼吸衰竭等。

4.焦虑(家长)　与病情危重有关。

八、护 理 措 施

1.高热的护理　卧床休息,监测体温,综合使用物理降温、药物降温,必要时给予亚冬眠疗法。使体温在短时间内降至37 ℃左右,防高热惊厥致脑缺氧、脑水肿加重。

2.休克的护理　患儿取仰卧中凹,注意保暖,严密监测患儿生命体征,密切监测病情。建立有效的静脉通路。调节好输液速度,观察尿量并严格记录出入量。

3.保证营养供给　给予营养丰富、易消化的流质或半流质饮食,多饮水,促进毒素的排出。禁食易引起胀气及多渣等刺激性食物。

4.密切观察病情变化　监测患儿生命体征,密切观察神志、面色、瞳孔、尿量的变化,准确记录24 h出入量。

5.遵医嘱给予抗生素、镇静剂、脱水剂、利尿剂等,控制惊厥,降低颅内压,保持呼吸道通畅,准备好各种抢救物品。

6.腹泻的护理　记录大便次数、性状及量。供给易消化流质饮食,多饮水,不能进食者静脉补充营养。勤换尿布,便后及时清洗,防臀红发生。及时采集大便标本送检,必要时用取便器或肛门拭子采取标本。

7.预防感染的传播 对饮食行业及托幼机构的工作人员应定期做大便培养,及早发现带菌者并积极治疗。对患儿采取肠道隔离至临床症状消失后1周或3次便培养阴性止。加强饮水、饮食、粪便的管理及灭蝇。养成良好卫生习惯,如饭前便后洗手、不喝生水、不吃变质不洁食物等。在菌痢流行期间,易感者口服多效价痢疾减毒活疫苗,保护可达85%~100%,免疫期维持6~12个月。

8.健康教育 向患儿及家长讲解该病的有关知识,指导家长与患儿养成饭前便后洗手的良好卫生习惯,注意饮食卫生,不吃生冷、不结、变质食物等。

工作任务七 流行性乙型脑炎患儿的护理

✧学习主题

重点:流行性乙型脑炎的流行特点、临床表现和护理措施。

难点:流行性乙型脑炎的病理。

✧预习案例

4岁女孩,因发热、头痛3 d,昏迷、抽搐1 d,于7月12日入院。查体:T40.5℃,深昏迷,双侧瞳孔缩小,呼吸40次/分,不规则,有时呈双吸气或抽泣样,频繁抽搐,肌张力增强,膝反射亢进,病理征阳性,脑膜刺激征阳性。脑脊液:无色透明,细胞数$100×10^6/L$,中性粒细胞0.8,淋巴细胞0.2,糖2.8 mmol/L,氯化物119 mmol/L,蛋白0.8 g/L。

✧思考

1.考虑该患儿患了什么疾病?

2.抢救患儿的关键是什么?

流行性乙型脑炎(epidemic encephalitis B),简称乙脑,是由乙脑病毒经蚊虫叮咬而传播的以脑实质炎症为主要病变的中枢神经系统急性传染病,发生于夏秋季,儿童多见。临床上以高热、意识障碍、抽搐、呼吸衰竭、脑膜刺激征及病理反射征为主要特征。

一、病   因

乙脑病毒属虫媒病毒乙组的黄病毒科第1亚群,呈球形,直径40~50nm,核心为单股正链RNA。病毒抵抗力不强,对温度、乙醚、酸均很敏感。加热至100℃时2 min、56℃时30 min可灭活病毒,但耐低温和干燥。为嗜神经病毒,人或动物感染病毒后可产生补体结合抗体、中和抗体及血清抑制抗体。

二、发病机制

感染乙脑病毒的蚊虫叮咬人体后,病毒先在局部组织细胞和淋巴结,以及血管内皮细胞内增殖,不断侵入血流,形成病毒血症。发病与否,取决于病毒的数量、毒力和机体的免疫功能,绝大多数感染者不发病,呈隐性感染。当侵入病毒量多、毒力强、机体免疫功能又不足,则病毒继续繁殖,经血行散布全身。由于病毒有嗜神经性故能突破血脑屏障侵入中枢神经系统,尤在血脑屏障低下时或脑实质已有病毒者易诱发本病。

三、病　　理

病变广泛存在于大脑及脊髓,但主要位于脑部,且一般以间脑、中脑等处病变为著。肉眼观察可见软脑膜大小血管高度扩张与充血,脑的切面上可见灰质与白质中的血管高度充血、水肿,有时见粟粒或米粒大小的软化坏死灶。显微镜下可见:

1.血管病变　脑内血管扩张、充血、小血管内皮细胞肿胀、坏死、脱落。血管周围环状出血,重者有小动脉血栓形成及纤维蛋白沉着。血管周围有淋巴细胞和单核细胞浸润,可形成"血管套"。

2.神经细胞变性、肿胀与坏死　神经细胞变性,胞核溶解,细胞质虎斑消失,重者呈大小不等点、片状神经细胞溶解坏死形成软化灶。坏死细胞周围常有小胶质细胞围绕并有中性粒细胞浸润形成噬神经细胞现象(neuronophagia)。脑实质肿胀。软化灶形成后可发生钙化或形成空洞。

3.胶质细胞增生　主要是小胶质细胞增生,呈弥漫性或灶性分存在血管旁或坏死崩解的神经细胞附近。

四、流行病学

1.传染源　包括家畜、家禽和鸟类;其中猪(特别是幼猪)是主要传染源,人不是重要传染源(病毒血症期<5 d)。

2.传播途径　蚊子是主要传播媒介,三带喙库蚊为主。蚊体内病毒能经卵传代越冬,可成为病毒的长期储存宿主。

3.易感人群　普遍易感,免疫力持久,多为隐性感染1:1 000~1:2 000。10岁以下(2~6岁)儿童多见(80%)。

4.流行特点　有严格季节性,集中于7、8、9月(80%~90%),但由于地理环境与气候不同,华南地区的流行高峰在6—7月,华北地区在7—8月,而东北地区则在8—9月,均与蚊虫密度曲线相一致。

五、临床表现

(一)典型患者的病程可分5期

1.潜伏期　4~21 d,一般为10~14 d。

2.前驱期 病程第1~3天,体温在1~2日内升高到38~39℃,伴头痛、神情倦怠和嗜睡、恶心、呕吐、颈抵抗。小儿可有呼吸道症状或腹泻。幼儿在高热时常伴有惊厥与抽搐。

3.极期 病程第4~10天,进入极期后,突出表现为全身毒血症状及脑部损害症状。

(1)高热:是乙脑必有的表现。体温高达39~40℃以上。轻者持续3~5 d,一般7~10 d,重者可达数周。热度越高,热程越长则病情越重。

(2)意识障碍:大多数人在起病后1~3 d出现不同程度的意识障碍,如嗜睡、昏迷。嗜睡常为乙脑早期特异性的表现,之后,出现明显意识障碍,由嗜睡至昏睡或昏迷,一般在7~10 d左右恢复正常,重者持续1个月以上。热程越长则病情越重。

(3)惊厥或抽搐:是乙脑严重症状之一。由于脑部病变部位与程度不同,可表现轻度的手、足、面部抽搐或惊厥,也可为全身性阵发性抽搐或全身强直性痉挛,持续数分钟至数十分钟不等。

(4)呼吸衰竭:是乙脑最为严重的症状,也是重要的死亡原因。主要是中枢性的呼吸衰竭,可由呼吸中枢损害、脑水肿、脑疝、低钠性脑病等原因引起。表现为呼吸表浅,节律不整、双吸气、叹息样呼吸、呼吸暂停、潮氏呼吸以至呼吸停止。中枢性呼吸衰竭可与外周性呼吸衰竭同时存在。外周性呼吸衰竭主要表现为呼吸困难、呼吸频率改变、呼吸动度减弱、发绀,但节律始终整齐。

高热、抽搐及呼吸衰竭是乙脑急性期的"三关",常互为因果,相互影响,加重病情。

(5)神经系统症状和体征:较大儿童及成人均有不同程度的脑膜刺激征,婴儿多无此表现,但常有前囟隆起。若锥体束受损,常出现肢体痉挛性瘫痪、肌张力增强,巴宾斯基征阳性。少数人可呈软瘫。小脑及动眼神经受累时,可发生眼球震颤、瞳孔扩大或缩小、不等大、对光反应迟钝等。自主神经受损常有尿潴留、大小便失禁。浅反身减弱或消失,深反射亢进或消失。

(6)其他:部分乙脑患者可发生循环衰竭,表现为血压下降,脉搏细速。偶有消化道出血。

多数病人在本期末体温下降,病情改善,进入恢复期。少数病人因严重并发症或脑部损害重而死于本期。

4.恢复期 极期过后体温在2~5 d降至正常,昏迷转为清醒,多在2周左右痊愈,有的患者有一短期精神"呆滞阶段",以后言语、表情、运动及神经反射逐渐恢复正常。部分病人恢复较慢,需1~3个月以上。个别重症病人表现为低热、多汗、失语、瘫痪等。但经积极治疗,常可在6个月内恢复。

5.后遗症期 虽经积极治疗,部分患者在发病6个月后仍留有神经、精神症状,称为后遗症。发生率5%~20%。以失语、瘫痪及精神失常最为多见。如继续积极治疗,仍可望有一定程度的恢复。

(二)根据病情轻重分4型

1.轻型 患者神志始终清晰,有不同程度嗜睡,一般无抽搐,脑膜刺激不明显。体温通常在38~39℃之间,多在一周内恢复,无恢复期症状。

2.中型(普通型) 有意识障碍如昏睡或浅昏迷。腹壁反射和提睾反射消失。偶有抽搐。体温常在40℃左右,病程约为10 d,多无恢复期症状。

3.重型　神志昏迷,体温在 40 ℃以上,有反射或持续性抽搐。深反射先消失后亢进,浅反射消失,病理反射强阳性,常有定位病变。可出现呼吸衰竭。病程多在 2 周以上,恢复期常有不同程度的精神异常及瘫痪表现,部分病人可有后遗症。

4.暴发型　少见。起病急骤,有高热或超高热,1～2 d 后迅速出现深昏迷并有反复强烈抽搐。如不积极抢救,可在短期内因中枢性呼吸衰竭而死亡。幸存者也常有严重后遗症。

乙脑临床症状以轻型和普通型居多,约占总病例数的三分之二。流行初期重型多见,流行后期轻型多见。

六、辅 助 检 查

1.血常规　白细胞总数升高(常在 $10～20×10^9/L$)及中性粒细胞升高(80%以上)。

2.脑脊液　外观无色透明或微混,压力增高;白细胞计数多 $0.5～1.0×10^9/L$,其分类早期以中性粒细胞为多,后期以淋巴细胞为主;糖正常或稍高,氯化物正常,蛋白增高。

3.血清学检查　乙脑特异性 IgM 抗体多在病后 3～4 d 即可出现,2 周达到高峰,可用于乙脑的早期诊断。

七、治 疗 原 则

无特效药物,强调早期诊断、早期治疗,把好高热、抽搐、呼吸衰竭三关。

1.一般治疗　住院隔离、防蚊降温、加强口腔、皮肤护理。

2.对症处理　重点把三关。

(1)高热:室温 30 ℃以下,体温(肛温 38 ℃以上),物理降温为主,药物降温为辅。

(2)惊厥或抽搐,去除病因:①治疗脑水肿;②保持呼吸道通畅;③降温;④治疗脑实质炎症用镇静剂,首选安定,小儿每次 0.1～0.3 mg/kg,每次用量小于 10 mg。

(3)呼吸衰竭:针对病因治疗。①痰阻气管:吸痰、吸氧、雾化。②脑水肿、脑疝:脱水、吸氧、激素。③惊厥:镇静。

(4)自主呼吸存在,但呼吸表浅者:用呼吸兴奋剂。

(5)自主呼吸停止:气管插管、气管切开、人工呼吸机辅助呼吸。

3.中医中药治疗　清热、解毒(安宫牛黄丸)。

4.后遗症治疗　针灸、按摩。

八、护 理 诊 断

1.体温过高　与病毒血症及脑部炎症有关。

2.气体交换功能受损　与呼吸衰竭有关。

3.意识障碍　与中枢神经系统损害有关。

4.潜在并发症　惊厥、呼吸衰竭。

5.焦虑(家长)　与预后差有关。

九、护　理　措　施

1.首先做好基础护理　保持病室安静整洁,避免不必要的刺激;病室有防蚊和降温设备,室温控制在 28 ℃以下;保持口腔及皮肤的清洁,防止发生褥疮;注意精神意识、体温、脉搏、血压以及瞳孔的变化;昏迷者可行鼻饲,给予足够的营养及维生素。然后针对患儿的高热、惊厥抽搐和呼吸衰竭采取相应的措施。

2.高热的护理　①以物理降温为主,药物降温为辅。用温水、酒精擦浴,冷盐水灌肠。②高热伴抽搐者可用亚冬眠疗法。

3.惊厥或者抽搐的护理　对惊厥或者抽搐患者应争取早期发现先兆,及时处理。分析原因,针对引起抽搐的不同原因进行处理。

(1)如脑水肿所致者进行脱水治疗时,应注意:①脱水剂应于 30 min 内注入,速度过慢影响脱水效果。②准确记录出入量。③因甘露醇是高渗液体,应注意患者心脏功能,防止发生心功能不全。

(2)因脑实质病变引起的抽搐,可按医嘱使用抗惊厥药物。应该特别注意观察该药物对呼吸的抑制。

(3)因呼吸道阻塞所致缺氧者及时吸痰、吸氧,并加大氧流量至 4～5 L/分,保持呼吸道通畅,必要时行气管切开加压呼吸。

(4)如因高热所致者,在积极降温的同时按医嘱给予镇静剂,注意镇静剂药物后的反应。

(5)注意病人安全,防止发生坠床、骨折及舌咬伤。

4.呼吸衰竭的护理　①保持呼吸道通畅,定时翻身,拍背,吸痰,雾化吸入以稀释其分泌物。②一般用鼻导管低流量吸氧。③必要时应用人工呼吸机。

5.恢复期及后遗症的护理要点　①加强营养,防止继发感染。②观察患者神志、各种生理功能、运动功能的恢复情况。③对遗留有精神、神经后遗症者,可进行中西医结合治疗。护士应以积极、耐心的护理,从生活上关心、照顾患者,鼓励并指导患儿进行功能锻炼,帮助其尽快恢复。

6.心理护理　刚清醒的患者其思维能力及接受外界刺激的能力均较差,感情脆弱,易哭、易激动,应使患者保持安静,避免不良刺激,帮助患者适应环境,直至恢复正常。

7.预防感染的传播

(1)管理传染源:早期发现、隔离、治疗患儿;人畜居地分开。

(2)切断传播途径:防蚊和灭蚊是控制本病流行的重要环节,特别是注意消灭蚊虫孳生地。提倡不露宿。黄昏户外活动应避免蚊虫叮咬。

(3)保护易感人群:1 岁儿童基础免疫 1 次,第 2 年加强 1 次;5 岁再加强 1 次。

8.健康教育　大力开展防蚊、灭蚊工作,防止蚊虫叮咬;加强家畜管理;对 10 岁以下小儿和从非流行区进入流行区的人员进行乙脑疫苗接种;对有后遗症的患儿做好康复护理指导,教会家长切实可行的护理措施及康复疗法,如肢体功能锻炼、语言训练等。坚持用药,定期复诊。

工作任务八 手足口病患儿的护理

◈学习主题

　　重点：手足口病的流行特点、临床表现和护理措施。

　　难点：手足口病的病理。

◈预习案例

　　患儿，男，1岁8个月，因"皮疹6 d，发热4 d，抽搐8 h"于2010年7月2日由急诊接回入住ICU。患儿6 d前，手足心及肛周起红色皮疹，2 d后发热，轻咳，无气促。查体：患儿镇静状态，精神差，手足心及肛周散在红色斑丘疹，部分结痂，舌面可见数个粟粒样斑丘疹，咽部红肿。双侧瞳孔等大等圆，对光反射存在，四肢末梢冰冷，T 39.9 ℃，P 138次/分，R 40次/分，BP 113/73 mmHg。辅助检查：WBC 14.5×10⁹/L，Hb 95 g/L；血糖高，心肌酶升高。

◈思考

　　1.该患儿的医疗诊断是什么？

　　2.该患儿存在哪些护理问题？如何护理？

　　手足口病（hand-foot-and-mouth disease，HFMD）是由肠道病毒引起的传染病，多发生于婴幼儿。大多数病例症状轻微，主要表现为发热及手、足、口腔等部位的皮疹或疱疹，经对症治疗可在7～10 d康复。少数患儿可引起心肌炎、肺水肿、无菌性脑膜炎、脑炎等并发症。

一、病　　因

　　引发手足口病的肠道病毒有20多种，其中以柯萨奇病毒A组16型和肠道病毒71型（EV71）最为常见。此外柯萨奇病毒A组5、7、9、10型或B组2、5型及埃可病毒也可引起手足口病。

二、发病机制

　　EV71经各种传播途径侵入人体后，主要在咽部或小肠黏膜等上皮细胞和局部淋巴组织繁殖。大部分人为隐性感染，产生特异性抗体。少数人因机体免疫力低下，病毒可进入血液产生病毒血症，进而侵犯不同靶器官造成感染的播散。

三、病　　理

　　口腔溃疡性损伤和皮肤斑丘疹为手足口病的特征性病变。光镜下斑丘疹可见表皮内水疱，水疱内有中性粒细胞、嗜酸性粒细胞碎片，水疱周围上皮有细胞间和细胞内水肿，水疱下真皮有多种白细胞的混合浸润。电镜下可见上皮细胞内有嗜酸性包涵体。

脑膜脑炎表现为淋巴细胞性软脑膜炎,脑灰质和白质血管周围淋巴细胞、浆细胞浸润,局灶性出血和局灶性神经细胞坏死以及胶质反应性增生。心肌炎表现为局灶性心肌细胞坏死,偶见间质淋巴细胞和浆细胞浸润。肺炎表现为弥漫性间质淋巴细胞浸润、肺泡损伤、肺泡内出血和透明膜形成,可见肺细胞脱落和增生,有片状肺不张。

四、流行病学

1. 传染源　患儿、隐性感染者为主要传染源。

2. 传播途径　主要通过人群间的密切接触进行传播。通过患者的粪便、唾液、咽部分泌物污染的食物而传播,直接接触患者穿破的水疱亦会传播病毒,患者咽喉分泌物及唾液中的病毒,可通过空气飞沫传播。患者的粪便在数周内仍具传染性。

3. 易感人群　人群普遍易感,受感后可获得免疫力,各年龄组均可感染发病,主要以学龄前儿童为主。

4. 流行特点　本病常易在幼托机构中发生集体感染,院内交叉感染等也可造成传播,此病传染性强,传播途径复杂,流行程度大,传播快,在短时间内即可造成大流行。手足口病地区分布极广泛,欧美及亚洲等地没有严格的地区性,手足口病四季均可发病,以夏、秋多见,冬季发病较为少见。

五、临床表现

潜伏期:多为2～10 d,平均3～5 d。

(一)普通病例表现

1. 发热　常为首发症状,多为低热,可持续4～5 d。部分患儿可伴有咳嗽、流涕、食欲不振、恶心、呕吐、头痛等症状。

2. 皮疹　口腔黏膜出现散在疱疹,分布在舌、牙龈、颊部等处,造成患儿口腔疼痛,流涎,拒食(图19-10)。手足远端部位如手指、手掌、足趾和臀部出现斑丘疹和疱疹(图19-11)。疱疹呈圆形、椭圆形,直径2～4 mm,如米粒大小,周围有炎性红晕,疱内液体较少。水疱和皮疹通常在1周内消退,预后良好。部分病例皮疹表现不典型,如单一部位或仅表现为斑丘疹。

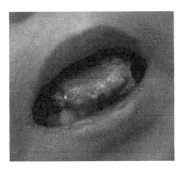

图19-10　口腔黏膜疱疹(书末附彩图)

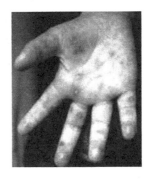

图19-11　手指、手掌疱疹(书末附彩图)

(二)重症病例表现

少数病例(尤其是小于 3 岁者)病情进展迅速,在发病 1～5 d 出现脑膜炎、脑炎(以脑干脑炎最为凶险)、脑脊髓炎、肺水肿、循环障碍等,极少数病例病情危重,可致死亡,存活病例可留有后遗症。

1.神经系统 精神差、嗜睡、易惊、头痛、呕吐、谵妄甚至昏迷;肢体抖动,肌阵挛、眼球震颤、共济失调、眼球运动障碍;无力或急性弛缓性麻痹;惊厥。查体可见脑膜刺激征,腱反射减弱或消失,巴氏征等病理征阳性。

2.呼吸系统 呼吸浅促、呼吸困难或节律改变,口唇发绀,咳嗽,咳白色、粉红色或血性泡沫样痰液;肺部可闻及湿啰音或痰鸣音。

3.循环系统 面色苍灰、皮肤花纹、四肢发凉,指(趾)发绀;出冷汗;毛细血管再充盈时间延长。心率增快或减慢,脉搏浅速或减弱甚至消失;血压升高或下降。

六、辅 助 检 查

1.血常规 白细胞计数正常,重症病例可明显升高。

2.病原学检查 可分离到肠道病毒。

3.脑脊液检查 外观清亮,压力增高,白细胞增多,多以单核细胞为主,蛋白正常或轻度增多,糖和氯化物正常。

4.血清学检查 特异性抗体 IgM 抗体阳性。

七、治 疗 原 则

轻症者可给予抗病毒、抗感染、全身支持治疗;重症患者还应密切监测病情变化,尤其是脑、肺、心等重要脏器功能;危重病人特别注意监测血压、血气分析及胸片。

1.抗病毒治疗 常用的有阿昔洛韦、伐昔洛韦、泛昔洛韦、中药等,它们作为高效广谱的抗病毒药物,具有明显缩短发热及皮损愈合时间,减轻口腔疱疹疼痛作用。

2.免疫调节治疗 提高机体的免疫力,可以抵抗病毒感染和防止病毒性疾病的复发。常用的药物有转移因子、胸腺肽等药物。

3.抗感染治疗 局部可用漱口药物含漱、涂抹。

4.支持疗法 加强营养、补液。并加强对症治疗,做好口腔护理。

八、护 理 诊 断

1.体温过高 与病毒感染有关。

2.舒适改变 与口腔、手足疱疹有关。

3.皮肤完整性受损 与疾病所致皮疹有关。

4.潜在并发症 脑水肿、循环衰竭、肺水肿等。

九、护 理 措 施

1. 消毒隔离,维持良好的环境　居室应清洁卫生,定期开窗通风,保持空气新鲜、流通,每日可用醋熏蒸进行空气消毒。居室内勿让过多人员进入,禁止吸烟。急性期应卧床休息。与其他患儿分病室收治,做好接触隔离和呼吸道隔离,轻症至少2周,重症患儿不少于3周。病室要严格消毒,患儿用过的玩具、餐具可用含氯消毒液浸泡或煮沸消毒,不宜浸泡或煮沸的物品可在日光下暴晒。患儿的呼吸道分泌物、粪便应经过消毒处理,可用含氯消毒液消毒2 h后倾倒。诊疗、护理患儿过程中使用过的非一次性仪器、物品等要擦拭消毒。

2. 口腔护理　患儿因口腔疼痛而拒食、流涎、哭闹不眠等,要保持患儿口腔清洁,餐后用温水或生理盐水漱口或用棉棒蘸生理盐水轻轻地清洁口腔。口腔糜烂处可涂鱼肝油,或将维生素 B_2 粉剂直接涂于病变部位,亦可口服维生素 B_2、维生素 C,辅以超声雾化吸入,以减轻疼痛,促使糜烂早日愈合,预防细菌继发感染。

3. 皮疹护理　衣服、被褥要保持清洁、干燥、平整,衣着宽松、柔软,剪短患儿的指甲,防止抓破皮疹。臀部有皮疹的患儿,应随时清理大小便,保持臀部的清洁干燥。手足部皮疹初期可涂炉甘石洗剂,待有疱疹形成或疱疹破溃时可涂聚维酮碘,如有感染应用抗生素软膏。

4. 心理护理　由于疾病的传染性会影响到患儿的活动,可造成患儿心理上的压力,注意做好解释和安慰,尽可能满足患儿的活动需求。家长会因担心疾病的转归而产生焦虑情绪,要做好解释工作。

5. 发热的护理　密切观察体温变化,鼓励患儿多饮水,减少衣着,汗湿及时更换内衣,保持皮肤清洁干燥。当体温>39 ℃时采取降温措施,如给予散热、多喝温开水、洗温水浴等,以免体温过高发生高热惊厥。

6. 密切观察病情　严密观察病情进展,如持续高热不退,末梢循环不良,呼吸、心率明显增快,精神差、呕吐、抽搐、肢体抖动或无力等为重症病例的早期表现,应及时处理。

7. 营养及水分的补充　饮食宜给予清淡、易消化、高热量、高维生素的流质、半流质饮食,少量多餐,避免过饱影响呼吸。禁食冰冷、辛辣、咸等刺激性食物。

8. 健康教育

(1)让患儿及家长了解手足口病传染源、传播途径以及隔离的意义。

(2)让家长了解一般护理应注意的事宜,如饮食护理、皮疹护理等。

(3)帮助家长掌握预防手足口病的方法,如患儿的隔离、居室的消毒、分泌物的消毒等。

(4)照护人员应注意用流动水勤洗手,在接触患儿前后、处理患儿粪便后都要洗手。

工作任务九　结核病患儿的护理

◆学习主题

重点:结核病的流行特点、临床表现、辅助检查和护理措施。

难点：结核病的发病机制及病理。

❖预习案例

患儿，男，5岁，因不规则发热3周，间断抽搐、呕吐1周入院。卡介苗未接种。体检：T 38.8 ℃，体重16 kg。精神较萎靡，颈无抵抗，克氏征（＋），布氏征（＋），巴氏征（±），实验室检查：脑脊液外观毛玻璃状，蛋白定性（＋），白细胞 $200 \times 10^6/L$，淋巴细胞0.68，糖2.2 mmol/L，涂片薄膜找到结核杆菌。

❖思考

1. 考虑该患儿患了哪种疾病？

2. 该病可分为几期？中期的典型表现是什么？

一、结核病概述

结核病（tuberculosis）是由结核杆菌引起的一种慢性传染病，各个脏器均可受累，结核病是小儿时期的重要传染病。其中以原发型肺结核最常见，严重病例可引起血行播散，发生粟粒型结核或结核性脑膜炎，后者是小儿结核病引起死亡的主要原因。小儿时期的结核感染常是成人结核病的诱因。近十多年来，全球的结核发病呈上升趋势。结核病已成为传染病中最大的死因。由于耐药结核菌株的产生，使全球结核病的控制面临严重的挑战，WHO已将每年的3月24日定为"世界结核病日"。

（一）病因

结核杆菌属分枝杆菌属，具有抗酸性。对人具有致病性的主要是人型结核杆菌，其次为牛型结核杆菌。结核杆菌对外界的抵抗力较强，在阴湿处可生存5个月以上，冰冻1年半仍保持活力，但经65 ℃ 30 min或干热100 ℃ 20 min即可灭活。痰液内结核杆菌用5%苯酚或20%漂白粉处理须经24 h才能被杀灭，将痰吐在纸上直接焚烧是最简单的灭菌方法。

（二）发病机制

该病与遗传因素有一定关系，组织相容性抗原与该病密切相关。瘦人较胖人易感，亚洲人较白人易感。小儿初次感染结核菌是否发展成为结核病，取决于细菌的毒力、数量和机体的免疫力。尤其与细胞免疫力强弱有关。机体在感染结核菌后，在产生免疫力的同时也产生变态反应，是同一细胞免疫过程中的两种不同表现。

结核菌初次入侵人体后，4~8周产生细胞免疫，通过致敏的T淋巴细胞产生迟发型变态反应（Ⅳ型变态反应），此时如用结核菌素作皮肤试验可出现阳性反应，同时产生一些如疱疹性结膜炎、皮肤结节性红斑、一过性多发性关节炎等变态反应性表现。在发生变态反应同时获得一定免疫力。当结核菌再次入侵人体时，可出现细胞因子促使巨噬细胞汇集并激活，从而产生水解酶和杀菌素，消灭大部分结核杆菌。若细菌数量少而组织敏感性高，可形成淋巴细胞、巨噬细胞和成纤维细胞肉芽肿；若细菌数量多且组织敏感性亦高时，则形成干酪样物质；若细菌数量多而组织敏感性差时，可形成播散。人体感染结核杆菌后，产生变态反应，对免疫的影响有双重作用。

（三）流行病学

开放性肺结核病人是主要传染源,呼吸道为主要传播途径,小儿吸入带结核菌的飞沫或尘埃后即可引起感染,形成肺部原发病灶。亦可经消化道传播,如饮用未经消毒的牛奶或污染了结核菌的其他食物,经皮肤或胎盘传染者极少。儿童结核病的感染率随着年龄增长而升高,患病率则年龄越小越高。新生儿对结核菌非常易感。生活贫困、居住拥挤、营养不良、社会经济落后等是人群结核病高发的原因。

（四）辅助检查

1.结核菌素试验　可测定受试者是否感染过结核杆菌。小儿受结核感染 4～8 周后作结核菌素试验即呈阳性反应。结素反应属于迟发型变态反应。

（1）试验方法:常用结核菌纯蛋白衍化物(protein purified derivative,PPD)0.1 mL(每 0.1 mL 内含结素 5 单位)。在左前臂掌侧中、下 1/3 交界处皮内注射,使之形成直径 6～10 mm 的皮丘。48～72 h 观察反应结果。记录时应测硬结直径,以局部硬结的毫米数表示,先测横径,后测纵径,取两者的平均值来判断反应强度,标准如下:

阴性　－　　　　　　　无硬结或硬结平均直径＜5 mm

阳性　（弱）＋　　　　红硬,平均直径在 5～9 mm

　　　（中）＋＋　　　红硬,平均直径在 10～19 mm

　　　（强）＋＋＋　　红硬,平均直径在≥20 mm

　　　（极强）＋＋＋＋　除硬结外,还有水疱,坏死或淋巴管炎

若患儿有疱疹性结膜炎、结节性红斑或一过性多发性结核过敏性关节炎,宜用 1 结素 U 的 PPD 试验,以防局部过度反应及可能引起的体内病灶反应。

（2）临床意义

1）阳性反应:①接种卡介苗后。②3 岁以下,尤其是 1 岁以下未接种卡介苗小儿,表示体内有新的结核病灶,年龄愈小。活动性结核可能性愈大。③儿童无明显临床症状而呈阳性反应,表示受过结核感染,但不一定有活动病灶。④强阳性反应,表示体内有活动性结核病。⑤两年之内由阴转阳,或反应强度从原直径＜10 mm 增至＞10 mm,且增加的幅度为 6 mm 以上者,表示新近有感染或可能有活动性病灶。

知识卡片:

接种卡介苗与自然感染阳性反应的主要区别,见表 19-2。

表 19-2　接种卡介苗与自然感染阳性反应的主要区别

	接种卡介苗后	自然感染
硬结直径	多为 5～9 mm	多为 10～15 mm
硬结颜色	浅红	深红
硬结质地	较软、边缘不清	较硬、边缘清楚
阳性反应持续时间	较短,2～3 d 即消失	较长,可达 7～10 d 以上
阳性反应的变化	有较明显的逐年减弱倾向,一般于 3～5 年内逐渐消失	短时间内反应无减弱倾向,可持续若干年,甚至终身

2)阴性反应:①未受过结核感染。②结核变态反应初期(初次感染后 4～8 周内)。③机体免疫反应受抑制时,呈假阴性反应,如重症结核病、麻疹等。④技术误差或结素效价不足。

2. 实验室检查

(1)结核菌检查:从痰、胃液、脑脊液、浆膜腔液中找到结核菌是确诊的重要手段。胃液检查应在患儿清晨初醒时采集标本培养。

(2)免疫学诊断及生物学基因诊断:可用酶联免疫吸附试验、聚合酶链反应等方法对病人血清、脑脊液、浆膜腔液进行检测。

(3)血沉:可判断病灶是否具有活动性及可判断疗效。但无特异性。

3. X 线检查 胸部 X 线检查是筛查小儿结核病不可缺少的重要手段之一。胸片检查可确定病灶的部位、范围、性质、发展和决定治疗方案。最好同时作正、侧位胸片检查,侧位片可发现肿大淋巴结或靠近肺门部位的原发病灶。必要时进行断层或 CT 检查。

4. 其他 如纤维支气管镜检查、淋巴结活组织检查、眼底镜检查。

判断结核活动性参考指标:①PPD≥20 mm;②<1 岁未种卡介苗而 PPD 阳性者;③有发热、结核中毒症状者;④痰中结核杆菌;⑤X 线示活动性结核者;⑥ESR 加快而无其他原因解释者;⑦纤支镜检查有明显结核病变。

(五)预防

1. 控制传染源 结核菌涂片阳性病人是小儿结核病的主要传染源,早期发现并合理治疗结核菌涂片阳性病人,是预防小儿结核病传播的根本措施,尤应对托幼机构及小学的教职员工定期体检,及时发现和隔离传染源,能有效地减少小儿感染结核的机会。

2. 卡介苗接种 是预防小儿结核病的有效措施。目前我国计划免疫要求在全国城乡普及新生儿卡介苗接种。接种卡介苗的禁忌证是结核菌素试验阳性者;注射部位有湿疹或全身性皮肤病;急性传染病恢复期;先天性胸腺发育不全或严重免疫缺陷病患儿。

3. 化学药物预防 对有下列指征的小儿,可用异烟肼预防性服药,每日 10 mg/kg,每天不大于 300 mg,疗程 6～9 个月。可达到预防儿童活动性肺结核、预防肺外结核病发生、预防青春期结核病复燃等目的。

(1)密切接触家庭内开放性肺结核者。

(2)3 岁以下婴幼儿未接种卡介苗而结素试验阳性者。

(3)结素试验新近由阴性转为阳性。

(4)结素试验阳性伴结核中毒症状者。

(5)结素试验阳性,新患麻疹或百日咳小儿。

(6)结素试验阳性而需较长时间使用肾上腺皮质激素或其他免疫抑制剂者。

(六)治疗原则

传统的休息和营养疗法仅仅有辅助作用,而抗结核药物治疗对结核病的控制起着决定性的作用,其治疗原则是早期、适量、联合、规律、全程。

1. 一般治疗 注意休息,有明显结核中毒症状及高度衰弱者应卧床休息。居室环境应阳光充足,空气流通。加强营养,给予高蛋白和高维生素的食物。避免接触各种传染病。

2. 抗结核药物的使用

(1)抗结核药物种类。①杀菌药:异烟肼(INH)及利福平(RFP)为全杀菌药。对细胞内外处于生长繁殖期的细菌及干酪病灶内代谢缓慢的细菌均有杀灭作用,且在酸性和碱性环境中均能发挥作用。半效杀菌药:链霉素(SM)和吡嗪酰胺(PZA)。SM能杀灭在碱性环境中生长、分裂、繁殖活跃的细胞外的结核菌;PZA能杀灭在酸性环境中细胞内结核菌及干酪病灶内代谢缓慢的结核菌。②抑菌药:乙胺丁醇(EMB)氨硫脲(TBI)或乙硫异烟胺(ETH)。

联合国推荐的六种抗结核基本药物是异烟肼、利福平、吡嗪酰胺、链霉素、乙胺丁醇、氨硫脲或乙硫异烟胺。

目前国内抗结核药物的分类是第一线异烟肼、利福平、吡嗪酰胺、链霉素,第二线是乙胺丁醇、氨硫脲、卡那霉素、对氨基水杨酸钠、乙硫异烟胺等。

针对耐药菌株的几种新型抗结核药:①老药的复合剂型,如Rifamate(内含INH150 mg和RFP300 mg);Rifater(内含INH、RFP和PZA)。②老药的衍生物,如利福喷汀(Rifapen-tine),是一种半合成利福霉素类药物,对利福霉素以外的耐药结核杆菌有较强的杀菌作用。③新的化学制剂,如力排肺疾(Dipasic)是一种合成的新抗结核药物,可延迟INH的抗药性。

(2)药物毒副作用及注意事项见表19-3。

表19-3　几种常用抗结核药物使用简表

药品	每日用量	给药途径	毒副反应	注意事项
异烟肼(INH/H)	10~20 mg/kg,不超过300 mg	口服、肌注、静点	周围神经炎、精神症状、皮疹、肝脏损害	临床采用每100 mg异烟肼同时应用维生素$B_6$10 mg的方法预防周围神经炎,利福平可增加异烟肼的肝脏毒性,合用时均以不超过每日10 mg/kg为宜,每月查肝功能
链霉素(SM/S)	15~20 mg/kg,不超过0.75 mg	肌注	第八对脑神经损害、肾损害、周围神经炎、过敏反应	细心观察前庭和听力功能及血尿素氮检查
利福平(RFP/R)	10~15 mg/kg	口服	肝脏损害、消化道反应、过敏反应、白细胞和血小板下降	与异烟肼合用可增加对肝脏毒性,多在治疗头2个月内出现,每月查肝功能
乙胺丁醇(EMB/E)	15 mg/kg	口服	球后视神经炎、周围神经炎、消化道反应、肝功能损害	每月查视力、视野及辨色力
吡嗪酰胺(PZA/Z)	20~30 mg/kg	口服	肝损害、尿酸血症、痛风、消化道反应	每月查肝功并适时查血尿酸
乙硫异烟肼(ETH)	10~15 mg/kg	口服	肝功能损害、消化道反应、周围神经炎、过敏、皮疹、发热	定期复查肝功

3.化疗方案

(1)标准疗法:一般用于无明显症状的原发型肺结核。疗程9~12个月。

(2)两阶段疗法:用于活动性原发型肺结核、急性粟粒型结核病及结核性脑膜炎。分强化治疗阶段和巩固治疗阶段,强化治疗阶段需联合使用3~4种杀菌药物。目的在于迅速杀灭敏感菌及生长繁殖活跃的细菌与代谢低下的细菌,防止或减少耐药菌株的产生,此为化疗的关键时期。此阶段一般需3~4个月,短程疗法需2个月。巩固治疗阶段一般需12~18个月,短程疗法需4个月。

（3）短程疗法：为结核病现代化疗的重大进展，直接监督下服药与短程化疗是 WHO 治愈结核病人的重要策略。短程化疗的作用机制是快速杀灭机体内处于不同繁殖速度的细胞内、外结核菌，使痰菌早期转阴并持久转阴，且病变吸收消散快，远期复发少。一般为 6～9 个月。

二、原发型肺结核患儿的护理

原发型肺结核（primary pulmonary tuberculosis）是结核菌初次侵入人体后发生的原发感染，是小儿肺结核的主要类型。包括原发综合征和支气管淋巴结结核，二者总称为原发性肺结核。此型多呈良性经过，但亦可进展。

（一）病理生理

结核杆菌吸入肺内，常在肺形成原发病灶。原发灶多见于胸膜下，在肺上叶底部和下叶上部，以右侧多见。其基本病变是渗出、增殖与坏死。渗出性病变以炎性细胞、单核细胞和纤维蛋白为主要成分；增殖性改变以结核结节和结核性肉芽肿为主；坏死的特征性改变为干酪样病变，常出现于渗出性病变中。结核性炎症的主要特征是上皮样细胞结节和朗格汉斯细胞浸润。

典型的原发综合征是"双极"病变，即一端为原发病灶，一端为肿大的肺门淋巴结，由于儿童机体处于高度敏感状态，使得病灶周围炎症甚为广泛，原发病灶范围可扩大至一个肺段甚至一个肺叶。年龄愈小，此种大片性病变愈明显。引流性淋巴结肿大多为单侧，但亦有对侧淋巴结受累者。

原发型肺结核一般者呈良性经过，如早期诊断，合理治疗，机体免疫功能强者，于发病 3～6 个月后，病变开始吸收或硬结，可在 2 年内吸收痊愈和钙化。但当机体内外环境不利的条件下，如年龄过小，营养不良，免疫力降低时，病变可进展甚至恶化，发展为：①原发病灶扩大，产生空洞；②支气管淋巴结周围炎，形成支气管淋巴结瘘，导致支气管内膜结核及干酪性肺炎；③支气管淋巴结肿大，造成肺不张或阻塞性肺气肿；④结核性胸膜炎；⑤血行播散导致粟粒性肺结核或全身性粟粒性结核。

（二）临床表现

轻症可无症状，仅在 X 线检查时被发现。一般起病缓慢，可有低热、食欲不振、消瘦、盗汗、疲乏等结核中毒症状。婴幼儿及症状较重者起病急，表现为突然高热，但一般情况尚好，与发热不相称，2～3 周后转为持续低热，伴结核中毒症状，干咳和轻度呼吸困难最为常见。若有胸内淋巴结高度肿大，可产生压迫症状，出现类似百日咳样痉咳，喘鸣或声音嘶哑。部分患儿可有疱疹性结膜炎、皮肤结节性红斑或多发性、一过性关节炎等结核变态反应表现。体检可见周围淋巴结有不同程度肿大，肺部体征不明显，与肺内病变不一致。婴儿可伴肝脾大。

（三）辅助检查

1.实验室检查　结核菌素试验呈强阳性或由阴性转为阳性者需作进一步检查。

2.影像学检查　①X 线检查是儿童结核诊断的重要方法之一。原发综合征 X 线胸片呈典型哑铃"双极影"；支气管淋巴结结核 X 线表现为肺门淋巴结肿大，边缘模糊称炎症型，边缘清晰称结节型。②纤维支气管镜检查可发现蔓延至支气管内造成的结核病变。

（四）治疗原则

治疗的目的是杀灭病灶中的结核菌和防止血行播散。

1. 无明显自觉症状者　以 INH 为主，配合 RFP＋EMB，疗程 9～12 个月。

2. 活动性原发型肺结核　宜采用直接督导下短程化疗。强化治疗阶段联用 3～4 种杀菌药：INH、RFP、PZA 或 SM，2～3 个月后开始巩固维持治疗阶段，用 INH、RFP、或 EMB。常用的方案为 2HRZ/4HR。

（五）护理诊断

1. 营养失调：低于机体需要量　与食欲缺乏、疾病有关。

2. 疲乏　与结核杆菌感染有关。

3. 有传播感染的可能性　与排出结核菌有关。

4. 舒适度减弱：发热、咳嗽　与结核杆菌感染所致结核性炎症有关。

5. 知识缺乏　家长缺乏隔离、服药的知识。

6. 有执行治疗方案无效的危险　与治疗疗程长、家长及患儿难以坚持治疗有关。

7. 潜在并发症　抗结核药物副作用。

（六）护理措施

1. 饮食护理　结核病为慢性消耗性疾病，应给予高热量、高蛋白、高维生素、富含钙质的食物，如牛奶、鸡蛋、鱼、瘦肉、豆制品、新鲜水果、蔬菜等，以增强抵抗力，促进机体修复能力和病灶愈合。

2. 日常生活护理　建立合理的生活制度，居室空气新鲜、阳光充足。有发热和中毒症状的小儿应卧床休息，减少体力消耗，保证充足睡眠，提供日常生活护理，满足患儿的基本需求。在病情稳定期仍应注意休息，一般不过分强调绝对卧床。可进行适当的室内、外活动，但应避免受凉引起上呼吸道感染。肺结核患儿出汗多，应及时更换干燥的衣服。

3. 观察药物副作用　观察患儿有无胃肠道反应、耳鸣耳聋、眩晕、视力减退或视野缺损、手足麻木、皮疹等；定期复查肝功及尿常规等。出现上述症状时应及时通知医生。

4. 预防感染传播　结核患儿活动期应实行隔离措施，对患儿呼吸道分泌物、痰杯、餐具等进行消毒隔离。避免与麻疹、百日咳等急性传染病患儿接触，以免加重病情。

5. 健康教育

（1）向家长和患儿介绍肺结核的病因和传播途径，如何避免把疾病传给其他人，对活动性原发型肺结核患儿，应采取呼吸道隔离措施，并对居室、痰液、痰杯、食具、便盆等进行消毒处理。

（2）指导家长观察患儿病情变化，监测患儿体温，观察热型及热度。

（3）告诉家长应用抗结核药物是治愈肺结核的关键，治疗期间应全程正规服药。积极防治各种急性传染病、营养不良、佝偻病等，以免加重病情。

（4）应密切观察抗结核药物的副作用，特别是治疗时间较长的患儿，如发现变化应及时就医。

三、急性粟粒型肺结核患儿的护理

急性粟粒型肺结核(acute miliary pulmonary tuberculosis)或称急性血行播散型肺结核,常是原发综合征恶化的结果。是由于胸腔内淋巴结或原发灶内大量结核菌进入血流所引起,多见于婴幼儿初染后3～6个月以内。本病早期发现、及时治疗预后良好,伴结核性脑膜炎时,预后较差。

(一)病理生理

原发灶或胸腔内淋巴结干酪样坏死病变破坏血管,致大量结核菌进入肺动脉引起粟粒型肺结核。如结核菌进入肺静脉经血行或经淋巴播散至全身引起急性全身性粟粒型结核病,可累及肺、脑、脑膜、肝、脾、腹膜、肠、肠系膜淋巴结、肾、肾上腺及心脏等。

病理改变为灰黄色、直径1～2 mm的粟粒样结核结节,均匀布满两肺,肺上部较多,位于间质,很少在肺泡腔内。

婴幼儿因年龄小、免疫力低下,当细菌菌量过多、变态反应剧烈时发病;尤易发生于麻疹、百日咳等急性传染病后和营养不良时。机体免疫力低下,特别是HIV感染易诱发本病,春季发病较多。

(二)临床表现

多数起病急,有高热和严重中毒症状,盗汗、食欲不振、面色苍白。少数患儿表现为咳嗽、气急、发绀,颇似肺炎。多数患儿同时有结核性脑膜炎症状。6个月以下婴儿患粟粒型肺结核的特点为病情重而不典型,累及器官多,特别是伴发结核性脑膜炎者居多。病程进展快,病死率高。

体格检查常缺少明显体征。表现为症状和体征与X线的不一致性。偶可闻及细湿啰音,全身淋巴结和肝、脾肿大。少数患儿皮肤可见粟粒疹。

(三)辅助检查

胸部X片常对诊断起决定性作用,在起病后2～3周胸部摄片可发现大小一致、分布均匀的粟粒状阴影,密布于两侧肺野。

重症患儿结核菌素试验可呈假阴性。痰或胃液中可查到结核菌。粟粒疹和眼底检查所见的结核结节有诊断意义。

(四)治疗原则

早期抗结核治疗甚为重要。目前主张分两阶段进行化疗,即强化治疗阶段和维持治疗阶段,此方案可提高疗效。在强化治疗阶段,即给予强有力的四联杀菌药物如INH、RFP、PZA及SM,SM能杀灭在碱性环境中生长、分裂、繁殖活跃的细胞外的结核菌。PZA能杀灭在酸性环境中细胞内结核菌及干酪病灶内代谢缓慢的结核菌。总疗程1年半以上。

伴严重中毒症状、呼吸困难和结核性脑膜炎时,在应用足量抗结核药物的同时,可加用肾上腺皮质激素,如泼尼松每日1～2 mg/kg,疗程1～2个月。

(五)护理诊断

1.体温过高　与结核杆菌感染有关。

2.气体交换受损　与肺部广泛结核病灶影响气体交换有关。

（六）护理措施

（1）观察体温变化，给予降温处理。

（2）卧床休息，保持安静，保持呼吸道通畅，必要时吸氧。

（3）供给充足的营养。

（4）密切观察病情变化，定时测体温、呼吸、脉搏及神志变化，如出现烦躁不安、嗜睡、头痛、呕吐、惊厥等脑膜炎症状及时通知医生，并积极配合抢救。

（5）健康教育：建立合理的生活制度，保证足够的休息时间，病情允许时进行适当的户外活动，做好患儿的饮食护理。坚持全程、合理用药，指导家长观察患儿病情及药物副作用，定期复查。避免与开放性肺结核患者接触，以免重复感染，积极防治各种急性传染病。其余同"原发型肺结核"。

四、结核性脑膜炎患儿的护理

结核性脑膜炎（tuberculous meningitis）简称结脑，是结核菌侵犯脑膜所引起的炎症，常为血行播散所致的全身粟粒性结核病的一部分，是小儿结核病中最严重的一型。病死率较高，存活者亦可遗留后遗症，常在结核原发感染后 1 年内发生，尤其在初染结核 3～6 个月内最容易发生。婴幼儿多见，四季均可发病，但以冬、春季为多。

（一）发病机制及病理生理

结脑的病原菌为人型或牛型结核杆菌。结脑为全身粟粒性结核的一部分，由于小儿血—脑屏障功能差，中枢神经系统发育不成熟，免疫功能不完善，入侵的结核菌易经血行播散，由肺或骨结核等播散而来。

结核菌使软脑膜呈弥漫性特异性改变，在大脑、小脑、脑底部及沿血管形成多发结核结节；蛛网膜下腔积聚大量炎性渗出物，尤以脑底部最为明显，易引起脑神经损害和脑脊液循环受阻。脑血管亦呈炎性改变，严重者致脑组织缺血、软化出现瘫痪。

（二）临床表现

多缓慢起病，婴儿可以骤起高热、惊厥发病，典型临床表现分 3 期。

1. 早期（前驱期）　1～2 周，主要症状为性情改变、精神呆滞、喜哭、易怒、睡眠不安、双目凝视等，同时有低热、呕吐、便秘，年长儿可诉头痛，婴儿则表现为嗜睡或发育迟滞等。

2. 中期（脑膜刺激期）　1～2 周，因颅内高压出现剧烈头痛、喷射性呕吐、嗜睡或惊厥，体温进一步增高。脑膜刺激征（颈强直，凯尔尼格征、布鲁津斯基征）阳性是结脑最主要和常见的体征。幼婴则以前囟饱满为主。此期还可出现脑神经障碍，最常见者为面神经瘫痪。

3. 晚期（昏迷期）　1～3 周，上述症状逐渐加重，由意识蒙眬、半昏迷进入完全昏迷。频繁惊厥甚至可呈强直状态。患儿极度消瘦，明显出现水、盐代谢紊乱。最终死于脑疝。

（三）辅助检查

1. 脑脊液　压力增高，外观无色透明或呈毛玻璃样，静置 12～24 h 后，可有蜘蛛网状薄膜形成，取之涂片检查，可查到结核菌。白细胞总数（50～500）$\times 10^6$/L，淋巴细胞占 0.70～0.80，糖和氯化物含量同时降低为结脑典型改变，蛋白定量增加。一般为 1.0～3.0 g/L，脑脊液结核菌培养阳性即可确诊。

各种情况的脑脊液改变,见表19-4。

表19-4　各种情况的脑脊液改变

情况	压力（KPa）	外观	潘氏试验	白细胞数（×10⁶/L）	蛋白（g/L）	糖（mmol/L）	其他
正常	0.69～1.96	清	—	0～5	0.2～0.4	2.2～4.4	
化脑	高	混浊	＋＋～＋＋＋	数百～数万,多形核为主	1～5	明显减低	涂片培养可见细菌
病脑	正常或增高	多清	±～＋＋	正常或数百	正常或增高	正常	病毒抗体阳性
结脑	常升高	毛玻璃样	＋～＋＋＋	数十～数百,淋巴为主	增高	减低	涂片培养可见结核菌

2.胸部 X 线检查　85%的结脑患儿的胸片有结核病改变,其中 90%为活动性肺结核。胸片证实有血行播散对确诊结脑有重要意义。

3.结核菌素试验　结核菌素试验阳性对诊断很有帮助,但高达 50%的结脑患儿结核菌素试验可呈阴性反应。

4.结核菌抗原检测　是敏感、快速诊断结脑的辅助方法。

5.脑脊液结核菌培养　是诊断结脑的可靠依据。

(四)治疗原则

主要抓住两个重点环节,一是抗结核治疗,二是降低颅内压。

1.抗结核治疗　需联合使用易透过血-脑屏障的抗结核药。

(1)强化治疗阶段:用 INH＋RFP＋PZA＋SM,3～4 个月。

(2)巩固治疗阶段:继用 INH＋RFP9～12 个月,或脑脊液正常后 6 个月,总疗程不少于 12 个月。

2.降低颅内压

(1)肾上腺皮质激素可迅速减轻结核中毒症状,抑制炎症渗出,改善毛细血管通透性,减轻脑水肿,降低颅内压,且可减轻粘连预防脑积水的发生。常用泼尼松,疗程 8～12 周。

(2)用 20%甘露醇降颅压,应于 30 min 内快速静脉滴注。

(3)对急性脑积水或慢性脑积水急性发作者,用药物降颅压无效或疑有脑疝者,应行侧脑室引流术。

3.糖皮质激素　早期使用糖皮质激素以减轻炎症反应,降低颅内压,并可减少粘连,防止或减轻脑积水的发生。一般使用泼尼松,每日 1～2 mg/kg(＜45 mg/d),1 个月后逐渐减量,疗程 8～12 周。

4.对症治疗　如对惊厥者进行止惊治疗,积极纠正水、电解质紊乱等。

5.随访观察　停药后随访观察至少3～5年,凡临床症状消失、脑脊液正常、疗程结束后2年无复发者,方可认为治愈。

（五）护理诊断

1.营养失调:低于机体需要量　与摄入不足及消耗增加有关。

2.有皮肤完整性受损的危险　与长期卧床及分泌物刺激有关。

3.焦虑　与疾病的预后不良有关。

4.有感染的危险　与免疫力下降有关。

5.潜在并发症　脑积水、偏瘫等。

（六）护理措施

1.密切观察病情变化

(1)观察体温、脉搏、呼吸、血压、神志、惊厥、双瞳大小及对光反应情况等,早期发现颅内高压或脑疝,以便于及时采取抢救措施。

(2)患儿应绝对卧床休息,保持室内安静,护理操作尽量集中进行,减少对患儿的刺激。在惊厥发作时齿间应置牙垫,防舌咬伤,并防惊厥时坠床跌伤。

(3)遵医嘱使用肾上腺皮质激素、脱水剂、利尿剂和呼吸兴奋剂。配合医师为患儿做腰椎穿刺,颅压高时腰椎穿刺应在应用脱水剂半小时后进行,腰穿后去枕平卧4～6 h,以防头痛发生。

2.保持呼吸道通畅　对有呼吸功能障碍的患儿,应保持呼吸道通畅,取侧卧位,以免仰卧舌根后坠堵塞喉头。松解衣领,及时清除口鼻咽喉分泌物及呕吐物,防误吸窒息或发生吸入性肺炎。必要时吸氧,或进行人工辅助呼吸。

3.皮肤、黏膜的护理　防止褥疮和继发感染,保持床单干燥、整洁。大小便后及时更换尿布,清洗臀部。呕吐后及时清除颈部、耳部残留的物质。昏迷及瘫痪患儿,每2 h翻身、拍背1次。骨突处垫气垫或软垫,防止长期固定体位、局部血循环不良,产生褥疮和坠积性肺炎。昏迷时眼不能闭合者,可涂眼膏并用纱布覆盖,保护角膜。每日清洁口腔2～3次,以免因呕吐致口腔不洁细菌繁殖,或并发吸入性肺炎。

4.作好饮食护理　保持水、电解质平衡评估患儿的进食及营养状况,为患儿提供高热量、高蛋白质及富含维生素、易消化的食物,以增强机体抗病能力。进食宜少量多餐,耐心喂养。对昏迷不能吞咽者,可鼻饲和由静脉补液,维持水、电解质平衡。鼻饲时压力不宜过大,以免呕吐,吞咽功能恢复后,应尽快停用鼻饲。

5.消毒隔离　对伴有肺结核病灶的患儿,采取呼吸道隔离措施,并对患儿呼吸道分泌物、餐具、痰杯等进行消毒处理。

6.心理护理　结核性脑膜炎病情重、病程长,疾病和治疗给患儿带来不少痛苦。医护人员对患儿应和蔼可亲,关怀体贴。护理治疗操作时动作应轻柔,及时解除患儿不适,为其提供生活方面的周到服务,并对家长耐心解释和提供心理上的支持,以克服其焦虑心理,密切配合治疗护理。

7.健康教育

(1)要有长期治疗的思想准备,坚持全程、合理用药。

(2)作好病情及药物毒、副作用的观察,定期门诊复查。

（3）为患儿制订良好的生活制度,保证休息时间,适当地进行户外活动。注意饮食,供给充足的营养。

（4）避免继续与开放性结核病人接触,以防重复感染。积极预防和治疗各种急性传染病,防止疾病复发。

（5）对留有后遗症的患儿,应对其瘫痪肢体进行理疗、针灸、按摩及被动活动等功能锻炼,防止肌挛缩。对失语和智力低下者,应进行语言训练和适当教育。

拓展学习

N95 型口罩

N95 型口罩(图 19-12),是 NIOSH(美国国家职业安全卫生研究所)认证的 9 种防颗粒物口罩中的一种。"N"的意思是不适合油性的颗粒;"95"是指在 NIOSH 标准规定的检测条件下,过滤效率达到 95%。N95 口罩的最大特点就是可以预防由患者体液或血液飞溅引起的飞沫传染。飞沫的大小为直径 1 至 5 微米。

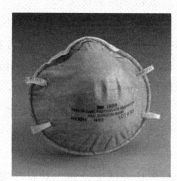

图 19-12　N95 型口罩

美国职业安全与健康管理局(OSHA)针对医疗机构规定,暴露在结核病菌下的医务人员必须佩戴 N95 标准以上的口罩。2003 年 SARS 爆发期间,世界卫生组织(WHO)和美国疾病控制预防中心(CDC)就护理"非典"患者发布了相关防范措施,其中特别推荐使用 N95 级认证的防护口罩。在防治甲型 H1N1 流感过程中,N95 型口罩也成为医护人员必备品。

N95 型口罩,是有呼吸阀的口罩。呼吸阀的功能是在湿热或通风较差或劳动量较大的工作环境,使用具有呼吸阀的口罩可帮助您在呼气时更感舒适。使用时间因应个人使用情况及环境而定,但当发现呼吸困难或不适、口罩受污染如染有血渍或飞沫等异物、使用者感到呼吸阻力变大、口罩损毁等情况要立即更换。有心血管疾病的患者不要戴 N95 型口罩,因为这种口罩是专业防病毒的,质地很厚,患者戴上去之后很容易造成呼吸困难,因缺氧而感到头晕。只有被明确诊断的患者才需要佩戴专业的口罩。

工作任务十　寄生虫病患儿的护理

◇学习主题

重点:寄生虫病的临床表现和护理措施。

难点:蛔虫病在人体的侵入途径和致病机理。

寄生虫病(parasitic disease)是儿童时期的常见病,对儿童的健康危害大,轻者出现消化不良等症状,重者可致生长发育障碍,甚至致残或致命,应重视寄生虫病的防治。

一、蛔　虫　病

蛔虫病(ascariasis)是蛔虫寄生于人体所致,是小儿寄生虫病发生率最高的一种。轻者无明显症状,重者可引起多种并发症而危及生命。

(一)病因及流行病学

蛔虫是寄生于人体最大线虫之一,形似蚯蚓。它生殖力强,雌虫平均日产卵 20 万个,随粪便排出。如条件适宜,经 2～3 周发育成感染期蚴虫。能在湿土或水中存活数月。人吞食被虫卵污染的食品后,胃酸可将大部分虫卵杀灭,但少数进入小肠,蚴虫破壳逸出,移行入血至肺,再入肠。发育至成虫,过程需 2～3 个月,蛔虫在体内生存的时间一般为 1 年左右。

蛔虫的致病作用可由蛔虫的蚴虫及成虫引起。蚴虫在移行的过程中,损伤人的小肠、肝、肺,重度感染时,蚴虫还可侵入淋巴结、甲状腺、脾、脑、脊髓等处,引起异位病变。成虫寄生在小肠内,除引起炎症外,还可造成肠痉挛与局部出血,重度感染者还可引起肠梗阻、肠套叠,少数并发肠坏死。

当受到高热、驱虫不当等刺激时,蛔虫可钻空乱窜,引起胆道蛔虫病、胆结石、急性阑尾炎等,偶可钻入胰管引起出血性坏死性胰腺炎。严重者蛔虫穿破肠壁,形成蛔虫性化脓性腹膜炎。

传染源为蛔虫寄生者。经口吞入被虫卵污染的食品、蔬菜、瓜果,或因手接触了虫卵污染的物品而带入口中是主要传播途径。亦可随飞扬的尘土被吸入咽下。小儿由于卫生习惯不良,发病率明显高于成人,农村发病率高于城市。

(二)临床表现

人体感染后,个体的反应性、病情的轻重及症状的有无与虫数量相关。多数患者有并发症才就诊。

1.幼虫移行引起的症状　短期内大量吞食感染性蛔虫卵,移行至肺使细支气管上皮细胞脱落、肺部出血而造成肺蛔虫病。常引起蛔虫性哮喘,严重者可致肺炎。患者发热、乏力、阵发性咳嗽,胸闷、痰少,偶有痰中带血丝。血嗜酸性细胞增多,胸片显示点状、片状或絮状阴影。严重感染时蚴虫还可侵入脑、肝、脾、肾、甲状腺和眼,引起相应的临床表现,如癫痫、肝大、腹痛等。

2.成虫引起的症状　成虫还可引起人体胃肠失调,食欲不佳、腹泻、便秘、腹痛等。腹痛多反复发作,喜按,痛的部位和时间均不定,但以脐周和稍上方为主。不伴肌紧张和压痛,痛后活动如常。常伴有贫血、营养不良、生长发育落后。虫体的代谢物质或毒素被吸收,可引起小儿不安、易惊、磨牙、异食癖等。血中嗜酸性粒细胞显著增高。

常见并发症有:胆道蛔虫病、蛔虫性肠梗阻、阑尾炎、腹膜炎。其中以胆道蛔虫病最常见。患儿表现为急剧的腹部绞痛、曲体弯腰、恶心、呕吐,腹部检查常无明显阳性体征或仅有右上腹压痛。部分患儿可发生胆道感染,出现发热、黄疸、外周血白细胞数增高。蛔虫性肠梗阻也是常见的并发症,多为不完全性肠梗阻,表现为阵发性腹痛、呕吐,可吐出食物、胆汁甚至蛔虫,肠鸣音亢进,腹部 x 线检查可见肠充气和气液面,严重病例甚至发生肠穿孔和腹膜炎。

（三）辅助检查

（1）大便查蛔虫卵。

（2）根据虫体主要累及的部位不同而出现不同的症状，可选择性地检查血象、胸部或腹部 X 线平片等。

（四）治疗原则

1. 驱虫治疗　常用的驱虫药物有枸橼酸哌嗪（驱蛔灵）、甲苯达唑（安乐士）、左旋咪唑、阿苯达唑（肠虫清）等。其中首选的药物是甲苯达唑，此药为广谱驱虫药，能杀灭蛔、蛲、钩虫等，既能杀灭幼虫，也能抑制虫卵发育。2 岁以上的小儿驱蛔剂量为每次 100 mg，每日 2 次，连服 3 d。偶见胃肠不适、呕吐、腹泻、头痛、头晕、皮疹、发热等副作用。服药期间不忌饮食。

2. 并发症治疗　胆道蛔虫病的治疗原则是解痉止痛、驱虫、控制感染及纠正水、电解质紊乱及酸中毒。内科治疗效果不佳者，必要时可进行手术治疗。

不完全性肠梗阻首先采用禁食、胃肠减压、解痉止痛等内科疗法，待腹痛缓解后再进行驱虫治疗。完全性肠梗阻、阑尾炎、肠穿孔、腹膜炎应及时外科手术。

（五）护理诊断

1. 疼痛　与蛔虫寄生于体内引起各器官病变有关。

2. 营养失调：低于机体需要量　与蛔虫吸收肠腔内食物及妨碍正常消化液吸收有关。

3. 潜在并发症　胆道蛔虫病、蛔虫性肠梗阻、肠穿孔、腹膜炎。

4. 知识缺乏　患儿及家长缺乏蛔虫病的有关预防及治疗知识。

（六）护理措施

1. 减轻疼痛　可采用腹部按揉或热敷。遵医嘱应用解痉镇痛药，如颠茄或阿托品。观察驱虫药疗效及药物副作用。

2. 加强营养　增进患儿食欲，供给含高热量、大量蛋白质和丰富维生素的食物。

3. 密切观察病情变化　及时发现并发症的症状和体征，配合医生积极处理。

4. 健康教育　加强卫生宣传教育，指导家长和患儿掌握疾病防治知识，注意个人卫生，培养小儿良好饮食习惯和餐前便后洗手的卫生习惯。每年秋、冬季对幼儿园、中小学生进行普查、普治1～2次。由于蛔虫病的感染率极高，应隔3～6个月再给药。改善环境卫生，尤其是对人类粪便进行无害化处理后再当肥料使用和提供对污水处理的卫生设施，才是长期预防蛔虫病的最有效措施。

二、蛲　虫　病

蛲虫病（enterobiasis）是小儿时期常见的寄生虫病，多见于 2～9 岁的儿童。以肛门和会阴部瘙痒、睡眠不安为特征。在集体儿童机构可引起流行。

（一）病因及流行病学

蛲虫呈乳白色细线状，约 1 cm 长，寄生在小肠下段、回盲部、结肠和直肠。雌虫于夜间移行至肛门皮肤皱褶处附近产卵，虫卵在 6 h 内发育为含幼虫的感染性虫卵，被吞食后在肠内发育为成虫，此过程需 2～4 周。成虫寿命短，不超过 2 个月。

蛲虫病患者是唯一的传染源，经口传染。肛门-手-口直接传播成为自身重复感染的主要途径。

（二）临床表现

蛲虫感染可引起局部和全身症状，最常见的症状是肛门瘙痒和睡眠不安，因为雌虫移行至肛门产卵，引起肛门及会阴部皮肤强烈瘙痒，多在睡眠后发作而影响睡眠。局部皮肤可因抓破而继发感染。全身症状有小儿夜惊、哭闹、烦躁、食欲减退、恶心呕吐、腹泻、腹痛、消瘦等。蛲虫在肛门移行至女孩尿道或阴道时，可引起尿道和阴道感染，如钻入阑尾或腹膜，还可致阑尾炎、腹膜炎。

（三）辅助检查

夜间小儿入睡后 1～3 h，可见小线虫从肛门爬出，或用透明胶纸胶面抹拭肛周皮肤皱褶处黏取虫卵。将该透明胶纸置于滴有生理盐水玻片上找虫卵。也可用生理盐水浸润的棉签刮拭患儿肛门皮肤皱褶处获取虫卵。查血可见嗜酸性粒细胞增多。

（四）治疗原则

蛲虫的寿命一般为 20～30 d，如能避免重复感染，即使不进行治疗也能自愈。单纯药物治疗而不结合预防则疗效不佳并可重复感染。口服药常用噻嘧啶及甲苯达唑、驱蛲灵等。外用药可在睡前与大便后清洗会阴及肛周后，用 2%氧化氨基汞软膏或 10%氧化锌软膏涂擦，有杀虫止痒作用。

（五）护理诊断

1.舒适度减弱：肛周皮肤瘙痒　与蛲虫感染，雌虫移形至肛周排卵有关。

2.知识缺乏　患儿及家长缺乏蛲虫的防治知识。

（六）护理措施

1.减轻或消除肛周及会阴部瘙痒　每晚睡前用温水洗净肛门及会阴部后涂抹药膏，有杀虫止痒的效果。并遵医嘱给予驱虫药，观察驱虫效果，可每天清晨用透明胶纸从肛门周围采取标本，检查虫卵，直至虫卵消失后再连查 7 d。

2.健康教育　指导家长夜间检查成虫和收集虫卵的方法，并按医嘱定期驱虫治疗，注意药物副作用。为防止自身感染，患儿睡觉时应穿睡裤、戴手套。患儿内衣裤、被褥等需煮沸，或用开水浸泡后在日光下曝晒，连续 10 d。集体、儿童机构中应定期进行普查、普治。对密切接触患儿者应同时进行治疗，以杜绝再感染。宣传正确的个人卫生、饮食习惯，搞好环境卫生，做到饭前便后洗手、勤剪指甲、不吮手指、婴幼儿尽早穿满裆裤。

复习导航

1.传染病患儿的一般护理　传染过程→传染病的基本特征→传染病病程发展的阶段性→传染病流行的三个环节（传染源、传播途径、人群易感性）→传染病的预防→传染病患儿的一般护理。

2.麻疹患儿的护理　麻疹病毒→飞沫传播→发热、咳嗽、流涕、结膜炎、口腔麻疹黏膜斑及全身皮肤斑丘疹，并发症→护理评估→护理诊断（体温过高、皮肤完整性受损、营养失调、有感染的危险、潜在并发症）→预期目标→护理措施（维持体温、保持皮肤完整性、保证营养、观察病情、预防感染、健康教育）→护理评价。

3.水痘患儿的护理 水痘-带状疱疹病毒→飞沫传播→发热、皮肤黏膜斑疹、丘疹、疱疹和结痂,并发症→阿昔洛韦→护理措施(恢复皮肤的完整性、病情观察、避免使用肾上腺皮质激素类药物、预防感染的传播、健康教育)。

4.流行性腮腺炎患儿的护理 腮腺炎病毒→直接接触、飞沫传播→腮腺非化脓性肿大、疼痛,伴发热、咀嚼受限,并发症→护理措施(减轻疼痛、降温、病情观察、预防感染的传播、健康教育)。

5.猩红热患儿的护理 A组乙型溶血性链球菌→飞沫传播→发热、咽峡炎、草莓舌、全身弥漫性鲜红色皮疹和疹退后片状脱皮→青霉素→护理措施(发热护理、皮肤护理、密切观察病情、预防感染的传播、健康教育)。

6.中毒型细菌性痢疾患儿的护理 痢疾杆菌→粪-口传播→高热、反复惊厥、嗜睡、昏迷,迅速发生循环衰竭或(和)呼吸衰竭,休克型、脑型、合型→抗生素、肾上腺皮质激素→护理措施(高热的护理、休克的护理、保证营养供给、观察病情、控制惊厥、降低颅内压、保持呼吸道通畅、腹泻的护理、防感染的传播、健康教育)。

7.流行性乙型脑炎患儿的护理 乙脑病毒→脑实质炎症→高热、意识障碍、抽搐、呼吸衰竭、脑膜刺激征,轻型、中型、重型、暴发型→护理措施(基础护理、高热护理、惊厥护理、呼吸衰竭的护理、恢复期及后遗症的护理、心理护理、预防感染的传播、健康教育)。

8.手足口病患儿的护理 肠道病毒→密切接触传播→发热及手、足、口腔皮疹或疱疹→抗病毒、抗感染→护理措施(消毒隔离、口腔护理、皮疹护理、心理护理、发热护理、观察病情、营养及水分的补充、健康教育)。

9.结核病患儿的护理

(1)结核病概述:结核杆菌→细胞免疫、变态反应→呼吸道传播→结核菌素试验→卡介苗接种→抗结核药物。

(2)原发型肺结核患儿的护理:原发综合征和支气管淋巴结结核→低热、食欲不振、消瘦、盗汗、疲乏,结核变态反应→护理措施(饮食护理、日常生活护理、观察药物副作用、预防感染传播、健康教育)。

(3)急性粟粒型肺结核患儿的护理:血行播散→高热和严重中毒症状,盗汗、食欲不振、面色苍白、咳嗽、气急、发绀→抗结核、肾上腺皮质激素→护理措施(降温、休息、保持呼吸道通畅、营养、观察病情、健康教育)。

(4)结核性脑膜炎患儿的护理:结核菌侵犯脑膜→高热、惊厥发病,前驱期、脑膜刺激期、昏迷期→脑脊液毛玻璃样→抗结核、降低颅内压→护理措施(观察病情,保持呼吸道通畅,皮肤、黏膜的护理,饮食护理,消毒隔离,心理护理,健康教育)。

10.寄生虫病患儿的护理

(1)蛔虫病:口吞入虫卵→幼虫移行(蛔虫性哮喘)、成虫(人体胃肠失调),并发症→驱虫治疗→护理措施(减轻疼痛、加强营养、观察病情、健康教育)。

(2)蛲虫病:肛门-手-口直接传播→肛门和会阴部瘙痒、睡眠不安→噻嘧啶及甲苯达唑、驱蛲灵、外用药→护理措施(减轻或消除肛周及会阴部瘙痒、健康教育)。

考 点 检 测

一、选择题

(一)A1 型题

1.麻疹的出疹顺序是

    A.头面－耳后－躯干－四肢末端－全身

    B.耳后发际－面部－躯干－四肢－手掌足底

    C.四肢末端－头面－躯干－背部－胸部

    D.四肢末端－躯干－头面－耳后发际

    E.四肢末端－头面－耳后发际－前胸－后背

2.易感儿接触麻疹后,进行被动免疫应于

    A.接触后 5 d 内   B.接触后 7 d 内

    C.接触后 10 d 内   D.接触后 14 d 内

    E.接触后 21 d 内

3.水痘的出疹顺序是

    A.躯干、头皮、脸面和四肢   B.躯干、四肢、头皮和脸面

    C.头皮、脸面、躯干和四肢   D.四肢、躯干、脸面和头皮

    E.先脸面、后躯干和四肢

4.麻疹的出疹时间,与发热的关系是

    A.发热 2～3 d 出疹,出疹时仍发热   B.发热 1～2 d 出疹,热退疹出

    C.发热 3～4 d 出疹,出疹期热更高   D.发热 3～4 d 出疹,热退疹出

    E.发热 5～5 d 出疹,出疹时可以发热,也可以体温正常

5.典型麻疹之皮疹特点是

    A.皮肤普遍充血,有红色粟粒疹   B.疹间无正常皮肤   C.玫瑰色斑丘疹

    D.红色斑丘疹,疹退后有色素沉着及脱屑   E.出血性皮疹

6.早期发现麻疹最有价值的依据是

    A.发热、结膜充血   B.口腔麻疹黏膜斑

    C.颈部淋巴结肿大   D.1 周前有麻疹接触史

    E.全身麻疹

7.麻疹的主要传播途径是

    A.飞沫呼吸道传染   B.虫媒传播

    C.消化道传播   D.血液传播

    E.皮肤接触传播

8.护士门诊分诊,早期发现麻疹的最有价值的依据是

    A.发热,呼吸道卡他症状及结膜充血

    B.口腔黏膜柯氏斑   C.颈部淋巴结肿大

D.1 周前有麻疹接触史   E. 身上有皮疹

9.1 岁小儿,其母近期患开放性肺结核,前来就诊,做结核菌素实验,看结果的时间是

     A. 第 1 天   B. 第 2 天   C. 第 3 天   D. 第 5 天   E. 第 4 天

10. 麻疹的隔离期是

     A. 隔离到起病后 1 周   B. 隔离到出疹后 1 周   C. 隔离到疹退后 5 d

     D. 无并发症隔离到出疹后 5 d,有并发症隔离到出疹后 10 d

     E. 隔离到疹退后 10 d

11. 小儿时期结核病以哪种最多见

     A. 结核性脑膜炎   B. 粟粒性肺结核   C. 原发综合征

     D. 干酪性肺炎   E. 结核性胸膜炎

12. 结核病预防性服药化疗通常选用的药物是

     A. 异烟肼   B. 利福平   C. 链霉素   D. 吡嗪酰胺   E. 青霉素

13. 麻疹并发肺炎,常见的病原体是

     A. 溶血性链球菌   B. 真菌   C. 呼吸道合胞病毒

     D. 金黄色葡萄球菌   E. 肺炎支原体

14. PPD 试验(＋＋＋)为

     A. 硬结直径 20 mm 以上   B. 红斑直径 20 mm 以上

     C. 红斑直径 10～20 mm 以上   D. 红斑直径 15 mm 以上

     E. 红斑直径 20 mm 以上伴水疱及局部坏死

15. 小儿受结核感染至 PPD 试验阳性的时间是

     A. 2～4 周   B. 4～8 周   C. 8～10 周   D. 10～12 周   E. 12～16 周

16. PPD 结果判断中,正确的是

     A. 小儿 PPD 阳性表示体内有活动结核   B. 小儿 PPD 强阳性表示体内有活动结核

     C. PPD 硬结 5 mm 以上为强阳性   D. PPD 强阳性表示病情较重

     E. PPD 强阳性表示曾接种过卡介苗

17. 结节性红斑、疱疹性结膜炎常见于

     A. 秋季腹泻   B. 原发型肺结核

     C. 支原体肺炎   D. 中毒性菌痢

     E. 支气管哮喘

18. 结核性脑膜炎最可靠的依据是

     A. 脑脊液压力增高   B. 脑脊液外观呈毛玻璃样

     C. 脑脊液放置 24 h 有薄膜形成   D. 脑脊液中找到结核杆菌

     E. 脑脊液中糖和氯化物降低

19. 小儿结核病最多见的类型是

     A. 原发性肺结核   B. 原发综合征   C. 支气管淋巴结结核

     D. 粟粒性肺结核   E. 结核性脑膜炎

20. 丘疹、水疱、结痂同时存在

    A. 麻疹　　　　　B. 幼儿急疹　　　　C. 风疹　　　　D. 猩红热　　　　E. 水痘

21. 发热 3～4 d 出疹,出疹期热更高

    A. 麻疹　　　　　B. 幼儿急疹　　　　C. 风疹　　　　D. 猩红热　　　　E. 水痘

22. 小儿结核性脑膜炎早期症状的特点是

    A. 明显头痛　　　　B. 性情改变　　　　C. 嗜睡、突发惊厥

    D. 脑膜刺激征　　　E. 咳嗽

23. 结核性脑膜炎进入晚期的特征是

    A. 昏迷、半昏迷、或强制性惊厥频繁发作　　　　　　　B. 脑膜刺激征

    C. 颅神经受损　　　　　　　　　　　　　　　　　　D. 腹壁反射消失

    E. 偏瘫或肢体瘫痪

24. 典型水痘皮疹的特点不包括

    A. 呈向心性分布　　　　　　　　　B. 初起为红色斑丘疹

    C. 同时并存丘疹、水疱疹及结痂　　D. 结痂脱落常有瘢痕

    E. 皮疹常分批出现

25. 对流行性腮腺炎腮肿的护理,不合适的措施是

    A. 肿胀处可冷敷　　　　　　　　B. 腺肿处可用醋调青黛散外敷

    C. 宜进食易消化和清淡的软食　　D. 保持口腔清洁,餐后漱口

    E. 可进食水果,果汁和补充维生素 C

26. 关于水痘的描述不正确的是

    A. 皮疹成批出现,斑疹、丘疹、疱疹和结痂同时存在

    B. 皮疹呈向心性分布

    C. 仅有呼吸道传播

    D. 病人为主要的传染源

    E. 水痘为自限性疾病,病程 10 d 左右

(二)A2 型题

27. 患儿 2 岁,高烧 4～5 d,1 d 来全身出疹,为红色粟粒大小斑丘疹,疹间皮肤不充血,精神食欲差,伴有流涕畏光,咳嗽重,最可能的诊断是

    A. 麻疹　　　　　B. 风疹　　　　C. 幼儿急疹　　　　D. 猩红热　　　　E. 水痘

28. 未接种过卡介苗的 2 岁小儿结核菌素试验阳性,但无临床表现时,适当的处理应该是

    A. 异烟肼治疗 6～12 个月　　　　B. 每月复查 1 次结核菌素试验

    C. 异烟肼治疗 3 个月　　　　　　D. 异烟肼治疗 3～6 个月

    E. 异烟肼治疗至体温正常

二、填空题

1. 原发综合征病理包括_____、_____、_____。

2. 抗结核药物中全杀菌药物有_____、_____。

3.典型麻疹根据临床表现,可分为4个时期,即:潜伏期、_____、_____、_____。

4.预防麻疹最关键措施是接种_____。

三、名词解释

1.麻疹黏膜斑   2.原发综合征   3.原发型肺结核   4.结核性脑膜炎

四、问答题

1.小儿结核菌素实验阳性的意义是什么?

2.如何缓解流行性腮腺炎患儿的疼痛?

3.概述麻疹患儿皮疹的特点。

4.简述麻疹患儿高热的护理措施。

5.试述婴儿结核性脑膜炎的临床特点。

【参考答案】

一、选择题

1～5 BAACD 6～10 BABCD 11～15 CACAB 16～20 BBDBE 21～25 ABADE
26～28 CAA

二、填空题

1.肺部原发病灶 淋巴管炎 肺门淋巴结结核 2.异烟肼 利福平 3.前驱期 出疹期 恢复期
4.麻疹疫苗

(童智敏)

工作情境五
儿科急危重症的抢救护理

常见急危重症患儿的护理

急危重症,从字面上讲,急症可以解释为"突然发作,来势很猛的病症";危症指的是"濒危、有生命危险的病症";重症则泛指"病症严重、病情沉重"……由此可见,小儿面临这些情况都是非常紧急的,且一旦处理不当,将会造成严重伤害,乃至有生命危险。对此,护理人员必须保持高度警惕,学会及时判断,并掌握一些专业的救护方法,配合医生争分夺秒对患儿实施抢救,挽救患儿生命,提高小儿的存活率,做宝宝的保护神!

儿童危重病的抢救及监护是儿科护理工作的重要组成部分之一。小儿危重症的疾病谱随环境、医疗和生活条件的改变而发生变化。掌握急危重病种的基础医学知识、基本监护及复苏抢救技能是儿科护士的基本要求。

学习目标

知识目标:掌握儿科常见危重症的临床特点及急救措施;熟悉儿科常见危重症的病因;了解儿科常见危重症的发病机制。

技能目标:能根据预期目标对常见危重症患儿实施整体护理,配合医生抢救。

素质目标:抢救患儿时沉着、冷静,护理操作细心、熟练。

工作任务一　小儿惊厥的护理

◇学习主题

重点：小儿惊厥的临床表现和护理措施。

难点：小儿惊厥的发病机制。

◇预习案例

患儿，男，1岁，昨晚开始鼻塞、流涕、轻咳，今早发现其发热，自测体温38℃，即来就诊。查体温时患儿突然出现四肢抽搐、牙关紧闭、双目上视、面唇发绀，呼之不应，经急救处理约2 min后苏醒。体温39.8℃，咽部红肿，双扁桃体Ⅰ°肿大，心肺听诊正常，生理反射存在，病理神经反射未引出，脑膜刺激征阴性。

◇思考

1. 该患儿主要的异常表现是什么？

2. 考虑是什么急症？

3. 该症的危险性有哪些？如何急救护理？

惊厥（convulsions）是指全身或局部骨骼肌突然发生不自主收缩，常伴意识障碍，是儿科常见的急症，发生率很高，为成人的10～15倍，尤以婴幼儿多见。这种神经系统功能暂时的紊乱，主要是由于小儿大脑皮质功能发育未成熟，各种较弱刺激也能在大脑引起强烈的兴奋与扩散，导致神经细胞突然大量异常反复放电活动所致。

一、病因及发病机制

1. 感染性疾病

（1）颅内感染：各种细菌、病毒、原虫、寄生虫、真菌等引起的脑膜炎、脑炎及脑脓肿等，或随之引起的脑水肿。

（2）颅外感染：各种感染造成的高热惊厥、中毒性脑病和破伤风等，其中高热惊厥最常见。

2. 非感染性疾病

（1）颅内疾病：各型癫痫、占位性病变（如肿瘤、囊肿、血肿等）、颅脑损伤（如产伤、外伤等）、畸形（如脑积水、脑血管畸形、头小畸形等）、脑退行性病、其他如接种后脑炎等。

（2）颅外疾病：如中毒（杀鼠药、农药及中枢神经兴奋药等中毒）、水电解质紊乱（如脱水、低血钙、低血镁、低血钠等）、肾源性（如肾性高血压脑病及尿毒症）、代谢性因素（如低血糖、苯丙酮尿症）及其他（如缺氧缺血性脑病、窒息、溺水、心肺严重疾病等）。

二、临床表现

1. 惊厥

(1)典型表现:惊厥发作时表现为意识突然丧失,头向后仰,面部及四肢肌肉呈强直性或阵挛性收缩,眼球固定、上翻或斜视,口吐白沫、牙关紧闭,面色铁青,部分患儿有的大小便失禁。惊厥持续时间为数秒至数分或更长,发作停止后多入睡。惊厥典型表现常见于癫痫大发作。

(2)局限性抽搐:新生儿及小婴儿多见。惊厥发作不典型,多为微小动作,如呼吸暂停、两眼凝视、反复眨眼、咀嚼、一侧肢体抽动等,一般神志清楚。如抽搐部位局限而固定,常有定位意义。

2. 惊厥持续状态　是指惊厥发作持续超过 30 min,或 2 次发作间歇期意识不能恢复者。惊厥持续状态是惊厥危重型,多见于癫痫大发作、破伤风、严重的颅内感染、代谢紊乱、脑瘤等。此时因抽搐时间长,机体氧消耗过多,脑组织缺氧可导致脑水肿及脑损伤,出现颅内压增高及脑损伤的表现。

3. 热性惊厥　多由上感引起,多发生于上呼吸道感染的初期,当体温骤升至 38.5～40 ℃或更高时,突然发生惊厥。典型热性惊厥的特点:①发生在 6 个月至 3 岁小儿,男孩多于女孩;②大多发生于急骤高热开始后 12 h 之内;③发作时间短,在 10 min 之内,发作后短暂嗜睡;④在一次发热性疾病过程中很少连续发作多次,可在以后的发热性疾病时再次发作;⑤无神经系统异常体征,热退后 1 周做脑电图正常。

4. 发作诱因　高血压脑病在紧张和过度劳累时易诱发惊厥,原发性癫痫在突然停药或感染时易诱发惊厥。

三、辅助检查

(1)血、尿、便常规检查。

(2)血生化检查:查血糖、血钙、血钠、血尿素氮等,鉴别是否为代谢因素致病。

(3)脑脊液检查:主要鉴别有无颅内感染。

(4)眼底检查:若有视网膜下出血提示颅内出血;视乳头水肿提示颅内压增高。

(5)其他检查:脑电图检查有利于预后推测(主要用于癫痫);颅脑 B 型超声波检查主要查脑室内出血及脑积水;颅脑 CT 检查主要查颅内占位性病变和颅脑畸形;磁共振成像比CT 更精确。

四、治疗原则

1. 控制惊厥

(1)地西泮:为惊厥的首选药,对各型发作都有效,尤其适合于惊厥持续状态,其作用发挥快(大多在 1～2 min 内止惊),较安全。剂量按每次 0.1～0.3 mg/kg 缓慢静脉注射,半小时后可重复一次。地西泮的缺点是作用短暂,过量可致呼吸抑制、血压降低,需观察呼吸及血压的变化。

(2)苯巴比妥钠:是新生儿惊厥首选药物(但新生儿破伤风应首选地西泮)。其负荷量为10 mg/kg 静脉注射,每日维持量为 5 mg/kg。本药抗惊厥作用维持时间较长,也有呼吸抑制及降低血压等副作用。

> **学习贴士:**
> 　小儿惊厥首选地西泮;新生儿缺血缺氧性脑病惊厥首选苯巴比妥钠控制。

(3)10%水合氯醛:每次 0.5 mL/kg,一次最大剂量不超过 10 mL,由胃管给药或加等量生理盐水保留灌肠。

(4)苯妥英钠:适用于癫痫持续状态(地西泮无效时),可按每次 15～20 mg/kg 静脉注射,速度为每分钟 0.5～1.0 mg/kg,应在心电监护下应用。维持量为每日 5 mg/kg 静注,共3 日。

(5)针刺法,上述药物暂时缺如时可针刺人中、百会、涌泉、十宣、合谷、内关等穴,应在2～3 min内见效。

2.对症治疗　高热者给予物理降温或药物降温,脑水肿者可静脉应用甘露醇(建议使用输血器)、呋塞米或肾上腺皮质激素。

3.病因治疗　针对引起惊厥不同的病因,采取相应的治疗措施。

五、护 理 诊 断

1.急性意识障碍　与惊厥发作有关。

2.窒息的危险　与惊厥发作、咳嗽及呕吐反射减弱、呼吸道堵塞有关。

3.体温过高　与感染及惊厥持续状态有关。

4.有受伤的危险　与抽搐、意识障碍有关。

六、护 理 措 施

1.迅速控制惊厥　①发作时勿强行搬动患儿,就地抢救;②按医嘱应用止惊药物,观察患儿用药后的反应并记录,特别注意有无呼吸抑制;③保持安静,因发作时患儿受刺激可使惊厥加重或持续时间延长,因此要避免对患儿的一切刺激,如声、光及触动等。

2.保持呼吸道通畅　立即让患儿去枕平卧位,头偏向一侧,松解患儿衣领,以防衣服对颈、胸部的束缚,影响呼吸及呕吐物误吸发生窒息;将舌轻轻向外牵拉,防止舌后坠阻塞呼吸道,及时清除呼吸道分泌物及口腔呕吐物,保持呼吸道通畅。

3.防止受伤　对有可能发生皮肤损伤的患儿应将纱布放在患儿的手中或腋下,防止皮肤摩擦受损;已出牙的患儿应在上、下牙之间放置牙垫或纱布包裹的压舌板,防止舌咬伤。有栏杆的儿童床应在栏杆处放置棉垫,防止患儿碰撞栏杆,同时将周围的一切硬物移开,以免造成损伤;切勿用力强行牵拉或按压患儿肢体,以免发生骨折或关节脱位。

4.降温 监测体温变化,高热时及时采取物理或药物降温,并观察降温效果。

5.氧气吸入 惊厥较重或时间长者应按医嘱给予吸氧,减轻脑损伤,防止脑水肿。

6.密切观察病情变化 密切观察患儿体温、血压、呼吸、脉搏、意识及瞳孔变化,发现异常及时通知医生处理,发生脑水肿者按医嘱用脱水剂。

7.健康教育

(1)介绍惊厥的基本护理知识及患儿预后的估计和影响因素,给予心理支持,更好地与医务人员配合。

(2)出院时向家长讲解惊厥的预防及急救处理原则,如高热惊厥的患儿日后发热仍有可能出现惊厥,应告知家长物理降温的重要性及方法,讲解惊厥发作时的急救方法;对癫痫患儿应嘱咐家长遵医嘱按时给患儿服药,不能随便停药。以免诱发惊厥,并嘱咐患儿避免到危险的地方及易受伤的环境中,以免发作时出现危险。

(3)告诫患儿及家长感染是小儿惊厥最常见的原因,平时注意预防感染,特别是在传染病的流行季节要注意传染病预防,如夏、秋季节重点预防细菌性痢疾、乙型脑炎及其他肠道传染病;秋、冬季节重点预防流行性脑脊髓膜炎及其他呼吸道传染病等。

(4)对惊厥发作持续时间较长的患儿,应嘱咐家长日后利用游戏的方式观察患儿有无神经系统后遗症,及时指导治疗和康复锻炼。

工作任务二 急性颅内压增高患儿的护理

◈学习主题

重点:急性颅内压增高的临床表现和护理措施。

难点:急性颅内压增高的发病机制。

◈预习案例

患儿,4岁,男孩。2d前头枕部痛,清晨起床时明显,咳嗽,打喷嚏,用力时加重。入院当天晨起因易激惹用手拍头、烦躁不安而来入院。查体:体温38.8℃,呼吸26次/分,心率118次/分。检查过程中出现喷射状呕吐一次,随后病情进展出现看东西复影,时而躁动不安,时而淡漠、嗜睡,进而出现头后仰强直,肌张力增高,球结膜水肿,呼吸深浅不均,皮肤苍白发凉,两侧瞳孔对光反射迟钝、大小不等。辅助检查:血常规:白细胞$20.0×10^9$/L,中性粒细胞75%。脑脊液检查:压力增高,外观混浊,蛋白(+++),白细胞计数$10×10^8$/L,血培养(+)找到脑膜炎双球菌。脑CT可见硬脑膜下积液。

◈思考

1.该患儿可能患了什么急症?

2.该急症的危险性有哪些?

3.如何急救护理?

急性颅内压增高(acute intracranial hypertension)简称颅内高压,是由于多种原因引起脑实质体积增大或颅内液体量异常增加,造成颅内压力增高的一种严重临床综合征。临床主要表现为头痛、呕吐、意识障碍、惊厥、生命体征改变等,若抢救不及时易发生脑疝导致死亡。

一、病　因

1. 颅内、外感染　如脑膜炎、脑炎、中毒性菌痢、重症肺炎等。
2. 颅内占位性病变　如脑肿瘤(包括脑膜白血病)、脑寄生虫(如囊虫病)、脑脓肿或脑血管畸形、各种原因引起的脑出血和脑血肿等。
3. 脑缺血缺氧　如各种原因引起的窒息、休克、呼吸心跳骤停、一氧化碳中毒、癫痫持续状态等。
4. 脑脊液循环异常　如先天或后天因素造成的脑积水。
5. 其他　如高血压脑病、水电解质紊乱、药物或食物中毒等。

二、发病机制

颅内压是指颅腔内各种结构产生的压力的总和,即脑组织、脑血管系统及脑脊液所产生的压力。脑脊液压力超过180 mmHg(1.76 kPa)即为颅内高压。小儿颅缝闭合后,密闭的颅腔内脑实质、脑脊液及脑血流量保持相对恒定,使颅内压维持在正常范围内。如脑组织、脑脊液或颅内血管床中任何一种内容物体积增大时,其余内容物的容积则相应地缩小或减少以缓冲颅内压的增高。当代偿功能超过其所能代偿的限度时即发生颅内压增高,严重时迫使部分脑组织嵌入孔隙,形成脑疝,导致中枢性呼吸衰竭,甚至呼吸骤停,危及生命。其机制包括以下几个方面。

(1)脑脊液循环障碍致脑积水和脑脊液量增加,可使颅内压增高。
(2)颅内占位病变使颅腔内容物体积增加,可使颅内压增高。
(3)缺氧、感染、中毒等可使脑血管通透性增加或脑细胞内能量代谢障碍、钠泵失活而致细胞内、外液量增多,使脑组织体积增大和颅内压增高。

小儿囟门或颅缝未闭合时,对颅内压增高具有一定的缓冲作用,可暂时避免颅内高压对脑的损伤,但也会在一定程度上掩盖颅内压增高的临床表现而延误诊断,应引起足够的重视。

三、临床表现

1. 头痛　一般晨起较重,哭闹、用力或头位改变时可加重。婴儿因囟门未闭,对颅内高压有一定缓冲作用,故早期头痛不明显,仅有前囟紧张或隆起,出现头痛时表现为烦躁不安、尖叫或拍打头部,新生儿表现为睁眼不睡和尖叫,此时病情已较严重。
2. 呕吐　因呕吐中枢受刺激所致,呕吐频繁,晨起明显,常不伴有恶心,多呈喷射性。

3. **意识改变** 颅内高压影响脑干网状结构,导致意识改变。早期有性格变化、淡漠、迟钝、嗜睡或兴奋不安,严重者出现昏迷。

4. **头部体征** 1 岁内小儿有诊断价值。如头围增长过快、前囟紧张隆起并失去正常搏动、前囟迟闭与头围增长过快并存、颅骨骨缝裂开等。

5. **眼部表现** 颅内压增高导致第Ⅵ对脑神经单侧或双侧麻痹,出现复视或斜视、眼球运动障碍;上丘受压可产生上视受累(落日眼);视交叉受压产生双颞侧偏盲、一过性视觉模糊甚至失明。眼底检查可见视乳头水肿、小动脉痉挛、静脉扩张,严重者可见视网膜水肿。

6. **生命体征改变** 多发生在急性颅内压增高时,早期表现为血压升高,继而脉率减慢,呼吸开始时增快,严重时呼吸慢而不规则,甚至暂停。

7. **惊厥和四肢肌张力增高** 颅内压增高刺激大脑皮层运动区可出现惊厥。脑干网状结构受刺激时出现肌张力增高。

8. **脑疝** 最常见的是颅中凹的颞叶海马沟回疝入小脑幕裂隙,形成小脑幕切迹疝;如脑水肿继续加重,位于颅后凹的小脑扁桃体疝入枕骨大孔内,形成枕骨大孔疝。

(1)小脑幕切迹疝:表现为四肢张力增高,意识障碍加深,患侧瞳孔先缩小或忽大忽小,继而扩大,对光反应减弱或消失,两侧瞳孔不等大。两侧瞳孔不等大是早期诊断小脑幕切迹疝的一项可靠依据。有时出现该侧上睑下垂或眼球运动受限和对侧肢体麻痹。如不能及时处理,病儿昏迷加重,可呈去大脑强直至呼吸循环衰竭。

(2)枕骨大孔疝:早期表现为颈强直或强迫头位,逐渐发展出现四肢强直性抽搐,可突然出现中枢性呼吸衰竭或呼吸猝然停止,双瞳孔缩小后扩大,眼球固定,意识障碍甚至昏迷、呼吸、循环衰竭。

四、辅 助 检 查

(1)血、尿、便常规检查及必要的血液生化检查,如电解质、肝功能等,以寻找病因。

(2)腰椎穿刺:疑有颅内压增高者,穿刺应慎重。必须穿刺时,术前应给予甘露醇等脱水剂,以细针缓慢放液,脑脊液除常规检查外应做细胞学检查以除外肿瘤。

(3)影像学检查:头颅 B 超检查可发现脑室扩大、血管畸形及占位性病变等;颅脑 CT、磁共振成像、脑血管造影等检查有助于颅内占位性病变的诊断。

(4)眼底镜检查:可见视乳头水肿、视网膜水肿及动、静脉血管病变。

五、治 疗 原 则

1. **急救处理** 疑有脑疝危险时需作气管插管,保持呼吸道通畅。快速静脉注入 20% 甘露醇,每次 0.5~1.0 g/kg,有脑疝表现时 2 h 给药 1 次。有脑干受压表现者,行颅骨钻孔减压术,或脑室内或脑膜下穿刺以降低颅压。

2. **降低颅压** ①使用高渗脱水剂:首选 20% 甘露醇,一般 6~8 h 给药一次。②重症或脑疝者可合并使用利尿剂:首选呋噻米(速尿),静脉注射,每次 0.5~1.0 mg/kg,可在两次应用高渗脱水剂之间或与高渗脱水剂同时使用。③肾上腺糖皮质激素:常用地塞米松,一般为每次 0.2～0.4 mg/kg,静脉注射每日 2～3 次,用药 2 日左右,用较大剂量时要逐渐减量而渐停。④穿刺放液或手术处理。

3.对症治疗　改善通气、抗感染、纠正休克与缺氧、消除颅内占位性病变等。对躁动或惊厥者,给予地西泮静脉推注。为减少惊厥对脑细胞的继续损害可采用亚冬眠疗法或头置冰帽,使体温控制在 33～34 ℃。应用脱水剂时注意补充白蛋白、血浆,以维持血浆胶体渗透压。补液时注意液体的供给量要入量略少于出量。

4.病因治疗　积极寻找产生颅内高压的病因。按病因采取有效的治疗措施。

六、护 理 诊 断

1.头痛　与颅内压增高有关。

2.有窒息的危险　与意识障碍有关。

3.有意识障碍的危险　与颅内压增高有关。

4.潜在并发症　与脑疝、呼吸骤停有关。

七、护 理 措 施

1.降低颅内压,预防脑疝　防止颅内压增高:避免一切刺激,加强监护;置患儿于头肩抬高 25°～30°侧卧位休息,避免呕吐造成窒息;检查或治疗时不可猛力转头、翻身、按压腹部及肝脏;避免患儿哭闹,护理和治疗操作集中进行,动作应轻、快,以免频繁惊扰患儿使颅内高压加重。

2.气道管理

(1)根据病情选择不同方式供氧,保持呼吸道通畅,及时清除气道分泌物。备好呼吸器,必要时人工辅助通气。

(2)充分给氧:通过各种氧疗方法尽可能使 PaO_2>19.6 kPa(150 mmHg),此时脑血管收缩,脑血流量减少,直接减少颅内容积;同时充分供氧改善脑代谢可阻断病情进一步恶化。氧疗不仅可提高治愈率,而且可有效减少或预防后遗症。

3.用药护理　按医嘱应用降低颅内压的药物。用甘露醇时需注意:①用药前要检查药液,若有结晶可将制剂瓶放在热水中浸泡,待结晶消失后再用,静脉滴入时最好用带过滤网的输液器,以防结晶进入血管内;②不能与其他药液混合静脉滴注,以免产生结晶沉淀;③用药时在 15～30 min 内先缓慢静脉推注以使血中尽快达到所需浓度,然后静脉点滴,速度不宜过快,以免发生一时性头痛加重、视力模糊、眩晕及注射部位疼痛;④推注时不能漏到血管外,以免引起局部组织坏死,一旦发生药物外漏,需尽快用 25%～50%硫酸镁局部湿敷和抬高患肢。

4.减轻头痛

(1)保持安静,避免刺激、头部剧烈运动、哭闹、咳嗽、大便用力等,以免引起头痛加重。

(2)对年长患儿诉说头痛要立即给予应答并表示关心,采取安抚措施,如轻轻抚摸或按摩、心理暗示等,帮助患儿分散注意力。

(3)按医嘱正确使用降低颅内压的药物,注意观察患儿用药后的反应。

5.病情观察 严密观察患儿生命体征、眼球运动及瞳孔变化,每 15～30 min 记录 1 次。若发现脑疝先兆,立即通知医生并作好抢救准备。

6.心理护理

(1)解释对患儿采取避免刺激、取头肩抬高侧卧位等措施的目的,介绍预后估计,给予心理支持。

(2)需作腰穿的患儿,在穿刺前先向家长说明检查脑脊液的目的,强调检查的安全性,消除恐惧心理以取得合作;穿刺后嘱家长让患儿去枕平卧 6 h,以防发生头痛。

7.健康教育

(1)指导昏迷患儿的家长观察呼吸、脉搏、神志等情况,讲解并示范帮助患儿翻身、清洁皮肤并保持干燥等操作方法;指导在患儿臀部及肢体突出部位下面垫海绵垫,以防压疮;示范并指导清理口腔和鼻腔分泌物及鼻饲的操作,使家长能协助作好患儿的生活护理。

(2)出院时指导家长继续观察患儿是否发生并发症及后遗症,如通过"游戏"的方式观察患儿的反应和肢体活动情况,及早发现有无智力障碍、肢体瘫痪等。对瘫痪的患儿,指导家长协助患儿进行肢体运动功能锻炼的方法,如每 2～3 h 翻身 1 次、作肢体按摩和被动运动等。

工作任务三　急性呼吸衰竭患儿的护理

◇学习主题

重点:急性呼吸衰竭的临床表现和护理措施。

难点:急性呼吸衰竭的发病机制。

◇预习案例

患儿,男,1 岁半。3 d 前突然出现阵发性呛咳,无痰,在当地医院就诊为右下肺炎,静脉滴注青霉素 3 d。第 3 天开始高热,体温 39 ℃。查体:神志清,烦躁不安,急性病容,咽充血,扁桃体Ⅰ度肿大,口周发绀。右下胸部叩诊浊音,呼吸音明显降低,语颤比对侧增强,两肺呼吸音粗,呼吸 48 次/分。心率 140 次/分,律齐,心音有力。腹平软,肝肋下 2 cm。辅助检查:血常规:WBC $16.6×10^9$/L,中性粒细胞 66%。胸部 X 线透视显示,右中下肺内致密影,隔面不清,肋膈角消失,右上肺有肺气肿,深吸气时纵隔稍右移,呼气时居中。血气分析:pH 7.37,PaO_2 3.18 kPa,$PaCO_2$ 8.10 kPa,SaO_2 68.2%。

◇思考

1.该患儿可能患了什么急症?

2.该急症的危险性有哪些?

3.如何急救护理?

急性呼吸衰竭(acute respiratory failure,ARF)简称呼衰,是小儿时期的常见急症之一。

是指各种累及呼吸中枢或呼吸器官的疾病导致肺氧合障碍和(或)肺通气不足,影响气体交换,引起低氧血症和(或)高碳酸血症,并由此产生一系列生理功能和代谢紊乱的临床综合征。

一、分　　型

根据血气分析结果分为Ⅰ型呼吸衰竭(单纯低氧血症)和Ⅱ型呼吸衰竭(低氧血症伴高碳酸血症)两种类型;根据病变部位分为中枢性呼吸衰竭和周围性呼吸衰竭两大类。

二、病　　因

小儿急性呼吸衰竭的病因很多,新生儿以窒息、呼吸窘迫综合征、上呼吸道梗阻、颅内出血和感染比较常见。婴幼儿以支气管肺炎、急性喉炎、异物吸入和脑炎为主。儿童则以支气管肺炎、哮喘持续状态、多发性神经根炎和脑炎常见。

三、发病机制

急性呼吸衰竭主要分为中枢性和周围性两种。中枢性呼衰是因呼吸中枢的病变,呼吸运动发生障碍,通气量明显减少。周围性呼衰常发生于呼吸器官的严重病变或呼吸肌麻痹,可同时发生通气与换气功能障碍。

在临床上,这两种呼衰有密切关系。两者的最终结果是发生缺氧、二氧化碳潴留和呼吸性酸中毒,脑细胞渗透性发生改变,出现脑水肿。呼吸中枢受损,使通气量减少,其结果又加重呼吸性酸中毒和缺氧,形成恶性循环。严重的呼吸性酸中毒则影响心肌收缩力,心搏出量减少,血压下降,肾血流量减少,肾小球滤过率降低,导致肾功能不全,产生代谢性酸中毒,使呼吸性酸中毒难于代偿,酸中毒程度加重,血红蛋白与氧结合能力减低,血氧饱和度进一步下降,形成又一个恶性循环。

四、临床表现

主要是呼吸系统表现和低氧血症及高碳酸血症的表现。

1. **呼吸系统表现**　周围性呼吸衰竭表现为呼吸频率改变及辅助呼吸肌活动增强的表现,如频率加快、鼻翼扇动、三凹征等。中枢性呼吸衰竭表现为呼吸节律紊乱,如潮式呼吸、叹息样呼吸及下颌呼吸等,甚至发生呼吸暂停。

2. **低氧血症表现**

(1)发绀:以口唇、口周及甲床等处较为明显。$PaO_2 < 40$ mmHg(5.3 kPa),$SaO_2 < 0.75$时出现发绀。但在严重贫血(Hb<50 g/L)时可不出现发绀。

(2)消化系统:可出现腹胀甚至肠麻痹,部分患儿可出现应激性溃疡出血;肝脏严重缺氧时可发生肝小叶中心坏死、肝功能改变等。

（3）循环系统：早期心率增快、血压升高，心排出量增加；严重时可出现心律失常，甚至发生心力衰竭或心源性休克等。

（4）泌尿系统：尿中可出现蛋白、红细胞、白细胞及管型，有少尿或无尿，甚至肾衰竭。

（5）神经系统：早期烦躁、易激惹、视力模糊，继之出现神经抑制症状，如神志淡漠、嗜睡、意识模糊等，严重者可有颅内压增高及脑疝的表现。

（6）其他：有细胞代谢及电解质紊乱，如酸中毒及高钾血症等。

3. 高碳酸血症表现　$PaCO_2$ 增高时，患儿出现出汗、摇头、烦躁不安、意识障碍等，由于体表毛细血管扩张，可有皮肤潮红；$PaCO_2$ 继续增高则出现惊厥、昏迷、视神经乳头水肿，H^+ 浓度不断增加，pH 值下降，形成呼吸性酸中毒。pH 值降至 7.20 以下时，将严重影响循环功能及细胞代谢。

五、辅 助 检 查

1. 血气分析　早期或轻症（Ⅰ型呼衰，即低氧血症型），动脉氧分压（PaO_2）≤50 mmHg（6.65 kPa），动脉二氧化碳分压（$PaCO_2$）正常；晚期或重症（Ⅱ型呼衰，即低氧血症并高碳酸血症型），氧分压（PaO_2）≤50 mmHg（6.65 kPa），二氧化碳分压（$PaCO_2$）≥50 mmHg（6.65 kPa）。

在海平面、休息状态、呼吸室内空气的情况下，PaO_2≤60 mmHg（8 kPa），$PaCO_2$＞45 mmHg（6 kPa），SaO_2＜0.91，为呼吸功能不全；PaO_2≤50 mmHg（6.65 kPa），$PaCO_2$≥50 mmHg（6.655 kPa），SaO_2≤0.85，可确诊为呼吸衰竭。

2. 根据可能的病因做相应的检查　如胸部 X 光片，头颅 CT 等。

六、治 疗 原 则

基本原则：治疗原发病及防治感染，改善呼吸功能，促进氧气摄取和二氧化碳排出，纠正酸、碱失衡及电解质紊乱，维持重要器官（心、脑、肺、肾）的功能，及时进行辅助呼吸。

1. 病因治疗及防治感染　查明原因及诱因及时处理；选用敏感的抗生素。

2. 改善呼吸功能　保持呼吸道通畅，解除支气管痉挛，给氧。

3. 纠正酸碱失衡和电解质紊乱　静脉输液补充热量、水及电解质，以防止脱水及电解质失衡。呼吸性酸中毒以改善通气为主，合并代谢性酸中毒时给予碳酸氢钠。

4. 维持心、脑、肺、肾功能

（1）呼吸兴奋剂：中枢性呼衰可用山梗菜碱、尼可刹米等交替肌肉注射或静脉给药。

（2）强心剂及血管活性药物：伴发严重心衰时，及时应用毒毛花苷 K 等快速强心剂，量宜小并缓慢给予。血管活性药物主要选择酚妥拉明或东莨菪碱。呼衰纠正后，不宜骤然停药，应逐渐减量和延长每次给药间期，以防反跳。

（3）脱水剂：治疗脑水肿是打断通气功能衰竭-呼吸性酸中毒-脑水肿恶性循环的重要环节，常用 20％甘露醇。

（4）利尿剂：防治肺水肿是治疗呼衰的措施之一，可用呋塞米或乙酰唑胺。

（5）肾上腺皮质激素：可增加患儿应激机能，减少炎症渗出，缓解支气管痉挛，改善通气，降低脑血管通透性,减轻脑水肿及抗过敏作用等。一般采用地塞米松。

5.人工辅助呼吸 气管插管或切开,采用机械呼吸机。

七、护 理 诊 断

1.气体交换受阻 与肺换气功能障碍有关。

2.清理呼吸道无效 与呼吸道分泌物黏稠、无力咳痰、呼吸功能受损有关。

3.有感染的危险 与长期使用呼吸机有关。

4.恐惧 与病情危重有关。

八、护 理 措 施

1.改善呼吸功能

(1)正确安排患儿休息:立即将患儿送入抢救监护室,取半卧位或坐位休息,以利于膈肌活动,使肺活量增加。患儿衣服应宽松,被褥要松软、轻、暖,以减轻对呼吸运动的限制,增加舒适感。

(2)保持呼吸道通畅:①指导并鼓励清醒患儿用力咳嗽;对咳嗽无力或不会咳嗽的年幼患儿,可根据病情定时帮助患儿翻身,并轻拍胸、背部,使分泌物易于排出。②按医嘱给予超声雾化吸入,一般每日 3~4 次,每次 15 min 左右,也可按医嘱在雾化器内加入解痉、化痰和消除炎症的药物,以利于排痰和通气。③必要时(如无力咳嗽、昏迷、气管插管或切开等)用吸痰器吸痰,因频繁的抽吸可刺激黏液产生,故吸痰不可过频,一般每 2 h 1 次,且吸痰前要充分给氧,吸痰时动作轻柔,负压不宜过大,吸痰时间不宜过长,吸痰后要作肺部听诊,以观察吸痰效果。④应用氨茶碱、地塞米松解除支气管痉挛。

(3)按医嘱合理用氧

1)选择合适的吸氧方式:一般选择鼻导管法、面罩或头罩法等,若需要长期吸氧者最好选用鼻塞法、面罩法及头罩法,因这些方式对患儿刺激小,不易出现黏膜损伤,且患儿无明显不适。上述吸氧方式效果不佳时可考虑持续正压给氧。

2)氧流量及氧浓度:①轻度缺氧:鼻导管法为每分钟 0.5~1 L(即滤过瓶中每分钟出现100~200 个气泡),氧浓度不超过 40%;新生儿或鼻腔分泌物多者,可用面罩、鼻塞、头罩或氧帐。②中度缺氧:头罩给氧,氧流量为每分钟 2~4 L,氧浓度为 50%~60%。③严重缺氧紧急抢救时,可用 60%~100% 的纯氧,但持续时间以不超过 4~6 h 为宜。

3)氧疗期间定时做血气分析并进行监护,一般要求氧分压在 65~85 mmHg 为宜。

4)给氧注意事项:操作前应先清除鼻内分泌物;吸氧过程中应经常检查导管是否通畅(可取出鼻导管将其插入水中观察有无气泡);应每日更换鼻导管 1 次,两侧鼻孔宜交替使用,以免一侧长时间吸入冷空气,使鼻黏膜干燥、出血;湿化瓶内蒸馏水应每日更换 1 次;氧浓度不宜过高,持续时间不宜过长,以免发生晶体后纤维增生症造成失明;让氧气通过加温至 37 ℃的湿化液使氧气加温、加湿。

2.防治感染 肺部感染是引起呼吸衰竭的常见病因。如感染在支气管及肺,入院后即应作细菌培养及药敏试验,选用适当抗生素。

3.用药护理 按医嘱用呼吸中枢兴奋药物:呼吸停止的患儿可按医嘱用尼可刹米、洛贝林等药物,因该药安全范围小,过量易致惊厥,故用药后应观察患儿有无烦躁不安、反射增强、局部肌肉抽搐等表现,及时通知医生处理。

4.应用人工辅助呼吸,维持有效通气

(1)应用指征:①患儿经各种治疗无效,神经精神症状加重,甚至神志模糊、昏迷等;②虽经吸入高浓度氧,PaO_2 仍低于 60 mmHg 者或难以缓解的发绀(需除外心脏或血红蛋白的原因引起的发绀);③急性 CO_2 潴留;④呼吸过慢(仅为正常的 1/2)、频繁呼吸暂停或暂停达 10 秒以上;⑤严重抽搐影响呼吸;⑥呼吸骤停或即将停止;⑦原发病不在呼吸系统,但需要维持良好的呼吸功能以保证氧供应和通气者。

(2)不用人工呼吸机的情况:①肺大泡,因可引起自发性气胸;②肺部病变广泛,超过 3 叶以上,肺功能严重减损;③严重类型的先天性心脏病;④全身衰竭、恶病质。

(3)机械通气方式:①间歇正压呼吸(IPPV)为最常见的方法。呼吸机在吸气时以正压将气体压入肺内,呼气时不加压,借助胸廓和肺弹性的回缩将气体排出。②呼吸末正压呼吸(PEEP):采用特别装置,使呼气时呼吸道保持一定正压,防止肺泡及小呼吸道萎缩,动脉血氧化得到改善.减少肺内分流。③持续正压呼吸(CPAP):呼吸机在吸、呼气相均保持呼吸道有恒定的正压气流,其使用压力与作用同 PEEP,仅用于患儿有自主呼吸时,无需插管。④间歇指令通气(IMV):患儿除定期得到正压通气外,在预定机械通气间歇靠自主呼吸,用于撤离呼吸机前锻炼自主呼吸能力。

(4)协助气管插管并做好插管护理:①插管前先准备好全套插管用具,根据患儿年龄选择适宜的插管(一般插管外径约相当于患儿的小手指粗细),1~10 岁小儿气管插管内径公式为[年龄(岁)/4]+3;在操作前要充分予以吸氧和将胃内容物抽空。②操作时密切监测患儿呼吸、循环等情况。③插管后按医嘱给氧,密切观察患儿呼吸情况并记录。由予插管后不能关闭声门形成有力咳嗽,降低了呼吸道的防御功能,必须定时吸痰;因插管可损伤鼻腔和喉部组织,故时间不宜过长,一般经鼻腔插管不超过 2~5 d,以免导致环状软骨狭窄;经口腔插管不宜超过 48 h,以免引起喉头水肿。

(5)使用呼吸机的护理:①先作气管插管,当呼吸道有大量黏稠分泌物,经气管插管后清除不满意者可考虑气管切开,但小婴儿气管切开并发症多,尽量少采用。②根据患儿血气分析结果调整各项参数,经常检查各项参数是否与要求一致;注意观察患儿的胸廓起伏、神态、面色、周围循环等,防止通气不足或通气过度。③防止继发感染,每天消毒呼吸机管道,每天更换湿化器滤过纸和消毒加温湿化器,雾化液要新鲜配制,以防污染。④保持呼吸道通畅,定时为患儿翻身、拍背、吸痰。⑤做好撤离呼吸机前的准备:帮助患儿进行自主呼吸锻炼,即逐渐减少强制呼吸的次数或逐渐减少压力的水平,或每日停用呼吸机数次,并逐渐延长停用时间,若脱离呼吸机 2~3 h 患儿无异常,可考虑撤离呼吸机,在撤离前要备好抢救物品,停用呼吸机后密切观察患儿呼吸、循环等生命体征。应用呼吸机时间越长,撤离呼吸机所需的呼吸锻炼过程也越长。

(6)停用呼吸机的指征:①患儿病情改善,呼吸循环系统功能稳定;②能持续自主呼吸 2~3 h 以上无异常;③吸入 50% 氧时,$PaO_2 > 50$ mmHg,$PaCO_2 < 50$ mmHg。方法:①逐步

减小通气压力;②减慢呼吸频率;③减少潮气量;④停呼吸机自每小时 3 min 开始,逐步延长,至能自主呼吸 2~3 h 或更长,血气分析良好时。

5.病情观察　监测呼吸频率、节律、心率、血压和意识变化,发现异常及时报告。监测的次数根据病情而定,重症患儿须连续 24 h 监测。昏迷患儿须观察瞳孔、肌张力、腱反射及病理反射,受压部位是否有压疮的发生。观察患儿体温及周围血白细胞的变化、咳嗽、咳痰的性质,发现感染征象及时处理。

6.合理营养　营养支持对危重患儿有极其重要的作用。危重患儿可通过鼻饲法供给营养,选择高热量、高蛋白、易消化和富含维生素的饮食,以免产生负氮平衡。

7.健康教育　介绍患儿的病情及采取的主要措施和患儿的预后估计,对病情较重的患儿家长给予同情和安慰,帮助其调整心理状态,给家长以心理支持,取得合作。呼吸衰竭缓解后,针对不同的原发病进行相应的健康指导。

工作任务四　充血性心力衰竭患儿的护理

❖学习主题

重点:充血性心力衰竭的临床表现、心功能分级、临床诊断指标、护理措施。

难点:充血性心力衰竭的病理生理。

❖预习案例

患儿,男,3 岁。和小朋友玩耍 2 h 后气急、乏力、腹痛、咳嗽,夜间出现阵发性呼吸困难,烦躁不安。查体:呼吸 52 次/分,脉搏 166 次/分。患儿生长发育落后,营养差。急性病容,面色青紫,口唇发绀,端坐呼吸,鼻翼扇动,三凹征(＋),咳泡沫血痰。颈静脉怒张。心前区隆起,心音低钝,胸骨左缘第 4~5 肋间可闻及粗糙全收缩期杂音,伴有震颤。听诊两肺可闻及喘鸣音和湿啰音。腹软,肝肋下 3.5 cm。实验室检查:白细胞 $11×10^9/L$,中性分叶粒细胞 70%,红细胞 $4.6×10^{12}/L$,血小板 $350×10^9/L$。胸部 X 线:双肺可见片状阴影,心影增大呈靴形心。

❖思考

1.考虑患儿患了什么疾病?

2.列出主要的护理诊断。

3.如何急救护理?

充血性心力衰竭(congestive heart failure,CHF)简称心衰,是指心脏在充足的回心血量的前提下,心排出量不能满足周身循环和组织代谢的需要,而出现的一种病理生理状态。心力衰竭是小儿时期常见的危重急症。

一、病　因

1.心血管疾病　主要是心肌病变引起心肌收缩力减弱,包括容量负荷过重(如左向右分流型先天性心脏病)、心肌收缩力减弱(如心肌炎、心包炎、心内膜弹力纤维增生症、风湿性心脏病、心糖原累积症等)、梗阻性病变(如心瓣膜狭窄、主动脉狭窄等)。

2.非心血管疾病　因心脏负荷过重引起继发性心肌收缩力下降,包括呼吸系统疾病如肺炎、支气管哮喘等;泌尿系统疾病如急性肾炎严重循环充血;其他如重度贫血、甲状腺功能亢进、维生素 B_1 缺乏、电解质紊乱和酸中毒等。

3.常见诱因　急性心力衰竭发生多有诱发因素,主要是急性感染、输液或输血过量或过速、体力活动过度、情绪变化、手术、严重失血及各种原因造成的心律失常等。

二、病 理 生 理

心脏的主要功能是向全身组织输送足够的血液,来满足机体正常代谢活动和生长发育的需要。当心肌发生病损或心脏长期负荷过重,心肌收缩就会逐渐减退,早期机体通过加快心率、心肌肥厚和心脏扩大进行代偿,通过心肌纤维伸长和增厚使收缩力增强,排血量增多,以满足机体的需要,这个阶段临床上无临床症状,为心功能代偿期。若病因持续存在,则代偿性改变相应发展,心肌能量消耗增多,冠状动脉血供相对不足,心肌收缩速度减慢和收缩力减弱。心率增快超过一定限度时,舒张期缩短,心排血量反而减少,不能满足机体代谢的需要,而出现静脉回流受阻、体内水钠潴留、脏器淤血等。

三、临 床 表 现

(一)表现

年长儿表现与成人相似,左心衰竭主要是肺循环淤血的表现,右心衰竭主要是体循环淤血的表现,全心衰竭则出现上述两方面表现。小儿全心衰竭较多见,一般表现为心率快、呼吸急促、烦躁不安、面色发灰或发绀、肝脏迅速增大等。体检可见肤色苍白,静脉怒张,心脏扩大,心率过速,心音低钝、有奔马律,呼吸急促,重者端坐呼吸,肺底可闻及湿啰音,肝大有压痛,肝-颈静脉回流征阳性。婴幼儿表现有喂养困难、烦躁多汗、哭声低弱,而颈静脉怒张、水肿和肺部啰音等体征不明显。

(二)心功能分级

1.小儿心功能分级

Ⅰ级:仅有心脏病体征,无症状,活动不受限,心功能代偿。

Ⅱ级:活动量大时出现症状,活动轻度受限。

Ⅲ级:活动稍多即出现症状,活动明显受限。

Ⅳ级:安静休息时也有症状,活动完全受限。

2.婴儿心功能分级

0级:无心衰的表现。

Ⅰ级:既轻度心衰。特点:每次哺乳量<105 mL,或哺乳时间需 30 min 以上,呼吸困难,心率>150 次/分,可有奔马律,肝脏肋下 2 cm。

Ⅱ级:既中度心衰。特点:每次哺乳量<90 mL,或哺乳时间需 40 min 以上,呼吸>60 次/分,呼吸形式异常,心率>160 次/分,肝脏肋下 2～3 cm,可有奔马率。

Ⅲ级:既轻度心衰。特点:每次哺乳量<75 mL,或哺乳时间需 40 min 以上,呼吸>60 次/分,呼吸形式异常,心率>170 次/分,肝脏肋下 3 cm 以上,可有奔马律,并有末梢灌注不良。

(三)心力衰竭的临床诊断

婴幼儿心力衰竭临床诊断指标:①安静时心率增快,婴儿>180 次/分,幼儿>160 次/分,不能用发热或缺氧解释;②呼吸困难、青紫突然加重,安静时呼吸达每分钟 60 次以上;③肝大达肋下 3 cm 以上,或短时间内较前增大;④心音明显低钝或出现奔马律;⑤突然出现烦躁不安,面色苍白或发灰,不能用原发病解释;⑥尿少、下肢水肿,排除营养不良、肾炎、维生素 B_1 缺乏等原因所致。上述 1～4 项为主要临床诊断依据,尚可根据其他表现和1～2项辅助检查综合分析。

四、辅 助 检 查

1.X 线检查　心影多呈普遍性扩大,搏动减弱,肺纹理增强,肺淤血。

2.心电图检查　提示心房、心室肥厚及心律变化,有助于病因诊断和指导强心苷制剂的应用。

3.超声心动图检查　可见心室和心房腔扩大,心室收缩时间延长,射血分数降低。对病因诊断有帮助。

五、治 疗 原 则

本症治疗主要是采取综合措施,除吸氧、镇静外,还要应用速效强心苷制剂,同时应用快速强效利尿剂及血管扩张剂,积极祛除病因及诱因,并给予促进心肌代谢的药物。

1.一般治疗　卧床休息,对烦躁、哭闹患儿可适当给予镇静剂。限制钠盐和液体入量,对气急和发绀的患儿应及时给予吸氧。

2.洋地黄制剂的应用　洋地黄能增强心肌的收缩力、减慢心率,从而增加心搏出量,改善体、肺循环。地高辛为小儿时期最常用的洋地黄制剂,口服、静脉注射均可,作用时间与排泄速度均较快,可监测血药浓度,剂量容易调节。如需迅速洋地黄化,除地高辛外,尚可应用毛花苷 C(西地兰)等药物。小儿常用剂量和用法见表 20-1。

表 20-1　常用洋地黄类药物的临床应用

洋地黄类制剂	给药方法	洋地黄化总量(mg/kg)	作用开始时间	效力最大时间
地高辛	口服	<2 岁 0.05～0.06 >2 岁 0.03～0.05 (总量不超过 1.5 mg)	2 h	4～8 h
	静脉	口服量的 1/2～2/3	10 min	1～2 h
毛花苷 C (西地兰)	静脉	<2 岁 0.03～0.04 >2 岁 0.02～0.03	15～30 min	1～2 h

小儿心力衰竭多急而重,故多采用首先达到洋地黄化的方法,然后根据病情需要继续用维持量。

(1)洋地黄化:病情较重或不能口服者可选择地高辛静注,首次给洋地黄化总量的 1/2,余量分 2～3 次,每隔 4～6 h 静脉注射 1 次,多数患儿可于 8～12 h 内达到洋地黄化。能口服的患儿,开始给予口服地高辛,首次给洋地黄化总量的 1/3 或 1/2,余量分为 2 次,每隔 6～8 h 给予。对轻度慢性心衰者,也可用地高辛维持量 5～7 d,进行缓慢洋地黄化。

(2)维持量:洋地黄化后 12 h 可开始给予维持量,维持量每日为洋地黄化总量的 1/5,分两次给予。

3.利尿剂的应用　利尿剂能使潴留的水、钠排出,减轻心脏负荷,以利心功能的改善。对心力衰竭急重病例或肺水肿患儿,可选用快速强力利尿剂,一般应用呋塞米(速尿);慢性心力衰竭一般联合应用噻嗪类和保钾类利尿剂,如氢氯噻嗪(双氢克尿噻)和螺内脂(安体舒通),并间歇用药,防止电解质紊乱。小儿常用利尿剂的剂量和用法见表 20-2。

表 20-2　临床常用的利尿剂

药名	给药途径	剂量和方法	作用时间	注意事项
呋塞米	静注	每次 0.5～1 mg/kg,稀释成 2 mg/mL,5～10 min 缓推,必要时 8～12 h 可重复使用	静注后 15 min,口服后 30 min 起作用,1～2 h 达高峰	可引起脱水、低钾、低氯性碱中毒
	口服	每天 2～3 mg/kg,分 2～3 次		
氢氯噻嗪	口服	每天 1～5 mg/kg,<6 月者,每天 0.5～0.75 mg/kg,分 2～3 次	1 h 开始起作用,4～6 h 达高峰,维持 12 h	可引起低钾、低氯及心律失常,粒细胞减少
螺内酯	口服	每天 1～2 mg/kg,分 2～3 次	8～12 h 起作用,3～4 h 达高峰,维持 2～3 d	有保钾、保氯作用,和氯噻嗪类合用可增强疗效
氨苯蝶啶	口服	每天 2～4 mg/kg,分 2～3 次	2 h 起作用,维持 12 h	同螺内酯

4.其他药物治疗　小动脉和静脉的扩张可使前后负荷降低,从而增加心搏出量,使心室充盈量下降,肺部充血的症状得到缓解。常用的药物有卡托普利(巯甲丙脯酸)、硝普钠等。但在小儿心衰治疗中尚需谨慎使用。

六、护 理 诊 断

1. 心输出量减少　与心肌收缩力降低有关。
2. 体液过多　与心功能下降,微循环淤血、肾灌注不足、排尿减少有关。
3. 气体交换受损　与肺循环淤血有关。
4. 潜在并发症　药物副作用、肺水肿。
5. 焦虑　与疾病的痛苦、危重程度及住院环境改变有关。

七、护 理 措 施

1. 减轻心脏负担,增强心肌收缩力

(1)休息:半卧位休息,床头抬高 15°～30° 左心衰竭时,患儿于半卧位或坐位,双腿下垂,减少回心血量;青紫型先天性心脏病患儿取膝胸卧位。

(2)减轻心负荷:避免患儿用力(如哭闹、用力排便等),尽量减少刺激,帮助患儿翻身,将常用的物品或喜爱的玩具放在身边伸手可取的位置等。必要时按医嘱应用镇静药物;输液时速度宜慢,一般每小时＜5 mL/kg。

(3)保持大便通畅,避免排便用力。鼓励患儿食用纤维较多的蔬菜、水果等。必要时给予甘油栓或开塞露通便,或每晚睡前服用少量食用油。

(4)观察病情:观察患儿生命体征及精神状态、肢体温度和尿量等,并记录。

(5)按医嘱用药:应用强心苷、血管扩张剂及利尿药物,观察患儿用药后心率、心律、血压、尿量等,及时评估用药效果。

2. 提高活动耐力

(1)加强患儿的日常生活护理,给易消化、营养丰富的食物,注意少食多餐,必要时按医嘱给静脉营养,但输入速度要慢;尽量避免激动和情绪紧张。

(2)按医嘱给予吸氧,急性肺水肿患儿吸氧时可将氧气湿化瓶中放入 30% 酒精,间歇吸入,每次 10～20 min,间隔 15～30 min,重复 1～2 次。因乙醇吸入后可使泡沫表面张力减低而致泡沫破裂,增加气体与肺泡壁的接触,改善气体交换。

(3)制订合适的活动计划,根据心功能分级安排不同的休息,Ⅱ级者增加休息时间,但可起床在室内作轻微体力活动;Ⅲ级者限制活动,增加卧床时间;Ⅳ级者绝对卧床休息。随着心功能的恢复逐步增加活动量。

3. 控制钠、水入量　给予低盐饮食,重症患儿可给无盐饮食;静脉补液时滴速不可过快;评估水肿的进展情况,必要时按医嘱用利尿药物。

4. 合理用药

(1)预防强心苷中毒。由于此类药物治疗量和中毒量较接近,易发生中毒,须注意预防。

1)给药前:若静脉注射,配药时须用 1 mL 注射器准确抽取药液,以 10% 的葡萄糖液稀释;每次注射前须先测患儿脉搏(必要时测心率),须测 1 min。若发现脉率缓慢(年长儿＜70 次/分;婴幼儿＜90 次/分)或脉律不齐,应及时与医生联系决定是否继续用药;若心电图监护记录显示 P-R 间期较用药前延长 50%,或出现室性期前收缩等,须立即停止用药。

2)给药时:静脉注射速度要慢(不少于 5 min),密切观察患儿脉搏变化;不能与其他药液混合注射。

3)给药后:用药后 1～2 h 要监测患儿心率和心律,并注意心力衰竭的表现是否改善。

达到疗效的主要指标是心率减慢、肝脏缩小、气促改善、尿量增加、安静、情绪好转。使用洋地黄后,心力衰竭未见减轻反而加重,应仔细寻找原因,并与医生联系,及时采取相应措施。

4)用药期间:须多给患儿进食富含钾的食物,或按医嘱给氯化钾溶液,因低钾血症是导致强心苷中毒较常见的诱因。暂停进食钙含量高的食物,因钙对强心苷有协同作用,易引起中毒反应。小儿洋地黄中毒最常见的表现是心律失常,如房室传导阻滞、期前收缩、阵发性心动过速、心动过缓;其次是胃肠道反应,有食欲不振、恶心、呕吐;神经系统症状如嗜睡、头晕、色视等较少见。若发现中毒表现及时报告医生,并备好钾盐、阿托品、苯妥英钠、利多卡因等药物,按医嘱应用。

(2)应用利尿剂时注意用药时间和剂量、开始利尿的时间和尿量,以及患儿的反应等。利尿药宜于清晨或上午给予,以免夜间多次排尿影响睡眠。用药期间应鼓励患儿进食含钾丰富的食物,如牛奶、柑橘、菠菜、苋菜、豆类等,以免出现低血钾症和增加洋地黄的毒性反应,同时应观察低钾的表现,如四肢无力、腹胀、心音低钝、心律紊乱等,一经发现,应及时处理。

(3)应用血管扩张剂时,应密切观察心率和血压的变化,避免血压过度下降,给药时避免药液外渗,以防局部的组织坏死。硝普钠遇光可降解,故使用或保存时应避光(滴瓶和管道要遮光),药要随用随配,变色的溶液应废弃。

5.健康教育　介绍心力衰竭的基本原因或诱因、护理要点及预后知识;示范日常护理操作,特别强调不能让患儿用力,如翻身、进食及大便时要及时给予帮助;病情好转后,酌情指导患儿逐渐增加活动量,不能过度劳累;心力衰竭缓解后,指导家长作好预防,避免感染、劳累及情绪激动等诱因。出院时为家长提供急救中心及医院急诊室的电话,并针对原发病对家长进行健康指导。

工作任务五　急性肾衰竭患儿的护理

◆学习主题

重点:急性肾衰竭的临床表现和护理措施。

难点:急性肾衰竭的病因及发病机制。

◆预习案例

患儿 男,11 岁。1 周前晨起排粉红色尿,近 3 d 眼睑水肿,尿少,肉眼血尿,气促加重半天入院。查体:身高 157 cm,体重 50 kg。疲乏,精神差,皮肤苍白,水肿貌,喘息状,半卧位。

体温 36.5 ℃,呼吸 38 次/分,血压 18.7/13.3 kPa,心率 132 次/分,律齐而有力。呼吸急促、深大,两肺可闻及大量湿啰音。可见颈静脉怒张,肝肋下 3.5 cm,质软。足背轻度水肿,非凹陷性。辅助检查:血常规,白细胞 10.02×10^9/L,中性粒细胞 70%,血红蛋白 102 g/L,血小板 306×10^9/L,ESR 28 mm/h。尿常规:尿外观酱油色,蛋白++,潜血+++。尿沉渣:红细胞>100/HP,白细胞 2~7/HP。血尿素氮 18.4 μmol/L,肌酐 232 μmol/L,血钾 5.7 mmol/L。腹部 B 超:肾实质回声偏低,双肾弥漫性病变。

❖思考

1.哪些证据说明该患儿发生了急性肾衰竭?

2.该患儿主要的护理问题有哪些?

3.针对该患儿,应采取哪些护理措施?

急性肾衰竭(acute renal failure,ARF)是指由于肾本身或肾外因素引起肾排出水分及清除代谢废物的功能在短期内(数小时或数天)急剧下降,以致不能维持机体的内环境稳定,临床上出现少尿或无尿及氮质血症等改变的一组临床综合征。

一、病因及发病机制

1.肾前性　任何原因引起的有效循环血量急剧减少,都可导致肾血流量下降,肾小球滤过率降低,出现少尿或无尿。常见原因有脱水、呕吐、腹泻、外科手术大出血、烧伤、休克、严重心律失常及心力衰竭等。此型肾实质并无器质性病变。

2.肾性　各种肾实质病变所导致的肾衰竭,或由于肾前性肾衰竭未能及时去除病因、病情进一步发展所致,是儿科最常见的肾衰原因。

(1)肾小球疾患:急性肾炎、急进性肾炎、狼疮性肾炎、紫癜性肾炎等。

(2)肾小管疾患:长时间肾缺血(如手术、大出血、休克)或肾毒性物质(如汞、砷、氨基糖苷类药物)直接作用于肾脏所致。

(3)肾间质疾患:主要由感染和药物过敏引起肾小管和间质损害,常见于急性肾小管间质性肾炎、急性肾盂肾炎等。

3.肾后性　任何原因引起的尿路梗阻所致。肾盂积水、肾实质损伤,如先天性尿路畸形、输尿管狭窄、肾结石、肾结核、磺胺结晶等。肾后性的因素多为可逆性的,及时解除病因,肾功能常可恢复。

不同年龄的儿童发生急性肾衰竭时,其病因与病期有所不同,如新生儿时期以围生期缺氧、败血症、严重的出血或溶血引起较多见,婴儿期以严重腹泻脱水、重症感染及先天性畸形者多见,年长儿则多因肾炎、休克引起。

二、临床表现

根据尿量减少与否,急性肾衰竭可分为少尿型和非少尿型。

1.少尿型肾衰 指急性肾衰竭伴少尿或无尿表现者。分如下3期。

(1)少尿期:一般持续1～2周,持续时间越长,肾损害越重,持续少尿超过15 d,或无尿超过10 d者预后不良。此期主要表现有:①水钠潴留,表现为全身水肿、高血压、肺水肿、脑水肿和心力衰竭;②电解质紊乱,常表现为"3高3低",即高钾、高磷、高镁,低钠、低钙、低氯血症,其中高钾血症多见;③代谢性酸中毒,表现为嗜睡、乏力、呼吸深长、口唇樱桃红色等;④尿毒症,出现全身各系统症状,消化系统主要是食欲不振、呕吐、腹泻等,神经系统表现意识障碍、焦躁、抽搐、昏迷等,心血管系统表现为高血压、心律失常和心力衰竭等,血液系统表现为贫血、出血倾向等;⑤感染,是急性肾衰竭最常见并发症,以呼吸道和泌尿道感染多见,致病菌以金黄色葡萄球菌和革兰阴性杆菌最多见。

(2)多尿期:少尿期后尿量逐渐增多,一般持续1～2周(长者可达1个月)。此期由于大量排尿,可出现脱水、低钠及低钾血症,免疫力降低易感染。

(3)恢复期:多尿期后肾功能逐渐恢复。血尿素氮及肌酐逐渐恢复正常。一般肾小球滤过功能恢复较快,肾小管功能恢复较慢。

2.非少尿型肾衰 指血尿素氮、血肌酐迅速升高,肌酐清除率迅速降低,而不伴有少尿表现。较少见,但近年有增多趋势。

三、辅 助 检 查

1.尿液检查 有助于鉴别肾前性和肾性肾衰。

2.血生化检查 监测肾功能及电解质浓度变化。

3.肾影像学检查 采用腹部平片、B超、CT、MRI等检查,了解肾脏的解剖、肾血流量、肾小球和肾小管功能。

4.肾活体组织检查 可帮助诊断和评估预后。

四、治 疗 原 则

治疗原则是祛除病因,治疗原发病,减轻症状,改善肾功能及防治并发症。

1.少尿期治疗 ①严格控制水钠入量;②调整热量的供给,早期只给糖类,可减少机体自身蛋白分解和酮体产生;③纠正酸中毒及电解质紊乱,及时处理高钾血症;④并发症的治疗,如高血压、心力衰竭等的治疗。

2.多尿期治疗 ①监测尿量和血压的变化;②低钾血症的矫治;③水和钠的补充;④仍需限制蛋白摄入,当血浆肌酐接近正常水平时,增加饮食中蛋白的摄入量。

3.控制感染 因感染是病人死亡的常见原因,故应该严格(控制)预防感染。继发感染者选择敏感抗生素积极控制,注意避免使用肾毒性药物。

4.透析治疗 早期透析可降低死亡率,可酌情血液透析或腹膜透析。

五、护 理 诊 断

1.体液过多 与肾小球的滤过率降低有关。

2.营养失调:低于机体需要量　与摄入不足及丢失过多有关。

3.有感染的危险　与机体免疫力下降有关。

4.恐惧　与肾功能急剧恶化、病情危重有关。

六、护　理　措　施

1.维持体液平衡

(1)控制液体的入量,坚持"量入为出"的原则。每日液量:尿量＋异常丢失＋不显性失水－内生水,无发热患儿每日不显性失水为 300 mL/m²,体温每升高 1 ℃不显性失水增加 75 mL/m²,内生水在非高分解代谢状态为 250～350 mL/m²。

(2)准确记录 24 h 出入量,包括口服和静脉输入的液量、尿量、异常丢失量。

(3)每日定时测体重。

2.保证营养均衡　少尿期限制水、钠、钾、磷、蛋白质的入量,供给足够的热量,早期只给糖类以减少组织蛋白的分解和酮体产生;蛋白质控制在每日 0.5～1.0 g/kg,以优质蛋白为佳,如肉类、蛋类、奶类等;富含维生素的食物;不能进食者可静脉营养,补充葡萄糖、氨基酸、脂肪乳等。透析治疗时因丢失大量蛋白质,故不需限制蛋白入量;长期透析时可输新鲜血浆、水解蛋白、氨基酸等。

3.保证休息　患儿应卧床休息,卧床时间视病情而定,一般少尿期、多尿期均应卧床休息,恢复期逐渐增加活动。

4.密切观察病情　注意观察生命体征的变化,及时发现心力衰竭、电解质紊乱及尿毒症等的早期表现,及时与医生联系。当血钾＞6.5 mmol/L 时为危险界限,应积极处理,可用 5％碳酸氢钠每次 2 mL/kg 静脉注射;给 10％葡萄糖酸钙 10 mL 静滴;高渗葡萄糖和胰岛素(每 3～4 g 葡萄糖配 1 U 胰岛素);透析,血液透析可在 1～2 h 内使血钾降至正常范围,腹膜透析则需 4～6 h。

5.预防感染　尽量将患儿安置单人病室,保持居室卫生及温、湿度,严格无菌操作,加强探视管理。加强皮肤及黏膜的护理,保持皮肤清洁、干燥。保持呼吸道通畅,定时翻身、拍背。注意空气消毒。

6.心理支持　急性肾衰竭是儿童时期的危重病症之一,患儿及家长具有焦虑、恐惧心理,应做好心理护理,给予患儿和家长精神支持。

7.健康教育　用患儿家长能理解的语言,向患儿及家长介绍急性肾衰原因及护理要点,说明生活护理与预后的关系,强调配合医疗和护理的重要性,教育患儿及家长积极配合治疗,并告诉早期透析的重要性。指导家长在恢复期给患儿增加营养,注意个人清洁卫生,注意保暖,防止受凉;慎用氨基糖苷类抗生素等对肾脏有损害的药物。

工作任务六　心跳呼吸骤停患儿的护理

◇学习主题

重点:心跳呼吸骤停的临床表现和心肺复苏措施。

难点:心肺复苏措施中的 C-A-B 急救操作方法。

◇预习案例

患儿,男,2 h。母孕 27 周,生后 1 min Apgar 评分 5 分,无自主呼吸及心率,皮肤青紫,不哭,抢救后逐渐出现呼吸困难。查体:W1.155 kg,反应差,哭声弱,早产儿外貌,全身皮肤青紫,前囟平坦,双肺听诊呼吸音弱,吸气"三凹"征阳性,心率 120 次/分,四肢张力低,肢端略凉,吸吮、觅食、拥抱、及握持反射未引出,胎龄评估 28 周。经皮测血氧饱和度 60%。血气分析:pH 7.081,PaCO$_2$ 7.06 kPa(52.8 mmHg)。患儿于入院第 4 天双肺闻及中小水泡音,频繁呼吸暂停,黄疸进行性加重,并出现哭闹、易激惹后反应差,嗜睡,血氧饱和度下降至50%,约半小时后患儿呼吸、心跳突然停止,约 10 s 出现抽搐,颈动脉和股动脉搏动消失,血压测不到,瞳孔散大,心室停搏。

◇思考

1.该患儿主要的异常表现是什么?

2.考虑什么急症?

3.该症的危险性有哪些? 如何护理?

心跳、呼吸骤停(cardiopulmonary arrest,CPA)是临床上最危重的急症,表现为呼吸、心跳停止,意识丧失或抽搐,脉搏消失,血压测不出。心电图示心动极缓—停搏型或心室纤颤。此时患儿面临死亡,如及时抢救可起死回生。

一、病　　因

引起小儿心跳呼吸骤停的原因很多。

1.窒息　是小儿心跳、呼吸骤停的主要直接原因,见于各种原因所致的新生儿窒息。

2.突发意外事件　严重外伤及大出血、中毒、淹溺和电击等。

3.各种感染　败血症、感染性休克、颅内感染。

4.心脏疾患　心肌炎、心肌病、先天性心脏病等。

5.药物中毒及过敏　强心苷中毒、青霉素过敏、血清反应等。

6.电解质紊乱及酸碱平衡失调　血钾过高或过低、低钙喉痉挛。

7.医源性因素　心导管检查或造影、麻醉意外、心脏手术等。

8.婴儿猝死综合征(cardiopulmonary arrest,CPA)。

二、病 理 生 理

1.缺氧　心跳呼吸骤停首先导致缺氧。缺氧可导致心肌劳损、心肌收缩力减弱,严重时心率减慢,心排血量减少,血压下降,心律失常和代谢性酸中毒,从而抑制心肌收缩力,可使心脏出现心室纤颤而致心脏停搏。因脑耗氧量占全身耗氧量的 20%～50%,严重缺氧使脑组织受损者,一旦呼吸心跳停止,脑血循环停止,迅速出现昏迷,心跳呼吸停止 4～6 min 即可导致脑细胞死亡。

2.CO_2 潴留　一旦心跳呼吸骤停,体内即出现 CO_2 潴留,引起呼吸性酸中毒,CO_2 浓度增高可抑制窦房结的传导,导致心动过缓和心律不齐,并直接抑制心肌收缩力。CO_2 潴留可引起脑血管扩张,导致脑水肿。

三、临 床 表 现

(1)意识突然丧失,出现昏迷,抽搐。

(2)大动脉搏动消失,血压测不出。

(3)呼吸停止或严重的呼吸困难。

(4)心音消失、微弱或进行性心率下降,年长儿心率<30 次/分,婴幼儿<80 次/分,新生儿<100 次/分。

(5)瞳孔散大,对光反射消失,面色苍白迅速转为发绀。

(6)心电图显示多为心搏徐缓、心室停搏,室性心动过速及心室纤颤少见。

一般在患儿突然昏迷及大血管搏动消失即可诊断,不必反复触摸脉搏或听心音,以免延误抢救时机。

四、辅 助 检 查

心电图显示:①心脏完全停跳,呈一水平直线或仅有 P 波;②缓慢而无效的心室波;③心室纤颤。

五、治 疗 要 点

现场分秒必争地实行心肺复苏术(cardiopulmonary resuscitation,CPR),目的是用人工的方法重建呼吸和循环,尽快恢复患儿肺部气体交换以及全身血液循环和氧的供应。

心肺复苏技术包括以下 3 个方面:①基本生命支持(basic life support):包括支持及恢复呼吸或心跳呼吸停止儿童的有效通气或循环功能的技能。②高级生命支持(advanced life support):为心肺复苏的第 2 阶段,有经验的医护人员分工合作,协调处理胸外心脏按压、呼吸、辅助药物应用、输液、监护及必要的记录。③稳定及复苏后的监护:指为了使复苏后的患儿稳定而进行的进一步处理及监护。

《2010年美国心脏协会心肺复苏及心血管急救指南》中,建议将基础生命支持程序从 A-B-C(开放气道、人工呼吸、胸外按压)更改为 C-A-B(胸外按压、开放气道、人工呼吸),可以缩短开始第一次按压的延误时间。

(一)心肺复苏的主要措施

救护者通过轻拍和大声说话判断患儿的意识水平。在 2010 年指南中,强调对于无反应且无呼吸的儿童,如果在 10 s 内未检测到脉搏,医护人员应立即开始实施心肺复苏。

1.循环支持(circulation,C):胸外心脏按压　在确定婴儿或儿童无意识、无脉搏后,应给以胸外心脏按压。胸外心脏按压的指征是:新生儿心率<60 次/分;婴儿或儿童心率<60 次/分伴有灌注不良的体征。

现场急救中,主要应用胸外按压。年长儿在实施胸外按压之前可行心前区叩击,术者用拳或掌根叩击患儿心前区1～2次,以促使心脏复跳。

(1)部位:不同年龄患儿按压部位不同,见表20-3。

表 20-3　不同年龄小儿胸外心脏按压法

	<1岁	1～8岁	>8岁
按压部位	乳头连线与胸骨交点下一横指处	胸骨中下 1/3 交界处	胸骨中下 1/3 交界处
按压手法	双手拇指按压法 双指按压法	单手掌按压法	双手掌按压法
按压深度	1～2 cm	2～3 cm	3～4 cm
按压频率	100～120 次/分	≥100 次/分	≥100 次/分
按压/通气比	新生儿3:1 婴儿双人操作15:2,单人操作30:2	双人操作 15:2 单人操作 30:2	无论单、双人操作均为 30:2

(2)手法:婴儿可用双手拇指按压法,即双手拇指重叠放在按压部位,其余手指及手掌环抱患儿胸廓;新生儿亦可采用此按压法或用双指按压法(即用中、示两手指按压)。幼儿可用单手掌按压法,一只手固定患儿头部以便通气,另一手掌根部置于胸骨下半段,手掌根的长轴与胸骨的长轴一致。年长儿用双手掌按压法(同成人),即将两手掌重叠,手指交叉抬起,双臂垂直向下用力按压(肩、肘、腕三点在同一直线上)。操作见图 20-1、图 20-2、图 20-3。

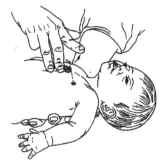
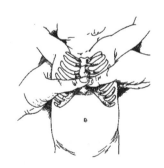

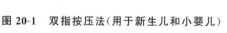

图 20-1　双指按压法(用于新生儿和小婴儿)　　图 20-2　双手拇指按压法(用于新生儿和小婴儿)

按压后 2 min 判断有无改善,观察颈动脉、股动脉搏动,瞳孔大小及皮肤颜色等。在临床上当触及大动脉搏动提示按压有效;如有经皮血氧饱和度监测,其值上升也提示有效。

2.保持呼吸道通畅(airway,A)　儿童低氧血症和呼吸停止使病情急剧恶化和心跳呼吸停止。因此,建立和维持气道的开放和保持足够的通气是基本的生命支持最重要的内容。

(1)迅速安置体位:使患儿就地仰卧在坚实的平面上,需翻转身体时必须一手托住颈部,另一手扶其肩部翻转,使头、肩、躯干作为一个整体同时转动。

(2)通畅气道:常采用仰面举颏法,即患儿平卧,救治者位于患儿一侧,将一只手放在患儿前额上,手掌用力向后压使头后仰,另一只手的手指放在靠近颏部的下颌骨下方将颏部向上推举。见图20-4。

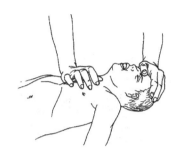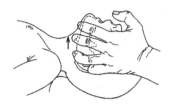

图 20-3　1～8 岁儿童心脏按压　　　　　图 20-4　提下颌开通气道

(3)清除异物:口内有流体或半流体物质可用示指、中指裹以纱布擦去;固体物用示指从一侧口角伸入口腔内,呈钩状,小心取出,勿落入气道深部。气道异物阻塞者采用腹部冲击法:即以一手的掌根抵住患儿腹部正中线脐与剑突之间(远离剑突尖)处,另一手直接放在第一只手上,以快速向患儿头部方向猛压的动作压向患儿的腹内,每次猛压都应是一次独立的、明确的动作(小于 1 岁的患儿采用拍击背部手法),为清除气道阻塞,需重复猛压 6～10次。淹溺者迅速将其转为俯卧位,救治者用手托起胃部,使头低腰高将水压迫排出。

(4)判断呼吸情况:气道开放后,用耳贴近患儿口鼻,头部侧向观察患儿胸腹部有无起伏,用面部感觉患儿的呼吸道有无气体吹拂感,听患儿的呼吸道有无气流通过的声音。如仍无自主呼吸时应采用人工辅助通气,以维持气体交换。对于新生儿,如无自主呼吸或为无效喘息、有自主呼吸但心率<100 次/分、在 80%浓度的氧吸入后仍有中心性发绀时即可进行正压通气复苏。

3.建立呼吸(breathing,B)　常用的方法如下。

(1)口对口人工呼吸:操作者先吸一口气,如患者是 1 岁以下婴儿,将口罩住婴儿的鼻和口;如果是较大的婴儿或儿童,用口罩住患儿口,拇指和示指捏紧患儿的鼻子,保持其头后倾;将气吹入,同时可见患儿的胸廓抬起。停止吹气后,放开鼻孔,使患儿自然呼气,排出肺内气体。吹气频率:儿童 18～20 次/分,婴儿可稍加快。此法适合于现场急救。

(2)复苏囊的应用:将连接于复苏皮囊的面罩覆盖于患儿的口鼻,面罩大小应该能保证将空气密闭在面部,从鼻梁到下颏间隙盖住口鼻,但露出眼睛。在面罩吸氧时,一定程度的头部伸展能保证气道通畅,婴儿和幼儿要最好保持在中间的吸气位置,不要过度伸展头部,以免产生气道压迫梗阻。操作时应观察患儿的胸廓起伏了解辅助通气的效果;如无有效通气应考虑是否仍存在气道梗阻。

对于足月新生儿最好采用空气而不是 100%氧气开始复苏。如在用空气复苏 90 s 后无改善,则改为 100%氧复苏。

（3）气管内插管人工呼吸法：当需要持久通气时，或面罩吸氧不能提供足够通气时，就需要用气管内插管代替面罩吸氧。

在用氧过程中，应检测动脉氧合血红蛋白饱和度。如有适当装置，应逐渐调整给氧，将吸氧浓度调到需要的最低浓度，使氧合血红蛋白饱和度≥94％。

4. 快速除颤（defibrillation，F）　对心室颤动者选用胸外直流电除颤，发现室颤或心跳骤停 2 min 内可立即除颤；或心跳骤停未及时发现者，必须在基础生命支持 2 min 后进行除颤，以 2J/kg 的电功率除颤。

5. 药物治疗（drugs，D）　首选肾上腺素，静脉给药，应在 3 min 内迅速开放两条静脉通道或气管内给药，一时无静脉通路而气管已插管时可将复苏药物加生理盐水稀释至 10 mL 左右，经气管插管注入气管（仅限于肾上腺素、利多卡因、阿托品等），并施正压通气，以便药物弥散到两侧支气管。骨髓腔内注射给药是紧急情况下给药的有效途径之一，扩容药和复苏药均可通过此途径给予，效果与静脉内注射相同。心腔内注射原则上只在不得已时才用，在剑突下（剑突左侧向胸骨后上方刺入）进针。

（二）复苏成功与停止复苏的指征

心肺复苏有效的标志：①扪到颈、股动脉搏动，测得血压＞60 mmHg（8 kPa）；②瞳孔收缩，对光反射恢复；③口唇、甲床颜色转红；④自主呼吸恢复；⑤闻及心音；⑥肌张力增强或出现不自主运动。

考虑停止心肺复苏的指征：进行 30 min 以上的心肺复苏仍有以下临床表现：①深昏迷，对疼痛刺激无任何反应；②自主呼吸持续停止；③瞳孔散大、固定；④脑干反射全部或大部分消失；⑤无心跳和脉搏。

六、复苏后的监测与护理

1. 循环系统的监护　复苏后心律是不稳定的，应给予心电监护密切观察心电图的变化。每 15 min 测脉搏、血压和心率一次直至这些指标平稳。密切观察皮肤、口唇的颜色，四肢的温度，指（趾）甲的颜色及静脉充盈等末梢循环情况，如皮肤湿冷、指（趾）甲苍白发绀，提示循环血量不足，如肢体温暖、指（趾）甲色泽红润、肢体静脉充盈良好，提示循环功能良好。

2. 呼吸系统监护　加强呼吸道管理，保持呼吸道通畅。定时翻身、拍背、湿化气道、排痰，按医嘱应用抗生素，防止肺部感染的发生。应用呼吸机者应注意：根据病情调整呼吸参数；加强气道湿化；气管切开者注意及时更换敷料，预防感染。观察有无导管堵塞、衔接松脱、皮下气肿、气管黏膜溃疡、通气过度或不足的现象；控制吸氧浓度及流量。

3. 脑缺氧的监护　复苏后应观察患儿的神志、瞳孔变化及肢体的活动情况，遵医嘱及早应用低温疗法及脱水剂，严密观察血容量及电解质的变化。

4. 肾功能监护　使用血管活性药时每小时测量尿 1 次。观察尿的颜色及比重，如血尿和少尿同时存在，比重＞1.010 或肌酐和尿素氮升高，应警惕肾功能衰竭。

5. 密切观察患儿的症状体征　患儿出现呼吸困难、鼻翼扇动、呼吸频率、节律明显不正常时，应注意防止呼吸衰竭；出汗或大汗淋漓、烦躁不安、四肢厥冷是休克表现；表情淡漠、嗜睡、发绀，说明脑缺血、缺氧；如瞳孔缩小，对光反射恢复，角膜反射、吞咽反射、咳嗽反射等反射逐渐恢复,说明复苏好转。

6.防止继发感染　保持室内空气新鲜,注意患儿及室内清洁卫生;注意无菌操作,器械物品必须经过严格消毒灭菌;病情许可时,应勤翻身拍背,防止压疮及继发感染的发生,但患儿如处于心低输出量状态时,则不宜翻身,防止引起心跳骤停的再次发生;注意口腔及眼护理,防止角膜干燥或溃疡及角膜炎的发生;气管切开吸痰及更换内套管时,注意无菌操作。

7.健康教育　做好患儿与家长的沟通工作,交代病情进展情况,给予心理支持,指导患儿的日常护理及疾病知识的宣教,以便家长更好地配合抢救工作。

拓展学习

2010 年心肺复苏指南变化

美国心脏病学会公布的 2010 年心肺复苏指南的主体结构与 2005 指南基本相似,其中最主要变化主要有以下几点。

1.生存链　由 2005 年的四早生存链改为五个链环:①早期识别与呼叫急诊医疗(EMSS)。②早期 CPR:强调胸外心脏按压,对未经培训的普通目击者,鼓励急救人员电话指导下仅做胸外按压的 CPR。③早期除颤:如有指征应快速除颤。④有效的高级生命支持(ALS)。⑤完整的心脏骤停后处理。

2.几个数字的变化

(1)胸外按压频率由 2005 年的"100 次/分"改为"至少 100 次/分"。

(2)按压深度由 2005 年的"4～5 cm"改为"至少 5 cm"。

(3)人工呼吸频率不变、按压与呼吸比不变。

(4)强烈建议普通施救者仅做胸外按压的 CPR,弱化人工呼吸的作用,对普通目击者要求对 ABC 改变为"CAB"即胸外按压、气道和呼吸。

(5)除颤能量不变,但更强调 CPR。

(6)肾上腺素用法用量不变,不推荐对心脏停搏或 PEA 者常规使用阿托品。

(7)维持 ROSC 的血氧饱和度在 94%～98%。

(8)血糖超过 10 mmol/L 即应控制,但强调应避免低血糖。

(9)强化按压的重要性,按压间断时间不超过 5 s。

复习导航

1.小儿惊厥的护理　典型表现、局限性抽搐、惊厥持续状态、热性惊厥→地西泮、苯巴比妥钠→护理措施(控制惊厥、保持呼吸道通畅、防止受伤、降温、给氧、观察病情、健康指导)。

2.急性颅内压增高患儿的护理　头痛、呕吐、意识障碍、惊厥、生命体征改变、脑疝→急救处理、降低颅压→护理措施(降低颅内压、气道管理、用药护理、减轻头痛、病情观察、心理护理、健康教育)。

3.急性呼吸衰竭　Ⅰ型、Ⅱ型,中枢性、周围性→呼吸系统表现、低氧血症、高碳酸血症的表现→护理措施(改善呼吸、防治感染、用药护理、人工辅助呼吸、病情观察、合理营养、健康教育)。

4.充血性心力衰竭患儿的护理 肺循环淤血、体循环淤血、心功能分级、心力衰竭的临床诊断→心影扩大→洋地黄、利尿剂→护理措施(减轻心脏负担,增强心肌收缩力;提高活动耐力;控制钠、水入量;合理用药;健康教育)。

5.急性肾衰竭患儿的护理 肾前性、肾性、肾后性→少尿期、多尿期、恢复期→护理措施(维持体液平衡、营养均衡、保证休息、观察病情、预防感染、健康教育)。

6.心跳呼吸骤停患儿的护理 缺氧、CO_2潴留→心肺复苏术 C-A-B(胸外按压、开放气道、人工呼吸)→复苏成功与停止复苏的指征→复苏后的监测与护理。

考 点 检 测

一、选择题

(一)A1 型题

1.与小儿高热惊厥的临床特点不符的一项是

 A.惊厥多发生于 4 个月至 3 岁,最后复发年龄不超过 6～7 岁

 B.先发热后惊厥,多于发热 24 h 内的体温骤升期

 C.惊厥呈全身性,持续时间超过 10 min,发作后不留后遗症

 D.多伴有呼吸道、消化道感染,而无中枢性神经系统感染。

 E.发作后脑电图异常

2.引起小儿时期肺源性心力衰竭的常见原因是

 A.肺炎　　　　　　　　　B.维生素 B_1 缺乏　　　　　　　C.克山病

 D.中度贫血　　　　　　　E.以上都不是

3.急性肺水肿病儿吸氧时,湿化氧气所用的乙醇浓度是

 A.50％～75％　　B.45％～50％　　C.40％～45％　　D.30％～40％　　E.20％～30％

4.行口对人工呼吸时,对儿童呼吸频率应达每分钟

 A.15～18　　　B.18～20　　　C.18～25　　　D.25～30　　　E.30～40

5.有明显左心衰竭时,病儿宜采用的体位是

 A.平卧位　　　　　　　　B.侧卧位　　　　　　　　　　C.俯卧位

 D.端坐或半坐位　　　　　E.以上都不是

6.对小儿高热惊厥的处理,正确的一项是

 A.立即肌肉注射地西泮,每次 0.25～0.5 mg/kg

 B.立即静脉注射地西泮,每次 0.25～0.5 mg/kg

 C.立即肌内注射苯巴比妥,每次 5～10 mg/kg

 D.立即肌内注射苯巴比妥,每次 15～20 mg/kg

 E.立即肌内注射苯妥英钠,每次 15～20 mg/kg

7.小儿惊厥的护理要点哪项应除外

 A.仰卧、头抬高、防止吸入性肺炎及窒息

 B.将舌钳放入口内上下齿之间,防舌唇被咬伤

 C.治疗护理操作集中进行,减少一切不必要的刺激

D. 防坠床及碰伤

E. 注意观察呼吸、瞳孔变化

8. 与小儿急性心力衰竭不符的护理措施是

    A. 适当限制液体出入量   B. 用洋地黄药物过程中,每次用药前应测脉搏、心率

    C. 婴儿应平卧头偏向一侧   D. 洋地黄类药物不能与钙剂同用

    E. 用强心、利尿药后应注意有无低钾血症的表现

9. 2 岁以上心力衰竭病儿给予毛花苷 C 治疗时,首先用药的量和静脉注射的时间为

    A. 给洋地黄化量 1/2 量,稀释后静脉注射不少于 10 min

    B. 给洋地黄化量 1/3 量,稀释后静脉注射不少于 5 min

    C. 给洋地黄化量 3/4 量,稀释后静脉注射不少于 10 min

    D. 给洋地黄化量 1/4 量,稀释后静脉注射不少于 8 min

    E. 给洋地黄化量 1/5 量,稀释后静脉注射不少于 5 min

10. 颅内压增高的表现不包括

    A. 意识障碍   B. 呕吐   C. 血压下降

    D. 四肢肌张力升高   E. 呼吸不规则

11. 为降低颅内高压患儿进行的处理不包括

    A. 脱水疗法   B. 激素疗法   C. 侧脑室引流

    D. 控制性降低通气   E. 低温亚冬眠疗法

12. 下列哪项不是心力衰竭的诱因

    A. 休克   B. 肺炎   C. 输液速度过快

    D. 过度的体力活动   E. 输液过多

13. 惊厥患儿出现哪种表现提示发生了脑疝

    A. 四肢抽搐   B. 口吐白沫、双眼上翻   C. 瞳孔忽大忽小、对光发射迟缓

    D. 呼吸加快   E. 血压下降

14. 心力衰竭患儿饮食护理应注意

    A. 多进甜食   B. 多进蛋白质   C. 多饮水

    D. 应饱食少餐   E. 限制盐的摄入

15. 强心苷中毒的表现是

    A. 肝脏缩小   B. 心率失常   C. 嗜睡   D. 尿量增加   E. 心脏增大

16. 心力衰竭患儿的护理中哪项是错误的

    A. 采取半卧位   B. 病情重者绝对卧床休息

    C. 饮食上营养丰富,易消化,无需忌口   D. 每次给强心苷前,需测脉搏

    E. 详细记录出入水量

17. 关于惊厥的描述哪项是错误的

    A. 俗称"抽风"   B. 是大脑皮层兴奋易于泛化所致

    C. 是大脑皮层控制过度所致   D. 是脑神经细胞异常放电所致

    E. 全身或局部不随意收缩

18. 心力衰竭患儿进行治疗护理操作时应注意
    A. 尽量集中进行较少刺激　　　　　B. 分次进行,以免操作时间过长
    C. 尽量让父母去做,以免患儿哭闹　　D. 必须应用镇静剂,防止患儿哭闹
    E. 最好让患儿平卧

(二)A2 型题

19. 患儿,2 岁。因肺炎合并心力衰竭住院治疗。入院后给予毛花苷 C 等药物治疗,用药后第 4 日,病儿出现恶心、呕吐、烦躁。心率 80 次/分,应首先考虑的诊断为
    A. 心力衰竭加重　B. 合并消化不良　C. 低钾血反应
    D. 洋地黄中毒　　　E. 药物使用后的胃肠道反应

20. 患儿,1 岁。今日抽搐不止,急症入院。来院时全身肌肉痉挛,双手握拳,两眼上翻。首先应采取的护理措施为
    A. 立即静脉滴注抗生素预防感染
    B. 给 20% 甘露醇静脉注射,防止脑水肿
    C. 病儿侧卧,解开衣服,清除口鼻咽分泌物
    D. 控制高热
    E. 密切观察病儿呼吸、心率

21. 患儿,12 个月,因高热惊厥入院。治疗 1 周痊愈出院,出院前对其家长健康教育的重点是
    A. 合理喂养的方法　　　　　　B. 体格锻炼的方法
    C. 惊厥预防及急救措施　　　　D. 预防接种的时间
    E. 小儿体检的时间

(三)A3 型题

　　患儿,6 个月。因发热、咳嗽及气促 2 日而拟诊为"支气管肺炎"入院治疗。今晨突然出现烦躁不安,喘憋加重,发绀,心率 190 次/分。双肺满布细湿啰音,心音低顿,肝肋下 3.0 cm。

22. 可能发生的并发症是
    A. 急性呼吸衰竭　　　　　　B. 肺脓肿
    C. 胸膜炎　　　　　　　　　D. 急性心力衰竭
    E. 心肌炎

23. 按医嘱用洋地黄药物治疗,与其作用不符的一项是
    A. 加强心肌收缩力　　　　　B. 减慢心率
    C. 心排出量增加　　　　　　D. 肾血流量减少
    E. 水肿缓解

24. 在用洋地黄的过程中,应避免同服的制剂是
    A. 钾剂　　　B. 钙剂　　　C. 镁剂　　　D. 铁剂　　　E. 锌剂

25. 当病儿心率低于每分钟多少次时应停用洋地黄
    A. 80 次　　　B. 100 次　　　C. 120 次　　　D. 60 次　　　E. 70 次

　　4 个月小儿,低烧,轻咳,惊厥 4～5 次,发作后意识清,枕部压之乒乓球感,肺部少量湿啰音。

26.惊厥的原因是

　　A.支气管炎　　　B.败血症　　　C.手足抽搐症　　D.低血糖　　　E.癫痫

27.下列哪项是小儿惊厥的护理目标

　　A.不发热　　　　B.发作时不发生自伤和窒息　　C.不发生尿失禁

　　D.无意识丧失现象出现　　　　　　　　　E.不发生智力障碍

28.该病的治疗原则

　　A.补钙—止痉—补维生素 D　　　　B.补钙—补维生素 D—止痉

　　C.止痉—补钙—补维生素 D　　　　D.止痉—补维生素 D—补钙

　　E.补维生素 D—止痉—补钙

29.假如出现喉痉挛,急救措施

　　A.立即放置舌垫　　　　　　　　B.立即松解衣扣

　　C.进行人工呼吸或加压给氧,必要时气管切开

　　D.止痉后立即补钙　　　　　　E.钙剂治疗后,同时给予大量维生素 D

　　4 个月小儿,肺炎,体温 40 ℃,两眼上翻,惊厥,昏迷、前囟门紧张。

30.对诊断最有价值的检查

　　A.血常规　　　　　　　　B.脑脊液检查　　　　　　　C.X 线检查

　　D.电解质检查　　　　　　E.脑电图检查

31.根据临床症状和实验室检查,诊断为中毒性脑病,下列哪项不是该病人常见护理诊断

　　A.体温过高:与感染有关

　　B.潜在并发症:生命体征改变与反复惊厥致脑水肿有关

　　C.有受伤的危险:与抽搐有关

　　D.知识缺乏:与患儿年幼有关

　　E.恐惧:与对疾病的预后担忧有关

32.下列护理措施哪项欠妥

　　A.取平卧位,防止分泌物吸入窒息　　　　　B.物理降温　　　C.吸氧

　　D.密切注意观察生命体征及瞳孔大小　　　　E.注意安全,防止坠床及碰伤

33.假设在病情观察中发现患儿双侧瞳孔大小不等,应考虑出现何并发症

　　A.心力衰竭　　　B.呼吸衰竭　　C.脑疝　　　D.颅内感染　　E.电解质紊乱

　　患儿 10 个月,突然高热,烦躁,吃奶后频繁呕吐,于 12 月 20 日入院,查体体温 38 ℃,意识模糊,神情呆滞,颈有抵抗,前囟门隆起。

34.应考虑以下哪种疾病

　　A.高热惊厥　　　　　　　　B.颅内压力增高　　　　　　C.婴儿痉挛症

　　D.维生素 D 缺乏手足抽搐　　E.癫痫

35.其发病机理主要为

　　A.神经细胞突然异常惊厥　　　B.下呼吸道不畅引起低氧血症

　　C.脑实质及液体量超过了代偿的限度

　　D.血钙降低,神经、肌肉兴奋性增高

　　E.脑组织突然缩小所致

36.治疗原则首先应

    A.补液,先胶体后晶体　　　　　　B.保持呼吸道通畅,应用强有力抗生素

    C.清除病因,降低颅内压　　　　　　D.药物、物理降温相结合

    E.立即补钙

37.急需使用甘露醇脱水剂治疗,哪项措施不适合

    A.先加温使结晶溶解　　　　　　B.避免药物外漏,以免组织坏死

    C.缓慢静点,以免加重心脏负担　　　　D.注射过快可产生一时性头痛加重

    E.作用可维持 3～8 h,必要时可重复使用

38.假如在治疗过程中出现脑疝,眼部特征

    A.落日眼　　　　　　　　B.视物模糊　　　　　　　　C.失明

    D.两侧瞳孔不等大　　　　　　E.瞳孔缩小

二、填空题

1.用心肺复苏术对小儿进行抢救,心脏按压的位置与频率:新生儿及婴儿在_____按压,频率为_____;儿童则在_____按压,学龄前儿童频率为_____,10 岁以上儿童频率为 60 次/分。

2.急性颅内压增高,婴幼儿头痛表现为_____,_____或_____,新生儿头痛表现为_____和尖叫。

3.小儿在海平面、_____、呼吸室内空气的情况下,$PaO_2 \leqslant$_____,$PaO_2 \geqslant$_____,$SaO_2 \leqslant$_____可确诊为呼吸衰竭。

4.控制惊厥发作常用的止惊药有:_____、_____、_____。

5.对小儿急性颅内压增高的患儿应用 20%甘露醇应在_____分钟内静脉推注或快速滴入才能达到高渗利尿的目的。注射时应避免_____。冬季甘露醇易产生结晶,使用时需_____后静脉用药。

三、名词解释

1.小儿惊厥　　　　　2.惊厥持续状态　　　　　3.急性呼吸衰竭

四、问答题

1.简述心跳呼吸骤停心肺复苏步骤。

2.急性呼衰的小儿如何合理用氧?

(曾丽娟)